道地金银花研究

首届"舜帝杯"金银花暨中医药研究成果征集活动
文献汇编

张　伟　主编

主编单位　封丘县人民政府
主审单位　中国中医药信息学会道地药材分会

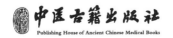

中医古籍出版社
Publishing House of Ancient Chinese Medical Books

图书在版编目（CIP）数据

道地金银花研究：首届"舜帝杯"金银花暨中医药
研究成果征集活动文献汇编 / 张伟主编 . —北京：中
医古籍出版社，2021.12
ISBN 978-7-5152-2353-7

Ⅰ.①道… Ⅱ.①张… Ⅲ.①忍冬—中药资源—资源
开发—文献—汇编②忍冬—中药资源—资源利用—文献—
汇编 Ⅳ.① R282.71

中国版本图书馆 CIP 数据核字（2021）第 233437 号

道地金银花研究：首届"舜帝杯"金银花暨中医药研究成果征集活动文献汇编
主编　张伟

策划编辑　郑　蓉
责任编辑　王　梅
封面设计　韩博玥
出版发行　中医古籍出版社
社　　址　北京市东城区东直门内南小街 16 号（100700）
电　　话　010-64089446（总编室）010-64002949（发行部）
网　　址　www.zhongyiguji.com.cn
印　　刷　北京市泰锐印刷有限责任公司
开　　本　889mm×1194mm　1/16
印　　张　21
字　　数　623 千字
版　　次　2021 年 12 月第 1 版　2021 年 12 月第 1 次印刷
书　　号　ISBN 978-7-5152-2353-7
定　　价　98.00 元

首届"舜帝杯"金银花暨中医药研究成果征集活动组织机构

顾问

房书亭　吴　刚　张文周　李　晖

组委会

名誉主任	冯利霞		
主　　任	王跃峰		
副 主 任	曹祖臣	魏耀武	
委　　员	王少华	王　凯	王跃峰	白小光

王少华　王　凯　王跃峰　白小光
朱继稳　刘志勇　孙银忠　杨　琳
张天杰　张　生　张光明　张　伟
张建霞　张继志　邵全保　赵庆君
赵培栓　袁俊峰　柴成纪　黄游洋
曹祖臣　鹿顺庆　程山林　蔡明伟
穆胜文　魏耀武

评委会

名誉主任　刘志明　金世元

主　　任　朱佳卿

副 主 任　刘志学　李　军　张　伟

评　　委　申　诺　申　晨　吕军锋　刘志学
刘　林　刘春生　刘冠军　孙丽英
李　军　李明贤　李建军　李　钦
李　莉　张　伟　张　村　张皓臣
陈随清　周凌云　郑　蓉　海　霞
雷　燕　蔡顺利

本书编委会

序一

在全球新冠病毒肆虐，我国人民上下一心、团结一致，取得一个又一个重大抗疫成就之际，首届"舜帝杯"金银花暨中医药研究成果征集活动圆满落下帷幕，《道地金银花研究——首届"舜帝杯"金银花暨中医药研究成果征集活动文献汇编》也即将出版发行。这部学术论文集从征集到甄选，编辑成册，前后历时一年，系统反映了我国学界近年来关于药材金银花、尤其是封丘道地金银花的学术研究成就。它的出版，是封丘道地金银花产业发展历程中的一件大事，也是我国科学界馈赠给90万封丘人民的一份宝贵的科学财富。

千年古邑封丘，地处中原腹地，黄河环抱，物华天宝。漫长的历史岁月，为这片敦厚的土地积淀了悠久的传统文化。中医药作为中华文明瑰宝，也在封丘大地留下了丰盛的历史遗产。封丘已有1500年的金银花栽培历史，美丽的金银花早已与封丘人民的精神生活和物质生活密不可分。道地药材金银花的培育、种植、加工、储运、应用等一系列产业的兴盛，是源远流长的农业文明赐予封丘人民的宝贵财富。作为历史悠久的传统经济作物，我县的金银花产业经过长期蓄力，尤其是改革开放后几十年来的发展，目前已基本具备显著的品牌效应、规模效应和示范效应，素有"封丘金银花，魅力甲天下"之美誉，成为封丘县域经济发展格局中极为重要的富民产业。

封丘人民历来具有崇尚科学的优良传统。20世纪60年代初，我国黄淮海平原农业综合开发科学实验站在封丘建立，中国科学院组织国家27部委30多个研究院所的一大批一流科学家云集封丘，开启了我国农业科技革命的序幕。竺可桢、熊毅、李振声等蜚声中外的科学家都曾将自己的青春热血和汗水，挥洒在封丘大地，并受到封丘人民的衷心爱戴。封丘人民深谙"科学技术是第一生产力"的基本原理，早在20世纪70年代，封丘即被国家药材管理部门确定为全国金银花生产基地。2003年3月，封丘金银花荣获中华人民共和国国家质量监督检验检疫总局颁发的原产地标记注册证，并陆续荣获道地药材金银花"国家标准化示范区""河南省十大名牌农产品""河南十大中药材生产基地"和"河南省十大最具影响力地理标识产品"等荣誉称号。2018年，中国中医药信息学会道地药材分会金银花学组在封丘成立，并设立了道地药材封丘工作站；"中国道地金银花交易大街"也获得中国中药协会、中国中医药信息学会授牌。2019年，在国家农业农村部、国家药品监督管理局和国家中医药管理局共同下发《全国道地药材生产基地建设规划（2018—2025年）》之后，封丘县被中国中药协会评为我国首个"金银花道地药材保护与规范化种植示范基地"。2020年，我县又被中国中医药信息学会正式认证为全国唯一的"中国道地金银花之乡"；今年，由于"产地正宗，品质地道"，封丘道地金银花又获得国家农业农村部农产品质量安全中心"全国名特优新农产品"认证。我们深刻地认识到，我县道地金银花产业所取得的一系列成就，无一不与科学技术的强力支撑有着最为密切的关系。

2019年9月26日，习近平总书记对全国中医药大会作出重要批示，要求加快推进中医药现代化、产业化步伐，推动中医药事业和产业高质量发展，推动中医药走向世界。2019年年底，中共中央、国务院印发《关于促进中医药传承创新发展的意见》,《意见》中的125项重点任务由牵头部门和参与部门逐一敲定,形成了共抓落实、协调推进的强大合力,我国中医药产业迎来新一轮发展契机。今年5月,习近平总书记莅临河南南阳考察时又强调,要做好守正创新、传承发展工作,积极推进中医药科研和创新,为人民群众提供更加优质的健康服务。

在新的历史时期,封丘县委县政府将以习近平新时代中国特色社会主义思想为指导,进一步提高认识,统一思想,深入贯彻中共中央、国务院《关于促进中医药传承创新发展的意见》和全国中医药大会精神,全面落实河南省委省政府《关于促进中医药传承创新发展的实施意见》,以封丘道地金银花传统种植产业为基础,围绕"封丘道地金银花"这一具有鲜明县域经济特征的产业品牌,进一步联手高等院校等相关科研院所,发挥政府的引导与支持能量,将科技的力量全面注入"封丘道地金银花"全产业链的每一个环节,充分利用我县独有的地域利好,结合黄河流域生态保护和高质量发展的国家战略,把握沿黄地区生态特点和资源禀赋,从品种培育、大田栽培、产品加工、市场流通、仓储运输、质量检测、终端应用等环节,构建道地中药材"政产学研用"五位一体的县域特色经济发展的"封丘模式",带动封丘道地金银花的科研、应用及种植、加工、生产等全产业链的经济和社会事业发展,巩固并提升封丘"中国道地金银花之乡"的知名度、美誉度和广誉度,助力我国中医药事业的整体繁荣。

同时我们也深知,封丘道地金银花产业所取得的成绩,是与我国相关领域专家学者的关心、支持分不开的;封丘金银花产业要取得更大的成就,更离不开各位领导、专家一如既往的关怀与支持。我们更相信,这部集著的出版发行,必将对推动封丘道地金银花产业及中医药产业的发展,推动封丘乡村振兴和县域经济的崛起,起到无可替代的作用。

谨此为序。

中共封丘县委　书记

封丘县人民政府　县长

2021年10月

序二

  中药材金银花，系忍冬科忍冬属植物忍冬（*Lonicera japonica* Thunb.）的干燥花蕾或初开的花，是中华民族最为常用的一味清热解毒、消炎祛瘟的中药，与我国人民的日常生活关系十分密切。

  中医药学博大精深，而在中医临床常用的清热解毒、疏散风热的经方、验方中，80% 以上都含有金银花，并且多数在组方构成中居于君药、臣药的地位。更为值得重视的是，据国内多所科研机构试验证实：金银花可有效抑制新型冠状病毒复制，加速新型冠状病毒肺炎患者转阴；使用金银花汤剂治疗能极大地帮助治愈新型冠状病毒肺炎患者，并有助于阻止新型冠状病毒肺炎大流行。

  因为工作的原因，我对国内道地金银花主要原产地河南省封丘县有过相对深入的了解。我在多次田野调查和行业调研中得知，在封丘民间，不仅有诸多关于金银花的动人故事世代相传，很多典籍也有诸多关于豫北道地金银花的记述。封丘古属魏地，西晋《博物志》中，即有"魏地人家场圃所种，藤生，凌冬不凋"的记载；南北朝《本草经集注》、唐《新修本草》、北宋《苏沈良方》、南宋《曲洧旧闻》，以及《本草纲目》等明清中医典籍，也大都记述了其"生田野篱落，处处有之""在处有之"的分布情况，而明初医学家、周王朱橚在其所著的《救荒本草》中，则更为具体地记述了金银花在豫北的分布情况。清代农学家吴其浚所著之《植物名实图考》，首次记载了金银花的道地产地："吴中暑月，以花入茶饮之，茶肆以新贩到金银花为贵，皆中州产也。"其"中州"，即指今河南封丘等地。

  封丘县地处黄河中下游平坦开阔的中原大地，历史悠久，文化底蕴丰厚，境内黄河泥沙长久淤积后形成的肥沃土地，十分适宜金银花的生长。悠久的人文脉络、独特的地理条件和优越的自然环境，孕育了封丘金银花独特的道地性优良品质，尤其经过近几十年的积淀，逐渐在行业内形成了"封银花"这一道地药材品牌独特的道地性内涵，一直被列为上品。

  近些年来，党中央国务院把中医药事业的发展摆在了前所未有的高度，全国中医药大会召开之后，我国中医药事业的发展更是迎来了难得的契机。与此同时，我国中医药事业在全世界也得到了空前的发展；而随着近年各领域科研活动的不断开展，金银花在医学临床、健康保健、饮食化妆、农业经济等方面也呈现出了越来越广泛的药用价值，特别是其在抗击新型冠状病毒肺炎等重大疫情中的优异表现，让人们对中医药的作用有了更深刻、更具体的认识。

  同时，在中医药领域、药用植物领域以及农业经济学领域，关于金银花、尤其是关于封丘道地金银花的研究虽然开展得比较广泛，但关于这些研究成果的筛选、梳理、整合、应用，并服务于医药行业和县域中医药经济发展的工作，却鲜有耳闻。中共封丘县委、县政府协同中国中药协会、中国中医药信息学会等单位发起并组织的这次金银花暨中医药研究成果征集、整理、研究、编辑、出版、发布等活动，填补了这一领域的空白，具有抛砖引玉的行业意义和福泽一方的现实意义。

  是为序。

中华中医药学会终身理事、中国中医科学院博士后导师、第二届国医大师 金世元

岁在辛丑，乙未大暑于北京

目　录

基础研究

临床研究

炮制与方剂

产品研发

工艺技术

检测与鉴别

育种与种植

加工与储藏

病虫害防治

附录

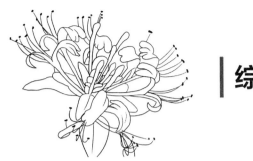

综 述

金银花产量形成基础研究

张重义[1,2]　　刘　辉[3]　　尹文佳[1]　　范豪杰[1]

1.河南农业大学, 河南郑州　450002 ; 2.福建农林大学, 福建福州　350002 ; 3.金陵药业股份有限公司, 江苏南京　210009

[摘要]通过对忍冬生长过程的形态学观测，研究了其枝条生长与金银花产量的关系。结果表明，金银花产量与千蕾重呈显著性相关，与节位面积和节间长度、节间粗度呈极显著相关。不同枝条类型所形成的花蕾数及千蕾重不同，以长花枝产量最高；同类型枝条不同节位产量也不同，一般4~6节位产量最高。在生产中发挥第1、2茬花的中、长枝优势，第3、4茬花要注意保留有效花枝。

[关键词]忍冬 ; 金银花 ; 产量

金银花为忍冬(*Lonicera japonica* Thunb.)的干燥花蕾或初开花，用于痈肿疔疮、喉痹、丹毒、热毒血痢、风热感冒、瘟病发热，清热解毒，凉散风热，是常用中药材。随着中药材生产质量管理规范(good agricultural practice of Chinese medical herbs, GAP) 的实施，研究忍冬的生长发育规律，稳定提高金银花产量，确保药农收入，保障供应，被提到议事日程。忍冬的花芽分化规律已有详细报道，金银花产量是在单位面积株数确定以后，由单株花蕾的数量和单花蕾干重决定的。忍冬只在当季抽生的新梢上成花，花芽分化一般在新梢的第4节位开始进行。新梢抽出并良好生长，是忍冬丰产的基础。因此，研究忍冬枝条生长和花芽分化与产量形成的关系，对制定田间管理措施、指导植株整形和修剪具有指导意义。

[基金项目]河南省自然科学基金项目(0411044300)。

[作者简介]张重义(1963-)，河南温县人，副教授，博士，主要从事药用植物栽培学研究。

1 材料与方法

2003—2005年在河南封丘司庄乡轩寨村和潘店乡屯里村，选择生长相对一致的6年生忍冬植株进行试验。品种为大毛花，田间种植密度为行距150 cm，株距120 cm。节间长度用卷尺测量，节间粗度用游标卡尺测量，叶面积用CID-302激光叶面积仪(美国)测定。

1.1 枝条的分类

第一茬花采收前2 d，分别调查各部位着生的花枝数量，在生产中可根据枝条长度将枝条分为长枝(>80 cm)、中枝(40~80 cm)、短枝(<40 cm)，另外将短枝分为2类，1类为顶端有生长点，有继续生长趋势的短枝，称为短枝；1类为顶端无生长点，簇生2对以上花蕾的短枝，称为顶花短枝。调查以上各类花枝数量占总花枝数量的百分率(%)。在采收期，每2 d单株采摘1次，分别记录各枝条的花蕾重，记录单株每次采摘的花蕾鲜重，采用4段升温法进行烘干

称干重，并调查各类型枝条花蕾的千蕾重（1000朵花蕾的干重，每次随机测3000朵，取其平均值）。

1.2 四茬花期时的花枝情况调查

依据生长期间不同阶段忍冬植株器官建成和生长发育状况，将忍冬生育时期划分为萌芽期、春梢生长期、春花期（第1茬花）、夏初新梢生长期、夏初花期（第2茬花）、夏末新梢生长期、夏末花期（第3茬花）、秋梢生长期、秋花期（第4茬花）、冬前与越冬期10个生育时期。在每茬花采收开始前2 d调查树体着生花芽枝条的级别，长枝、中枝、短枝、顶花短枝的数量占总花枝数量的百分率（%）。另外每株选中部、各方向生长一致的各类花枝10个，调查着生花蕾的节位数。

1.3 不同节位花蕾的千蕾重

选3株体积相近的植株，每株选树体中部各方位生长一致的长花枝20个，于2002-05-08调查自第1个有花蕾着生的节位（第4节）至最后1个有花蕾着生的节位（第13节）各个节位的节间长度、每1节的粗度、每节叶片的叶面积。在采收期，分节位单独采摘花蕾，统计各节位花蕾的干重、千蕾重。

2 结果与分析

2.1 不同类型花枝产量和千蕾重比较

不同类型花枝着生花蕾的节数不同，影响其产量。长枝有花节位多在8~10节，中花枝为6~7节，短枝为3~4节，顶花短枝为2~4节。调查结果表明，单株长花枝产量最高为10.85 g，单株短花枝的产量较低平均3.65g，而千蕾重以顶短花枝的最低，为12.56 g（表1）。由于长花枝的叶片多，光合面积大，受光条件好，制造有机物质多，枝条产量和千蕾重都较高。顶花短枝花蕾簇生，数量多，其受光条件与短花枝的基本相同，因而产量比短花枝高，顶花短枝顶端优势较短花枝的弱，而且花蕾数量较多，因此，花蕾个体发育较差，千蕾重最低。

2.2 采收期间不同类型枝条的成花情况

忍冬植株经过春季叶腋生长点的萌动，开始花芽分化，等新梢甩出，逐渐开始有花蕾出现。一般在5月上旬，开始第1次采收，采收后进行修剪又会不断抽生新枝，分别形成第2茬、第3茬、第4茬花蕾。不同生育时期均有新梢发生，但花枝的枝类组成有所区别（表2）。第1茬花主要花枝是1级分枝，根据长度分为长、中、短、顶花短枝4种类型，其中顶花短枝是一种营养不良枝条，顶端无生长点继续分化新梢，而是形成一簇花蕾，而且花蕾极易脱落。长、中枝的比例大，有花的节位较多（长枝>10节；中枝6~9节），另据调查，长枝的节间长、枝条粗，因为第

1茬花期间植株可有效利用冬季植株体内贮藏的营养物质，生长势较强，因此花蕾的数量高于后几茬花。但在植株以后的生长过程中，枝条、叶、花蕾的生长发育，只能利用当季植株叶片光合的同化产物，因而生长势明显下降。之后的3茬花枝以短枝、顶花短枝为主，有花的节位少（短枝35节；顶花短枝2~4节），花蕾数量显著较第1茬花少。因此，第1茬花决定了当年金银花药材的产量，而且在以后的生产管理中，还要注意及时补充速效肥料，满足植株产量形成的需要，确保增产增效。

表1 不同类型花枝产量与千蕾重比较

测定指标	枝条类型			
	长枝	中枝	短枝	顶花短枝
产枝（g/株）	10.85	4.93	3.65	4.05
千蕾重（g）	15.04	13.89	13.03	12.56

表2 采收期间忍冬植株不同枝条类型（%）

枝条类型	第1茬	第2茬	第3茬	第4茬
长枝	43	12	9	7
中枝	20	27	22	19
短枝	25	29	38	32
顶花短枝	12	32	31	42

2.3 同类枝条不同节位花蕾产量比较

长花枝在第1茬花采摘时的情况，最先采收的是第4和第5节花蕾，以后每2 d采摘1次。平均每株各枝条以第4~6节位产花数量多，产量较高，其中第5节为最高，第4和第6节次之；第7~9节产量较前4~6节显著降低；9节以后产量继续降低，第10节最低，11节次之，第12、13节产花量与花蕾数量有关。从千蕾重分析知，第4~7节位花蕾最重为19.0 g，可能与其发育年龄较长有关（表3）。因不断采摘，枝条上花蕾数量逐渐减少，而且枝条末梢，各节位的叶片面积变小，光合产物生产下降，其他器官制造的营养物质运输路线较长，致使后期（高节位花蕾）的养分供应不足，千蕾重低、产量低，而且常引起更高节位花蕾的脱落（表4）。生产上有时前期采取摘心，促进顶部节位花蕾发育，是有一定科学道理的。节位叶面积以第4~6节较高，随节位增加逐渐下降；以后各节叶面积显著低于前3节、高于后4节，7节以后各节叶面积差异较小。节间长度与节粗的变化趋势与千蕾重、叶面积变化一致（表4）。相关分析表明，忍冬的产量与千蕾重呈显著性相关，与节位叶的面积和节间长度、节间粗度的关系达到极显著相关水平（表5）。节位叶面积的

大小直接影响有机物的制造，节间长度和节间粗度是影响忍冬叶幕，即叶型指数的主要因素，对植物受光情况、叶片光合作用的情况影响很大。另相关分析表明，千蕾重与枝条的叶面积显著相关，与节间长度、节间粗度相关极显著，说明花枝的形态以及营养物质运输"畅通"对花蕾的质量至关重要。另外，节间长度与粗度与花枝上叶面积呈极显著相关，更说明花枝的生长发育对营养面积的保证尤为重要。说明金银花生产中，株型培养是管理中的关键。生长过程中的修剪、疏内膛，直接影响金银花的产量和品质，因此，金银花生产管理中，合理密植、培育主干、构建良好株型、科学修剪是金银花优质高产的基础。

表3 同类型枝条不同节位的花蕾产量动态比较（g）

节位	日期/(月－日)								合计	千蕾重
	05－11	05－13	05－15	05－17	05－19	05－21	05－23	05－25		
4	1.38								1.38	17.8
5	1.24	0.52							1.76	18.6
6	0.57	0.75							1.32	18.5
7		0.72							0.72	19.0
8		0.27	0.68						0.95	16.5
9			0.21	0.52					0.73	13.8
10					0.46	0.61			0.46	14.0
11									0.61	13.0
12							0.76		0.76	12.6
13								0.68	0.68	13.5

表4 同类型不同节位营养器官的生长状况

测定指标	节位									
	4	5	6	7	8	9	10	11	12	13
节叶面积（cm²）	26.79	24.2	20.55	12.22	7.84	8.04	7.15	6.45	5.07	4.22
节间长度（cm）	8.13	9.18	9.20	9.85	9.02	8.13	7.88	7.05	5.88	3.70
节间粗度（cm）	0.41	0.37	0.33	0.29	0.26	0.23	0.20	0.18		

表5 不同节位花蕾产量、千蕾重与形态指标的相关系数

	产量	千苗重	叶面积	节间长度	节间粗度
产量	1 000 0				
千蕾重	0.707 1*	1.000 0			
叶面积	0.900 1**	0.740 9*	1.000 0		
节间长度	0.902 3**	0.868 6**	0.975 5**	1.000 0	
节间粗度	0.884 0**	0.834 8**	0.961 9**	0.976 2**	1.000 0

3 结论与讨论

忍冬的自然更新能力很强，新生分枝多，但只在原结花蕾的母枝上萌发的新梢才能再结花蕾；并且忍冬植株节间长度、节间粗度、节位叶面积、千蕾重与金银花产量有显著相关性，因此忍冬植株的修剪整形可有效改善植株的营养分配，对提高产量具有重要意义。忍冬植株的修剪整形是栽培管理的主要内容之一，是实现金银花产量动态管理的关键，但忍冬植株整形修剪技术的标准化操作规程尚需进一步研究，本研究结果也为实现金银花生产规范化、指标化、标准化提供了理论基础。

金银花产量形成的物质基础，是由忍冬植株枝条的花芽分化数量和花蕾的形成决定的。不同枝条类型，形成的花蕾数量不同。生产上，应根据地力水平确定适宜密度，注意调整株型，增加中、长枝的比例。并要充分发挥第1~2茬花的中、长枝优势，确保当年度产量。第3~4茬花产量主要由短枝决定的，而且现花不集中，生产上要注意保留有效花枝，并增施速效肥料，增加营养保证养分供应。

忍冬植株新梢的花芽分化无限的生长习性，是生物进化的基本习性。然而环境条件的有限性（特别是温度的限制），决定了花蕾不可能全部形成结实。因此，花芽的退化、脱落是不可避免的，生产中要结合新梢生长的情况，整形、修剪控制花蕾的数量，提高现蕾成花的比例。

本研究得到河南金陵金银花药业有限公司总经理曹东林高级工程师的指导和帮助。特此致谢。

参考文献 略

金银花的综合利用

范文昌　　葛虹　　廖彩云

广东食品药品职业学院, 广东广州　510520

[摘要] 深入全面了解金银花的产品应用 (化工产品、药品、饮料等) 概况并进行归类分析, 为更有效地开发利用金银花提供参考, 为金银花产业的发展提供思路。

[关键词] 金银花; 产品; 研究概况

金银花为忍冬科植物忍冬 *Lonicera japonica* Thunb. 的干燥花蕾或带初开的花, 又名二花、双花、鸳鸯花、老翁须、通灵草等, 其性寒、味甘, 归肺、心、胃经。具有清热解毒、疏散风热的功效, 用于痈肿疔疮、喉痹、丹毒、热毒血痢、风热感冒、温病发热。金银花含有机酸类、挥发油、环烯醚萜类、黄酮类、三萜及三萜皂苷类、无机元素等化学成分。具有抗菌、抗病毒、抗炎解热、保肝利胆、抗过敏、降血脂、降糖、抗氧化、抗血小板凝集、抗生育、抗肿瘤等作用。据调查, 全国有 1/3 的中医方剂中用到金银花。金银花被誉为 "光谱抗生素" "中药之中的青霉素" "中药抗生素" "中药抗菌素" "药铺小神仙" "长生不老药" 等。金银花的用途越来越广, 由单一的中草药逐步向饮料、保健酒和牙膏日用化工产品等方面发展, 如化工方面开发的产品有牙膏、香皂、浴洗剂、香波、防膏、痱子粉、面膜、香水、护肤液等。本文对金银花制剂、金银花酒、饮料、化妆品等方面的利用综述如下, 以为金银花产业的发展提供思路。

1 金银花饮料开发状况

从表 1 可知, 金银花饮料有清热解暑, 降火, 清热明目, 解暑, 生津, 开胃, 保肝降脂, 养血安神, 增强免疫, 降糖, 治疗水痘轻症、荨麻疹、咽喉不适、风热感冒等功效, 夏天完全可以当清凉饮料饮用。

表 1　金银花饮料

功效	名称	数量
清热解暑、降火	王老吉, 下火王茶, 生津润燥茶、广东凉茶、金银花晶、金银花·红茶复合保健饮料, 金银花·菊花·甘草复合保健凉茶饮料, 金银花绿茶复合饮料, 苦瓜、金银花、淡竹叶复合保健饮料, 金银花罗汉果苦瓜保健饮料, 银杏叶金银花保健饮料, 苦瓜金银花复合饮料, 双花杏仁复合保健饮料, 双豆银花饮, 金银花露, 金银花果醋饮料, 降火茶, 金银花绿茶, 金银花凉茶, 金银花槐米茶饮料, 金银花型清凉饮料, 绞股蓝金银花茶, 清热败毒保健茶, 祛火茶	24
清热明目	双花茶, 金银花绿茶, 金银菊复合吸品, 菊银花茶	4
风热感冒	花露玉液, 预防和治疗感冒的保健茶, 防感保健凉茶	3
解暑, 生津	银花山楂饮, 金银花茶饮料, 金银花露饮料	4
开胃, 降暑	金银花藿香茶, "二花" 清暑饮, 金银花饮	3
水痘荨麻疹	银花甘草茶, 银花蝉衣茶, 防、治青春痘的茶饮料	3
增强免疫	健康长寿杜仲金银花茶, 金银花保健饮料, 长寿保健茶, 儿童保健茶, 美容保健茶	5
咽喉不适	金银花润喉茶, 速溶润喉茶, 保健养生茶, 喉爽保健茶, 东杏凉茶	5
保肝降脂	金银花、罗汉果的保健饮料, 金银花复合饮料, 降血脂茶, 五花减肥茶	4
养血安神	金竹茶	1
降糖	降糖茶, 金蒲杞凉茶	2
气管炎	慢性气管炎的保健茶	1

2 金银花制剂开发状况

从表 2 可知, 金银花的制剂有口服液、颗粒剂、注射液、片剂 (含片)、软胶囊、丸剂、搽剂、糖浆、气雾剂、栓剂、胶囊、膏、散等多种剂型, 用于治疗咽炎、扁桃体炎、喉炎、口腔溃疡、感冒、支气管炎等疾病, 部分金银花制品可用于戒毒、戒烟。

3 金银花酒的开发状况

从表 3 可知, 金银花酒产品主要有补肾、降血脂、抗癌止痛作用。还有一种戒烟的戒烟露酒。

[基金项目] 广东食品药品职业学院自然科学青年项目 (2011YZ012)。

[作者简介] 范文昌 (1984–), 男, 硕士研究生, 研究方向: 广东地产药材研究。

表2 金银花制剂

疾病类型	金银花制剂	数量
咽炎、扁桃体炎、喉炎、口腔溃疡	金银花含漱液,扁炎口服液,喉疾灵冲剂,清热消炎合剂,清咽糖浆,清热解毒口服液,咽喉茶,玉叶解毒冲剂,小儿咽炎、扁桃 解表颗粒,抗感颗粒,退热解毒注射液,加味银翘片,解毒软胶囊,金蓝气雾剂,儿童清热口服液,双黄连口服液,金参润喉合剂,银蒲解毒片,银黄注射液,金青解毒丸,银翘双解栓,利口清含漱液,蜂胶金银花含片,注射用双黄连,金青感冒颗粒,银翘伤风胶囊,复方双花口服液,复方金银花合剂,舒感颗粒,金银花糖浆金菊五花茶冲剂,复方金银花冲剂,金银花含片,银黄口服液,小儿热速清口服液(糖浆),金嗓开音丸,抗感冒颗粒	38
感冒	金平感颗粒,清热解毒口服液,玉叶解毒冲剂,小儿解表颗粒,小儿热速清口服液(糖浆),抗感颗粒(胶囊),银翘伤风胶囊,强力感冒片,散风透热颗粒,抗感冒颗粒,金石清热颗粒,维C银翘片,风热清口服液,金牡感冒片,速感宁胶囊,长城感冒片,犀羚解毒片,金花消痤丸,热毒平颗粒,大卫冲剂,银翘合剂,金菊感冒片,复方双花口服液,儿童清热口服液,银芩解毒片,金青解毒丸,复方金银花冲剂,银花感冒冲剂,复方感冒灵片,银花薄荷饮,金青感冒颗粒,银翘解毒片,银花抗感片,克感利咽口服液,三花茶,宝宝康药袋	38
上呼吸道感染	复方金银花止咳糖浆,舒感颗粒,注射用双黄连(冻干),速感宁胶囊,银黄注射液,银黄口服液,双黄连栓(小儿消炎栓),清热解毒口服液,风热清口服液,复方金银花合剂,热毒平颗粒	11
止咳平喘化痰	百日咳糖浆,玉叶解毒冲剂,健儿清解液,苦甘冲剂,注射用双黄连,双黄连口服液,金贝痰咳清颗粒,银翘双解栓	9
皮炎、湿疹痤疮等	清利合剂,祛风解毒颗粒,金花消痤丸,清热暗疮丸(片),复方珍珠暗疮片,复方痤疮药膏,祛痘美白胶囊,三花疱疹药液,祛粉刺中药配剂	10
疮疡	复方疮疡搽剂,金银花露(合剂),金银花糖浆,仙方活命片,清血内消丸,消炎杀菌中药复方外用涂敷液	6
腮腺炎、淋巴炎	清热消炎合剂,退热解毒注射液,复方金银花消炎液,金银花茶	4
肠炎、泄泻、痢疾	清热消炎合剂,金菊五花茶冲剂,湿热片(散),金银花注射液	5
戒烟	高效戒烟含片,高效戒烟口服液,排毒戒烟胶囊,清除体内烟毒的保健制品	4
其他[疗效(药物)]	消渴证(金芪降糖片),利小便(清热银花糖浆),食欲不振(健儿清解液),脉管炎(金青玄七丸),安胎(孕妇金花丸(片)),狼疮(狼疮丸),肝心(双虎清肝颗粒),鼻渊(鼻渊丸),骨髓炎(骨髓炎片),钩端螺旋体病(金九合剂),痛、肿、疔、疖(复方金银花擦剂),急性眼结膜炎、角膜炎、麦粒肿(复方金银花消炎液),暑热口渴(金梅清暑颗粒),小儿胎毒(金银花糖浆),尿路感染、肾炎(玉叶解毒冲剂),双黄连口服液(颗粒),银蒲解毒片,脚气(脚气的药物),便秘(金花消痤丸,儿童清热口服液,清解片),支气管炎(金贝痰咳清颗粒,退热解毒注射液),戒毒(戒毒片),脱发(金银花草粉)	28

表3 金银花酒

功效	名称	数量
保健酒	金银花山葡萄酒,金银花保健白酒,金银花(3种),保健酒,二花酒,菊篙银花酒,金杞酒,保健啤酒(2种),金银花啤酒(2种),银麦啤酒	14
降血脂	降血脂养生酒,金银花酒	2
戒烟	戒烟露酒	1
抗癌止痛	抗癌止痛药酒	1

4 金银花其他食用产品的开发状况

从表4可知,金银花在糖果方面开发出了多种产品,还广泛应用于煲粥、煮汤及酸奶、冰淇淋、米粉、面条、奶茶、皮蛋、火锅辅料等产品中。

表4 金银花其他类型食品

产品类型	名称	数量
糖果	荷叶金银花保健口香糖,金银花和生姜复合软糖,金银花三色软糖,金银花软糖,麦芽糖,金银花果冻,金银花果蔬糕,利咽梅,夹心巧克力,金银花口香糖(2种),金银花胶姆糖、泡泡糖,清火口香糖,防龋齿口香糖,防治龋齿功效的口香糖,抗龋护齿口香糖,防龋香口胶,健喉清音口香糖,清凉糖丸	19
粥、汤	金银花粥,金银花绿豆粥,金银花莲子粥,银花杞菊虾仁,双花炖老鸭,银花虾仁豆腐,"三鲜"粥,金银花绿豆粥,银花腊梅汤,清肺化痰药茶粥粑	10
酸奶	金银花功能性酸奶,香菇、银耳、金银花复合保健酸奶,薄荷金银花酸奶,保健奶	4
冰淇淋	金银花保健冰淇淋,金银花清热解毒冰淇淋,生姜和金银花复合口味软冰淇淋浆料	3
米粉、面条	金银花婴幼儿米粉,金银花面条,金银花保健面条,糖尿病食疗康复面	4
奶茶	保健奶茶,清火保健奶茶	2
香水	金银花香水	1

5 金银花在化妆品方面的开发状况

从表5可知,金银花在化妆品方面开发的产品有牙膏、香皂、浴洗剂、香波、防晒膏、痱子粉、面膜、香水、护肤液等。

6 金银花其他方面的开发状况

从表6可知,金银花开发出了洗衣粉、洗涤剂、

表5　金银花化妆品

产品类型	名称	数量
洗浴用品	金银花浴洗剂，扁柏木、金银花制香皂、香波，儿童沐浴液，金银花洗发浸膏，鲜花洗脸沐浴剂，花瓣浴包，止痒沐浴粉，黑泥美容香皂	8
护肤品	美容护肤液，面部清毒散，日晒防治膏，痱子粉	4
牙膏	金银花牙膏，凹凸棒金银花绿茶牙膏，草本复方牙膏，除烟渍中药牙膏	4
口腔用品	口疮漱口液，保健气雾剂，溃疡贴膜	3
面膜	美白、祛斑面膜，美容美白抗皱面膜膏	2
香水	金银花香水	1

表6　金银花其他产品

产品类型	名称	数量
洗涤剂	玫瑰花金银花无磷加香洗衣粉，多功能抗菌洗涤剂，六花洗涤制品	3
驱蚊物	驱蚊组合物，中药驱蚊精油及便捷贴	2
卫生巾	消炎止痒卫生巾	1
保健香	中草药保健香	1
被褥枕芯	茶叶枕芯，被褥芯，实用新型名称强身保健被，保健药枕	4
香烟	金银花烟草制品，健康型香烟	2
手帕	药物纸手帕	1
涂料	金银花牡丹花含香涂料	1

驱蚊物、卫生巾、保健香、枕芯、褥芯、保健被、香烟、手帕、涂料等日常生活用品。

7 结论

金银花是我国传统的常用大宗药材之一，金银花饮料制品具有清热解暑、降火、清热明目等功效，夏天也完全可以当清凉饮料饮用。根据方剂配伍原则和经方已开发多种金银花制剂，有治疗咽炎、扁桃体炎、喉炎、口腔溃疡、感冒、上呼吸道感染等疾病的作用，还有部分金银花制品可用于戒毒、戒烟，金银花制剂扩大其临床应用范围。金银花芳香性挥发油和用溶剂提取的金银花的有效物质，加入到化妆品中，开发出了牙膏、香皂、浴洗剂、香波、防晒膏、痱子粉、面膜、香水、护肤液等化工产品。市场上金银花保健产品有：保健酒、糖果、酸奶、冰淇淋、米粉、面条、奶茶、皮蛋等。虽然金银花已被广泛用于个个行业，副作用小，但不是每个人都适合服用，金银花适合体质平和或体质内热者服用，体虚、脾胃虚寒者慎服，脾胃虚寒者服用会引起腹泻。随着对金银花化学成分药理作用等方面的深入研究，金银花必将会在制剂、化妆品、食品等行业发挥越来越重要的作用。

参考文献　略

基于中药质量标志物（Q-marker）的金银花指纹图谱体系的构建思路

刘天亮　　　董诚明　　　齐大明

河南中医药大学，河南郑州　450046

[摘要]中药指纹图谱的建立以及谱效关系的研究是目前检控中药质量的重要趋势，其以化学成分系统研究为基础，可用于评价生药、饮片、中成药的真实性、优劣性及稳定性，但受到诸多不稳定因素的影响以及缺乏与传统中医药理论的关联性。而中药质量标志物（Q-marker）的提出，为指纹图谱及谱效关系的研究提供了新的思路和方法。以金银花为例，探究基于中药Q-marker理论指导下，中药指纹图谱评价体系的研究思路与方法的建立。

[关键词]中药；质量标志物；指纹图谱；谱效关系；金银花

[基金项目]国家自然科学基金项目（81603232）；河南中医药大学博士科研基金项目（BSJJ2015-13）；郑州市科技攻关计划项目（0910SGYS33391-6）。

[作者简介]刘天亮，硕士研究生，研究方向为生药学。E-mail：94809832@qq.com。

[通讯作者]董诚明，男，教授，主要从事药用植物学、中药资源学研究。E-mail：dcm663@sina.com。

中药的使用在我国已有数千年的历史，是中国古人智慧的结晶，是中华传统文化的瑰宝。其理论之浩繁、体系之庞大为当今其他医学体系望其项背。近现代以来，随着中西方文化的交流以及科学技术的突飞猛进，使中医药的发展遇到了前所未有的机遇与挑战。传统中药质量评价的核心为"辨状论质"，讲究药材的道地性，以确保中药材品质的安全、优良与稳定。中药管理是我国药品监管面临的特殊挑战，因中药具有道地性、多样性等特点，考虑到其化学成分的复杂，使得在化药上普遍应用的最低质量标准（minimum quality standard，MQS）对中药材的管理具有一定的局限性，而中药材市场的"信息不对称性"也可能会降低市场效率甚至危及整个行业的发展，因此，现行标准体系亟待创新与改良。

中药指纹图谱体系的建立包括紫外光谱（UV）、红外光谱（IR）、薄层色谱（TLC）、高效液相色谱（HPLC）、气相色谱（GC）以及生物指纹图谱等多种方法，具备专属性、稳定性及重现性等特点。但由于中药材的种植、采收以及加工炮制等多方面的影响，使得中药指纹图谱的优化及其数据库的建立受到诸多不稳定因素的影响，而且仅靠指纹图谱所标示的化学成分难以阐明中药药效物质基础。而将中药指纹图谱与谱效学相结合，则可以更好地体现出化学信息与药理药效的相关性。中药谱效学的研究就是建立在中药指纹图谱的基础上，将其中特征的化学成分变化与中药的药理药效相结合，阐明药效相关的活性成分。目前中药指纹图谱以及谱效关系的研究尚处于初步阶段，但必将成为中药质量评价的重要发展趋势之一。

中药质量标志物（Q-marker）的概念于 2016 年由刘昌孝院士首先提出，是中药质量控制的新概念，为中药质量标准的确立提供了新的科学定和内涵。其具有"有效性""特有性""传递与溯源性""可测性"以及"中医药理论相关性"等特点。中药 Q-marker 的提出从源头上夯实了中药指纹图谱以及谱效关系研究的基础，填补了其与传统中医药理论联系的空白，提供了科学系统的指导思想和研究方法。

金银花 Lonicerae Japonicae Flos 为忍冬科忍冬属植物忍冬 Lonicera japonica Thunb. 的干燥花蕾或带初开的花，为我国"十大常用中药材之一"，素有"植物抗生素"的美誉。本文以金银花为例，探究基于中药 Q-marker 的特点，中药指纹图谱评价体系研究思路与方法的建立。

1 金银花中 Q-marker 的功效关联性

中药的定义中着重强调"中医理论"的指导，而中医理论正是从一代代中医药人的实践中积累下来的，因此中药 Q-marker 的功效关联性是其研究的出发点。必须结合中医临床的辨证施治的思想、复方配伍的形式，来确定其 Q-marker。故金银花指纹图谱中 Q-marker 的选择应增加对环烯醚萜苷类成分的重视，以切合金银花在中医临床清热解毒的功效。

1.1 中医理论指导下金银花的用药思维

通过对金银花的医学古籍考证发现，历代医家对金银花的用药思维都有其独到见解，如《本草述钩元》中所载"其藤左转，已属肝剂""是又由肝达肺，由肺达脾之味也"，中医理论中的"肝"位于人身体左侧，且"肝主升发"，而肝又藏血，因此金银花为"肝之血剂"；而在五行对应表中，色白、黄分别对应人体内的肺、脾，因此又言其为"肺脾之味"，在人体"十二经脉流注次序"中，由肝至肺、由肺至脾，下一步则流注至心，心又主火；《素问·至真要大论》所言"诸热瞀瘛，皆属于火；诸痛痒疮，皆属于心"，而"肺主皮毛，在体合皮"。综上可知，传统中医临床主要用金银花"治一切疮痈肿毒、痈疽发背"有着其独特的理论基础。本课题组通过对 500 余部中医药古籍进行考证，其中有 292 本记载有"忍冬""金银花"等别名，但尚未发现特定采摘金银花未开放花蕾的记述，如《本草纲目》所载"四月采花，藤叶不拘时采"，因此金银花主要以未开放的花蕾作为入药部位是否合理仍需结合传统中医理论以及临床实践来进一步论证。金银花中的化学成分主要包括酚酸类、黄酮类以及环烯醚萜苷类成分，现代药理研究表明环烯醚萜苷类成分是金银花中的重要活性物质，具有抗炎、镇痛、解热、抗病毒、保肝利胆等作用，但国内外对于金银花的研究多集中于黄酮类的化学成分和药理作用的研究，对于环烯醚萜苷类成分，如当药苷、马钱苷、断氧化马钱苷等的研究略显不足，因此金银花指纹图谱中 Q-marker 的选择应增加对酚酸类和环烯醚萜苷类成分的重视，以切合金银花在中医临床"清热解毒"的功效。

1.2 金银花配伍环境对化学成分的影响

中药配伍理论是中医药理论的核心内容，具有"非加和性"的特点，即"1 + 1"可能大于 2，也可能小于 2，分别对应其增效和减毒的作用。七情配伍是中药配伍的基本形式，"君、臣、佐、使"是方剂配伍的主要规则。通过本草考证发现，金银花常用配伍药对包括：连翘、蒲公英、败酱草、菊花、地榆等，主要应用七情配伍中的"相须"原则，通过与其他清热解毒类中药的配伍使用，使其解毒、抗菌、抗炎之力更强；也常与性味甘平的甘草相配制成忍冬酒，使解毒之力倍增，而无伤胃之弊端。配伍理论中另外一个重要的内容是"君、臣、佐、使"的选择，不仅要考虑每味药物功效职责，更要考虑到"量"的问题，中医理论在长期的临床实践中不断发展深化，对药物使用的量达到了十分"精准"的水平，而"量"的使用内涵即在要求防止"太过"和"不及"的基础上同时注意比例的合理。在金银花的指纹图谱以及谱效学研究过程中，可以适当地通过药对配伍观察其各种有效成分溶出率的改变，以配伍后相应成分的变化规律来阐释七情的原理；在其 Q-marker 的选择上，应同时注重量和比例的层面，不同中药可适当划出其"君、臣、佐、使"标志物。

2 金银花中 Q-marker 的有效性

"有效性"是 Q-marker 的核心，药味（性）和药效则是有效性表达和 Q-marker 确定的依据，而中药的性味归经是长期用药过程中不断的积累演变而得出的结论，因此研究有效性应从古籍考证出发。而古籍的考证并不能仅限于本草类古籍考证，还应当包括各家医书、内伤妇儿等不同类型古籍中对其功效应用的记载。

2.1 不同入药部位对有效性的影响

金银花为清热解毒之要药，多用于治疗疮痈肿毒、风温初起等症。然不同时期不同医家对金银花的功用认识不同，其入药部位也不尽相同。《名医别录》载其"味甘温"，《药性论》载其"味辛"，而《本草备要》又强调其"甘寒入肺"；从晋代至宋时期多用藤、叶入药，如《肘后方》记载"忍冬茎、叶，锉数斛"；明时逐渐由茎、叶入药发展为茎、叶、花同功入药，如《本草纲目》记载"茎叶及花，功用皆同"；而明清之后虽仍用茎、叶，则更强调以花为主，如《药性切用》中记载"叶亦清肺，稍逊净花"。由此可见，中药的发展应用是一个由表及里、逐渐深入的过程，不同入药部位所含化学成分不同，因此对中药"有效性"的研究应首先从入药部位入手。

本课题组在对金银花指纹图谱的研究中，同时测定了其不同入药部位，包括忍冬藤（嫩、老）、叶（嫩、老）的化学成分，结果如图1所示。金银花中绿原酸、断氧化马钱子酸、芦丁、异绿原酸 A 等成分主要集中在花蕾与叶片中，藤中含量明显较低，且嫩叶、嫩藤含量分别高于老叶、老藤；而断氧化马钱苷、木犀草苷、忍冬苷等成分主要集中在叶中，且嫩叶中的断氧化马钱苷为花蕾含量的 2 倍，木犀草苷含量相比于花蕾含量可达 6 倍之多；而马钱苷则主要集中在藤中，且嫩藤中含量稍高于老藤，但差异并不显著。由此可见，金银花中不同入药部位的成分组相同，但其中单一成分的含量具有显著差异，这也解

释了金银花的不同入药部位的功效相似但各有所长，在不同入药部位的 Q-marker 的选择中，应结合传统功效重点研究其相较于其他部位的一些突出的化学成分。

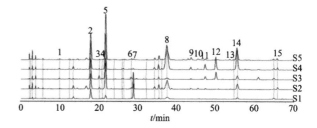

S1-老藤，S2-嫩藤，S3-老叶，S4-嫩叶，S5-花蕾，1-新绿原酸、2-绿原酸、3-隐绿原酸、4-咖啡酸、5-断马钱子酸、6-当药苷、7-马钱苷、8-断氧化马钱苷、9-芦丁、10-异槲皮素、11-木犀草苷、12-忍冬苷、13-异绿原酸 B、14-异绿原酸 A、15-异绿原酸 C

图1 金银花不同入药部位 HPLC 指纹图谱

2.2 不同采收时期对有效性的影响

金银花的不同采收期（茬）、生长期以及加工方式都对其外观性状和内在品质有着至关重要的影响，金银花的采收期一般在 5—9 月，共采收 3~4 茬；金银花从孕蕾到开放需 5~8 d，大致可分为米蕾（绿色小花蕾，长约 1.0 cm）→三青（绿色花蕾，长 2.2~3.4 cm）→二白（淡绿白色花蕾，长 3.0~3.9 cm）→大白（白色花蕾，长 3.8~4.6 cm）→银花（刚开放的白色花，长 4.2~4.8 cm）→金花（花瓣变黄色，长 4.0~4.5 cm）等阶段，见图2。金银花不同生长期的 HPLC 指纹图谱见图3，由图3可知，绿原酸、断马钱子酸、断氧化马钱苷、芦丁及异绿原酸 A、C 等成分在金银花不同成熟生长至开放的过程中逐渐降低，而隐绿原酸的含量却有所上升，推测为绿原酸在金银花生长过程中不断向隐绿原酸等成分转化，《中国药典》2015 年版规定金银花性状特征为"表面黄白色或绿白色"，即三青期至大白期花蕾干燥后颜色，金银花的二白、大白期花蕾虽然木犀草苷含量较高，但被普遍认为品相不如三青期花蕾而导致商品规格的划分较低，但在古籍考证的过程中，未发现有对金银花的采收时期做出要求的记录，更未提出专用"未开放花蕾"一说。现代中药标准的制定，对市场起着巨大引导作用，无论其优点或者缺点在中药市场的流通过程中都会被放大，因此在对金银花进行质量评价时，也应当考虑到其不同生长时期之间成分的差异。

2.3 不同加工方式对有效性的影响

中药道地性与中药的原产地加工密不可分，中

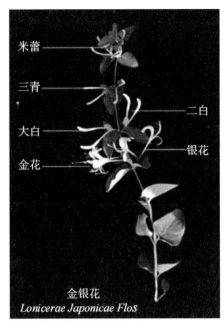

图2 金银花不同生长时期的形态特征

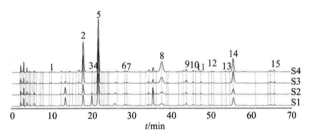

S1-金花期、S2-银花期、S3-大白期、S4-三青期
图3 金银花不同生长时期 HPLC 指纹图谱

药材的原产地加工是决定中药饮片质量的关键一步。金银花由于不同茬期现蕾期不一致，需分期、分批采收，一般应在当天日出前采收完成，因金银花中含水量较高，采收完成后应立即干制。目前金银花的干燥方法包括：晒干法、梯度烘干法及杀青后烘干法，各加工方法干制成品性状品质亦有较大差异。为建立完善的金银花干燥加工技术规范，确保金银花产品质量的可控性，各项干燥加工工艺的参数需进一步研究和探索。以《中华人民共和国药典》(以下简称《中国药典》)2015年版标准来看，目前金银花的干燥方式应以杀青法为主，此时金银花中绿原酸及木犀草苷成分含量最高，以杀酶保苷的原理，高温蒸汽杀青后对金银花中木犀草苷等成分起到较好的保留作用，但由于杀青法加工成本高昂且成品失去了"密被短柔毛"的特征不符合药典描述而未能推广。

金银花不同干燥方式 HPLC 指纹图谱如下图4所示，由图4可知，晒干法和梯度烘干法干燥的金银花中绿原酸、断马钱子酸、当药苷及异绿原酸A等成分

含量相对于杀青法含量较高；但断氧化马钱苷、木犀草苷、忍冬苷等成分以杀青干燥法含量保留作用较好，显著高于晒干法及烘干法。

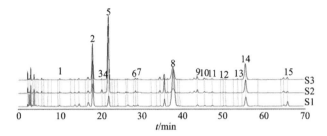

S1-杀青后烘干法、S2-晒干法、S3-梯度烘干法
图4 不同干燥方法金银花 HPLC 指纹图谱

3 金银花中 Q-marker 的特有性

"特有性"是中药质量控制的核心，是品质评价、控制的重要条件，具有针对性和专属性的内涵，主要体现2个层面，即代表和反映同一类中药材共有性并区别于其他类药材的"特有性"；区别同一类中药材不同种及不同品种之间的差异性由中药 Q-marker 的"特有性"内涵，可知其与中药的"道地性"有着密不可分的关系。

3.1 不同种间化学成分的特有性

金银花的应用历史悠久，可追溯至魏晋时期，然而各版《中国药典》中收录金银花基原变化较大，至《中国药典》2005年版才将金银花与山银花分条载录，确定金银花的基原为忍冬科植物忍冬 Lonicera japonica Thunb.,忍冬科在中国有12属，200余种，金银花药材掺假现象屡见不鲜，中药质量评价的首要任务是"正本清源"，即通过本草考证，对古籍中所载药物的描述，考察产地出处、形态描述结合现代植物学分类来确定中药真伪，《本草品汇精要》中对忍冬的记载和描述见图5。

金银花、山银花之争由来已久，2005年版《中国药典》以"木犀草苷"为特有性成分将金银花与山银花区别开来，《中国药典》2015年版金银花项下含量测定部分，对绿原酸和木犀草苷含量做出要求，然而以此2种成分作为指标成分的中药不胜枚举，且金银花嫩叶中木犀草苷含量远高于花蕾中的含量。中药指纹图谱的发展基础是指纹图谱库的建立，而指纹图谱库的建立则需要大量样本和数据的支撑，应通过采收不同地区、不同生长年限、不同茬期、生长期以及不同部位、加工方式的样品建立金银花的指纹图谱库，通过大样本量的分析，筛选出具备"特有性"

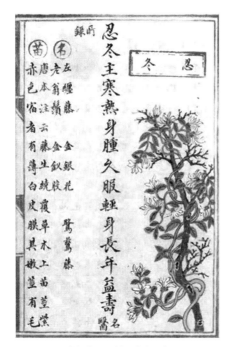

图5 《本草品汇精要》中忍冬图例

的 Q-marker,而在此基础上的指纹图谱库的建立也可以对忍冬藤、叶进行合理的开发利用以及对不同批次样品的混合以达到质量稳定性提供参考依据。

3.2 同种之间不同品系化学成分的特有性

金银花已有数百年的种植历史,其在生长发育习性、外部形态特征等方面发生了明显变化,形成了不同的农家品种,大体上可以划分为墩花系、中间系

及秧花系三大品系,不同品种金银花的产量质量参差不齐,种质种源不仅对金银花而言,乃至对所有的中药来说,都是决定其化学成分组成和含量高低的源头影响因素。由于长期的无性纤插繁殖以及机械混杂导致了金银花的品种退化。种质资源是育种工作的基础,掌握种质资源的数量和质量直接决定了育种目标能否实现,种质资源收集保存,构建核心种质以及利用先进技术开展多元化品种选育对金银花育种具有重要意义。

本课题组在河南省新乡市封丘县共采集了5个品种金银花(图6),并对其成分进行分析,结果如图7所示。不同品种金银花中除绿原酸及异绿原酸A等成分含量差异较小,其余所标示共有峰均具有较大差异。四季花为封丘县当地主流品种,其各成分含量均衡,并无特别突出的差异;豫金1号是在四季花的基础上通过自然变异优选品种,指纹图谱与四季花的相似度也非常高;豫金2号中绿原酸及木犀草苷含量为5个品种之最,但几乎不含断马钱子酸、断氧化马钱苷及异绿原酸C;北花1号中隐绿原酸含量最高,推测为其花期过长导致;羊角花中断马钱子酸含量最低,但断氧化马钱苷的含量最高。因此,金银花指纹图谱库的建立仍需要收集同一种不同品系的样品,以此为基础,可以起到对金银花种质种源的收集和保存、遗传多样性及质量分析等作用。

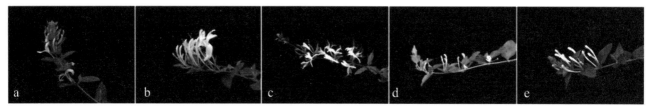

a-四季花、b-豫金1号、c-豫金2号、d-羊角花、e-北花1号

图6 不同品种金银花形态特征

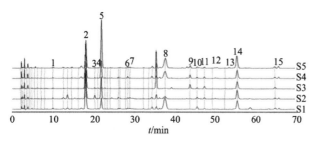

S1-羊角花、S2-北花1号、S3-豫金2号、S4-豫金1号、S5-四季花

图7 不同品种金银花 HPLC 指纹图谱

4 金银花中 Q-marker 的传递与溯源性

中药 Q-marker 的"传递与溯源性"要求在中药全产业链上阐明最终效应成分以及在药品整个生命周期建立全程质量控制体系。

4.1 影响金银花产业链中化学成分的因素

中药的全产业链包括种质种源的选择、最佳采收期的确定、最适加工工艺和炮制方法、剂型选择以及成药的制备贮存至使用。为阐明金银花产业链中不同环节对其化学成分的影响因素,本课题组在对金银花指纹图谱的研究中,在金银花道地产区河

南省新乡市封丘县调研采集了当地不同的金银花栽培品种，包括四季花、豫金1号、豫金2号、北花1号等多个品种；针对最佳采收期的确定采集了不同生长年限金银花的3个茬期的不同生长时期（三青期、二白期、大白期、银花期、金花期）的样品；针对最适加工工艺的研究则对于采集的样品进行3种干燥方式（烘干、晒干、杀青后烘干）的平行实验。结果表明，不同品种金银花以豫金2号中木犀草苷含量最高，豫金1号次之；不同加工方式金银花中木犀草苷含量由高到低依次为杀青烘干>烘干>晒干；头茬不同生长期金银花中木犀草苷含量均高于二茬期金银花；不同生长期金银花中木犀草苷含量由高到低依次为大白期>二白期>三青期>银花期>金花期。同时对忍冬不同入药部位的研究表明，忍冬不同部位中木犀草苷含量由高到低依次为嫩叶>老叶>大白>二白>三青>银花>金花>嫩藤>老藤。

4.2 影响金银花生命周期化学成分的因素

中药的生命周期包括药效物质的合成、获取及传输形式、体内代谢过程及最终生物效应的表达。本课题组在对金银花指纹图谱化学组分的研究中共标出15个共有峰，包括有机酸类（新绿原酸、绿原酸、隐绿原酸、咖啡酸、断马钱子酸及异绿原酸B、A、C）、黄酮类（芦丁、异槲皮素、木犀草苷、忍冬苷）、环烯醚萜苷类（当药苷、马钱苷、断氧化马钱苷），通过对不同产地、等级以及加工方式的样品进行实验，采用国家药典委员会中药色谱指纹图谱相似度评价系统软件（2012版）进行分析，发现不同样品金银花的指纹图谱相似度较好，但其之间差异仍有迹可循。现代药理学研究表明其总酚、总环烯醚萜及皂苷部位均具有明显的抗炎作用且以总酚部分作用最强。因此，与Q-marker"溯源和传递性"的特点相结合，针对金银花中不同成分在植物体内的合成机制以及在人体内的代谢机制仍需更深层次的研究。

5 金银花中Q-marker的可测性

"可测性"的特点要求Q-marker必须满足"具有一定含量和体内暴露量、定量测定方法及其方法的专属性"等条件。基于中药"多成分、多靶点"的作用特性建立相应的多元质量控制方法，主次分明，"点-线-面-体"相结合，即指标成分、指示性成分、类成分、全息成分的研究相结合。对于金银花指标成分的研究应从其"清热解毒"的功效属性出发，利用网络药理学的方法和策略，通过对金银花中化合物的分离与结构分析、靶蛋白的筛选与处理、分子网络的对接等过程建立金银花专属性的"分子-靶点"网络图，并以其"专属性"为基础，积极研究和优化时效性较高的指纹图谱方法；金银花中指示性成分以绿原酸类为例，包括绿原酸（5-咖啡酰奎尼酸）、隐绿原酸（4-咖啡酰奎尼酸）、新绿原酸（3-咖啡酰奎尼酸）、异绿原酸A(3,5-二咖啡酰奎尼酸)、异绿原酸B(3,4-二咖啡酰奎尼酸)、异绿原酸C(4,5-二咖啡酰奎尼酸)，鉴于这些成分结构类似，具有相似的理化性质，又因其在金银花中含量较大、抗炎、抗菌作用明显，在建立金银花指纹图谱库时，可建立其酚酸类物质的子图谱库，或者以多波长的扫描方法针对绿原酸类化合物进行重点分析；在研究金银花的类成分，本课题组重点优化了金银花中多糖类与总黄酮类物质的检测方法，利用二硝基水杨酸法（DNS）法和苯酚-硫酸法相结合可同时得到金银花中还原糖与多糖类成分的数据，对不同金银花样品的实验测定结果表明，由于不同产地、规格、加工的影响，造成其中还原糖类、多糖类以及总黄酮类物质具有显著性的差异；中药化学成分复杂，某单个成分是否有效尚不能完全确定，所以在对金银花的全息成分研究过程中，应对指纹图谱的条件不断优化，使其成分尽可能全部分离，保证其整体的"化学轮廓"及"生物学模式"的研究更加清晰、高效。

6 结语与展望

中药指纹图谱库的建立以及谱效学的研究虽然处于初步发展阶段，但已经越来越广泛地应用于中药质量评价体系的建立，且其必将成为中药质量评价的重要发展趋势之一，而中药Q-marker概念的提出，以其"存在性""特有性""可测性""功效关联性"以及"溯源和传递性"5大特点，极大地促进和推动了中药谱效关系的研究和发展，本文以金银花为例，基于Q-marker理论对其指纹图谱的建立和优化进行探讨。

中药作为中医理论的物质基础，其质量的好坏直接关系到临床实践的成败，然一切事物的发展必经"否定之否定"的过程，因此，中药质量评价体系的完善和中医药文化的复兴负重致远，仍须我辈久久为功。

参考文献 略

金银花抗感染作用研究进展

李永伟¹　　王志盛²　　刘心伟¹

1.河南中医药大学第二附属医院,河南郑州　450002；2.河南中医药大学,河南郑州　450008

[摘要]金银花作为经典的具有清热解毒、宣散风热功效类中药,被广泛应用到多种中药复方制剂和中西药制剂中,用于痈肿疔疮、喉痹、丹毒、热毒血痢、风热感冒、温病发热等证的治疗,而目前有关金银花抗感染作用的相关研究结论缺乏系统性和可比性。本文通过查阅近年来国内外金银花药理作用相关文献,对金银花的抗感染作用进行系统综述,以明确金银花抗感染作用及其主要机制,对深入发掘其抗感染功效,遏制日益严重的病原微生物耐药问题具有重要意义。

[关键词]金银花；化学成分；抗感染；作用机制

中药是天然药物中的精华,很多中草药具有抗感染作用,而且也很少产生耐药现象,可为细菌抗感染提供新的思路。本文对常见中药金银花抗感染的研究做了总结,以期为中药抗感染的研究提供参考。金银花,其性味甘寒,气味芳香,入肺经、心经和胃经。常用于身热、发斑、热毒疮痈、咽喉肿痛等热性病的治疗,效果显著。金银花提取物及其主要成分具有抗细菌、抗真菌、抗病毒及其他病原微生物的作用。

1 金银花及其提取物对细菌的作用研究

1.1 对革兰阳性菌的作用

针对金银花抗革兰阳性菌的研究主要集中在金黄色葡萄球菌、肺炎链球菌、表皮葡萄球菌、乙型溶血性链球菌、肠球菌和蜡样芽孢杆菌。胡璇等报道四倍体和二倍体金银花水提物对金黄色葡萄球菌的最小抑菌浓度(minimal inhibit concentration, MIC)均为7.81 mg/mL,对乙型溶血性链球菌最小杀菌浓度(minimum bactericidal concentration, MBC)和MIC分别为125、31.25 mg/mL。国外研究显示金银花水提物、醇提物对金黄色葡萄球菌标准菌株、溶血性葡萄球菌、肺炎链球菌、粪肠球菌、短小芽孢杆菌、枯草芽孢杆菌、表皮葡萄球菌、乙型溶血性链球菌、科氏葡萄球菌均具有较强的抑菌作用,MIC范围在375~100 mg/mL。阮之阳等报道金银花水提物对金黄色葡萄球菌和链球菌抗菌效果显著,其醇提物和水提物对猪链球菌Ⅱ型具有一定的抑菌能力。

以金银花为主的复方也有较好的革兰阳性菌作用,如加味五味消毒饮可显著缩短金黄色葡萄球菌感染造成的发热持续时间,加速外周血白细胞恢复至正常水平,大幅度降低C反应蛋白水平,提高机体清除病原菌的能力。双黄洗液对导管相关尿路感染的常见病原菌金黄色葡萄球菌和粪肠球菌具有一定抑菌作用。

1.2 对革兰阴性菌的作用

对革兰阴性菌实验菌株多为肠杆菌科细菌,包括大肠埃希菌、肺炎克雷伯菌、沙门氏菌、志贺菌以及非发酵菌属铜绿假单胞菌和鲍曼不动杆菌,但抑菌和杀菌效果不及革兰阳性菌。胡立磊等测得金银花提取物对大肠埃希菌标准菌株和2株临床分离株的大肠埃希菌株MIC值分别为15.7、62.5和31.3 mg/mL,MBC值分别为31.3、62.5和62.5 mg/mL,说明金银花提取物对大肠埃希菌有较好的抗菌作用。相关研究显示金银花提取物及纳米银颗粒物对大肠埃希菌有较强的抑制作用,应用前景广阔；穆延杰等报道金银花提取物对临床分离的肺炎克雷伯菌具有一定的抗菌活性,用中草药治疗细菌感染性疾病可防止细菌过快产生耐药性,而且还能减少过度使用抗菌药物对人体造成的副作用。

金银花的主要成分绿原酸对抑制脑膜炎双球菌、伤寒沙门菌、大肠埃希菌的生长具有显著作用,抑菌机制与非竞争性抑制细菌体内的芳基胺乙酰转移酶(NAT)有关。通过检测绿原酸处理后大肠埃希菌培养液的电导率、碱性磷酸酶活性变化、吸光度及疏水性荧光染料1-N-苯萘胺(NPN)对细菌细胞壁的渗透情况,发现绿原酸能增加大肠埃希菌细胞壁的通透性,使细胞电解质、酶等渗透进入细胞壁,使细胞逐渐死亡。

2 金银花及其提取物对真菌的作用研究

金银花的挥发油及其醇提物对浅部感染真菌红色毛癣菌和须毛癣菌均有显著抑制作用,MIC在62.5~500和125~1000 µg/mL。邬丽红等通过体外实验研究证明金银花的主要活性成分绿原酸,虽然不能直接抑制曲霉菌的生长,但作用于烟曲霉的生物膜,抑制生物膜胞外基质的形成,从而达到破坏生物膜的结构,增强药物的渗透性,与其他抗真菌药物联合达到杀菌效果,其抑制作用呈浓度依赖性。

[基金项目]河南省中医药科学研究专项(2016ZY1008)。

3 金银花及其提取物对病毒和其他病原微生物的作用研究

金银花水提物对甲型流感病毒 H1N1 株、单纯疱疹病毒 I 型和手足口病病毒 EV71 株具有显著抗病毒效果，也可抑制 2 型登革热病毒的复制及降低在血中滴度。金银花多糖对 H5N1、H3N2 型甲型流感病毒、呼吸道合胞病毒、柯萨奇 B 组 3 型病毒、腺病毒 7 型和神经氨酸酶均具有抑制作用。金银花的主要成分绿原酸可阻断 HBV 抗原表达、复制，抑制 DNA 聚合酶活性，以较低浓度抑制 HIV-16 的复制及整合酶的催化活性，抑制 T 细胞株中 HIV 的复制，有望成为开发抗 HIV 药物重要的先导化合物。此外，绿原酸对鸡毒支原体亦具有杀伤作用，药效与酒石酸泰乐菌素相当。金银花黄酮类提取物在体外对伪狂犬病病毒具有明显的阻断、抑制和中和作用。

4 金银花及其提取物对炎症信号通路和炎症因子的作用研究

金银花醇提物可显著抑制脂多糖诱导的 JNK、ERK1/2、p38MAPKs、PI3K/Akt 和 JAK1 通路的信号传导以及 STAT1/3 的转录激活，从而抑制 NF-κB 的激活，降低 TNF-α、IL-1 队 MCP-1、MMP-9 的酶活性和 mRNA 表达及 ROS 的生成，抑制 iNOS 和 COX-2 的蛋白和 mRNA 水平，显著下调 NO 和 PGE2 的表达。金银花黄酮类化合物可通过 PI3K/Akt/NF-κB 信号通路抑制炎症介质 TNF-α 和 IL-10 抑制机体的炎症反应。金银花的单体成分 WIN-34B 能够减低 IKB-a、ERK1/2、p38 和 JNK1/2 MAPKs 通路的磷酸化，从而抑制炎症介质 TNF-α、IL-10、PGE$_2$ 和 NO、MMPs(MMP-1、MMP-3 和 MMP-13) 和蛋白聚糖酶 ADAMTS-4 和 ADAMTS-5，增强 TIMPs (TIMP-1 和 TIMP-3) 的表达，且能阻止 NF-κB 进入细胞核，抑制炎症反应。金银花的多酚类化合物可显著降低 iNOS、COX-2 的 mRNA 和蛋白表达水平以及炎症介质 TNF-α、IL-10、IL-6 的 mRNA 水平，且可抑制 MAPK p65 蛋白的转位、IkB 的降解和 MAPK p38 蛋白的磷酸化，其机制与抑制 NF-κB 和 p38 MAPK 信号通路有关。

金银花的提取物新绿原酸，即 5-咖啡酰奎宁酸，可作为 AMPK/Nrf2 通路的激活剂，抑制 NF-κB、JAK-1、STAT-1 和 MAPK 通路的磷酸化，从而抑制脂多糖诱导的急性和慢性炎症反应；金银花来源的木犀草素可调节 TNF-α、IL-6、IL-8 和 GM-CSF，降低 COX-2 表达和细胞内 Ca^{2+} 释放，可能机制是抑制 ERK1/2、JNK1/2 和 NF-κB 通路；金银花和何首乌的复方制剂可抑制脂多糖诱导的 NF-κB 和 AMPK 通路的激活，从而有效控制炎症反应的发生发展。

5 小结

单味金银花及其复方制剂在抗感染方面具有较好的作用，但目前的研究依然存在一些问题，如金银花的品种、实验方法、起主要作用的生物活性物质等方面均存在差异，寻找有效可行的实验方法及其主要作用的生物活性物质进行标准化研究，研究结果更为可信。因此，本文认为随着中药的现代化研究的深入，对金银花的抗感染作用及其靶点研究会更加确切。

参考文献　略

金银花与忍冬藤及叶药理作用差异的研究进展

赵媛媛[1,2]　　杨倩茹[1,2]　　郝江波[1,2]　　李卫东[1,2]

1. 北京中医药大学中药学院, 北京　100102；2. 中药材规范化生产教育部工程研究中心, 北京　100102

[摘要]来自同一植物不同部位而是 2 味或 2 味以上药材现象较为普遍，金银花与忍冬藤及叶是这一现象的典型代表，三者来源于忍冬科植物忍冬的不同部位。该文综述了金银花与忍冬藤及叶的药理作用及其差异的研究进展，认为目前研究多集中于金银花，而忽视了对忍冬藤及叶的研究。金银花与忍冬藤及叶均具有抗菌、抗病毒、抗炎、免疫调节、抗氧化、保肝利胆、抗肿瘤、降糖降脂等药理作用。其中在抗菌、抗禽流感病毒、抗氧化方面，忍冬叶的活性强于金银花和忍冬藤；在抗病毒方面，金银花主要用于治疗呼吸道病毒感染，忍冬藤多用于治疗肝炎病毒感染。该文最后提出在药理作用研究方面，金银花与忍冬藤及叶存在的主要问题及建议。

[关键词]金银花；忍冬藤；忍冬叶；药理作用；差异

[基金项目]国家自然科学基金项目(31370360)。
[通讯作者]李卫东，研究员，博士生导师，研究方向为中药资源评价与品种创新、中药材 GAP 关键技术与质量控制。E-mail:liweidong2005@126.com。

来自同一植物不同部位而是 2 味或 2 味以上药材现象较为普遍，如十字花科植物菘蓝 *Isatis indigotica* Fort. 地上干燥叶为大青叶，地下干燥根为板蓝根；又如桑科植物桑 *Morus alba* L. 是桑枝、桑叶、桑葚、桑白皮4味药材的基原植物；再如葫芦科植物栝楼 Trichosanthes kirilowii Maxim. 或双边栝楼 T. rosthornii Harms 是瓜蒌、瓜蒌子、瓜蒌皮、天花粉4味药材的基原植物。

金银花与忍冬藤及叶是这一现象的典型代表，其基原植物均为忍冬科植物忍冬 Lonicera japonica Thunb.。金银花是忍冬的干燥花蕾或带初开的花，而忍冬藤是秋、冬二季采割，晒干的忍冬干燥茎枝。除金银花、忍冬藤外，忍冬叶亦有相关研究和应用。现代研究表明，金银花、忍冬藤及叶具有相近的化学成分，均含有有机酸类、黄酮类、三萜皂苷类、环烯醚萜类、挥发油等成分。据《中国药典》记载，金银花与忍冬藤共有功效均为"清热解毒"，但二者也存在差异，前者"疏散风热"，而后者"疏风通络"。本文综述了金银花与忍冬藤及叶在药理活性方面的异同，为忍冬植物的综合开发利用提供理论依据。

1 本草考证

"忍冬"始载于梁·陶弘景集《名医别录》中，曰："今处处皆有，似藤生，凌冬不凋，故名忍冬""忍冬，十二月采，阴干"。而金银花是在夏初采摘，可推知当时使用的并非金银花而是忍冬茎叶。唐代《新修本草》对忍冬记载较详，但只是对忍冬的藤、茎、叶、花做了描述，并未提出"金银花"之名，亦无"金银花"或"忍冬花"条项，药用部位仍为茎叶。宋代《太平圣惠方》云："热血毒痢，忍冬藤浓煎饮"，可知在宋代或宋代以前多用忍冬的藤、叶入药。到了明代以后，对花的应用越来越多，并逐渐发展至茎、叶、花并用。明代李时珍《本草纲目》记载："忍冬茎叶及花功用皆同。昔人称其治风、除胀、解痢为要药……后世称其消肿，散毒、治疮为要药。"明代以后，对于温病学的认识及对金银花功效掌握得更加全面，尤其强调用花，忍冬藤的应用便越来越少。在不同历史时期忍冬的药用部位是不同的，宋代以前只用其茎叶，明代则以茎、叶、花共同入药，其后以花入药为主，其茎枝成为另一种药，即忍冬藤。

2 药理作用差异

2.1 抗菌

金银花水提物及醇提物具有广谱的抗菌作用，对金黄色葡萄球菌、溶血性链球菌、大肠埃希菌、绿脓杆菌、痢疾杆菌、霍乱弧菌、伤寒杆菌、青霉、黄曲霉、黑曲霉等多种细菌和真菌均有一定的抑制作用，但抗菌效果有一定差异，对金黄色葡萄球菌抑菌及杀菌作用明显，对痢疾杆菌、绿脓杆菌、大肠埃希

菌的作用一般，醇提物抗菌作用随乙醇浓度的增大而增强。与二倍体金银花相比，四倍体金银花水提物对金黄色葡萄球菌、乙型链球菌、肺炎克雷伯菌的抑制强度均高于二倍体。

忍冬叶醇提物对多种革兰氏阳性菌、革兰氏阴性菌及真菌等有一定的抑制作用，如金黄色葡萄球菌、大肠埃希菌、枯草杆菌、鼠伤寒沙门菌、青霉、黑曲霉、黄曲霉和酿酒酵母等，并且对金黄色葡萄球菌、大肠埃希菌、枯草杆菌、痢疾杆菌等的抑菌活性大于金银花醇提物，而忍冬叶水提物没有抑菌作用。忍冬藤醇提物的抑菌活性较金银花和忍冬藤差。

一般认为，绿原酸是金银花的抗菌有效成分之一，而黄酮类化合物是较绿原酸抗菌作用更强的有效成分。武雪芬等研究发现忍冬叶中的黄酮类化合物对金黄色葡萄球菌和大肠埃希菌的抑菌作用分别是绿原酸的4倍和2倍。Xiong等筛选得到忍冬叶的抗菌有效成分为酚类化合物，且其抗菌活性依次为 3, 5-二咖啡酰奎宁酸 >4, 5-二咖啡酰奎宁酸 >木犀草素 >绿原酸 >secoxyloganin。忍冬叶中黄酮类成分含量较高，其对肠道致病菌抑菌效果高于金银花。

2.2 抗病毒

体外抗病毒实验表明，金银花的有效成分绿原酸对合胞病毒、柯萨奇B组3型病毒等呼吸道病毒具有明显的抑制作用，且研究发现金银花在体外主要通过直接灭活、阻止病毒吸附和抑制生物合成3种方式发挥抗呼吸道合胞病毒的作用。金银花也对单纯疱疹病毒Ⅰ型（HSV-1）具有较强的抑制作用，且抗病毒作用随提取液中绿原酸浓度的增加而增强，但不具直接杀死病毒的作用。此外，金银花中的黄酮类化合物对伪狂犬病病毒（PRV）具有明显的阻断、抑制和中和作用。金银花水提物还具有良好的抗甲型流感病毒H1N1的作用。

忍冬藤及叶抗病毒作用的研究文献较少，而临床报道较多，如忍冬藤对治疗传染性肝炎、急性化脓性扁桃体炎、流行性腮腺炎等病毒性疾病具有良好作用。周虎等通过对214例慢性乙型肝炎患者分组治疗观察，发现在辨证施治基础上加服忍冬藤能显著降低血浆中内皮素ET水平，使受损的内皮细胞得到修复，并且能提高慢性乙型肝炎的临床治愈率。

王岱杰比较了忍冬叶与金银花的抗禽流感病毒能力，结果显示除挥发油和水溶物外，忍冬叶的乙醇提取物、石油醚萃取物、乙酸乙酯萃取物、正丁醇萃取物的抗禽流感病毒能力均较金银花强，且忍冬叶

中的黄酮类、咖啡酰奎宁酸类化合物具有很好的抗禽流感病毒活性。

2.3 解热抗炎

金银花具有显著的解热作用。谢新华等以IL-3为致热原研究金银花发挥解热作用的机制，其解热机制可能与逆转致热原引起的温度敏感神经元放电频率的改变有关，也可能与其抑制视前区-下丘脑前部组织中前列腺素受体EP3的表达有关。其次，金银花中的挥发油、总皂苷、忍冬苷C对于二甲苯、巴豆油等化学试剂诱导的小鼠耳肿胀有一定的抑制作用，具有一定的抗炎活性。关于金银花的抗炎机制，有研究发现，金银花水提物能直接抑制COX-1和COX-2的活性，并可以下调COX-2的mRNA水平以及蛋白表达水平。宋亚玲等对金银花中酚酸类成分进行了体外抗炎活性实验，结果表明酚酸类成分也是金银花的主要抗炎活性成分之一，其中咖啡酸活性最强。胡璇等对四倍体金银花水提物进行了抗炎活性评价，结果表明四倍体金银花水提物具有明显的抗急性炎症作用，与亲本二倍体金银花之间抗炎作用差异不具有统计学意义。

关于忍冬藤及叶抗炎作用研究的文献报道较少，而临床应用报道较多，如忍冬藤与其他中药配伍常用来治疗风湿性关节炎、急性痛风性关节炎、慢性盆腔炎等。

2.4 免疫作用

研究发现，金银花多糖具有显著的免疫增强作用。毛淑敏等发现金银花多糖可提高免疫低下小鼠的脏器指数、血清溶血素水平，增加IL-2含量，进而增强小鼠免疫功能。此外，金银花中黄酮类化合物能显著调节小鼠血清免疫酶活性，提高淋巴器官的抗氧化功能，也具有良好的免疫调节功能。研究发现，金银花中酚酸类化合物具有显著的抗补体活性，可治疗补体过度激活而引起的多种疾病，且以3,5-二咖啡酰奎宁酸活性最强。

忍冬藤对机体免疫功能的影响尚未见有文献报道，但其在临床应用较广泛。目前发现忍冬藤对女性抗精子抗体(AsAb)所致不孕有良好的治疗作用，也可与其他中药配伍治疗过敏性紫癜、系统性红斑狼疮、血小板减少性紫癜、紫癜性肾炎等与自身免疫系统有关的疾病。此外，在畜牧生产中，忍冬藤也可用作饲料添加剂来发挥一定作用。吴德峰等研究了忍冬藤对鸡免疫功能的影响，发现忍冬藤作为饲料添加剂可促进鸡的胸腺、法氏囊及脾脏等免疫器官的

发育，且能显著提高实验动物(小白鼠)巨噬细胞的吞噬指数。

李玉杰等研究了忍冬叶对鸡的免疫功能的影响，发现忍冬叶能促进鸡抗NDV抗体的产生，且高效价抗体维持时间长；对法氏囊发育也有一定促进作用，对胸腺发育影响极显著。

2.5 抗氧化

体外实验表明，金银花水提物、醇提物以及其所含有的绿原酸、总黄酮、总多糖等均具有一定的抗氧化活性。金银花水提物对羟基自由基($\cdot$OH)和超氧阴离子(O_2^-)具有较强的清除作用。金银花醇提物的抗氧化活性与乙醇浓度有关，其中金银花95%乙醇提取物清除$\cdot$OH和二苯代苦味酰基自由基(DPPH$\cdot$)的能力最强，与绿原酸、黄酮、多酚的含量也有一定的相关性。Choi等比较了金银花甲醇提取物与二氯甲烷、乙酸乙酯、正丁醇及水4个萃取部位的抗氧化活性，发现乙酸乙酯萃取部位能显著清除DPPH$\cdot$和过氧亚硝基阴离子(ONOO-)，并可抑制活性氧(ROS)和$\cdot$OH的产生。此外，金银花中黄酮类化合物对$\cdot$OH有较强的清除能力；金银花多糖对$\cdot$OH和DPPH$\cdot$均有较理想的清除能力。

忍冬藤多糖具有较强的体内体外抗氧化活性，对DPPH$\cdot$具有很强的清除能力，且清除能力随多糖浓度的升高而增强；此外，还可显著提高肝损伤小鼠血清和肝脏中超氧化物歧化酶(SOD)、谷胱甘肽过氧化物酶(GSH-Px)活力，降低丙二醛(MDA)的含量，抑制脂质过氧化产物的产生。

忍冬叶中的黄酮类化合物具有很强的清除$\cdot$OH和O_2^-的能力。郑必胜等比较了忍冬叶粗提物及绿原酸、木犀草素、木犀草苷的抗氧化活性，结果表明黄酮类化合物的抗氧化活性明显高于多酚类化合物，且分离纯化所得单体的抗氧化活性普遍高于粗提物。张永欣等对忍冬叶中分离得到的9个抗氧化活性成分进行了活性比较，发现木犀草苷的抗氧化活性最强，其次是木犀草素和绿原酸。

Seo等对忍冬不同部位抗氧化活性进行了研究，结果表明金银花、忍冬藤及叶的不同提取物对DPPH$\cdot$、ABTS$\cdot$+均有较好的清除作用，其中忍冬叶提取物对这2种物质的清除能力最强，金银花和忍冬藤的作用次之。

2.6 保肝利胆

金银花对各种因素引起的肝损伤均有一定的保护作用。研究表明，对于免疫性肝纤维化，金银花总

黄酮具有较好的治疗作用，能降低肝纤维化程度，同时有效减轻肝细胞损伤，改善肝功能；对于四氯化碳引起的急性肝损伤，金银花总皂苷可发挥多种环节的保护作用；对于二甲基亚硝胺(DMN)引起的急性肝损伤，金银花75%乙醇提取物能改善肝纤维化程度，产生一定的保护作用。金银花的利胆作用未见研究，但其有效成分绿原酸类化合物具有明显的利胆作用，可促进胆汁分泌。

忍冬藤的保肝利胆作用还未见系统研究报道，但其所含的多种绿原酸类化合物具有显著的抗肝损伤的作用，而忍冬叶总黄酮对四氯化碳等化学试剂引起的急性肝损伤有一定的保护作用。

2.7 抗肿瘤

金银花中的原儿茶酸、绿原酸和木犀草素对HepG2肝癌细胞具有细胞毒性作用。王琦等以人黑色素瘤细胞A375-S2为研究对象，发现金银花中的绿原酸和4-咖啡酰奎宁酸对紫外线照射诱导的细胞凋亡具有较好的抑制作用。刘玉国等研究了金银花多糖对小鼠S180肉瘤的抑制作用，结果表明金银花多糖具有良好的抗肿瘤作用。此外，有研究发现当联合光动力疗法时，金银花95%乙醇提取物对人肺鳞状癌CH27细胞具有显著的毒性，能引起细胞凋亡。

体内抑瘤实验及体外杀瘤细胞实验表明，忍冬藤具有抗肿瘤作用。姚存姗等通过艾氏腹水癌(EAC)细胞的体外实验和S180实体瘤的体内光动力研究，发现忍冬藤提取物对艾氏腹水癌(EAC)细胞有明显的光动力灭活作用，且对荷S180实体瘤昆明小鼠的瘤重抑制率达63.6%。

2.8 降血糖、降血脂

金银花提取物可明显降低高脂血症模型动物的血清及肝组织中胆固醇水平，且对实验性高血糖有

降低作用，具有一定的降血糖、血脂作用。关于金银花降血糖的机制，有研究发现金银花水提取物在体外对α-淀粉酶和α-葡萄糖苷酶的活性均有一定的抑制作用；也有研究发现金银花提取物可以下调过氧化物酶体增殖物激活受体Y共激活因子1a在肝脏中的病理性表达，降低血糖，改善胰岛素抵抗。颜欢等发现金银花中的3，5-二咖啡酰奎宁酸能选择性抑制小肠a葡萄糖苷酶的活性，且活性抑制的强弱与其所含的2个咖啡酰氧基团密切相关。

忍冬叶黄酮磷脂复合物可使高血脂动物肝脏的脂肪浸润状态发生明显好转，同时降低血清总胆固醇含量，说明其具有良好的降血脂作用。

2.9 其他

金银花、忍冬藤及叶中均含有有机酸类化合物，所以均能够发挥抗血小板聚集以及保护过氧化损伤组织的作用，从而达到抗血栓的目的；三者所含的木犀草素能直接扩张支气管，并对抗组胺、乙酰胆碱所致的气管平滑肌痉挛，但作用较弱。此外，金银花还具有抗早孕、止血、抑制内毒素等作用。临床上常用忍冬藤与部分中药配伍治疗多种疾病，如与甘草同用可以治疗一切痈疽；与川牛膝、生甘草等合用可以治疗各种风湿病、关节肌肉酸痛。忍冬叶在临床上也常用于治疗急性腹泻。

3 展望

综上，金银花与忍冬藤及叶的药理作用相似，均具有抗菌、抗病毒、抗炎、抗氧化、保肝利胆、抗肿瘤等作用，对免疫系统和心血管系统也都具有一定的影响。此外，金银花还具有抗早孕、止血、止泻、抑制内毒素等作用，这些方面忍冬藤及叶还未见相关报道。金银花与忍冬藤及叶药理作用差异总结见表1。

表1 金银花、忍冬藤、忍冬叶药理作用差异比较

植物	抗菌	抗病毒	解热抗氧	免疫	抗氧化	保肝利胆	抗肿瘤	降糖降脂	其他
金银花	较强	呼吸道病毒，单纯疱疹病毒I，伪狂犬病病毒，甲型流感病毒	√	√	较强	√	√	√	抗早孕，止血，抑制内毒素
忍冬藤	弱	传染性肝炎，化脓性扁桃体炎，流行性腮腺炎	–	√	较强	–	√	–	风湿病，关节肌肉酸痛，痈疽
忍冬叶	最强	禽流感病毒	–		最强	√	–	√	急性腹泻

金银花与忍冬藤及叶药理作用研究存在的主要问题：①前人的研究多集中于金银花，而忽视了对忍冬藤及叶的研究。②忍冬叶未收入药典，其功

效也未明确，从现有研究结果看，其在某些功效上较好，但缺少系统研究。③缺少金银花与忍冬藤共同功效"清热解毒"及差异功效"疏散风热""疏风

通络”的药效作用的物质基础以及相关机制的深入研究。

针对以上问题，建议如下：①不同采收期药材药理作用研究，如在主产区，金银花年产四茬，应加强每茬药材质量及其药理作用差异的研究；又如落叶至芽萌动前，忍冬修剪下的枝条干燥后作为忍冬藤，应加强冬季和早春修剪下的忍冬藤药材药理活性差异研究；再如生长季忍冬要进行多次修剪，首先是春季忍冬树干及主枝基部除萌，其次是整个生长季节新梢要不断摘心，除萌和摘心获得大量嫩芽，再

有，前两茬花蕾采收后都要修剪会产生大量的枝叶，应开展嫩芽、枝叶的深入系统研究。②产地初加工方法对药理活性的影响，传统干燥方法是晒干和阴干，现代干燥方法是烘干或杀青烘干，应加强现代干燥工艺下的药材质量研究力度。③加强金银花、忍冬藤及叶中黄酮类、环烯醚萜类化合物与药理作用相关性的深入研究。④基于主要功效差异的金银花、忍冬藤及叶关键药效成分筛选及其作用机制研究，研究成果为三者功效差异提供理论依据。

参考文献　略

金银花的化学成分与药理作用研究新进展

关秀锋　　王　锐　　李晓龙　　温明圆　　杨　婧

黑龙江中医药大学, 黑龙江哈尔滨　150040

[摘要]金银花作为传统中药材，素因其有效的化学成分及广泛的药理作用而闻名于世。其所含有的多种化学成分在解热、抗炎、抗菌、抗病毒等方面均发挥较显著效应，同时亦在抗肿瘤、保护神经、治疗妇科疾病等方面表现出一定的作用。目前，研究者们对金银花中有效化学成分在临床应用中的作用机制的研究尚未深入，其所具有的药理作用亦需要更进一步的探究。本文对金银花的化学成分及其药理作用的研究新进展进行综述与总结，以期为今后更进一步探索金银花的药用前景提供科学依据及理论参考。

[关键词]化学成分；金银花；药理作用；妇科疾病；研究进展

金银花，别名双花、忍冬，为忍冬科忍冬属植物干燥花蕾。三月开花五月出，花初开其色白，时经一至两日而色黄，故称之金银花。叶纸质，矩圆状卵形或倒卵形，长3~5 cm，顶端尖或渐尖，基部圆或近心形。花蕾呈棒状，花萼细小，果实圆形，直径6~7 mm，有光泽，种子卵圆形或椭圆形，长约3 mm，花期在4—6月，气清香，味淡，微苦，以未开放色黄白而无枝叶者佳。金银花素因其有效化学成分及药用价值广而备受关注，并广泛应用于医学、化学和药理学研究中。其在解热、抗炎、抗菌、抗病

毒、抗氧化、抗紫外、护肝利胆以及增强免疫力等方面均具有较显著功效，同时，在抗肿瘤、调控血脂、血糖以及保护神经、治疗妇科疾病等方面也因其化学成分及药理作用发挥出一定功效。

1化学成分

1.1 黄酮类化合物

黄酮类化合物为金银花的主要成分之一，亦是其药物效应发挥的主要成分。经研究表明，黄酮类化合物具有多种生物活性，并对各脏腑器官具有较好的保护作用，由金银花所提取的木犀草苷、木樨草素、苜蓿苷、槲皮素、芦丁等均属于黄酮类化合物。章艳玲对金银花的茎、叶、花中化学成分进行比较，结果表明其3部分的化学成分无明显差别，且均具有较广泛的药物效应，同时指出金银花的叶中黄酮类化合物的含量最多。倪付勇等则通过硅胶、中压柱色谱以及制备液相色谱等分离纯化的方法，在双花醋酸乙酯部位首次分离出3′, 4′, 7–三羟

[基金项目]黑龙江省中医药科研项目 (No.2018–74)。

[作者简介]关秀锋 (1986–)，男，黑龙江哈尔滨人，主管药师，2009年毕业于黑龙江中医药大学中药学专业，硕士，从事中药新药与新剂型的研究。

[通讯作者]杨婧 (1981–)，女，博士，副教授，硕士生导师，2014年毕业于黑龙江中医药大学中西医结合基础专业，从事新药开发研究。

基–3，5–二甲氧基黄酮、异鼠李素及山柰酚–3–0–
B–D–吡喃葡萄糖苷等化合物。朱丹等通过对不同
区域人工培育的金银花中木犀草苷和总黄酮含量的
测定以观察广西金银花质量情况，结果表明以广西
融安所生产的金银花含木犀草苷最为丰富，其次为
湖南新化以及河南封丘，而对于总黄酮含量而言，
以江西所生产的金银花含量最高，其次为河南及广
西融安，并指出不同区域所生产的金银花，其总黄
酮的含量亦具有较显著的不同。李康强等研究亦表
明以金银花的干花所提取出的黄酮含量最高，且比
干或鲜的枝与叶的黄酮含量高大约4~6倍，由此得
知，黄酮类化合物在金银花中的含量较高，并为其
重要来源。

1.2 有机酸类

金银花中主要的有机酸类化学成分为绿原酸
类化合物，其亦主要分为绿原酸及异绿原酸。而
W.D.Li等则通过RP–HPLC的方法测出金银花亦包
含新绿原酸及隐绿原酸，同时指出在一些中成药中
以新绿原酸及隐绿原酸的含量更高。张家燕研究表
明金银花中以占比例约3%~5%的绿原酸含量最多。
NIFY等则从金银花中首次提取到山柰酚、4，5–
二–O–咖啡酰奎宁酸以及3，4–二–O–咖啡酰奎尼
酸等有机酸。

1.3 挥发油类

金银花中提取分离种类最多的化学成分即挥
发油类，且其主要发挥功效的化学成分为芳樟醇和
棕榈酸。夏爱清等通过微波萃取–水蒸汽蒸馏纯化
的方法测定邢台地区金银花中挥发油的成分，结果
表明有46.3%的成分则采用共水蒸馏法提取分离金
银花中挥发油的有效成分，且经GC–MS分析测得
有效成分79种，其中69.10%的成分为脂肪酸类，
18.15%的成分为酯类，5.33%的成分为烷烃类。侯
冬岩等对不同产地的金银花所含挥发油类成分进行
鉴定分离，结果表明山东以及云南所生产的金银花，
其所含挥发油类及其他类别成分较其他地区差异性
较大，辽宁以及安徽所生产的金银花中以苯乙醇的
含量最高，宁夏以及江西所生产的金银花中以棕榈
酸的含量最高。

1.4 环烯醚萜类

此类化合物现已在金银花中提取分离出70余

种，且其主要包括裂环以及闭环环烯醚萜两种基本
碳骨架，其中7–表马钱素、8–表马钱素为闭环环烯
醚萜类，裂环马钱酸、裂环氧化马钱素、裂环马钱
苷为裂环环烯醚萜类。李畅等首次在金银花中提取
到有效成分demethylsecologanol–7–0–arabinoside。
GEW等首次在金银花中提取到有效成分japonicas-
ideE。YUY等在金银花中提取到有效成分6'–0–乙酰
基断马钱子苷半缩醛内酯、6'–0–乙酰基裂环氧化
马钱素。

1.5 其他类

金银花除以上所述有效化学成分外，复含有如
豆甾醇、苯丙氨酸、胡萝卜苷、微量元素等成分。康
艳萍通过原子吸收分光光度检测不同产地的金银花
中微量元素的含量，其中以钙元素及钾元素含量最
高，且均含有铅元素，以福建所生产的金银花中含
量最高。WANGF等在金银花中提取到了6种新的糖
苷类有效成分，主要为（–)–2–羟基–5–甲氧基苯
甲酸–2–O–B–d–（6–O–苯甲酰基）–吡喃葡萄糖苷、
（–)–（E)–3，5–二甲氧基苯基丙烯酸–4–O–β–d–
（6–0–苯甲酰基）–吡喃葡萄糖苷、（–)–4–羟基–3，
5–二甲氧基苯甲酸–4–O–β–d–（6–O–苯甲酰基）–
吡喃葡萄糖苷、（–)–（7S，8R)–（4–羟基苯基甘油
9–O–β–d–[6–O–（E)–4–羟基–3，5–二甲氧基苯
基丙烯酰基]–吡喃葡萄糖苷、（–)–（7S，8R)–4–
羟基–3–甲氧基苯基甘油9–O–β–d–[6–O–（E)–
4–羟基–3，5–二甲氧基苯基丙烯酰基]–吡喃葡萄
糖苷以及（–)–4–羟基–3–甲氧基苯酚β–d–{6–0–
[4–O–（7S，8R)–（4–羟基–3–甲氧基苯基甘油–8–
基)–3–甲氧基苯甲酰基]}–吡喃葡萄糖苷。

2 药理作用

2.1 解热、抗炎

袁静烨指出金银花可显著抑制蛋清及角叉菜
胶等诱导的实验小鼠足水肿，并与地塞米松同样对
急性炎症起到较好的治疗效应，具有良好的抗炎、
解热作用。张艳冬等实验表明金银花枝叶醇提物
可显著减少二甲苯所致小鼠耳肿胀和角叉菜胶所
致小鼠足肿胀，同时具有剂量依赖性，说明金银花
具有较好的抗炎作用。黄开远等采用MTT、ELISA
以及Western–blot的方法检测复方金银花外洗液
对RAW264.7的作用，结果表明复方金银花外洗液

可抑制LPS诱导的细胞增殖活性，并降低炎症因子TNF-α、IL-6的表达，具有较好的抗炎作用。

2.2 抗菌、抗病毒

张忠斌等采用改良石硫法提取金银花有效成分，并经抑菌圈法评价其对枯草芽孢杆菌、大肠埃希菌、绿脓杆菌以及金黄色葡萄球菌的抑菌效果，结果表明此法提取的金银花有效成分含量高，抗菌效果佳，对细菌感染性疾病具有较好的治疗作用。胡璇等通过细胞病变效应法观察金银花水提取物的体外抗菌抗病毒效应，结果表明其金银花水提取物对多种球菌、杆菌以及肺炎克雷伯菌均具有抑制和杀除的作用，同时对甲型流感病毒具有较好的抑制作用。路俊仙等通过大量文献查阅与总结，指出金银花所含有的有效化学成分如有机酸类、黄酮类、环烯醚萜苷类等，都具有较好的抗流感病毒的作用。张美玲等指出金银花具有抗流感病毒、抗疱疹病毒、抗腺病毒以及抗病毒性心肌炎四方面作用，且效果较显著。

2.3 抗氧化、抗紫外

邹容等采用真空冷冻干燥方式处理金银花，使其有效化学成分总酚及多酚类组分损失最小，且对DPPH自由基清除率较高，说明金银花具有较强的抗氧化活性。刘红萍等通过煮提、醇沉、DEAE-纤维素柱等方法提取金银花多糖，并测定其对DPPH、羟基自由基以及ABTS自由基的清除率，同时对H_2O_2所诱导的红细胞氧化性溶血的抑制率等体外抗氧化活性进行测定，结果表明金银花的中性以及酸性多糖组分均具有一定的体外抗氧化活性，且酸性多糖组分的活性更强。青杰超等研究表明金银花除具有一定的抗菌性以及抗氧化性外，亦具有较好的抗紫外活性。曾英男等通过超声方法提取金银花中天然活性成分，并对其抗氧化作用进行研究，结果表明，金银花提取物的抗氧化性优于维生素C，且同其质量浓度相关，说明金银花提取物可作为天然抗氧化剂而应用。

2.4 护肝利胆

滕杨等通过金银花醇提物对DMN诱导大鼠肝损伤模型进行干预，结果表明其对大鼠肝纤维化损伤具有较好的保护作用，且可减轻肝组织内的结缔组织增生程度。何云则以贵州金银花和山银花为研究对象，观察其对CCl_4致急性肝损伤大鼠的干预作用，结果表明其可有效保护CCl_4所导致的急性肝损伤。刘玉峰等经研究指出金银花中有效化学成分绿原酸类化合物可有效促使胆汁分泌，具有较好的利胆作用。

2.5 增强免疫功能

毛淑敏等通过金银花多糖干预环磷酰胺诱导的免疫低下模型小鼠，并对其胸腺及脾脏指数、血清溶血素水平和IL-2含量进行监测，结果表明金银花多糖可有效改善免疫低下小鼠的胸腺、脾脏指数，促进溶血素抗体的生成，并提升IL-2的含量，同时金银花多糖的作用表现出剂量依赖性，说明金银花多糖可改善环磷酰胺诱导的免疫功能低下模型小鼠的免疫功能。皮建辉等亦指出金银花黄酮可有效改善免疫抑制小鼠的脏器指数，并提升其血清ACP、AKP、LSZ的活力以及脾脏、胸腺组织T-AOC和SOD的活性，同时可显著降低MAO和MDA含量，说明金银花黄酮具有良好的免疫调节功能。

2.6 其他作用

研究表明，金银花除上述主要药理作用之外，亦具有如调控血糖与血脂的功效、抗胚胎发育与抗血小板凝聚的功效、抗肿瘤功效以及保护神经的功效。同时，金银花亦具有一定的毒副作用，可引起变态反应以及溶血的发生。

3 结语

金银花作为传统中药材，因其复杂的化学成分致其具有广泛的药理作用而广泛见于化学、医学、药理学研究。近年来，许多学者通过化学药理学实验分离得到金银花的多种有效活性化学成分，证实了在清热解毒、抗病毒、抗肿瘤、调节免疫等方面可发挥良好药效，同时能够与多种其他药物配伍发挥出其他疗效。但是，金银花的化学成分与药理作用的关系方面的研究成果较少且不够系统，其作用机制与临床研究有待继续深入研究。今后，研究者可进一步探索金银花的有效化学成分，继续研究其潜在的药用价值，使其发挥更大化学、医学、药理学作用，不断推动中医药事业的发展。

参考文献 略

金银花临床药理作用的研究进展

高 攀

天津中医药大学第一附属医院药学部, 天津　300193

[摘要] 金银花是临床上较为常用的中药, 绿原酸是其主要有效成分, 随着医学技术不断发展, 更多的成分被提取出来, 其主要功效包括清热解毒、疏散风热等, 且具有抗病毒、抗菌、抗炎、抗氧化、保肝利胆、抗血小板聚集、抗肿瘤、增强免疫等药理学活性, 临床应用广泛, 且受到广大患者及医生的认可。本文主要针对金银花的化学成分及临床药理作用进行研究。

[关键词] 金银花; 化学成分; 药理作用

金银花的药用历史悠久, 在 3000 年前已被用于疾病的防治, 因其初开花时呈现白色, 而后转变为黄色, 故被称为金银花。金银花又被称为忍冬花, 其主要来自忍冬科植物的干燥花蕾或带初开的花, 忍冬科植物主要包括忍冬、红腺忍冬、毛花柱忍冬等。金银花味甘, 性寒, 属肺、心、胃经, 其功效多以清热解毒、疏散风热为主。金银花的适应性较强, 喜阳、耐寒、耐阴, 且在潮湿及干旱的地方均可生长, 金银花的种植历史已超过200年, 我国多分布于广东、山东、河南、河北、海南、喜马拉雅山等地, 其中山东的济银花、河南的密银花道地性最强。虽然金银花属于清热类药物, 但其应用范围广泛, 临床上对于金银花的研究也较为重视。基于此本文现就金银花的化学成分及临床药理作用展开以下综述。

1 金银花的化学成分

1.1 有机酸类

金银花中含有多种有机酸, 其主要有效成分为绿原酸类化合物, 主要包括绿原酸、异绿原酸、咖啡酸、3, 5-二咖啡酰奎宁酸等。姜南辉等在对金银花的研究中指出, 咖啡酸乙酯、5-羟基-6, 7, 8, 4′-四甲氧基黄铜、十二烷酸乙酯均为首次从金银花中分离的化合物。宋亚玲等研究中在对金银花酚酸类进行研究时, 提取出绿原酸、新绿原酸、隐绿原酸、3, 4-二咖啡酰奎宁酸、咖啡酸、3, 5-二咖啡酰奎宁酸、咖啡酸甲酯、4, 5-二咖啡酰奎宁酸等8种有机

[作者简介] 高攀 (1979.2-　), 男, 河北沧州人, 本科, 主管药师, 研究方向: 中药学。

酸成分, 且以咖啡酸的活性最强。

1.2 黄酮类

金银花的黄酮类化合物由高玉敏等于1995年首次提出, 主要包含木犀草素-7-o-A-D-葡萄酸酐、木犀草素-7-o-B-D-半乳糖苷、槲皮素-3-o-B-D及金丝桃苷。姜南辉研究经提取发现金银花中含有4种黄酮类化合物, 其中首次发现5-羟基-6, 7, 8, 4′-四甲氧基黄铜。倪付勇等在对金银花的研究中指出, 槲皮素-3-o-A-L-吡喃鼠李糖苷首次从金银花中分离得到。

1.3 挥发油类

挥发油类是金银花的有效成分。王玲娜等研究中通过气相色谱-质谱联用仪对新品种金银花进行分离, 发现其挥发油的化学成分包括烷烃、烯烃、酸、酯、酮、醛等, 共包含55个色谱峰, 分离出34个化合物, 占挥发油的74.91%。李建军等研究指出, 经GC-MS分析显示, 检测出金银花挥发油成分79种, 其中脂肪酸类成分占69.10%, 酯类成分占18.15%, 烷烃类成分占5.33%。

1.4 环烯醚萜苷类

张敏敏等研究中, 经定量测定得出2种环烯醚萜苷, 包括马钱酸及当药苷; 李泮霖等研究中分离出59个化合物, 其中环烯醚萜苷有12种, 且金银花中的环烯醚萜苷及黄铜种类较为丰富。

2 临床药理作用

2.1 抗炎、解热作用

袁静烨研究指出, 金银花具有抗炎、解热、抗内

毒素等作用，被广泛应用于胀满下疾、温病发热、热毒等疾病中。宋亚玲等主要对金银花所提取的酚酸类成分的抗炎作用进行研究，并将脂多糖诱导的小鼠巨噬细胞RAW264.7炎症反应作为模型，探讨酚酸类成分对炎症因子的影响，以评价其抗炎效果，结果发现乙酸乙酯部位的酚酸类化合物对炎症因子具有抑制作用。Ryu KH等研究指出，金银花提取物具有良好的抗炎、镇痛作用，且经肠道给药效果更佳。金银花还可用于百日咳、肺炎、急性阑尾炎、急性乳腺炎、流感等疾病的治疗中。

2.2 抗菌作用

高晓东等研究主要探讨甘肃金银花对金黄色葡萄球菌及大肠埃希菌的体内及体外抗菌作用，结果发现，甘肃金银花及正品金银花对感染金黄色葡萄球菌及大肠埃希菌小鼠的死亡率分别为45%、40%，而对照组小鼠死亡率为95%，存在明显差异，表明甘肃金银花具有良好的抗菌作用。刘玉婕等研究指出，金银花、连翘配伍对抗多药耐药耐甲氧西林金黄色普通球菌具有良好的抗菌作用，且对临床分离的11种致病菌均具有抗菌作用。金银花属于广谱类抗菌药物，其提取物对金黄色葡萄球菌、大肠埃希菌，对抗多药耐药耐甲氧西林金黄色普通球菌、大肠杆菌、青霉菌、枯草杆菌、黑曲霉菌、黄曲霉菌等均具有良好的抑制作用。

2.3 抗病毒作用

俞文英等研究中对金银花-荆芥穗不同配伍比例对流感病毒的体外抑制作用进行研究，结果发现金银花不同配比（1：0、0：1、1：1、2：1、3：1、4：1）对流感病毒的治疗指数分别为34.83、32.92、23.26、87.06、37.08、24.71，而临床上常用的利巴韦林治疗指数为35.90，且药物浓度为2.0 mg/ml时，金银花-荆芥穗配伍2：1组的病毒抑制率较利巴韦林组高，结果表明，金银花-荆芥穗不同配伍比例均具有抗病毒作用，且以2：1配伍时的抗病毒效果最强。王剑等研究中通过对金银花进行多糖提取纯化，探讨其多糖的抗病毒活性，结果发现，金银花多糖对单纯疱疹病毒、柯萨奇病毒Bs、柯萨奇病毒B3、肠道病毒71型均具有抑制作用，

治疗指数分别为51.25、4.84、4.77、63.85，表明金银花多糖的抗病毒效果显著。Zhou Z等研究指出，金银花具有良好的抗甲型流感病毒的作用。金银花具有良好的清热解毒功效，其对流感病毒、单纯疱疹病毒、柯萨奇病毒、肠道病毒71型等均具有良好的抑制作用。

2.4 保肝利胆作用

滕杨等研究主要探讨代谢组学法考察金银花醇提取物对DMN诱导大鼠肝损伤的保护作用，利用金银花醇提取物对大鼠进行干预，结果发现其尿液代谢表型趋向正常，且长线代谢网络修复结果显示，金银花醇提取物对DMN染毒大鼠的生理及代谢均具有保护作用。明海霞等主要对甘肃金银花及正品金银花对大鼠胆汁分泌及胆囊平滑肌收缩的影响进行研究，结果发现甘肃金银花与正品金银花均可增加大鼠的胆汁分泌量，并增加豚鼠离体胆囊的平滑肌肌条张力，增强其收缩频率及收缩幅度，且与空白对照组相比存在差异，表明金银花水提取液可有效促进胆汁分泌，增强胆囊平滑肌收缩，在腹胀、消化不良、胆囊炎、胆囊收缩功能差等疾病中具有重要的药用价值。金银花中的多种化合物具有良好的保肝、利胆作用，其可有效促进胆汁分泌，保护肝组织，减轻肝脏损伤。

2.5 抗氧化作用

张莹莹等研究主要对金银花水煎剂对D-半乳糖致衰模型小鼠的抗氧化作用进行分析，结果发现金银花给药后小鼠各项指标明显改善，且小鼠体重增加，血清、肝、肾等水平均改善，表明金银花对D-半乳糖致衰小鼠具有良好的抗氧化作用，且以剂量为5 g/kg效果最佳。刘豪等研究指出，金银花不同提取物均具有良好的抗氧化作用，且以95%乙醇提取物的抗氧化能力最强。Bonarska-Ku-jawaD等研究指出，蓝果忍冬果实及其叶提取物成分对红细胞及脂质具有较好的保护作用，且具有较强的抗氧化作用。金银花具有抗氧化效果，且其不同提取物均具有良好的抗氧化作用。

2.6 抗血小板聚集

樊宏伟等研究中主要对金银花及其有机酸类化

合物的体外抗血小板聚集作用及作用强度进行研究，结果表明，金银花及其有机酸类化合物绿原酸的同分异构体、咖啡酸、异绿原酸类均具有良好的抗血小板聚集作用。金银花中的有机酸类化合物可有效抑制血小板聚集，其作用机制为：①有机酸类化合物可有效抑制因诱导剂产生的血小板聚集情况；②抑制血小板聚集的关键在于阻断GPⅡb/Ⅲa通路，进而清除聚集剂引发的血小板聚集，而机酸类化合物具有抑制血小板膜上的GPⅡb/Ⅲa受体活性的作用；③有机酸类化合物具有良好的生物抗氧化作用，其与过氧自由基快速发生反应后，使血小板不产生活化作用，进而抑制血小板聚集；④有机酸类化合物还可有效保护血管内皮细胞，避免因过氧化产生损伤，避免对血管内皮功能造成影响，进而阻止血小板激活，阻断血小板聚集。

2.7 抗肿瘤作用

刘玉国等研究通过建立小鼠S180实体瘤模型，分别给予低、中、高剂量的金银花多糖，分别测定小鼠肿瘤的生长抑制率、胸腺指数、脾脏指数等并测定肿瘤组织中的Bax及Bcl-2蛋白的表达情况，测定肿瘤坏死因子-α(TNF-α)的含量，结果发现，中、高剂量的金银花多糖对S180肉瘤的抑制率较高，分别为23.95%及30.02%；高剂量的金银花多糖可有效提升小鼠的脾脏指数；中、高剂量的金银花多糖可有效提升TNF-a水平；金银花还可有效上调肿瘤组织中的Bax及Bcl-2蛋白的表达；结果表明金银花多糖可有效抑制肿瘤的生长，且不会影响小鼠的生长，有效促进TNF-a的分泌。金银花具有良好的细胞类抗肿瘤作用，其可有效诱导癌细胞分化，抵抗癌细胞侵袭，并使癌细胞转移，有效拦截信息传递，改善肿瘤的多药耐药性，还可使端粒酶的活性受到有效抑制，是临床上常用的抗癌性增效剂，在抗癌性疼痛方面

也具有重要意义。

2.8 增强免疫作用

明海霞等研究中主要对甘肃金银花对小鼠红细胞免疫功能的影响进行研究，结果发现，甘肃金银花与正品金银花干预的小鼠红细胞C3bR指数与病理性循环免疫复合物(IC)指数均较空白对照组高，结果表明甘肃金银花和正品金银花均可有效增加小鼠红细胞的免疫功能，且均具有药用价值。皮建辉等研究主要探讨金银花黄铜对小鼠免疫调节作用进行研究，结果发现，金银花黄酮可有效提升免疫抑制小鼠的脏器指数，增加其血浆酸性磷酸酶、碱性磷酸酶及溶菌酶的活性，提升其脾脏、胸腺组织总氧化能力及超氧化物歧化酶活性，降低脾脏匀浆中单胺氧化酶及丙二醛含量，结果表明，金银花黄体可有效调节小鼠血清免疫酶的活性，提升淋巴器官的抗氧化能力，具有良好的免疫调节作用。Chen X等研究中主要通过对虾饲喂不同含量的金银花，研究金银花对虾的生长、存活及免疫力的影响，结果发现，虾饲喂金银花可有效促进虾的生长性能及存活率，改善其免疫力。金银花可有效提升高巨噬细胞的吞噬指数及吞噬率，增强机体内淋巴细胞的转化率，进而增强人体的免疫功能。

3 总结

金银花属于典型的中药材，其活性成分较多，且具有多种药理作用，具有抗炎、解热、抗菌、抗病毒、保肝利胆、抗氧化、抗血小板聚集、抗肿瘤、增强免疫等作用，临床应用时应结合具体病情，选用适宜的配伍方案，以取得最佳的治疗效果。目前，对于金银花的成分及药理作用研究尚不完善，临床上应进一步对其潜在的药用价值进行研究，以实现其最大价值。

参考文献 略

金银花分子生物学研究进展

蔡芷辰　刘训红　王程成　谈梦霞　陈佳丽　梅余琪　魏丽芳　陈欢　杨蓉　陈佳佳

南京中医药大学药学院, 江苏南京　210023

[摘要] 分子生物学 (molecular biology) 是从分子水平阐明生命现象和本质的科学, 其发展为传统生药学的研究提供了新的生物技术和方法。金银花作为常用大宗药材之一, 国内外学者在深入研究传统方法的基础上, 采用分子生物学手段对其展开真伪鉴别、品质评价和控制等方面的相关研究, 并取得了一定成果。该文主要综述了近年来分子生物学技术方法在金银花鉴别、有效成分生物合成的分子机制以及胁迫条件下次生代谢产物积累的分子机制研究, 并针对基于杂交技术的标记 (RFLP)、基于 PCR 的分子标记 (RAPD、AFLP、SSR、ISSR) 和基于 DNA 序列分析的 SNP 及 DNA 条形码对金银花的多样性识别、诊断、鉴定等方面进行了详细的总结, 同时提出可以采用多组学技术, 构建系统生物学技术和平台, 建立次生代谢产物生物合成的相关模型, 从而更好地研究金银花活性成分生物合成的分子机制以及药用植物在环境胁迫下的相关代谢产物的合成和积累等生命活动规律并进行调控, 为进一步推动金银花现代化及其他中药资源的开发利用提供支撑与参考。

[关键词] 金银花; 分子生物学; 分子机制; 胁迫

金银花为忍冬科植物忍冬 *Lonicera japonica* Thunb. 的干燥花蕾或初开的花, 因花初开时为白色, 两三天后变为黄色, 呈现黄白相映的景象, 故名金银花。又称 "忍冬" "银花" "双花" "二宝花" 等, 为药食两用品。因其清热解毒, 疏散风热的功效而广泛用于治疗风热感冒、炎症及禽流感等各种细菌病毒感染, 有 "中药中的青霉素" 之称, 在国内外市场上均占有一席之地。目前关于其化学成分、质量控制、药理药效及药剂等方面的研究已较为深入, 且随着分子生物学研究方法及技术的引入和发展, 金银花分子层面的相关研究也逐渐被报道, 为更深入、系统、全面地研究金银花奠定了基础。本文综述了近年来分子生物学技术方法在金银花鉴定、有效成分生物合成的分子机制以及胁迫条件下次生代谢产物积累的分子机制研究, 以期为金银花的现代化研究寻找新的突破口。

1 金银花的分子生药学鉴定研究

分子生药学 (molecular pharmacognosy), 是近年来在分子生物学的蓬勃发展中, 利用分子生物技术解决中药鉴定和中药资源相关问题, 研究遗传物质 DNA 差异及其表达异同与生药真伪优劣之

间的关系而产生的一门新兴边缘学科。这一基本概念由黄璐琦院士在 1995 年提出。分子生药学的产生使药用植物的研究进入到基因水平的新时代。目前, 市场上金银花的混淆品及代用品较多, 为保证中医临床用药的准确、安全、有效, 对金银花真伪的鉴别成为急需解决的问题。除了传统的生药鉴定方法 (外观、显微、理化等) 外, 以分子标记为代表的分子生物鉴定方法已广泛应用于生药的真伪鉴别。分子标记是一种能够从 DNA 水平分析个体及种间差异的应用技术, 包括: 基于杂交技术的限制性长度片段多肽性标记 (RFLP)、基于 PCR 的分子标记, 如随机扩增多肽性 DNA 分子标记 (RAPD)、扩增片段随机多态性 (AFLP)、简单重复序列 (SSR)、简单重复序列间区 (ISSR) 和基于 DNA 序列分析的单核苷酸多态性 (SNP) 及 DNA 条形码 (DNA barcoding) 等。

1.1 RFLP 分子标记

RFLP 标记是第一代分子标记, 基本原理是先利用 PCR 扩增相应目的 DNA 片段, 然后进行限制性内切酶切反应, 电泳后观察限制性酶图谱来分析序列的差异。该技术已广泛应用于中草药的鉴定中, 如何首乌、泽泻、川贝母、人参、苘麻等。RFLP 不仅可以根据种属间的 DNA 变化揭示不同物种或品种间的亲缘关系, 还可用于中药材产地的鉴别。据文献报道, 利用 PCR-RFLP 和基于内转录间隔区序列的等位基因特异性诊断的 PCR 技术可快速、准确、有效地鉴别忍冬及其近缘的 4 个品种。

[基金项目] 国家自然科学基金项目 (81473312); 江苏高校优势学科建设工程项目 (YSXK-2014)。

[作者简介] 蔡芷辰, 博士研究生。E-mail: caizhichen2008@126.com。

[通讯作者] 刘训红, 教授, 博士生导师, 主要从事中药鉴定与品质评价研究。E-mail: liuxunhl959@163.com。

1.2 RAPD 分子标记及遗传多样性分析

RAPD 是由 Welsh 和 Mcllelland 2 个实验室建立的用于调查种内或种间遗传多样性的第二代分子标记技术。其基本原理是使用计算机设计和人工合成的单一随机引物，扩增基因组。RAPD 技术与 AFLP 技术相似，都可以快速简单地鉴定植物，且只需要很少的基因组 DNA 作为模板。然而，仍然存在诸如条带不够稳定、重复性低等缺点。

RAPD 标记可在 DNA 分子水平上鉴别生物不同种、亚种、变种甚至到植株，这为寻找生药亲缘关系和开发新的药用资源开辟了新路径。王一斐等为探讨不同金银花品种间的遗传关系，利用 RAPD 分子标记技术对 31 个金银花的遗传多样性和遗传关系进行研究。通过聚类分析显示，31 个金银花品种可以分为两大类，一类为采自山东昆仑山太白顶的金银花，其余 30 个金银花品种为一类，并通过对遗传距离的分析得出，不同金银花种质资源间具有较高的遗传多样性，且不同金银花种质资源间的遗传关系与地理分布相关。杨飞等运用 RAPD 技术对金银花 5 个品种进行种内、种间的遗传多样性分析，建立了 DNA 指纹图谱，为金银花的鉴定、遗传育种和 GAP 种植提供理论依据和方法支持。

1.3 ISSR 分子标记及遗传多样性分析

ISSR 是在 SSR（微卫星 DNA 或短串联重复）的基础上发展起来的一种分子标记技术，在 1994 年由加拿大蒙特利尔大学 ZIETKIEWICZ E 等提出。作为分子标记的一种，ISSR 能更好地反映中药材品种的遗传多样性，为中药种质资源的选育、鉴定与合理开发利用提供理论指导。孙稚颖等对栽培金银花、野生忍冬和灰毡毛忍冬 36 个样品进行了 ISSR 分析。结果显示，12 条引物可扩增得到 129 个条带，其中多态带占总扩增条带数的 88.37%，表明金银花种质资源具有较丰富的遗传多样性。韩琳娜等将 ISSR 分子标记技术应用于 27 个金银花样品种质资源的遗传多态性、相似性和聚类分析，筛选出 16 个多态性引物，获得 344 条带，多态性比率为 88.4%，遗传相似系数 0.5~0.9，27 个品种通过聚类分析亦被分为 2 个类群。这与之前报道的结果一致，也说明 ISSR 标记可以应用于金银花遗传多样性分析。李建军等采用 ISSR 标记研究金银花的基因多样性。结果表明，与应用 RAPD 标记分析金银花种质资源间遗传关系与地理因素之间关系的结果一致，均表明地理因素可显著影响金银花物种多样性。王晓明等建立 ISSRTCR 反应的最佳条件，并通过聚类分析，22 个金银花品种分为 2 类：忍冬和灰毡毛忍冬，说明了 ISSR 分子标记不仅能分析金银花种质资源的遗传多样性，而且所得到的多态条带能有效地区分金银花的不同品种，可用于不同品种的金银花鉴别。

1.4 DNA 条形码鉴定

随着中草药 DNA 条形码识别体系的建立，中药鉴定逐渐迈入基因鉴定时代。保罗赫伯特首先提出使用条形码技术来识别生物物种，被称为"条形码之父"。DNA 条形码技术是检测 DNA 短区域物种的特异性差异的鉴定技术，是一种利用标准的、变异的、易扩增的、相对较短的 DNA 片段而创建的生物身份识别体系，即是在所有正品药材中找到相同的一段 DNA 片段进行测序，保存在数据库中作为对照品用来鉴定未知样品或易混淆样品。鉴定方法的标准操作流程有：① 样品处理；② DNA 提取；③ PCR 扩增；④ 条形码序列的获取；⑤ 结果判断。中药材 DNA 条形码鉴定指导原则在《中华人民共和国药典》2010 年版和 2015 年版均有记载，植物药以 ITS2 为主体；动物药以 COI 为主。

朱凤洁等对 20 个不同产地的 58 个金银花样品，通过 SSR 引物设计、筛选和 PCR 扩增，建立了金银花种质资源 DNA 身份证。SUNZY 等采用 DNA 条形码方法对 44 个金银花及近缘物种进行了检测。以 $matK$、$psbA-trnH$、ITS2、ITS、$trnL$ intron、$trnL-F$ intergenic spacer 为候选 DNA 序列进行试验，发现 $psbA-trnH$ 基因间隔区用作 DNA 条形码可用于鉴定金银花。同年，刘震等发现 ITS2 序列可用于区分金银花和近缘植物的鉴别。侯典云通过对 45 个不同产区的金银花及近缘种的基因组 DNA 的 PCR 扩增，结果表明，ITS2 和 $psbA-trnH$ 序列作为 DNA 条形码可以稳定准确地鉴别金银花及其相关物种，解释了 DNA 条形码在中药鉴定中的稳定性和准确性。崔志伟等利用 DNA 条形码序列鉴定了不同品种的金银花。选择 ITS2，$psbA-rnH$ 序列为评价序列，结果表明，不同品种金银花 ITS2 和 $psbA-trnH$ 序列的扩增和测序成功率均为 100%。再次证明 ITS2 和 $psbA-trnH$ 可以作为不同品种金银花的主要条形码组合。胡凯等利用 DNA 条形码结合 HRM(high resolution esolution) 分析技术快速鉴别了 8 种常见的金银花和山银花，实现一管式闭合分析。宋雯舒等选择 ITS 特异序列作为金银花的 DNA 标记物，应用 PCR 技术对山东和河北产的金银花样品进行鉴别。研究结果表明金银花 ITS 特异序列仅在金银花样品中被扩增出来，而在山银花中无扩增产物，该方法可实现金银花和山银花的准确区分。2016年，冯图等利用ITS、*matK*、*psbA-trn*H、*rpl*32-*trn*L、*rps*16 5种不同的序列用于鉴定金银花和混淆品。结果表明ITS、*matK*、*psbA-trn*H可用于鉴别金银花及其易混品，*rpl*32-*trn*L、*rps*16序列可作为候选序列，其鉴定效果有待进一步研究。张嘉熙等以ITS2序列作为DNA条形码，进行金银花和山银花鉴别，证明核基因ITS2作为DNA条形码序列能够鉴别金银花与山银花，且发现不同种的山银花也存在一定的差异。与此同时，GAO Z T等基于DNA条形码技术，测试了47种含有金银花的中成药，结果表明，只有22%的中成药中的金银花是可信的，其他存在替代或掺假现象。这个结果也表明了使用条形码进行金银花鉴别可有效防止市场上掺假和伪造现象。

通过这些分子生物技术的开发和应用，不仅为金银花的鉴别提供了一个新的、准确的方法；而且可以为分析真伪中药材的DNA，找出真品中特定的DNA片段及制备DNA探针等研究，提供技术支持和理论依据，从而可快速检测相应的中药材，为生药学提供了一个便捷、准确的鉴定方法。

2 金银花中绿原酸的生物合成分子机制与调控研究

绿原酸是金银花中重要的次生代谢产物。现代药理研究表明，绿原酸具抗炎、抗氧化、抗病毒等多种活性。在《中华人民共和国卫生部药品标准》中列入的具有清热解毒、抗菌消炎的170种中成药中，均含有绿原酸，且以绿原酸为代表的酚酸类成分被称为"第七类营养素"。通过查阅文献和总结，金银花中绿原酸有3种合成途径。第一种，咖啡酰辅酶A和奎宁酸被羟基肉桂酰辅酶A奎宁酸肉桂酸羟基化转移酶(HQT)催化形成绿原酸。第二种，咖啡酰葡萄糖苷作为活化中间产物，再由咖啡酰葡萄糖苷和奎宁酸合成绿原酸；第三种尚未完全清楚，可能是在酰基转移酶和对香豆酸3-羟化酶的催化下，生成对香豆酸奎尼酸，然后经3'-p-香豆酸羟基转移酶(C3'H)羟基化，最后形成绿原酸。金银花中绿原酸的含量与HQT的表达量密切相关。CHEN X等通过分析引种3年后的金银花中生物活性化合物、相应的基因表达以及内源植物激素的变化，HQT表达下调，导致绿原酸含量降低；而与*p*-Coumaroyl-CoA相关的关键基因表达上调使木犀草苷含量增加，从而表明HQT是金银花中绿原酸生物合成的关键酶之一。ZHANG JR等利用Gateway克隆技术构建了HQT真核表达系统进行研究HQT基因表达与绿原酸含量之间的关系。结果

表明，HQT基因可正调节绿原酸合成，这为进一步研究提高药用植物有效成分奠定了基础。LI YQ等通过使用分子和细胞学技术研究HQT的时空表达模式及与绿原酸的生物合成、运输和储存的动力学之间的关系；证明了HQT的时空表达模式与绿原酸的动态变化直接相关。此外，HE L等发现忍冬中3'-P-香豆酸羟基转移酶(C3'H)通过编码CYP98A参与绿原酸的生物合成。QI X W等从忍冬转录组测序结果中采用BLAST法和HMM法鉴定得到CYP450基因，并使用QRT-PCR对绿原酸生物合成相关的5个CYP450s酶的表达模式进行了探索，克隆了可能参与绿原酸生物合成的2个LjC3Hs(CYP98A亚家族)酶基因和3个LjC4Hs(CYP73A亚家族)酶基因，有效地促进了绿原酸的生物合成研究，也为深入研究CYP450基因提供思路。通过对中药有效成分生物合成和调控机制的研究和解析，有利于从分子层面理解中药品质的形成机制，为提高中药品质奠定坚实的基础。

对于非模式中药材而言，基因组的研究程序复杂，且无法反映基因表达的全貌。然而相关模式植物以及农作物的研究方法给人们提供了新的思路。虽然不同的物种有基因组大小的差异，但由于基因组存在很多重复区域，不同物种在基因数量上的差别不大，因此可利用转录组技术进行测序，通过对转录组研究获得的RNA水平的相关信息的分析，揭示基因表达与生命现象之间的相关性，从而表征生命体的活动规律，确定其代谢特性。徐晓兰利用454GSFLx Titaninm system平台，进行金银花转录组测序，发现了几乎所有的参与绿原酸生物合成的酶，这为金银花中绿原酸生物合成的关键酶基因的发掘提供了基础。将转录组结合代谢组来联合分析探索金银花次生代谢产物合成途径，更加经济实惠，且利用不同组学的结合去解析药用植物次生代谢产物的合成途径也是一种趋势。为了进一步了解金银花中活性成分的变化分子机制，YUAN Y等结合GC-MS及HPLC技术对金银花的转录组进行研究，以金银花化学组成为切入点，建立起了基因表达量与活性物质含量之间的调控网络。在此基础上WOLFFE AP等继续对金银花和红金银花中活性成分生物合成关键酶基因的转录水平和基因结构变化进行了比较，结果发现，虽二者的氨基酸序列未产生变化，但转录水平有显著差异。这与表观遗传学的观点一致，即，即使在DNA序列不发生改变的情况下，基因表达也可产生可遗传的变化。在表观遗传修饰中DNA甲基化

和组蛋白甲基化是两种重要的修饰方式，并参与基因的表达调控过程。齐琳洁等在金银花转录组数据中筛选出4个表达差异明显的金银花DNA去甲基化酶基因，并推测其中LJDME1、LJDME基因可能参与调控金银花中活性成分的积累。同时对筛选获得的23个组蛋白甲基转移酶基因进行分析，推测组蛋白甲基转移酶基因可能也参与金银花活性成分的积累且起负调控的作用，得到了8个可能参与花的发育过程的特异性表达的基因。此研究促进了对金银花类组蛋白甲基转移酶的功能的了解，也为金银花活性成分生物合成与代谢调控的遗传变异提供了依据。

3 环境胁迫下金银花中次生代谢产物积累的分子机制与调控研究

植物对逆境胁迫的响应主要有4个水平：①个体水平的响应，如根、茎、叶、花等器官的特征变化，细胞微结构和超微结构的变化；②细胞水平的响应，如水分，盐分的吸收、运输，光合作用，脯氨酸积累，酶活性等；③分子水平的响应，如耐盐机制（渗透调节、避盐性、耐盐性、排盐性）；④信号传导水平，如盐离子毒害，膜伤害等。植物在长期的进化过程中形成了一系列复杂、有效的调控网络，以抵御外界环境的变化。在逆境中，植物通过积累次生代谢产物，既是植物对生存环境的一种适应，也是植物自身的一种防御机制。例如，植物通过一系列生化和分子机制来应对盐胁迫，从而提高耐盐性，增加产量。

植物次生代谢产物的合成主要受干旱、盐、寒冷、营养等各种非生物因素与生物因素的影响。其中，转录因子在植物抵御逆境胁迫时具有关键调控作用。bZIP蛋白是一种重要的生长调节因子，过量表达bZIP基因的转基因植物可提高对盐胁迫、干旱、低温、热休克、ABA过敏和病原体感染等的耐受性。目前关于金银花中转录因子bZIP的报道很少，仅有LjbZIP18、LjbZIP12。另一个转录因子AP2不仅参与生物、非生物胁迫过程，亦参与植物信号转导途径。乔永刚等发现AP2转录因子参与金银花低温胁迫的应答机制，为以后进一步研究金银花AP2转录因子的功能奠定理论基础。次生代谢产物是中药的主要药效成分，随着对植物次生代谢机制研究的不断深入，P450蛋白在植物次生代谢产物的合成、逆境下生理的调控越来越得到重视。有研究表明，黄酮合成酶属于植物细胞色素P450家族，可催化圣草素转化为木犀草素，从而促进金银花中活性成分的积累；DURST F等研究也表明金银花中黄酮类成分含量的高低与P450的表达量密切相关，推测从金银花中克隆得到的LjFNS基因可能参与调控金银花中黄酮类成分的合成。金银花盐胁迫相关研究见表1，其中，YAN K等通过忍冬在不同浓度下的盐胁迫研究发现，HQT和PAL家族基因转录水平的升高；可促进绿原酸的合成，适当的土壤盐分可促进酚类化合物的合成。通过此研究证明HQT和PAL为盐胁迫条件下金银花中绿原酸合成途径中关键基因编码酶；HQT和PAL家族基因的过量表达，可以提高药材生物量积累和质量。为研究盐胁迫条件下金银花药效成分积累的分子机制奠定了基础。随着金银花各组学研究的不断深入，金银花在不同胁迫条件下的活性成分积累及调控机制将会得到进一步的阐明和揭示。

表1 金银花盐胁迫相关研究

胁迫因素和条件	研究内容和结果	参考文献（略）
盐胁迫(150, 300 mmol/L)	结果表明盐胁迫促进叶片绿原酸合成关键酶基因的转录，适当的盐胁迫可显著增加叶片中绿原酸的浓度和抗氧化活性	
盐胁迫(50, 100, 150 mmol/L)	研究盐胁迫对金银花生长参数、离子浓度、脂质过氧化和酶抗氧化系统的影响；结果表明盐胁迫可降低生物量的积累和根系活力	
移植至中度盐碱地	研究忍冬耐盐机制与盐渍植物脱盐的关系。忍冬的耐盐性为通过增加Na^+的挤压作用来提高盐诱导的根系呼吸从而增强忍冬的耐盐性	
盐胁迫(150, 300 mmol/L)	盐胁迫促使基因转录和苯丙氨酸解氨酶活性升高，促进酚类物质的合成；金银花通过抑制氧化胁迫，增加叶片中酚类物质的积累可能是金银花适应盐胁迫的机制之一	
盐胁迫(100, 200 mmol/L) 添加不同浓度$K_2SiO_3 \cdot nH_2O$	研究金银花在盐胁迫下加入硅后对生长、渗透调节、光合特性、叶绿体超微结构及绿原酸的产生的影响；结果表明外源硅在提高金银花对盐胁迫的抗性方面有关键作用，可促进其生长和绿原酸积累	
盐胁迫(100, 200, 400, 600 mmol/L)	研究不同浓度盐胁迫下金银花5个生理指标的变化，结果表明SOD和POD含量出现不同程度的升高，丙二醛含量出现下降，脯氨酸积累与可溶性糖积累间存在相互补偿的作用	
盐胁迫(100, 200, 400, 600 mmol/L)	对金银花进行不同浓度下的盐胁迫，以叶片中脯氨酸含量作为评价指标来研究不同品种金银花的耐盐特性；结果表明树形和藤型金银花在400 mmol/L时脯氨酸含量均最高，且树型金银花叶片中脯氨酸对盐胁迫更敏感，表现出较强的渗透调节能力	

4 展望

如今，分子生物技术在金银花繁殖、育种、分类、鉴定等方面的研究均取得了一定进展，在鉴定方面，利用现代分子生物学技术可以进行金银花真伪优劣的鉴别，揭示其主要活性成分生物合成的分子机制和逆境胁迫的品质形成机制等。然而，与其他药用植物相比，金银花的分子生物学研究仍处在初级阶段，完整的金银花基因序列尚未知，大部分关于金银花基因的相关研究只是一个"近似值"。因此，在今后的金银花研究中，一方面可充分利用多组学技术，构建系统生物学技术和平台，即利用系统生物学的方法整合基因组学、转录组学、蛋白组学、代谢组学等多组学的数据来进行联合分析，充分挖掘次生代谢产物生物合成的相关基因、基因酶、转录因子、调控蛋白以及次生代谢途径，建立次生代谢产物生物合成的相关模型，从而更好地理解金银花有效成分生物合成的相关分子机制；另一方面，可通过加强对金银花盐胁迫的相关研究，更全面地了解其在盐胁迫下复杂的品质形成机制，为金银花的品质提高提供新的思路。此外，加强中草药在自然环境下的胁迫研究，了解药用植物在不良环境下的相关代谢产物的形成和积累等生命活动规律并实现其调控，对推动药用植物的抗逆研究、提高中药材品质和产量以及中药产业的可持续发展均有现实意义。

参考文献　略

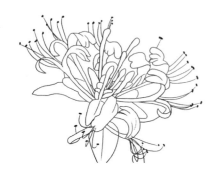

专题·封丘道地金银花研究

乡村振兴背景下封丘县金银花现状分析及建议

任梦航　　　秦文青

华北水利水电大学公共管理学院, 河南郑州　450000

[摘要] 实施乡村振兴战略是我们党"三农"工作一系列方针政策的继承和发展, 是新时代"三农"工作的总抓手。作为金银花之乡的新乡市封丘县, 其金银花产业发展取得了较好的成就, 助推了乡村振兴战略的执行。在调研的基础上对其现状进行分析, 其也存在金银花产业发展链条较短、要素活力不足和质量效益不高等众多问题。因此, 在对其进行现状分析和问题浅析后提出相关建议, 为当地金银花的发展提供一定的帮助。

[关键词] 金银花; 现状分析; 相关建议

1 发展现状

1.1 当地金银花种植现状

封丘县在环境方面为金银花的成长提供了很好的条件, 再加上该县独特的管理方式和种植经验丰富使当地金银花品质优良, 当地金银花的种植面积曾达万亩, 年产量高达千万斤, 取得了很好的经济效益。通过问卷调查, 我们了解到当地村民对金银花产业的发展也均表示支持的态度, 金银花产业的发展的确提高了当地居民的生活水平, 不过金银花采摘、病害、价格不稳定等问题还是阻碍金银花产业的发展, 近年来, 人们生活水平日益提高, 金银花种植所需投入劳动量较多的弊端也愈加明显, 很多村民也因此减少金银花种植面积或放弃金银花种植, 且金银花种植多为个体户, 金银花种植面积也因此大幅度减少。

1.2 当地金银花加工现状

由于金银花的药用特性, 虽然湿花也有一定

药用价值, 但远不及干花的效果, 所以大多数金银花普遍会烘干进行药用。村民各户将湿花贩卖给合作社或公司, 然后再由合作社和公司使用专用机器进行集体烘干加工, 其主要还是发展在药用领域, 金银花深加工能力不足。但随着人们物质生活水平的提高, 越来越多的人开始关注自身健康, 保健意识逐渐增强, 人们不再把金银花受限于药用领域, 而是把金银花的应用逐渐向保健产品、饮料、日用品等领域发展。目前封丘县已有多种金银花加工产品, 例如, 金银花酒、金银茶、金银花饮料等。

1.3 当地金银花销售现状

当地金银花销售主要有合作社收购和公司采购两种方式, 即村民个体户种植, 由合作社和相关公司收购进行再加工销售。其金银花销售大部分为线下销售, 相对来说线上销售渠道少, 发展落后。虽发展有电商模式, 但其与"互联网+"模式发展的趋势还

未完全紧密结合，线上发展不成熟。总的来说，封丘金银相对山东和河北的金银花其销售渠道较少，未形成完善的金银花销售市场。

1.4 运作模式现状

当地金银花运作模式仍多以合作社为主，当地合作社致力于采用"大户带小户，小户养大户"的模式，使村民降低了生产成本，增加了劳动收入，帮助了一部分村民实现了脱贫致富，也使合作社取得了显著的经济和社会效益。同时当地合作社发展远不如以前，由于金银花种植面积的缩减，金银花种植合作社的数量也随之减少，剩余的合作社内员工人数也远不如以前，合作社种植面积也大大减少，甚至出现了一些村庄内已不存在合作社的现象。

2 存在问题

2.1 金银花种植环节存在问题的原因

2.1.1 金银花栽培管理粗放

金银花的病虫害主要有忍冬褐斑病，危害叶片，7—8月发病。

发病后，叶片上病斑呈圆形或受叶脉所限呈多角形，黄褐色，潮湿时叶背有灰色霉状物。由于当地种植户以中老年人为主，并且主要工作为采摘和分拣金银花，往往疏于对病虫害的防治。

2.1.2 规范化种植力度不足

在金银花规范化种植基地建设过程中，由于缺乏大型企业带动，很难形成系统配套的规范化生产技术，致使金银花产量低、质量差、产品参差不齐、优质商品率不高。

2.1.3 合理防治病虫害没有引起足够的重视

随着种植年限的延长，金银花的病虫害逐年加重，越是老产区病虫害越严重，因此做好金银花病虫害防治工作，有效降低化学农药施用量对于保证金银花产量和质量具有重要意义，但种植户大量、超量使用剧毒、高残留农药的现象仍然时常发生，这严重影响了金银花的安全性，限制了金银花的销量，延缓了整个金银花产业的发展。

2.2 金银花采摘环节存在问题的原因

2.2.1 劳动强度大

金银花在封丘县黄德镇贾庄村、小石桥村、大张庄村、梁固寺村等地均有大面积种植，是金银花商品的主要来源，其分布广泛，但是采摘及采后全程机械化程度很低，大部分环节依赖人工处理，劳动强度大。

2.2.2 农村年轻劳动力流失

随着经济社会的不断发展与进步，新农村建设中的问题不断涌现，村庄里年轻劳动力不断流失，出现了"3个农民年龄加起来200岁"，种植"断代"现象。

2.2.3 技术普及缺乏力度

金银花采摘需要技术，然而在与村两委交流中我们了解到，农业技术的开发与利用，还没有达到工业新技术新产品、科技新产品新技术的等同的重视程度。相当一部分村庄开展了金银花种植技术培训，但具有时间短、规模小、次数少等缺点，无法使新技术切实有效地得到利用，一些种植户在进行着传统的采摘方式，严重阻碍了金银花采摘技术的发展与创新。

2.3 金银花销售环节存在问题的原因

发展壮大金银花产业的前提，就是要将生产、销售各个环节密切联系起来，目前封丘县的金银花种植基地，大部分是以育苗作为生产目标的，没有突出自身特色，为生产而生产，结果生产、利用与销售等环节联系不密切，同时，没有统一的销售渠道，受市场经济的影响，金银花的收购价格浮动较大，从而影响了金银花产业的发展与壮大。

2.4 金银花产品品牌塑造环节存在问题的原因

2.4.1 以经验为主，缺乏创新能力

个体种植户多以经验为主，遵循固定的一套流程，并且文化水平较低，很少有人了解互联网的销售模式。同时由于金银花种植面积日趋减少，销售及购买较多由村中完成，规模较小，难以形成较大影响。

2.4.2 产业发展模式落后

封丘县作为贫困县，经济等方面发展较为落后，因此村一级更加缺少对"互联网+"等先进发展模式的了解，并且村一级作为金银花生产的主要力量，以经验为主，改革创新力量薄弱，使得当地金银花产业链短，缺乏深加工产品，从而导致销售以售苗为主，难以形成有效的品牌效果。

3 发展建议

3.1 打造特色品牌

围绕金银花产业，打造特色品牌，加强宣传力度，在确保产品品质的基础上，着力提高产品品位。加大产品包装、推介力度，提高标识辨识度，拓宽产品市场销路。利用各类媒体、互联网进行金银花品牌宣传，扩大封丘县金银花产业的影响力，提高市场竞

争力、提升金银花的科学性、统一性、确保金银花从种植到销售每一个环节的优质，实现品牌效应，保障种植户预期收益。

3.2 发展"互联网＋金银花"模式

互联网时代背景下，乡村产业应充分顺应时代发展，依靠大数据平台打开销路。封丘县凭借本土资源优势，因地制宜发展金银花特色产业，全县种植面积已初具规模。在销售方面，利用现代化技术，在电子商务平台开展产品销售，既节约运输成本，又节省时间成本。通过互联网与金银花产业的结合，可促进封丘县产业发展的转型升级，促进农业的现代化发展。

3.3 培养专业产业人才

对该产业农业技术人员、采收加工企业人员、金银花种植户、宣传人员等都进行专业培训，提高金银花生产加工从业人员的技术水平，增强金银花质量的均一性，提升金银花整体产业的产品质量。

参考文献 略

中药材GAP与封丘金银花发展对策

翟爱勇[1]   周凌云[2]

1.封丘县农牧局，河南新乡   453399；2.中国科学院封丘农业生态实验站，河南新乡   453399

1 中药材GAP提出的背景

1.1 中医药的国际形势

目前，中医药在国际上发展形势良好，同时，中药现代化的进程也在加速。随着"回归自然"的世界潮流和中药在一些重大疑难病症中的作用，国际上逐渐开放传统医药市场，特别是美国已开始接受中药复方药物进行临床研究，并起草了草药管理办法，为中药作为治疗药物进入美国市场打开了大门。但同时发展传统医药国际竞争日趋激烈，以中国、日本、韩国为代表的中药市场和以北美、西欧各国为代表的西方草药市场都在迅速发展。普遍对药品的疗效和质量控制提出很高的要求，要求中药产品必须是明确成分、质量可控的。

1.2 GAP的提出

为保证中药产品质量和安全有效，迫切需要建立和完善中药质量控制方法和标准。中药材生产管理规范是中药质量控制的第一步，具有举足轻重的作用。因此，为保证中药材或天然药物的优质安全无公害并具有可控性，国际上正积极探索中药材生产质量管理规范（GAP）的实施。GAP的制定和实施有利于稳定中药质量，为中药质量标准化和质量控制奠定基础。GAP最早由欧共体于1998年3月提出，称为药用植物和芳香植物的GAP。随后，美国、日本、韩国等国家纷纷成立了中药天然药物研究所，制定了中药材生产质量管理规范，建立了道地药材质量标准（指纹图谱）。

1.3 我国的形势和GAP

随着我国加入WTO，传统医药事业面临着日趋激烈的国际竞争。目前我们的中药企业普遍存在原材料质量不稳、来源混乱所导致的中药产品质量不稳的问题，严重阻碍了中药现代化和国际化的进程。为使我国的中药走向国际市场，与国际标准接轨，迫切需要对药材生产全过程进行规范化的质量管理，目的是使其质量稳定、可控、安全。因此，我国从1998年12月开始由国家药品监督管理局组织GAP的起草，目前国家中药材生产质量管理规范（GAP）已颁布执行。

为配合GAP的实施，国家首先规范了企业的生产标准。通过药品生产质量管理规范（GMP）的企业主要用GAP基地的药材。2004年中药注射剂必须全部规范指纹图谱。这就要求企业自觉地去寻找和建立自己的中药材GAP基地，这样才能保证其产品通过GMP认证和指纹图谱认证。

2 中药材GAP的内涵

中药材GAP指的是从保证中药材质量出发，控制影响药材生产质量的各种因子，规范药材各生产环节乃至全过程,以达到药材"真实、优质、稳定、可控"的目的。所谓中药材的生产全过程,以植物药来说,即从种苗经过不同阶段的生长发育到收获,乃至形成商品药材(产地加工或初加工的产物)为止。

GAP的内涵非常丰富,提出了中药材栽培中应遵循的要求和原则。GAP不能直译,应全面理解。称规范化种植绿色、无公害中药材,概念并不完整。GAP的核心是质量,控制影响质量的因素有内在(种质)和外在(农艺措施)。目的是保持药材的真实及质量稳定、可控、优质。药用成分不是越高越好,核心是稳定、可控。GAP是系统工程,不仅仅是农学、药学、生物学、管理科学。GAP研究的是活着的药用植物和动物及环境生态因子对其质量的影响,药材是GAP研究的产物和生产的产出物,不是传统而是现代。GAP是纲,是政府行为,GAP解决两个问题,一是怎么做,二是不怎么做。

中药材GAP是新生事物,面临复杂多变的局面(市场、环境、农户)。组成以市场为导向、企业为主体、科技为依托的政府规划与协调,并充分调动广大药农的积极性。形成官、产、学、研、商相结合,产、供、销一条龙的产业结构,是实施中药材GAP的关键。

各生产基地应根据生产品种、环境特点、技术状态、经济实力和科研条件,制定出切实可行的、达到GAP要求的方法和措施,这就是标准操作规程(简称SOP)。不同品种、不同地区、不同单位有不同的标准操作规程。

SOP是企业行为。SOP解决四个问题,即谁做,何时做,何地做,如何去做。每个生产过程都有一个SOP(肥料、干燥、加工等)。

3 封丘金银花生产发展的对策

金银花在全国有多个道地产区,与山东相比,我们的栽培管理更精细,具备实施GAP的有利条件。

3.1 走精品药材栽培的路子,进一步提高质量

研究制定SOP,实现金银花的规范化生产,抢先占领GAP药材市场。非常关键的问题是最大限度地控制农药的污染。通过研究金银花病虫害的生物和生态防治技术,达到无公害化生产,同时改革烘干方法。

根据封丘的实际情况,研究发展GAP基地的生产结构形式。目前国内的中药材基地有以下几种形式:一是由中药企业出资购置土地,转包倒租给农民,按照企业的要求进行生产,企业负责按保护价回收。二是由科研单位或高校与地方政府合作,规划一定面积的土地种植药材,科研单位或高校负责技术,吸引企业进入销售渠道。三是由非中药企业投资。

3.2 降低成本,增强在国内市场的竞争力

目前,国内企业对金银花的质量要求不高,封丘的金银花由于生产成本相对较高,在价格上不占优势。因此,必须设法降低成本,增强竞争力,牢牢占领国内市场。

3.3 打通与中药企业、外贸企业的关系,进一步扩大销售渠道

封丘应争取成为国内中药企业的原料基地。2000年,国家药品监督管理局印发《中药注射剂指纹图谱研究的技术要求(暂行)》,规定中药注射剂要建立自己的指纹图谱。目的是通过规范制药企业的产品质量逐渐引导企业建立自己的GAP基地。企业只有定点采购药材,才能保证药材质量的稳定、可控,才能通过指纹图谱的检验。如果随意从药材市场进货,就会因原料的来源混乱造成制剂的质量不稳、不可控。今后国家通过推动中药材GAP建设,逐渐规范制药企业的采购行为,购置原料不再依靠药材市场。同时,由于封丘金银花的质量一流,必须走向国际市场才有出路。因此,封丘必须开拓外贸销售渠道,探讨出一条对外出口的路子,才能保证金银花优质优价。

为适应新形势下国家对中药材生产提出的要求,金银花的生产必须走规范化、标准化的道路,以保证药材优质以及质量稳定、可控,绝不能再走片面追求产量而忽视质量的错误道路,而应该以质量为核心,产量与质量有机结合。我们应制定金银花中药材SOP对封丘进行金银花GAP基地的建设,通过制药企业的参与,进一步提高封丘金银花在国内外市场的竞争力,增加经济效益,推动经济发展,使其成为精准扶贫、增加农民收入的重要途径。

"互联网＋金银花"产业模式的发展问题及对策

张　熳

华北水利水电大学, 河南郑州　450000

[摘要] 网络经济时代促使传统营销模式发生转变, 互联网的发展使得电子商务日益崛起。互联网营销模式与农村产业相结合, 有助于农村经济发展及城乡一体化建设。本文以河南省封丘县金银花产业为例, 分析"互联网＋金银花"产业模式的发展瓶颈, 为解决现存问题提出合理对策, 促进乡村产业结构不断完善, 创新乡村产业发展新模式。

[关键词] 互联网；金银花；电子商务

1 发展"互联网＋金银花"模式的重要意义

1.1 促进经济发展, 提高农民收益

金银花产业作为封丘县的特色产业, 是封丘县的重要经济支柱之一。金银花产业的发展深刻影响着农村经济状况及农民的生活水平。由于农村获取市场信息的途径十分有限, 信息具有滞后性, 种植户不能及时了解金银花市场价格变动情况和供需变化, 容易在市场饱和时造成损失, 同时也不利于种植户伺机扩大生产规模, 提高收益。互联网可以有效地解决这一问题, 获取市场信息的速度更快, 信息涉及范围更广, 种植户可以依据市场需求来生产和销售产品, 经济收入得以提高, 进一步促进了农村经济的快速发展。

1.2 完善产业结构, 增加就业机会

"互联网＋金银花"产业模式改变了以往直接售卖未加工农产品的方式, 延长产业链, 增加农产品的附加值, 产品包装、运输、售卖等环节都需要大量的人才, 就业机会增多, 促进农村劳动力回流, 毕业生返乡就业与创业有了契机。封丘县金银花电商行业中最为突出的品牌——中封金银花, 便是大学生创业的典型代表。政府鼓励大学生回到农村, 投身农村经济建设, 提供电商产业园等适宜的创业环境, 吸引专业人才作为乡村产业发展的支撑, 既有利于农村经济发展, 又在一定程度上缓和了高校毕业生的就业难的情况。

1.3 提高农村收入, 缩小城乡差距

创新"互联网＋金银花"产业发展模式, 促进农业的现代化发展, 乡村产业的发展有助于提高农村收入, 缩小城乡差距, 是解决"三农"问题的有效途径。一方面, 在信息化不断发展的今天, 乡村产业应充分顺应时代发展要求, 依靠大数据平台打开销路, 利用现代化技术在电子商务平台开展产品销售, 使产品更加符合市场要求, 同时节约运输成本与时间成本, 农村经济收入得以提高。另一方面, "互联网＋金银花"模式带动了物流、仓库和公共服务业的发展, 农村基础设施更加健全, 农村经济发展水平不断提高, 城市与乡村之间的差距减小。

2 "互联网＋金银花"模式现存问题

2.1 网络技术缺乏, 电商人才不足

互联网的应用范围不断扩大, 逐渐成为人们生活或办公不可缺少的一部分。但是农村传统生活方式根深蒂固, 学习互联网技术的积极性不高, 往往不愿意尝试电子科技此类新事物, 导致农民缺乏应用互联网的能力, 电子商务知识更加不足。在调研中询问是否尝试过应用互联网平台销售金银花产品时, 只有极个别的种植大户是肯定回答, 多数表示完全不懂。其次, 高校学生在毕业时选择到农村工作的较少, 农村缺乏具有专业电子商务知识的人才。

2.2 物流体系不健全, 模式发展受阻碍

走访河南封丘电商产业园, 物流公司与电商企业齐聚产业园区, 产品包装后放置园区内的仓库中储存, 货物可以直接交给物流公司代为运输, 工作十分便利。然而电商产业园规模较小, 应用"互联网＋金银花"模式的企业只有"中封金银花", 仅靠电商产业园并不能满足"互联网＋金银花"模式的发展需求, 必须带动广大种植户应用互联网技术发展金银花产业。但是农村地区物流体系建设不健全, 最基层的物流网络点仅设置至乡镇, 延伸到农村地区的极少, 因此对发展"互联网＋金银花"模式造成了困难。

2.3 产业发展新模式认可度有限

种植户仍坚持传统发展模式, 销售渠道单一, 大多数种植户在村内收购点处出售金银花, 种植数量少的散户为减少劳动量, 直接出售湿花, 种植

[作者简介] 张熳 (1999–), 女, 河南偃师人, 研究方向: 行政管理。

量大的农户则先对金银花进行初步烘干加工再卖给收购商。极少部分农民通过惠农网电商平台进行销售。总体上来看，农民对"互联网＋金银花"模式的了解十分缺乏，学习技能的积极性也不足，种植户年龄偏大，多为老人、妇女，文化水平较低，缺少新模式运行与日常管理的培训，推广力度较低也造成种植户对"互联网＋金银花"模式的认知不够，不敢轻易尝试，新模式在实践中遇到重重阻力。

3 "互联网＋金银花"模式的发展建议

3.1 培养电商人才，提高发展速度

发展"互联网＋金银花"模式需要电商人才的支持，一方面要积极提高农村本地金银花行业从事者的电商知识水平，另一方面当地政府应采取优惠政策吸引"懂技术、会管理"的专业电商人才扎根农村，致力于发展农村产业新模式。政府可以组织专业人才，通过下乡宣传、培训班学习、一对一帮扶等方式，提高农民的互联网技术。同时，鼓励中青年种植者带头学习并应用新模式。当地政府还可以与高校开展合作，专家给予企业科学的指导，专业电子商务人才提供技术支持，有力保障"互联网＋金银花"模式有源源不断的新鲜血液。

3.2 借助电商平台，增加线上推广

在互联网时代，消费者可以便利地利用网络了解产品和品牌，设立官方网站能够为消费者提供一个窗口，足不出户就可以获取产品的各类信息，例如品质、产期、原产地等。但是目前，封丘县金银花产品推广仍以线下为主，租赁当地实体广告位进行宣传，影响范围小，作用弱。因此，企业应积极开展线上推广，提高产品知名度，扩大市场需求。一方面，建设官方网站作为第二门面，利用网站介绍企业概况和封丘金银花产品的详细信息，讲述品牌故事。另一方面，企业可以借助成熟的电商平台对产品进行线上推广，如淘宝、京东等，设立网上旗舰门店，树立消费者良好口碑。

3.3 以龙头企业为产业示范和支撑

2019年3月20日，"中封金银花"在天猫旗舰店正式上线，这标志着封丘金银花拓展电商渠道迈上了一个新的台阶，对强化封丘金银花金字招牌具有重要意义。在发展"互联网＋金银花"模式的过程中，"中封金银花"走在了前列，现已初具规模，在打造品牌、与电商平台合作、管理运用等方面有着较为丰富的经验，"中封金银花"可以作为龙头企业，充分发挥自身优势，为该县金银花产业做示范，带动封丘金银花产品的网络营销，帮助封丘县迅速打开农产品网上销路，为"互联网＋金银花"模式的快速发展提供有力支撑。

参考文献 略

金银花种植基地标准化建设的调查与展望

常永奇

振兴百草(北京)药业有限责任公司，北京　101118

[摘要]2019年在"健康中国"及系列中医药大健康方针政策指引下，振兴百草(北京)药业有限责任公司协同北京医药行业协会和北京中医药学会专家组对河南省新乡市封丘县陈固镇李马台村金银花药材基地进行实地调查，结合资料查阅、市场调研等调研手段，对中药材基地的生态环境、种植情况、管理以及规划情况做了调查，为金银花种植基地的发展提供确切的依据。

[关键词] 药材基地；现状调查；基地展望

当前，我国已迈入中等偏上收入国家行列，经济由高速增长阶段转向高质量发展阶段。发展大健康产业是每一个经济体在高收入阶段的必经之路，也是满足人民群众日益增长健康需求的一个必然选择。

中草药，由于它的天然性、特色性、弱毒性、疗效可靠性，长期服用能够从本质上改善和调理人体机能并增强自身免疫力，越来越被世界所公认。因此，如何将中药材、中药饮片和中成药三大支柱行业发扬光大，并积极探索出一个可行、可控的方法迫在

眉睫。2016年北京市医药行业协会出台了《北京医药行业中药材及饮片基地现场评查指导原则与标准》，2018年振兴百草（北京）药业有限责任公司任命公司质量负责人为基地标准建设的负责人，并于2018年12月通过了评审。

1 调查方法

封丘县栽培金银花已有1500多年的历史，如今已成为全国金银花生产第一县，形成了"五个之最"：一是人工大田种植面积最大；二是单位面积产量最高；三是管理技术最好；四是品质最优；五是效益最佳。目前封丘金银花除销往国内主要中药材市场和制药企业以外，还销售到东南亚地区，是全国唯一的金银花出口产品。北京医药行业协会和北京中医药学会委托的专家组，依据《北京医药行业中药材及饮片基地现场评查指导原则》《北京医药行业中药材及饮片基地现场评查标准》，于2018年12月5—7日对我公司位于河南省新乡市封丘县陈古镇李马台村500亩金银花基地进行现场质量体系审核。专家组对基地生态环境、种质和繁殖资料、种植管理、采收与初加工、包装运输与储存、质量管理、人员和设备管理、文件管理等方面从软件、硬件和人员进行了详细的检查和指导，在现场对河南省封丘县金银花作为"道地中药材"种植历史、基地生态环境通过查阅了相关文献资料和河南省封丘县环保局出具的环境监测数据给予了确认。

2 封丘县中药材基地现状

2.1 基地建设发展概况

基地目前实行"公司＋基地＋农户"的模式，实现金银花产供销一体化。2003年3月，封丘县金银花被国家质量监督总局认定为金银花原产地，并颁发了原产地标记注册证书。2007年11月封丘县金银花种植基地被河南省农业、河南省日报社授予"河南十大中药材种植基地"的称号。

2.2 基地的自然生态条件

封丘县金银花基地位于河南省新乡市封丘县境内，地理位置优越，交通便利，处于暖温带半湿润季风气候区。四季分明，气候温和，光热和水资源充足，年平均气温13.9℃，日照时长2310.4小时，土壤肥沃，空气质量、水质、土壤重金属含量、土壤有机质含量均在中药指标控制下，生态环境符合无公害声场基地标准（GB15618），特有的自然地理条件与生态环境非常适宜金银花的生长。

具有建立金银花规范化生产基地的土地资源和土壤条件。

2.3 基地中药材种植情况

2.3.1 基地种植规模

封丘县于20世纪70年代末被国家中医药管理局定为国家金银花生产基地。封丘金银花种植面积目前稳定在20万亩，已成为封丘县的支柱产业。

2.3.2 基地种植特色

优异的地理环境和成功的管理方式，形成了封丘金银花独特的性能。即：一直、二大、三高、四碧。①直。即封丘金银花呈直立生长。直立生长，养分上下通畅，花蕾的有效成分自然高；直立生长便于通风透光，利于光合作用，同时减少金银花病虫害的发生，减少泥浆的迸溅、污染；直立生长方便通行、便于管理，从内、外两个方面保证了金银花的优良品质。②大。封丘金银花一般株高1.5~2米。封丘金银花，鲜花肥大厚实，干花碧绿鲜亮。③高。封丘金银花药用成分高且分布均匀。据中国药科大学和河南中医药研究所测定：封丘金银花绿原酸含量在5.6%~6.5%，明显高于一般的金银花。此外，封丘金银花还含有甲硫氨酸、赖氨酸、异亮氨酸、苯氨酸、亮氨酸、色氨酸、苏氨酸等18种氨基酸和多种纤维素，用于人们健身、美容方面有明显的效果。④碧。封丘金银花还是上好的茗茶，常饮金银花，清热解毒，减肥健身，明朝李时珍在《本草纲目》中就有"封丘金银花久服轻身"的记录。

2.4 基地生产管理模式

基地管理采取"公司＋基地＋农户"模式。由封丘县尔玉中药材有限公司与多家金银花种植合作社合作，与种植户签订种植收购合同。为农户提供优质种苗、技术服务，定期对农户进行指导、培训。封丘县尔玉中药材有限公司推出标准化管理技术，紧紧抓住土、肥、水、种、密、保、管、烘八个环节。

3 基地展望

3.1 基地应增长产业链，增加药材的附加值

中药材种植在农业生产中属于相对特殊的产业，虽然其利润较一般农作物高，但其风险性更高。因此药材基地增加产业链的延伸，在药材种植过程以及采收后，增加其附加价值，降低风险就显得很有必要。我公司推行的"公司＋基地＋农户"

的经营模式加长了产业链，扩大了经营范围，可以将产、购、加工、包装、销售结合起来，形成牢固的产业结构，经过加工的药材，其附加价值合理增加。通过产、购、加工、包装、销售相结合，不仅可以增加药材附加值，同时也可以让公司产业链增加，使"公司＋基地＋农户"经营模式更牢固、更长久，使药农的劳动收入提高，激发其劳动积极性和规范性。

3.2 基地应建立良好的组织形式

建立中药材协会的好处有两个：从公司本身来说，成立协会后能带动农户种植，使基地面积和规模不断扩大，降低种植成本。其次，因为公司的带动作用使基地农户增收，使政府业绩提升，从而获取政府的支持，达到政府与企业双赢的目的，笔者认为成立中药材协会最重要的目的就在于此。

中药材协会以公司为主要成员和管理者，通过地方政府组织和协调，鼓励种植户加入。同时公司也采取一定的鼓励政策，例如为协会成员提供一定的苗、肥料、技术辅导等。协会可以是经营性组织，前期协会运作所需资金可以由公司垫付，也可以申请政府资金扶持。在协会成立后，建立独立的财务制度，根据协会成员的种植面积以及规划情况，适当收取会费。协会成立后，最重要的事是组建一个团队，可以由公司、基地、农户等协会成员组成，也可以邀请政府部门人员参与。团队要对协会成员以及基地周边地区的药材种植品种、面积规模情况、药材市场情况等做一个详细的调查。调查结果由专家和教授分析后，确定一个协会种植发展目标，在政府的财政支持和专家的技术辅导下，让协会的成员都能种植出品质较好、畅销的药材，再由协会统一组织销售。相信能取得很好的效果。

其次，基地的管理常常因人为因素而受到影响，因此笔者认为，基地基本管理应该更具组织性和规范化。可以建立具体的用人制度，签订简单的劳动合同，使基地在需要管理时不至于找不到人；而且公司还应该建立专项资金用于基地建设，这样可以避免因资金不到位而耽误管理时机。

3.3 公司基地应走科技发展的道路

3.3.1 公司还需加强科技人才的引进与培养

过去，对药材基地的种植和药材管理靠当地的老药农凭借以往积累的经验来种植，因为其存在一

定的偶然性，导致基地药材生长情况参差不齐，又因为施肥、用药等不符合现有药材种植质量要求，使得药材质量也存在一定问题。在由北京医药行业协会和北京中医药学会专家组牵头，与北京各大制药企业代表人赶赴实地考察，亲临指导，基地有了专家教授的指导，管理更加科学和规范化，但是要彻底落实专家们的具体指导建议和方案，首先还要解决基地缺乏专业技术人员及人员专业素质较差等问题。

从近期来说，基地现在最缺乏的是懂基地建设的基地一线人才，建议公司招聘有专业知识技能的人才，特别是有中药材种植技术的一线基地人才，重视人才储备。可以从现有员工中挑选出一些可塑之材，通过培训、外出参观学习、订专业报纸杂志自学等方式让其不断成长为公司的技术骨干；同时也可与科研院校结合，由院校负责对基地人才进行培训，负责基地发展大方向的指导。

3.3.2 加强与大专院校的科技合作

中药材生产基地没有强有力的技术支持是很难成功的，种植方法的探索、品种的优化、种子种苗的标准、采收期及采收方法的确定、施肥与病虫害综合防治等都需要技术支持单位大量的实验数据提供科学的依据，并与农民多年的实践经验相结合，有实力的企业可以自己建立自己的技术队伍和科研所，但建立自己的科研所的毕竟是少数。因此，公司必须要加强与大专院校的合作，才能保证基地的顺利建设。

3.3.3 基地发展应坚持走GAP基地建设的科学发展道路

在人员准备上，建议公司从现在起成立专门的负责GAP基地建设的技术工作组，由专人负责。技术组首先要研究基地现状，弄清基地要发展成为GAP基地还需要改进与建设的地方，再根据公司具体情况制定改进和完善的步骤和方法，最终实现GAP的建设。

技术问题上，基地首先要建立实验基地，通过反复试验，确定出科学可行的栽培方式、育苗技术、移栽时间、除草施肥等管理时期和方法、确定采收期等，从而制定科学的SOP。在资料准备上，应该从现在起建立完善实验数据、管理日志等资料的记录，完善公司的资料储备，通过试验种植后，由专家检测、鉴定、符合GAP要求后，再申请国家验收。

参考文献　略

金银花优化生产技术规范化操作规程

李建军　　贾国伦　　李军芳　　王莹

河南师范大学生命科学学院, 河南省高校道地中药材保育及利用工程技术研究中心, 河南新乡　453007

[摘要]根据GAP要求和豫金银花的生产实际, 参考大量文献资料, 集成金银花生态、种质、育苗、栽培、加工等方面的现代成熟技术, 优化了金银花生产技术规范化操作规程, 以达到安全、有效、稳定、可控的目的。

[关键词]中药材生产质量管理规范; 金银花; 生产技术; 规范化操作规程

金银花(*Lonicera japonica* Thunb.)为忍冬科植物忍冬的干燥花蕾或带初开的花, 又名银花、双花、二宝花, 有清热解毒、凉散风热的功能。其茎亦可入药, 称忍冬藤。喜温暖湿润气候, 抗逆性强, 耐寒又抗高温, 但花芽分化适温为15℃左右, 生长适温为20~30℃。耐涝、耐旱、耐盐碱。

SOP是标准操作规程的缩写。中药材SOP是以GAP为指导制定的, 是生产基地在道地药材种植、加工经验的基础上, 通过科学的试验设计和分析, 制定出科学、合理、可行的各项操作规程(SOP)。包括基地选择、种质优选、栽培与饲养管理、病虫害防治、采收加工、包装运输与贮藏等各个方面。中药材GAP(Good Agricultural Practice for Chinese Crude Drugs)是中药材生产质量管理规范的简称, 是关于药用植物和动物规范化农业实施的指导方针。

长期以来, 金银花规范化操作规程(SOP)研究是一个薄弱的环节, 多数种植加工方法是对传统种植经验的总结, 有的缺乏规范性、科学性。随着国家实施中药材生产质量管理规范(GAP)的深入, 在SOP方面取得了一些令人瞩目的研究成果。本研究通过集成豫金银花生态环境、种质优选、种苗繁育、栽培管理、采收及加工等方面的现代成熟技术, 优化了金银花规范化操作规程, 为金银花安全、有效、稳定、可控提供保障措施。

1 产地环境

本规程是对适用于封丘县和新密市金银花种植地区SOP的优化, 由于金银花的道地性限制, 局限于东经114°14′~114°46′、北纬34°53′~35°14′的封丘县区和东经113°09′~113°41′、北纬39°19′~34°40′的密县县区内。该区为温暖带大陆性季风气候, 年内四季分明, 冬春季干旱、夏秋季多雨。

1.1 自然资源

河南省金银花主要产区封丘县和新密市光照条件好, 光热资源丰富, 年平均日照时数为2300~2500 h, 年日照率为55%, 全区年平均气温为14℃, ≥0℃积温在5100℃以上, 无霜期为220~225 d, 年降水量为600~640 mm, 可以充分满足封丘县和新密市金银花的生长发育。

1.2 土壤情况

封丘县和新密市地区适应金银花生长发育, 其土壤类型主要有两合土、砂壤土, 要求土层深厚, 养分含量高, 保水肥力较强, 排灌条件良好。其土壤养分含量为: 有机质15~18 g/kg, 全氮0.8~1.0 g/kg, 速效氮60~80 mg/kg, 速效磷20~30 mg/kg, 速效钾150~200 mg/kg, pH值7.2~7.7, 土壤中重金属和有毒元素应符合土壤质量二级标准(GB 15618–1995), 见表1。

表1　金银花种植区土壤中重金属和有毒元素要求标准

项目	镉	汞	铜	砷	铬	锌	铅	镍
标准值 /(mg/L)	≤1.0	≤1.0	≤100	≤25	≤250	≤300	≤350	≤60

1.3 农田灌溉水质

灌溉用水以井灌为主, 地下水pH值6.90~6.85, 总硬度(CaCO$_3$)274~352 mg/L, 氯化物(Cl)69.9~75.4 mg/L, 高锰酸钾指数1.86~2.64 mg/L, 氨氮0.9~0.10 mg/L, 硝酸盐0.08~0.09 mg/L, 六价铬0.002~0.003 mg/L, 地下水质良好, 各项水质指标符

[基金项目]河南省重点科技攻关项目(112102310019); 河南省政府决策招标项目(B343); 河南省教育厅自然科学研究计划项目(2011A180017)。

[作者简介]李建军(1964–), 男, 新乡延津人, 高级实验师, 硕士, 主要从事药用植物资源及育种研究。

合农田灌溉水质量标准。

1.4 大气质量

大气环境质量状况良好，主要污染物二氧化硫、氮氧化物、总悬浮颗粒物(TSP)的小时值符合国家环境空气质量(GB 3095–1996)二级标准(表2)。

表2　金银花种植区空气质量状况(mg/m³)

项目	二氧化硫	氮氧化物	总悬浮颗粒物
小时值范围	0.070~0.414	0.006~0.134	0.11~0.41
小时均值	0.64	0.038	0.200
国家二级标准	≤0.50	≤0.15	≤0.30

1.5 周边环境

远离交通干道200 m以外，周围无污染源。

2 种质资源

种质资源是指培育新品种的原材料，又称遗传资源。河南金银花种质资源丰富，不同种质在形态方面存在一定的差异。河南金银花的主产区主要集中在封丘县和新密市境内，主要品种有：①大毛花。生长旺盛，墩形大而松散，枝蔓长而粗壮，花蕾长，根系发达，抗干旱，耐瘠薄，既适于山岭薄地和梯堰地边栽植，又适宜肥沃土地栽培。②鸡爪花。花蕾簇生于花枝顶端，呈鸡爪状，分为大鸡爪花和小鸡爪花，喜肥水，结花早，生产性能好，花朵瘦小略短，色泽较淡。

封丘金银花作为中药材道地产品，有1500多年的种植历史，独特的地理环境，独特的管理方式，成功驯化了封丘金银花独特的直立性能，层次分明，从上至下可分4至5层，而有利于通风透光，吸收养分，易采摘，产量高达1800~2250 kg/hm²，花期长达5个月，花期不间断，盛花期四至五茬。并且封丘金银花个大花肥，色鲜货绿，药用成分高，其质量位于全国同类产品之冠。新密市是河南省金银花之乡，种植历史悠久，源远流长。新密市金银花素有"色泽好、质纯净、骨茬硬"而久负盛名。用密银花泡茶，花蕾多呈现直立状，含苞待放，清香味浓，与外地相比，别具特色。主栽品种为四季花(大毛花)和野生鸡爪花、线花。

3 育苗方法

3.1 有性繁殖育苗

3.1.1 种子采集和处理

10–11月在5~10 a生健壮枝条上采集球果。堆沤或用水浸泡，用水搓揉，去净果皮和秕粒，置通风阴凉处晾干，用湿润细沙层积贮藏。种子以乌黑发亮、种粒饱满、千粒重50 g以上的为佳。

3.1.2 播种

播种期一般以春分至清明为宜。播种前用40℃左右的温水浸种20~24 h，晾干表面水分后播种，播种方法分条播和撒播，一般多用条播。条播的播种沟宽2~3 cm，深约1 cm，沟距20 cm左右。条播用种22.5~30 kg/hm²，撒播用种30~75 kg/hm²。播后覆盖0.5~1 cm厚细土、上面再盖草，以保持湿润、保温促进发芽。

3.1.3 苗木管理

播种后15 d左右出苗。苗木出土后及时分批揭草。当苗高8~10 cm时，及时间苗、除草、松土、追肥和防治病虫害。当苗高15~25 cm时应摘顶促发分枝。以苗高25 cm以上，基部径粗0.3 cm以上的为优质壮苗。

3.2 无性繁殖育苗

3.2.1 扦插繁殖

分直接扦插和育苗扦插2种。直接扦插，指用枝条直接扦插。扦插时期，以春秋两季为好，具体方法是：挑长势旺盛、无病虫害的植株，选用1~2 a生粗壮、木质程度高、无病虫害的枝条，剪成约30 cm长，每插条保留3个节，上端在节芽前1 cm处剪平，下端在节芽下1 cm处斜剪，使断面呈斜形。摘去下部叶片，随即斜插入穴内。扦插前应选肥沃湿润、灌溉方便的沙质壤土作为苗圃。先深翻风化，撒生石灰225~375 kg/hm²，移栽前施适量腐熟的土杂肥，再翻耕耙平。做成1.2 m宽的平畦，畦内开深沟12 cm，按株行距6 cm×12 cm扦插，露出节芽3 cm左右，插后覆土压实，浇透水，水渗后，培土。盖草遮阴，保持苗床温润，半月左右即长出新根。有的种节间较长，可将下端盘成环状，栽入穴内。有条件时也可用生根剂进行处理，成活率更高。

育苗扦插：选光照充足、土层深厚、肥沃、温润、灌溉方便的沙质土壤，施入基肥，深耕30~40 cm，整平耙细作苗床。按行距25 cm左右开沟，沟深25 cm，每隔5 cm斜插一根插条，地面露出约15 cm，覆土压紧浇水。畦上搭棚遮阴。待长出根后撤除棚帐，加强管理，于秋、冬季休眠期或早春萌芽前，选择生长健壮无病虫害植株移栽。每穴2~3株，填土压实，浇透水。

3.2.2 压条繁殖

由于金银花的枝条长而柔软，生长较易，可采用波状压条和水平压条的方法。做法是在秋冬季节，把被压枝条缩成波浪形屈曲于长沟中，而使各露出地面部分的芽抽出新枝，待埋于地下的部分长出不定根，将其剪断移栽。为促发新根，可在夏季生长期间，将枝梢端剪去，使养分向下方集中，或者在埋入土前将枝条扭伤。

3.2.3 嫁接育苗

砧木选取：一般用当地一种野生的"银花"(其叶下面密被白色短柔毛，枝条多为实心)做砧木；也可挖取金银花老根，截成长15~25 cm的根条插于土中用做砧木。根条上端平截，下端斜截，入土2/3以上。接穗选取：选1~2 a生健壮枝条做接穗，接穗具有2~3个芽长5~10 cm。嫁接方法一般采用切接法，做法是在砧木的上端一侧垂直下刀，深达2~3 cm。再剪去接穗顶端梢部下端与顶芽同侧，削成2~3 cm的斜面，与此斜面对侧，则削成不足1 cm长的短斜面，把削好的接穗，直插入砧木切口中，使形成层相互密

接，接好后，用塑料条或麻皮等捆扎物绑紧，以减少水分蒸发，利于成活。嫁接成活后，注意及时解绑、追肥、松土除草和防治病虫害等。当新梢长至15 cm高时出圃移栽，此方法可对品种低劣的金银花苗木进行品种改良。

3.2.4 分株繁育

冬末春初在金银花萌芽前挖出母株，进行分株，剪短至50 cm，地上部分截留35 cm，每穴1株。栽后第2年就能开花，此种方法主要用于分株培养优良品种。

4 栽植方法

4.1 选用优质苗木

忍冬苗木标准主要依据种苗的高度、根粗、茎粗、根长、分枝数量等因素而定(表3)。

表3 忍冬苗木等级标准

年龄	等级	苗高/cm	根长/cm	根粗/cm	茎粗/cm	分枝数/个	枝长/cm	枝粗/mm
1a生	一等	≥70	≥14	≥1/90	≥3.90	≥3	≥40	≥2.40
	二等	≥60	≥10	≥1.50	≥3.00	≥2	≥30	≥2.00
	三等	≥50	≥8	≥1.00	≥2.50	≥1	≥20	≥1.50
2a生	一等	≥100	≥24	≥2.90	≥6.00	≥6	≥70	≥3.50
	二等	≥85	≥20	≥2.50	≥5.00	≥5	≥60	≥3.00
	三等	≥75	≥15	≥2.00	≥4.00	≥4	≥50	≥2.50
3a生	一等	≥130	≥35	≥4.00	≥9.00	≥9	≥100	≥6.00
	二等	≥115	≥30	≥3.50	≥8.00	≥8	≥90	≥5.00
	三等	≥105	≥25	≥3.00	≥7.00	≥7	≥80	≥4.00

4.2 栽植时间及密度

一年四季均可栽植，但一般在立冬后清明前进行。栽植时，应选阴天或雨后晴天进行。栽植的密度一般是栽种3000~9900株/hm²。平原肥沃土地为3000株/hm²，株行距1.8 m×1.8 m；土坡地为9900株/hm²，株行距1.0 m×1.0 m。

4.3 栽植方法

4.3.1 植苗栽植

栽植时，苗木根系要舒展，栽后压实，浇足水，上面再覆盖些松土，如天气干旱每隔5 d浇水一次，1个月后根据天气情况可少浇水或停止浇水。栽植嫁接苗时，注意将嫁接口露出土面。

4.3.2 插条栽植

选3a生健壮枝条，截成长30 cm左右、上有2~3个芽苞的插条，斜插土中，其中一个芽露出土面，随采随栽随插。

5 抚育管理

加强金银花的抚育管理，是增产增收的主要环

节。抚育管理一般包括中耕除草、施肥浇水、合理安排群体结构等。

5.1 中耕除草

栽植当年6—7月应及时松土除草一次。第2年，应松土除草3次，植株春季萌芽展叶时1次，6月和7—8月各1次。3 a后可适当减少中耕除草次数。

5.2 水肥管理

雨季及时排水，以免烂根。早春萌芽期间和初冬季节干旱时应适当浇水。追肥时每株施复合肥60~100 g，尿素30~50 g。每年追肥2次。每株施尿素50~60 g，复合肥100~120 g。也可结合或单独采用环沟法每株埋稻草2~2.5 kg。在春季植株发芽后及每茬花采收后，用质量浓度为2~3 g/L磷酸二铵水溶液进行叶面追肥。

5.3 打顶促梢

就是把金银花茎或分枝顶端部分摘掉，从母株(种栽)长出的主干(茎)留1~2节，2节以上用手摘掉；从主干长出的一级分枝留2~3节，3节以上摘掉；从一级

分枝长出的二级分枝留3~4节,4节以上摘掉;再从二级分枝上长出的花枝中,摘去勾状形嫩梢便可。

5.4 修枝整形

5.4.1 修枝方法

修枝即把干、枯、病、残枝条剪去。修剪时要先上后下,先内后外,先大枝后小枝。做到"五修五不修",即修病虫枯枝,不修嫩枝;修长枝,不修支枝;修高枝,不修低枝;修内枝,不修外枝;修密枝,不修稀枝。定型标准以外圆内空、中间空、四周低的伞状树墩为宜。对1~3 a生的幼龄花墩重点培养一、二、三级骨干枝,每株选留一级骨干枝10~12条。对成龄花墩每条三级骨干枝上留4~5条结花母枝,每墩留100~120条结花母枝。

5.4.2 修枝强度

依植株年龄和长势而定。幼年植株应以截为主,促发新枝。壮年植株应轻修,少疏多截;老年植株应重修,多疏多截。

5.4.3 修枝时间

休眠期修剪一般在12月到翌年的2月下旬进行,生长期修剪在每茬花采收后进行。休眠期可重修,生长期应轻修。

6 病虫害防治

采用"预防为主、综合防治"方法,力求少用化学农药。参照中国绿色食品发展中心制定的A级绿色食品生产中茶叶、蔬菜农药使用标准执行。并严格掌握用药量、用药时期,最后一次施药距采收间隔时间不得少于20 d。禁止使用国家明令禁止在食用农产品上使用的农药。

6.1 严禁使用的农药

严禁使用的农药包括剧毒、高毒、高残留或者具有三致(致癌、致畸、致突变)的农药(表4)。

6.2 部分有机合成化学农药的使用

如生产上允许生产基地有限度使用部分有机合成化学农药,应严格按照表5中规定的方法使用。有机合成农药在农产品中的残留应从严掌握,不得高于表5中规定的标准,最后一次施药距采收间隔时间不得少于表5中规定的时间。每种有机合成农药在一种作物的生长期内只允许使用一次。在使用混配有机合成化学农药的各种生物源农药时,混配的化学农药只允许选用表5中列出的品种。如需使用表5中未列出的农药新品种,须报经质量技术监督行政主管部门批准。

表4 绿色食品生产中禁止使用的农药种类

种类	农药名称	禁用作物	禁用原因
无机砷杀虫剂	砷酸钙、砷酸铅甲基胂酸锌、甲基胂酸铁	所有作物	高毒
无机锡杀菌剂	薯瘟锡(二苯基醋酸锡)、三苯氧化锡和毒菌锡	所有作物	剧毒、高残毒
氟制剂	氟化钙、氟化钠、氟乙酸钠、氟乙酸胺、氟铝、氟硅酸钠	所有作物	剧毒、高毒易产生药害
有机磷杀菌剂	稻瘟净、异稻瘟净	水稻	高毒
有机汞杀菌剂	氯化乙基汞(西力生)、醋酸苯汞(赛力散)	所有作物	剧毒、高残毒
有机氯杀虫剂	滴滴涕、六六六、林丹、甲氧、高残毒DDT、硫丹	所有农作物	高残毒
有机氯杀螨剂	三氟杀螨醇	蔬菜、果树、茶叶	工业品中含有一定数量的滴滴涕
卤代烷类熏蒸杀虫剂	二溴乙烷、环氧乙烷、二溴氯丙烷、溴甲烷	所有作物	致癌、致畸
阿维菌素	阿维菌素	蔬菜、果树	高毒
克螨特	克螨特	蔬菜、果树	慢性毒性
有机磷杀虫剂	甲拌磷、乙拌磷、久效磷、对硫磷、甲基对硫磷、甲胺磷、甲基异柳磷、治螟磷、氧化乐果、磷胺、地虫硫磷、灭克磷(益收宝)、水胺硫磷、氯唑磷、硫线磷、杀扑磷、特丁硫磷、克线丹、苯线磷、甲基硫环磷	所有作物	剧毒、高毒
有机砷杀菌剂	甲基胂酸锌(稻脚青)、甲基胂酸钙胂(稻宁)、甲基胂酸铵(田宁)、福美甲胂、福美胂	所有作物	高残留
有机锡杀菌剂	三苯基醋酸锡(薯瘟锡)、三苯基氯化锡、三苯基羟基锡(毒菌锡)	所有作物	高残留、慢性毒性
氨基甲酸酯杀虫剂	克百威、涕灭威、灭多威、丁硫克百威、丙硫克百威	所有作物	高毒
二甲基甲脒类杀虫杀螨剂	杀虫脒	所有作物	慢性毒性、致癌
拟除虫菊酯类杀虫剂	所有拟除虫菊酯类杀虫剂	水稻等水生作物	对水生生物毒性大
取代苯类杀虫杀菌剂	五氯硝基苯、稻瘟醇(五氯苯甲醇)	所有作物	致癌、高残留
2,4-D类化合物	除草剂或植物生长调节剂	所有作物	杂质致癌
植物生长调节剂	有机合成植物生长调节剂	蔬菜生长期	慢性毒性
二苯醚类除草剂	除草醚、草枯醚	所有作物	慢性毒性
除草剂	各类除草剂	蔬菜生长期	慢性毒性

表5　生产A级绿色食品可限性使用的化学农药种类、毒性分级、允许的最终残留限量、最后一次施药距采收间隔期及使用方法

农药名称	急性口服毒性	允许的最终残留量 /(mg/kg)	最后一次施药距采收间隔时间 /d	每次常用药用量 /(g/hm² 或 mL/hm²)	施药方法 /最多使用次数
敌敌畏	中等毒	0.1	10(蔬菜)	80%乳油1500~3000(稀释1000~500倍)	喷雾1次
乐果	中等毒	0.5	15(蔬菜)	40%乳油750~1500	喷雾1次
敌百虫	低毒	0.1	10(蔬菜)	90%固体1500(稀释100~500倍)	喷雾1次
杀螟硫磷	中等毒	0.2	15(茶叶)	50%乳油3000~4500	喷雾1次
马拉硫磷	低毒	0.1	15(茶叶)	50%乳油2250~4500	喷雾1次
辛硫磷	低毒	0.2	15(茶叶)	50%乳油3000~4500(稀释1000倍)	喷雾1次
抗蚜威	中等毒	0.5	10(叶菜)	50%可湿性粉剂150~450	喷雾1次
氯氰菊酯	中等毒	0.5	10(叶菜)	10%乳油300~450	喷雾1次
溴氰菊酯	中等毒	0.2	7(叶菜)	2.5%乳油300~600	喷雾1次
氰戊菊酯	中等毒	0.2	10(叶菜)	20%乳油225~600	喷雾1次
百菌清	低毒	1	30(蔬菜)	75%可湿性粉剂1500~3000	喷雾1次
甲霜灵	低毒	0.2	10(黄瓜)	50%可湿性粉剂(甲霜锰锌)1125~1800	喷雾1次
多菌灵	低毒	0.2	10(蔬菜)	25%可湿性粉剂(稀释500~1000倍)	喷雾1次
甲基托布津	低毒	0.2	30(茶叶)	50%乳剂1500~2250, 75%可湿性粉剂1250~2250	喷雾1次
二甲戊乐灵	低毒	0.2	叶菜移栽前土壤喷雾, 喷后耙匀	33%乳油1500~2250	喷雾1次

6.3 常见病虫防治

6.3.1 白粉病

症状主要是危害幼小花蕾，花蕾产生灰白色粉层，严重的花蕾变成紫黑色或脱落。其防治方法是在发病初期用三唑酮800~1000倍液喷施。

6.3.2 褐斑病

症状是危害叶片，夏季7—8月发病严重，发病后，叶片上病斑呈圆形或受叶脉所限呈三角形，潮湿时背面生有灰色雾状物。其防治方法是清除病枝病叶，减少病菌来源。加强栽培管理，增施有机肥料，增强抗病力。用1:1.5:200的波尔多液在发病初期喷施，每隔7~10 d喷1次，喷2~3次。

6.3.3 咖啡虎天牛

症状是以幼虫和成虫两种虫态越冬。越冬成虫于第2年4月中旬咬穿金银花枝干表皮，越冬幼虫于4月底至5月中旬化蛹，5月下旬羽化成虫，成虫交配后，产卵于粗枝干的叶下，卵孵化后，幼虫开始向木质部内蛀蚀，造成主干或主枝枯死，折断后蛀道内充满了虫屎。其防治方法是用食糖1份、醋5份、水4份、敌百虫0.01份制成糖醋液诱杀。7~8 d出现茎叶突然枯萎时清除枯枝，进行人工捕捉，在产卵盛期用50%辛磷酸乳油600倍液灭杀。

6.3.4 中华忍冬圆尾蚜

症状是叶片、嫩枝均被吸食，并引起叶片和花蕾卷曲，生长停止，产量锐减，质量下降，4—6月虫情较重，立夏后，特别是阴雨天蔓延更快，幼虫刺吸叶片卷缩发黄，金银花花蕾期被害，花蕾畸形；危害过程中分泌蜜露，导致煤烟病发生，影响叶片的光合作用。其防治方法是用40%乐果乳剂1000倍液或80%敌敌畏乳剂1000~1500倍液喷雾，每隔7~10 d 1次，连用2~3次，最后1次用药需在采摘金银花前10~15 d进行，以免农药残留而影响金银花质量。将枯枝、烂叶集中烧毁或埋掉，也能减轻虫害。饲养草蛉或七星瓢虫在田间施放，进行生物防治。

7 花蕾采收、干燥及包装

7.1 花蕾采收

采收时间在5—10月，当花蕾下部青绿，上部膨大，略呈乳白色，颜色鲜艳而有光泽时即大白期采收为宜，一般在上午采摘，采下的花应尽量少动，防止影响产品色泽。采摘下的花蕾要及时晒干或烘干，不要堆放发霉，以免影响金银花的产量和质量。

7.2 干燥及包装方法

晒干的方法是将采下的花蕾放在晒盘内，厚度以2~3 cm为宜，以当天晒干为原则。若当天晒不干，晚上搬回屋内勿翻动，次日再晒至全干。

金银花烘干采用低温真空除湿烘干工艺，选择立体仓库，配备通风控温装置。采摘的新鲜金银花花蕾，经输送机提升输送至风选机，除去金属杂质，经机械化挑选输送机挑选杂质后送入风筒烘干机，控制烘干温度、水分含量。烘干时要掌握烘干温度。不同时间段的烘干温度为：初烘温度为30~35℃，烘2 h后，温度可达40℃左右，经5~10 h后，鲜花排出水汽，室内应保持45~50℃，烘10 h后鲜花水分大部分蒸发排出；再把温度升高至55℃，烘12~20 h即可全部烘干。超

表6　金银花干制品的质量等级标准

等级	形状	颜色	气味	杂质含量
一等	花蕾呈棒状，肥壮，上粗下细，略弯曲	表面黄、白、青色	气清香，味甘微苦	开放花朵不超过5%；无嫩蕾、黑头、枝叶、杂质、虫蛀、霉变
二等	花蕾呈棒状，花蕾较瘦，上粗下细，略弯曲	表面黄、白、青色	气清香，味甘微苦	开放花朵不超过15%；黑头不超过3%；无枝叶、杂质、虫蛀、霉变
三等	花蕾呈棒状，上粗下细，略弯曲，花蕾较瘦小	外表面黄、白、青色	气清香，味甘微苦	开放花朵不超过25%；黑头不超过5%；枝叶不超过1%；无杂质、虫蛀、霉变
四等				花蕾或开放的花朵兼有；花蕾的大小不分，色泽不分，枝叶不超过3%；无杂质、虫蛀、霉变

过20 h花色变黑质量较差，以速干为佳。烘干比晒干容易控制，不受天气影响。最后经自动打包机打包，运至成品库。主要技术路线简图如下：

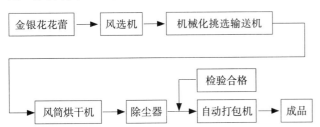

7.3 分级标准

金银花干制品有严格的分级标准，见表6。

参考文献　略

豫道地金银花化学指纹图谱研究

李建军[1]　　贾国伦[1]　　李军芳[1]　　范晗[1]　　梁建强[2]　　刘保彬[3]　　杨丽[4]

1.河南师范大学生命科学学院，河南省高校道地中药材保育及利用工程技术研究中心，河南新乡 453007；

2.新乡佐今明制药股份有限公司，河南新乡 453007；3.封丘县贾庄金银花种植专业合作社，新乡封丘 453311；

4.封丘县农村科技研究开发推广中心，新乡封丘 453341

[摘要]目的 建立河南道地金银花药材HPLC标准指纹图谱。方法 高效液相色谱法，色谱柱填充剂为十八烷基硅烷键合硅胶，检测波长265 nm，进样量10 μL，流动相A为乙腈和流动相B为1%的醋酸水溶液进行梯度洗脱，流速为0.8 mL/min。结果 该方法能够很好地分离河南道地金银花的各类成分；不同产地金银花药材指纹图谱相似度较好，建立了含有15个特征指纹峰的豫道地金银花标准指纹图谱；同时标定了绿原酸和木犀草苷的位置；HPLC标准指纹图谱具有良好的重现性和特征性。结论 本实验建立的金银花药材HPLC指纹图谱可用于对河南道地金银花药材的综合评价和质量控制。

[关键词]金银花；化学指纹图谱；HPLC

金银花为忍冬科植物忍冬（*Lonicera japonica* Thunb.）的干燥花蕾或带初开的花，具有清热解毒、凉散风热的功效。金银花具有抑菌、抗病毒、解热、抗炎、止血、保肝、抗氧化及免疫调节等作用。金银花的适应性很强，全国各省均有分布，其商品药材主

[基金项目]河南省重点科技攻关项目（112102310019);河南省教育厅自然科学研究计划项目（2011A180017）；新乡市重点科技攻关计划项目（ZG12009）。

要来源于栽培品种，河南和山东为金银花的道地产区，河南道地产区包括封丘和密县。

金银花具有多种药理作用是由于金银花复杂的化学成分决定的，2010年《中华人民共和国药典》规定的绿原酸和木犀草苷两种指标成分并不能完全代表金银花的质量和药效。目前，中药材的质量控制主要采用化学指纹图谱方法进行监控，有关金银花药材高效液相色谱指纹图谱法报道较多，向增旭

等以绿原酸为对照品，对道地（山东、河南）和非道地（江苏、重庆、四川、湖南）金银花药材进行了鉴别研究，结果道地药材出现18个共有峰，而非道地药材只有9个共有峰，表明HPLC指纹图谱能很好地区分道地和非道地金银花药材，说明HPLC指纹图谱有助于控制金银花药材的道地性。但关于河南道地产区金银花药材高效液相色谱指纹图谱还未见报道，因此，建立豫金银花道地产区标准化学指纹图谱，为金银花质量评价和控制提供科学依据有非常重要的意义。

1 实验准备

1.1 仪器与试剂

主要仪器：安捷伦1200高效液相色谱仪（安捷伦科技有限公司）；溶剂过滤器；超纯水器；超声波清洗器；粉碎机。

主要试剂：甲醇、乙腈为色谱纯，醋酸为分析纯，水为超纯水（新鲜制备），绿原酸标准品和木犀草苷标准品为色谱纯，购于中国药品生物制品检定所。

1.2 实验材料

选取河南主产区封丘和密县的金银花样品12个，样品的各项指标见表1。

表1　12个样品材料

编号	产地	颜色	花蕾长/cm	干燥方法
1	杜庄	黄绿色	2.5~3.3	烘干
2	齐庄	黄绿色	2.6~3.4	烘干
3	贾庄	黄绿色	2.7~3.4	烘干
4	司寨乡	绿色	2.2~3.1	微波烘干
5	小石桥	黄白色	2.4~3.2	烘干
6	大石桥	黄绿色	2.4~3.1	烘干
7	王庄	黄绿色	2.3~3.5	烘干
8	司庄乡	黄绿色	2.3~3.5	土炕烘干
9	何庄	黄绿色	2.2~3.3	烘干
10	密县主栽	黄白色	2.4~3.5	烘干
11	密县野生	黄白色	2.3~3.4	晒干
12	登封龙池	黄绿色	2.3~3.3	烘干

2 实验方法

2.1 色谱条件的确定

关于金银花中绿原酸测定的文献报道较多，检测波长多选择绿原酸的最大吸收波长327 nm左右，但是金银花中三萜类成分多在低波长处有较大的吸收峰。为了使指纹图谱较全面地反映金银花药材的内在质量，体现药材中多成分，同时又突出金银花药材中绿原酸类成分的特征，参考了李峰、刘艳娥等的方法，选取265 nm作为其指纹图谱的检测波长。并

通过比较筛选确定色谱柱填充剂为十八烷基硅烷键合硅胶，进样量10 μL，流速为0.8 mL/min，流动相A为乙腈，流动相B为1%的醋酸水溶液，按照表2进行梯度洗脱。

表2　梯度洗脱条件

z/min	流动相A/%	流动相B/%
0~10	5→10	95→90
10~45	10→18	90→82
45~55	18→28	82→72
55~70	28→100	72→0

2.2 标准品溶液的制备

精密称取适量木犀草苷与绿原酸标准品，加入50%甲醇溶液100 mL，制成含木犀草苷、绿原酸的混合标准品溶液。

2.3 金银花样品溶液的制备

将采集回的样品分别打碎成粉末，并过4号筛。各精密称取1g粉末，加入100 mL带塞锥形瓶中，再精密加入50 mL的50%甲醇，称定质量，记录数据。超声处理60 min。待冷却后称量并补重，摇匀后过滤，收集滤液，并做好标记。

2.4 方法学的相关考察

2.4.1 精密度的考察

精密称取3号样品金银花粉末1 g，按上述实验方法在高效液相色谱仪中连续进样6次，记录所得色谱图。对6次的色谱峰进行保留时间和峰面积的精密度考察，经分析RSD质量分数均小于3%，表明仪器的精密度良好。

2.4.2 稳定性的考察

精密称取3号样品金银花粉末1 g，按上述实验方法提取，分别于0 h、2 h、4 h、8 h、12 h、24 h进样，记录所得色谱图。分别测定各色谱图的色谱峰的保留时间和峰面积，经分析RSD值均小于3%，表明供试品在24 h内都是稳定的。

2.4.3 重复性的考察

精密称取同一样品5份金银花粉末各1 g，按上述方法制备金银花样品溶液，并按上述色谱条件进行HPLC，记录所得色谱图，并分析色谱峰的保留时间和峰面积，RSD值均小于3%，表明实验的重复性良好。

3 实验与分析

3.1 混合标准品指纹图谱

将标准品的混合溶液按照2.1确定的色谱条件分

析，确定绿原酸与木犀草苷的位置，见图1。混合标准品的HPLC图谱可以看出绿原酸和木犀草苷两种成分的出峰面积和时间，从而可以在标准指纹图谱中判断出这两种成分的位置，并通过这两个指纹峰判断各样品间的相似度。将12个样品溶液按照相同的色谱条件进行分析，得到HPLC图谱，采用《中药色谱指纹图谱相似度评价系统2004A版》进行匹配分析和相似度分析，得到豫金银花的HPLC匹配图谱，见图2。

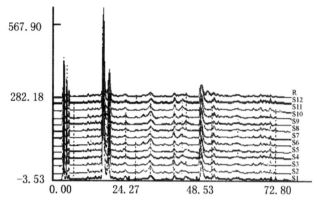

图2 河南道地产区12个金银花样品HPLC匹配分析图

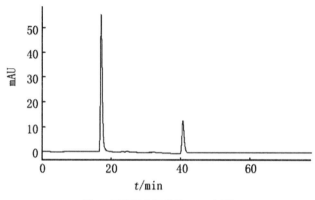

图1 两种混合标准品HPLC图谱

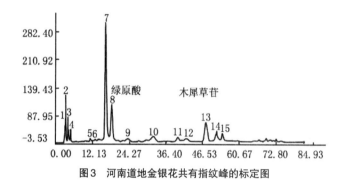

图3 河南道地金银花共有指纹峰的标定图

从12个金银花样品的指纹图谱匹配分析图可以看出各样品间的指纹峰相似度较好，但有些指纹峰只有少数几个样品具有，36~48 min的指纹峰较多且小，各样品间差异较大。

标定的河南道地金银花标准化学指纹图谱中含有15个共有指纹峰，且各指纹峰之间相似度较高、分离程度较好，见图3。由图3可知，其中7号峰为绿

原酸，11号峰为木犀草苷。所得金银花标准化学指纹图谱可作为河南道地金银花的质量判定标准。该方法能得到金银花药材所含组分的大量信息，其指纹谱能反映金银花药材的内在品质。

3.3 相似度的计算结果

根据《中药色谱指纹图谱相似度评价系统（2004A版科研类）》，对河南主产区的金银花样品进行分析比较并进行了色谱相似度的计算，结果见表3。

表3 12种金银花相似度计算结果

No.	S1	S2	S3	S4	S5	S6	S7	S8	S9	S10	S11	S12	R
S1	1	0.998	0.996	0.987	0.995	0.993	0.994	0.989	0.992	0.958	0.949	0.943	0.997
S2	0.998	1	0.995	0.982	0.997	0.991	0.987	0.992	0.993	0.956	0.951	0.959	0.994
S3	0.996	0.995	1	0.99	0.998	0.989	0.991	0.986	0.994	0.959	0.948	0.939	0.999
S4	0.987	0.982	0.99	1	0.992	0.985	0.991	0.979	0.986	0.945	0.944	0.928	0.993
S5	0.995	0.997	0.998	0.992	1	0.995	0.998	0.988	0.993	0.952	0.955	0.937	0.995
S6	0.993	0.991	0.989	0.985	0.995	1	0.996	0.995	0.997	0.947	0.949	0.951	0.998
S7	0.994	0.987	0.991	0.991	0.998	0.996	1	0.994	0.988	0.955	0.943	0.947	0.997
S8	0.989	0.992	0.986	0.979	0.988	0.995	0.994	1	0.985	0.956	0.955	0.95	0.99
S9	0.992	0.993	0.994	0.986	0.993	0.997	0.988	0.985	1	0.943	0.954	0.938	0.989
S10	0.958	0.956	0.959	0.945	0.952	0.947	0.955	0.956	0.943	1	0.988	0.992	0.978
S11	0.949	0.951	0.948	0.944	0.955	0.949	0.943	0.955	0.954	0.988	1	0.985	0.969
S12	0.943	0.959	0.939	0.928	0.937	0.951	0.947	0.95	0.938	0.992	0.985	1	0.981
R	0.997	0.994	0.999	0.993	0.995	0.998	0.997	0.99	0.989	0.978	0.969	0.981	1

由表3可知，S1~S9为封丘产区金银花样品，S10~S12为密县产区金银花样品。S1~S9封丘9个样品之间的相似度很高，S10~S12密县3个样品之间的相似度也很高，而密县产区和封丘产区的金银花相似度明显较低，地理位置较近的样品之间的相似度更高，这说明金银花的成分与其生理环境有关，虽然具有共有的指纹峰，但不同产区样品之间还存在一定的差异，也就形成了不同生态类型。

4 讨论与结论

中药指纹图谱是一种综合的、宏观的和可量化的鉴别手段，可用于鉴别中药材真伪、评价中药材质量。中药材经过适当处理并采用一定手段分析后，可得到能够标示这种中药材特性的共有峰图谱，该图谱专属性强：是该药材独有的、可区别于其他药材；稳定性好：经过多批次的归纳，共有峰或特征峰相对稳定；重现性好：在规定条件下，共有峰的数目、大小和位置等特征能够再现。

本实验采集道地产区封丘和密县栽培面积最大的大毛花12个样品，采用高效液相色谱法建立豫金银花的道地化学指纹图谱，并确定了15个相对峰面积较大的谱峰作为特征峰，获得了豫道地金银花共有指纹峰的标定图，可以对河南产区的金银花药材进行真伪辨别和质量控制。目前，石俊英等研究了山东道地药材金银花HPLC指纹图谱的测定方法，建立了山东金银花药材HPLC标准指纹图谱，获得了19个共有指纹峰。熊艳等通过建立金银花与山银花的HPLC指纹图谱，发现它们化学成分的相对含量有明显差异，说明HPLC指纹图谱可较全面地反映金银花与山银花间的差异。

参考文献　略

不同品系金银花质量评价

谭政委　　夏　伟　　许兰杰　　董　薇　　余永亮　　杨红旗　　芦海灵　　梁慧珍

河南省农业科学院芝麻研究中心, 河南郑州　450002

[摘要]**目的** 评价不同品系金银花药材质量。**方法** 采用HPLC和紫外分光光度法测定相同产地5个不同品系金银花药材成分绿原酸、芦丁、木犀草苷、异绿原酸A、异绿原酸C、木犀草素和总黄酮的含量，采用方差分析、相关性及主成分分析方法对5个品系金银花成分间的差异及相关性进行评价。**结果** 相关性分析中，绿原酸与木犀草苷，异绿原酸A与异绿原酸C、异绿原酸A和异绿原酸C与总黄酮均呈现显著正相关，相关系数分别为0.648、0.833、0.690和0.636；异绿原酸A和异绿原酸C与木犀草素，芦丁和木犀草素与总黄酮均呈显著负相关，其相关系数分别为−0.081、−0.688、−0.476和−0.595。主成分分析综合评价中豫金2号（YJE）金银花评分较高，其次为豫封3号（YFS）金银花，评分中排序最低的为由山东引种的北花1号（BHYH）金银花。**结论** 通过对5个品系金银花药材内在成分进行评价，为金银花药材质量的评价、指导金银花规范化种植及新品系的选育提供理论依据。

[关键词]金银花；内在成分；质量评价；主成分分析

金银花为传统大宗药材之一，主要来源于忍冬科植物忍冬（*Lonicera japonica* Thunb.）的干燥花蕾或带初开的花。忍冬史载于《肘后备急方》，首次以金银花入药记载于《救荒本草》。传统意义上金银花具有清热解毒、疏散风热等功效，主要应用于风热引起的感冒。现代研究表明，金银花主要含有挥发油类、黄酮类和有机酸类等成分，具有解热抗炎、抗菌、抗病毒、抗氧化、保肝利胆等作用。金银花主产于我国河南、山东、河北等地，且以河南产"密银花""封丘金银花"与山东产"济银花"较为道地。根据对金银花文献查阅可知，不同品系、不同产地金银花内在质量会有所不同。

长期以来金银花主要以人工栽培为主，品系的退化、病虫害的蔓延、产地的迁移、管理水平的

[基金项目] 现代农业产业技术体系建设专项（CARS – 21）；国家农业科研杰出人才及其创新团队"特种油料作物品质改良创新团队"（农财发〔2016〕45号）；河南省农业科学院科研发展专项基金项目（YNK201710601，YNK20177502）；2018年河南省农业科学院自主创新基金项目"红花种质资源收集、保存及评价"。

[作者简介] 谭政委（1983−），男，山东潍坊人，助理研究员，硕士，从事药用植物遗传改良研究。

[通讯作者]梁慧珍，研究员，博士，从事中药材遗传育种研究。

不规范，使得金银花品系退化、产量下降、质量降低。提高金银花的质量及产量成为迫切需要。笔者以河南省农业科学院现代农业研究开发基地(113°42′24″E，35°00′36″N)内不同品系金银花为研究对象，根据不同品系金银花内在活性成分及总黄酮为指标进行评价，优选优良品系金银花，为更好地发展利用、保护金银花种质资源及选育金银花新品系提供科学依据。

1 材料与方法

1.1 材料

1.1.1 试材

金银花采自河南省农业科学院现代农业研究开发基地，采用随机定株采样的方法，经河南省农业科学院梁慧珍研究员鉴定为忍冬科植物忍冬的干燥花蕾。样品信息见表1。

表1　样品信息

编号	名称	样品数量
FQJ	封丘大毛	5
YFS	豫封3号	5
YFY	豫封1号	5
YJE	豫金2号	5
BHYH	北花一号	4

注：北花一号由山东平邑引种栽培

1.1.2 试剂

对照品绿原酸(东京化成工业株式会社，批号EBWZE-MS，纯度>98.0%)；芦丁(国药集团化学试剂有限公司，批号20160725，纯度>95%)；木犀草苷和木犀草素(aladdin，批号分别为J1624002、H1617004，纯度>98%)；异绿原酸A和异绿原酸C(成都曼思特生物科技有限公司，批号分别为MUST-1703062、MUST-17021603，纯度分别大于98.82%、99.84%)；色谱级甲醇(J.T.Baker)；色谱乙腈(J.T.Baker)；色谱甲醇(天津四友化学有限公司)；无水乙醇(天津四友化学有限公司，分析纯)；无水三氯化铝(天津市风船化学试剂科技有限公司，分析纯)；亚硝酸钠(天津市大森化工产品销售有限公司，分析纯)；氢氧化钠(天津市华东试剂厂，分析纯)；纯净水为娃哈哈纯净水。

1.1.3 仪器

Agilent1260型高效液相色谱仪(美国安捷伦公司，包括二元泵，自动进样器，DAD紫外检测器)；美谱达UV-3200紫外分光光度计(上海美谱达仪器

有限公司)；KQ3200DE数控超声波清洗器(昆山市超声仪器有限公司)。

1.2 方法

1.2.1 HPLC法测定活性成分

1.2.1.1 色谱条件。色谱柱为Agilent ZORBAX Eclipse Plus C18柱(250 mm×4.6mm，5 pm)，流动相为乙腈(B)-0.3%磷酸水溶液(A)；梯度洗脱：0~11 min，90~82A；11~30 min，82~80 A；30~40 min，80A；40~50 min，80~75A；50~60 min，75~70A；体积流量1.0 mL/min，进样量10 pL，检测波长348 nm，柱温30℃。

1.2.1.2 混合对照品溶液制备。分别精密称取绿原酸、芦丁、木犀草苷、异绿原酸A、异绿原酸C和木犀草素对照品于10 mL棕色容量瓶中，用70%甲醇溶解并定容至刻度，得到各成分浓度分别为0.646、0.290、0.400、2.980、0.100、0.190 mg/mL的混合对照品溶液。

1.2.1.3 供试品溶液制备。将金银花样品用电热恒温鼓风干燥箱烘干，后将其粉碎、过筛后，称取样品粉末0.5 g于三角瓶中，加入25mL70%甲醇溶液，摇匀，超声处理(功率150W，频率40 kHz)40 min，摇匀过滤，得供试品溶液。

1.2.1.4 线性关系考察。精密量取适量混合标准品溶液，加70%甲醇分别稀释0、3、5、7、10、20倍，摇匀，分别按照"1.2.1.1"色谱条件依次进样，记录色谱峰面积。以峰面积为纵坐标(Y)、对照品质量浓度为横坐标(X)，绘制标准曲线，进行线性回归。

1.2.1.5 精密度试验。精密吸取混合标准品溶液，按"1.2.1.1"色谱条件将所得溶液经0.22 pm有机微孔滤膜过滤后，连续进样6次、每次10 pL进行测定，记录峰面积并进行计算。

1.2.1.6 重复性试验。精密称取同一批金银花样品6份，按"1.2.1.3"方法平行制备成6份供试样品溶液，按"1.2.1.1"色谱条件进样10pL进行测定，记录峰面积并计算各成分的含量，然后计算RSD值。

1.2.1.7 稳定性试验。精密称取一份金银花样品，按"1.2.1.3"方法制备供试样品溶液，按"1.2.1.1"色谱条件检测，分别于0、4、8、16、24、32h进样10 pL进行测定，并记录各成分峰面积，按照峰面积计算RSD。

1.2.1.8 加样回收率试验。精密称取已知6种成分含量的同一金银花样品6份，分别加入适量的6个成分标准品，并按照"1.2.1.3"方法制备供试样品溶液，按"1.2.1.1"色谱条件进样10 pL进行测定，记录峰面积并计算加样回收率。

1.2.2 紫外 - 可见分光光度计测定总黄酮

1.2.2.1 金银花提取液的制备。 精确称定金银花粉末（过 4 号筛）0.25 g，加入 50% 的乙醇 25 mL，50r 条件下超声（150W，40 kHz）浸提处理 35 min 后过滤，得到的澄清过滤液体即为金银花提取液。

1.2.2.2 总黄酮的测定及标准曲线的绘制。 以芦丁为标准样，用紫外分光光度计法测定金银花提取物的总黄酮含量，在 510 nm 波长处比色定量测定黄酮含量。具体步骤为：准确称取于 120℃ 干燥至恒重的芦丁 0.020 7 g，用甲醇定容至 100 mL，得浓度 0.207 mg/mL 的标准应用液。准确吸取标准应用液 0、0.5、1.0、1.5、2.0、2.5 mL 于 6 支具塞试管中，加 30% 乙醇至 5 mL 再加入 0.3 mL 5%NaNO$_2$ 溶液，摇匀放置 6 min；加入 0.3 mL 10%AlCl$_3$ 溶液，摇匀并放置 6 min 后加入 4 mL 1mol/LNaOH 溶液；加入 0.4 mL 水，摇匀放置 15 min；于 510 nm 波长处测定吸光度，绘制吸光度（y）–浓度（x）的标准曲线。

1.2.2.3 金银花黄酮样液的测定方法。 准确吸取 0.5 mL 提取液并依据 "1.2.2.2" 测定方法进行测定，同时以实际空白组做对照，于 510 nm 波长处测定其吸光度，具体计算参照樊琛等的总黄酮含量计算。

2 结果与分析

2.1 HPLC 方法学考察

2.1.1 线性关系考察

由表 2 可知，各对照品在各自质量浓度范围内线性关系良好。

2.1.2 精密度试验

按照 "1.2.1.5" 操作，计算得出绿原酸、芦丁、木犀草苷、异绿原酸 A、异绿原酸 C 和木犀草素相对应的 RSD 分别为 0.33%、0.58%、0.24%、0.15%、1.28%、0.26%，表明该方法精密度良好。

2.1.3 重复性试验

按照 "1.2.1.6" 操作，计算得出绿原酸、芦丁、木犀草苷、异绿原酸 A、异绿原酸 C 和木犀草素的 RSD 分别为 0.65%、0.261%、1.22%、0.47%、1.09% 和 2.03%，表明该测定方法的重复性良好。

2.1.4 稳定性试验

按照 "1.2.1.7" 操作，计算得出绿原酸、芦丁、木犀草苷、异绿原酸 A、异绿原酸 C 和木犀草素的峰面积的 RSD 值分别为 0.63%、2.91%、2.29%、0.70%、1.51% 和 2.83%，表明供试样品溶液在 32h 内稳定。

2.1.5 加样回收率试验

按照 "1.2.1.8" 操作，结果发现（表 3），绿原酸、芦丁、木犀草苷、异绿原酸 A、异绿原酸 C 和木犀草素的 RSD 值分别为 2.21%、2.53%、2.62%、2.76%、1.99% 和 2.45%。

2.2 总黄酮的标准曲线绘制

以吸光度为纵坐标、浓度为横坐标绘制标准曲线（图 1），得出回归方程 $y=11.564x+0.002\ 3$（$R^2=0.999\ 6$）。

2.3 不同品系金银花 6 种成分及总黄酮结果

对河南省农科院药用植物基地内不同品系金银花随机选取 5~10 株，选择开花期一致的金银花采样，并将其在 45℃ 烘干，打粉，过 4 号筛，依据 HPLC 方法及总黄酮检测方法对不同品系金银花 6 种成分及总黄酮进行测量，结果见表 4。

表 2 HPLC 测定 6 种活性成分标准品的回归方程、决定系数、线性范围

活性成分	回归方程	决定系数（R^2）	线性范围（mg/mL）
绿原酸	Y=3 949.3X+21.471	0.999 4	0.032 3 ~0.646 0
芦丁	Y=5 467.1X+0.028	0.999 9	0.014 5 ~0.290 0
木犀草苷	Y = 11 227X +4.480 1	0.999 9	0.02 ~0.40
异绿原酸 A	Y=1 804.5X+26.842	0.999 4	0.149 0 ~2.980 0
异绿原酸 C	Y=6 642.4X−0.339 2	0.999 7	0.005 ~0.100
木犀草素	Y =18 339X −19.605	0.999 3	0.002 7 ~0.063 3

表 3 6 种成分的加样回收率试验结果

活性成分	样品含量（mg）	添加量（mg）	测得量（mg）	回收率（%）	RSD（%）
绿原酸	4.32	4.51	8.75	86.85	2.21
芦丁	0.28	0.28	0.57	99.82	2.53
木犀草苷	0.15	0.15	0.30	99.23	2.62
异绿原酸 A	3.56	3.60	7.15	99.81	2.76
异绿原酸 C	0.32	0.35	0.66	98.05	1.99
木犀草素	0.12	0.12	0.23	89.28	2.45

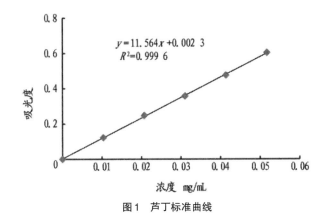

$y = 11.564x + 0.002\,3$
$R^2 = 0.999\,6$

图1　芦丁标准曲线

由表4可知，不同品系金银花所含化学成分有所差异，但就药典规定测定的绿原酸、木犀草苷而言，品系间差异无显著性；芦丁含量，YFY与其他品系间差异显著；异绿原酸A、异绿原酸C、木犀草素和总黄酮含量，品系间也存在一定的差异性。

2.4 金银花中6种成分、总黄酮间的相关性分析

金银花在代谢过程中，往往会存在一定的相关性，这也为金银花化学成分合成代谢及直观分析金银花提供可能性。由表5可知，金银花各化学成分间有一定的相关性，绿原酸与木犀草苷、异绿原酸A与异绿原酸C、异绿原酸A和异绿原酸C与总黄酮均呈极显著正相关，相关系数分别为0.648、0.883、0.690和0.636；芦丁与总黄酮含量呈显著负相关，相关系数为−0.476；异绿原酸A和异绿原酸C与木犀草素、木犀草素与总黄酮含量均呈现极显著负相关，相关系数分别为−0.810、−0.688和−0.595。

表4　不同品系金银花内在成分含量结果 (n = 5)

编号	绿原酸（mg）	芦丁（mg）	木犀草苷（mg）	异绿原酸A（mg）	异绿原酸C（mg）	木犀草素（mg）	总黄酮（mg/mL）
FQJ	13.002 9 ± 1.156 7 a	0.452 6 ± 0.038 5 b	0.463 3 ± 0.068 3 a	22.372 9 ± 2.209 9 a	1.382 6 ± 0.121 7 ab	0.009 8 3 ± 0.008 0 b	0.635 9 ± 0.031 3 abc
YFS	12.458 8 ± 1.083 3 a	0.654 1 ± 0.080 7 a	0.542 4 ± 0.075 4 a	19.362 1 ± 4.413 0 ab	1.357 9 ± 0.238 2 ab	0.105 3 ± 0.026 1 b	0.609 8 ± 0.031 4 bc
YFY	12.211 8 ± 2.662 9 a	0.589 0 ± 0.005 1 c	0.475 9 ± 0.065 3 a	18.235 5 ± 3.415 4 ab	1.127 4 ± 0.226 7 b	0.096 4 ± 0.007 4 b	0.669 7 ± 0.049 6 a
YJE	12.745 4 ± 3.403 6 a	0.584 0 ± 0.071 0 a	0.471 3 ± 0.106 1 a	15.289 3 ± 6.378 9 b	1.177 4 ± 0.358 7 b	0.150 7 ± 0.056 4 a	0.601 8 ± 0.060 7 c
BHYH	10.634 4 ± 0.851 8 a	0.477 2 ± 0.055 3 b	0.460 3 ± 0.048 6 a	20.265 6 ± 1.804 4 ab	1.500 0 ± 0.178 4 a	0.092 9 ± 0.007 3 b	0.652 5 ± 0.054 0 ab

注：同列不同小写字母代表差异显著（P <0.05）

表5　金银花化学成分相关性分析

活性成分	绿原酸	芦丁	木犀草苷	异绿原酸A	异绿原酸C	木犀草素	总黄酮
绿原酸	1.000						
芦丁	0.131	1.000					
木犀草苷	0.648**	0.313	1.000				
异绿原酸A	0.070	−0.103	0.053	1.000			
异绿原酸C	0.112	0.191	0.194	0.883**	1.000		
木犀草素	0.103	0.327	−0.077	−0.810**	−0.688**	1.000	
总黄酮	0.312	−0.476*	0.191	0.690**	0.636**	−0.595**	1.000

注：** 为在0.01水平（双侧）上显著相关；* 为在0.05水平（双侧）上显著相关

2.5 不同品系金银花主成分分析

计算相关系数的特征值和方差贡献率，第1、2、3主成分的累计方差贡献率为89.565%，所以选取3个主成分进行评价即可，它代表了不同品系金银花所测指标89.565%的信息量。

根据各成分含量（Z）和主成分计算公式可以得到线性组合如下：

成分1得分：$F_1 = 0.340\,8 \times Z$（绿原酸）$+ 0.299\,7 \times Z$（芦丁）$+ 0.207\,3 \times Z$（木犀草苷）$- 0.408\,4 \times Z$（异绿原酸A）$- 0.271\,5 \times Z$（异绿原酸C）$+ 0.514\,8 \times Z$（木犀草素）$- 0.495\,7 \times Z$（总黄酮）。

成分2得分：$F_2 = -0.115\,4 \times Z$（绿原酸）$+ 0.569\,2 \times Z$（芦丁）$+ 0.310\,0 \times Z$（木犀草苷）$+ 0.330\,1 \times Z$（异绿原酸A）$+ 0.581\,1 \times Z$（异绿原酸C）$- 0.123\,0 \times Z$（木犀草素）$- 0.323\,2 \times Z$（总黄酮）。

成分3得分：$F_3 = 0.602\,7 \times Z$（绿原酸）$- 0.199\,3 \times Z$（芦丁）$+ 0.561\,7 \times Z$（木犀草苷）$+ 0.339\,9 \times Z$（异绿原酸A）$- 0.233\,5 \times Z$（异绿原酸C）$- 0.334\,1 \times Z$（木犀草素）$+ 0.028\,3 \times Z$（总黄酮）。

综合得分：$F = 0.45F_1 + 0.30F_2 + 0.15F_3$。

根据主成分得分公式可得出不同处理条件下主成分得分及综合排序，见表6。

表6　主成分得分及综合得分排序

编号	F_1	F_2	F_3	F	综合排序
FQJ	-0.704 2	-0.052 1	-0.485 5	-0.405 3	3
YFS	0.945 1	1.058 1	1.366 7	0.947 7	2
YFY	-0.980 5	-0.857 8	-1.188 3	-0.876 8	4
YJE	2.611 0	0.159 9	0.473 5	1.293 9	1
BHYH	-1.871 4	-0.308 1	-0.166 3	-0.959 5	5

3 讨论

由 HPLC 与紫外分光光度法测定同一产地 5 个品系金银花结果可知，5 个品系金银花所含化学成分各有差异，绿原酸与木犀草苷间含量虽有差异，但差异不显著，而其他 4 种成分及总黄酮含量，不同品系金银花存在差异且差异显著，说明绿原酸与木犀草苷含量在这 5 个品系间具有一定的一致性，其他成分的差异表明品系间的差异。

各成分间相关性分析结果可知，不同成分间均呈现一定的相关，其中绿原酸与木犀草苷、异绿原酸 A 与异绿原酸 C、异绿原酸 A 和异绿原酸 C 与总黄酮在这 5 个品系金银花中呈现显著正相关，相关系数分别为 0.648、0.833、0.690 和 0.636；异绿原酸 A 和异绿原酸 C 与木犀草素、芦丁和木犀草素与总黄酮在 5 个品系金银花中均呈显著负相关，其相关系数分别为 -0.081、-0.688、-0.476 和 -0.595。由以上结果可以表明，在评价这 5 种品系金银花时，绿原酸可以在一定程度上代表木犀草苷，异绿原酸 A 在一定程度上反映出异绿原酸 C、总黄酮与木犀草素的含量；另利用芦丁与木犀草素指标成分在一定程度上可以预测这 5 个品系金银花总黄酮含量。5 个品系金银花内在成分相关性分析结果亦说明金银花 7 个成分代谢存在一定的相互依存、相互促进或抑制的关系。

由 5 个品系金银花内在成分对其进行主成分分析，结果显示，综合评价中豫金 2 号金银花评价最高，其次为豫封 3 号金银花，评价中排序最低的为由山东引种的北花一号金银花。由主成分结果可知，金银花内在质量存在差异，这可能与其品种的特异性及地理气候的影响有关，这为今后各地区引种金银花适宜性评价提供了很好的试验证据。

该试验通过对 5 个品系金银花进行方差分析、相关性分析可知，5 个品系金银花所含成分均有所差异，且各成分间存在一定的相关性；通过主成分分析对 5 个品种金银花综合评价，说明各品系金银花之间存在一定差异。综上所述，通过对 5 个品系金银花药材内在成分及品系进行评价，为金银花药材质量的评价、指导金银花规范化种植及新品系的选育提供理论依据。

参考文献　略

道地与非道地产区金银花质量的比较

张重义[1, 2]　　李　萍[1]　　李会军[1]　　许小方[1]　　陈　君[1]　　刘永锁[1]　　赵慧娜[2]

1.中国药科大学，江苏南京　210038；2.河南农业大学，河南郑州　450002

[摘要] **目的** 比较不同产地中药材金银花的质量。**方法** 用 CP-AES 测定药材中微量元素含量，UV 测定绿原酸、总黄酮含量，HPLC 测定环烯醚萜苷、常青藤皂苷元、齐墩果酸的含量，并用 SAS 统计分析系统进行聚类分析。**结果** 道地药材中铬、铅含量低，其主要化学成分绿原酸含量较高，而且总黄酮、环烯醚萜苷、常青藤皂苷元、齐墩果酸等含量均高于非道地产区。**结论** 道地产区金银花质量优于非道地产区，现代分析结果与传统分类相同。

[关键词] 金银花；道地性；化学成分；聚类分析

[基金项目] 国家自然科学基金重点资助项目（39730500）；河南省自然科学基金资助项目（0411044300）。

[通讯作者] 李萍，Email：lipingli@public.ptt.js.cn。

我国金银花资源丰富，优势种及大面积栽培的主要是忍冬科植物忍冬 *Lonicera japonica* Thunb.。全国广泛分布，传统上以河南新密、封丘，山东平邑、费县等地为道地产区。现代药理实验证明，忍冬

L.japonica 花蕾的功效明显优于其他种，道地产区金银花药材的功效优于其他产区。前人对不同产地中药材金银花的化学成分分析多为绿原酸、黄酮类等某一类成分的研究与含量测定，并未对几种主要活性成分进行系统比较。本研究对不同生态环境，道地产区与非道地产区药材金银花的主要化学成分、微量元素进行了定量分析比较，并以分析数据为指标，用数量分类法对金银花的质量进行评价。

1 材料

2002 年度，分别在河南封丘司庄乡、新密（市）牛店镇、山东平邑流峪镇取第一茬花，在江苏南京市清凉山、云南昆明市中国科学院植物研究所、广西桂林市广西植物研究所取样，分别经河南农业大学王遂义教授、中国科学院昆明植物研究所杨仕雄研究员、广西植物研究所李光照研究员鉴定，金银花药材均为忍冬科植物忍冬 *L.japonica* 的花蕾。

2 方法与结果

2.1 微量元素含量分析

2.1.1 仪器及工作条件

用 JARREL-ASH1100（MARK Ⅲ）电感耦合等离子体光电直读光谱仪分别对金银花土壤样品和药材样品进行微量元素全分析。其工作室规定条件为：机房温度 20 ℃；机房湿度 <50%；正向功率 1 kW；反射功率 <5 W。

2.1.2 CP-AES 测定微量元素含量测定

取药材 50 g 用去离子水快速淋洗 3 次，于 60 ℃ 烘箱烘干，用玛瑙乳钵研成粉末状。准确称取 0.5 g 样品，电热板上硝化 2 h，滴加几滴 H_2O_2，挥发掉过量硝酸。于 500 ℃ 灰化 3 h，冷却。加 10 mL 盐酸（6 mol/L）溶解灰分。转入 50 mL 量瓶中定容。取 10 mL 于刻度试管中，备用。应用电感耦合等离子体光电直读光谱仪进行元素分析，结果见表 1。

表 1　不同产地金银花药材中微量元素含量（μg/g）

产地	Ba	Co	Cr	Cu	Mn	Ni	P	Pb	Sr	Ti	Zn	K	Na	Al	Fe	Mg	Ca
河南封丘	11.8	0.15	0.95	13.50	27.9	1.8	2 640	0.31	34.90	7.90	13.00	22 720	14.40	211.0	476.0	2 520	2 850
河南新密	10.8	0.25	0.63	15.30	32.5	2.0	4 010	0.33	11.10	3.50	20.80	22 580	0.30	146.0	290.0	2 530	4 550
山东平邑	22.3	0.23	0.96	14.70	52.5	8.1	3 690	0.23	24.70	4.90	22.60	22 260	0.30	65.6	286.0	2 760	3 800
江苏南京	9.6	0.21	2.10	16.80	61.4	6.2	3 460	0.52	12.30	5.20	25.90	33 300	2.20	81.9	364.0	2 830	4 200
云南昆明	28.7	0.38	7.70	20.47	52.5	5.2	3 041	1.05	25.05	29.47	30.71	29 168	41.48	352.8	274.2	2 770	6 716
广西桂林	11.1	0.31	7.48	12.54	78.8	2.5	3 702	1.31	6.61	7.89	30.93	31 392	51.56	236.0	138.0	3 662	6 572

2.2 绿原酸和黄酮含量分析

2.2.1 仪器与试剂

UV-2501 紫外分光光度仪（日本岛津制作所），绿原酸对照品（美国 SIGMA 公司制），忍冬苷（Lonicerin）为自提，经 IR、MS、'H-NMR、13C-NMR 鉴定，HPLC 检查纯度 ≥ 99.0%，其他试剂均为分析纯。

2.2.2 UV 测定 绿原酸含量测定

结果见表 2。

2.2.3 UV 测定总黄酮含量

结果见表 2。

2.3 环烯醚萜苷、常春藤皂苷元、齐墩果酸含量测定

2.3.1 仪器、试剂与对照品

LC-6A 泵（日本岛津公司）；Alltech ELSD2000 检测器（美国 Alltech 公司）；HP Chem station 色谱工作站（美国惠普公司）。甲醇、乙腈为色谱纯；其余试剂均为分析纯。常春藤皂苷元由中国药科大学天然药物化学教研室叶文才教授提供，5 种环烯醚萜苷 7-epi-loganin, sweroside, loganin, 7-ep i-voge loside 及 secoxyloganin 均从忍冬花蕾中分离得到，齐墩果酸由生药教研室李会军博士提供，结构经测定 IR、UV、ID、2D- NMR 数据及与文献对比确证，在本实验色谱条件下面积归一化法测定纯度 ≥98.5%。

2.3.2 HPLC 测定常春藤皂苷元、齐墩果酸含量

结果见表 2。

2.3.3 HPLC 测定环烯醚萜苷含量的测定

按参考文献 [6] 方法测定，结果见表 2。

2.4 聚类分析

如图 1 所示，以 6 个不同产地金银花药材为分类单位，以绿原酸、总黄酮、环烯醚萜苷、常春藤皂苷元、齐墩果酸、微量元素共 26 项试验数据指标为分类特征，对其进行聚类分析。聚类分析中，以范围标度化法进行数据的预处理，计算样本间的欧氏距离（相似系数的计算基于标准化矩阵，聚类统计量为标准化欧氏距离系数），聚类运算分别采用最短距离法、中心距离法等，做出相应的聚类树系图，其结果完全一致。

表2　不同产地金银花中几种化学成分含量

产地	绿原酸 /%	总黄酮 /%	常春藤皂苷元 /mg·g⁻¹	齐墩果酸 /mg·g⁻¹	7-epi-bagnin /mg·g⁻¹	sweroside /mg·g⁻¹	loganin /mg·g⁻¹	7-epi-vogeloside /mg·g⁻¹	secoxyloganin /mg·g⁻¹
河南封丘	6.01	2.14	8.96	2.52	2.64	2.82	痕量	3.88	3.31
河南新密	6.81	2.24	6.41	2.04	2.23	3.78	–	4.37	3.04
山东平邑	5.68	1.75	6.03	痕量	2.36	4.25	0.657	3.21	3.56
江苏南京	2.99	0.65	5.31	–	–	–	–	–	–
云南昆明	6.69	1.59	7.25	痕量	–	–	–	–	1.39
广西桂林	4.10	0.18	6.12	痕量	1.13	–	–	–	痕量

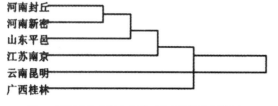

图1　不同产地金银花化学成分的聚类分析结果

3 讨论

中药中微量元素的选择性富集和微量元素的络合物对疾病部位特异亲合的药理作用已证实，分析药材微量元素的含量与富集状况，对研究道地药材形成具有重要意义。6个产地金银花中微量元素含量之间的差异比较明显，但由于土壤（地质）的不均衡分布导致某种元素的变异较大，就平均数比较，道地药材中锶（Sr）和铁（Fe）的含量分别是非道地药材的2.4、1.36倍。非道地药材铬（Cr）和铅（Pb）的含量明显高于道地产区，T检验达显著水平，道地药材金银花中锶和铁的含量高（与非道地产区的药材中的平均数比较），铬和铅的含量低，可作其标识特征之一。较低的铬和铅，表明道地药材的安全性好，说明传统上道地药材产区形成有其一定的科学道理。

由于绿原酸具有一定的抑菌抗炎作用，在金银花类药材中含量较高，为其主要成分之一。因此迄今为止，包括《中华人民共和国药典》2005年版在内，评价金银花的质量仍以绿原酸的含量为指标之一。但是，金银花中所含化学成分复杂，除绿原酸等有机酸外，还含有挥发油类、黄酮类、环烯醚萜苷类、三萜皂苷类等成分；金银花的药理作用也较广泛，除了具有解热抗炎、抗菌抗病毒等作用外，还具有保肝利胆、抗氧化、抗生育、止血等多种生理活性，绿原酸并不能代表金银花的全部药效。另外，绿原酸为植物中广布成分，其作为质量控制指标，专属性并不高，因此2005年版药典增补以绿原酸和木犀草素为其质量指标成分。化学成分分析结果表明，道地药材中环烯醚萜苷、常春藤皂苷元、齐墩果酸、绿原酸、总黄酮等主要有效成分的含量均高于非道地产区，本研究为金银花道地药材形成及质量指标控制研究，提供了科学依据。同时从表2中看到，非道地产区云南昆明的金银花绿原酸含量高于道地产区，这与该地区地处高海拔区、紫外线辐射的增强有利于酚类化合物的合成有关。这与本研究组在山东日照地区取样分析结果类似，日照市地处沿海，空气中尘埃较少，紫外线相对较强，金银花绿原酸含量较高，但历史上大面积种植区却在山东的平邑、费县等地，说明金银花道地产区的划分是有其科学道理的，它是一种生态区划，而不是行政区划。因此，在金银花的生产中，一定要在深入研究忍冬植物生长的生态环境基础上进行GAP基地选择。另外，研究各种有效成分的协同作用，运用多指标综合评判，制订标准化操作规程（SOP）。

聚类分析结果显示，道地产区药材金银花分为两类，河南封丘、新密（密县）为一类，山东平邑为一类，这与传统上将河南金银花称"南银花"、山东的称之为"东银花"相符。本课题组通过生产调查，发现尽管河南新密（密县）种植在山区，封丘在黄淮海平原，地理位置不同，但两地的GBS系统，气候特征，气象条件比较接近，人工栽培管理（SOP）基本相同，化学分析结果显示内含成分差别较小，聚类分析结果为本研究结论提供了有力的证据。山东平邑、费县等"东银花"产区，是我国种植面积最大的地区，尽管丘陵地带略与河南新密地形相似，但山东多种在山冈梯田的"地唇"，种植多"栽墩"，与新密的不同，管理亦不尽相同，而且两地干燥方法不同，"东银花"多晒干。但化学成分及其含量与河南产金银花较相近，传统上统称道地药材，作者的研究分析结果与生产实际一致。

参考文献　略

忍冬种质资源叶色素与光合特性分析

李建军[1]　　任美玲[1]　　王　君[1]　　刘保彬[2]　　张光田[3]

1.河南师范大学生命科学学院 绿色药材生物技术河南省工程实验室, 河南新乡　453007;

2.封丘贾庄金银花种植专业合作社, 河南封丘　453312; 3.泰瑞药业有限公司, 山东平邑　273300

[摘要]采用分光光度计和LI-6400XT光合仪对忍冬资源圃中不同种质资源叶片叶绿素、花青素含量与光合特性进行测定, 并进行不同种质资源叶绿素、花青素含量与光合特性比较分析, 结果表明:1、2、4、8、17号忍冬叶绿素含量较高, 分别为3.70、3.65、3.04、3.07、3.52 mg/g, 16号淡红忍冬最低, 为1.49 mg/g;8、9号红白忍冬花青素含量较高, 分别为1.113和1.360 mg/g, 16号淡红忍冬为0.496 mg/g, 介于忍冬和红白忍冬之间, 忍冬类偏低, 在0.030~0.248 mg/g;1、2、3、8、10号忍冬光合速率较高, 分别为6.63、5.72、5.41、5.41、5.00 μmol•m²•s⁻¹;光合速率与叶绿素含量呈极显著正相关, 花青素相对浓度影响光合速率, 光合速率与气孔导度和蒸腾速率正相关, 与胞间CO_2浓度显著负相关。由此可知:1、2、3号忍冬资源叶绿素含量较高, 光合速率也较高, 花青素含量适中;8号较9号叶绿素含量高, 光合速率也高, 花青素含量较低;1、2、3、8号为优质忍冬种质资源, 可在生产中推广种植。

[关键词]忍冬;种质资源;叶绿素;花青素;光合速率

金银花为忍冬科植物忍冬 *Lonicera japonica* Thunb.的干燥花蕾或带初开的花, 有清热解毒、凉散风热的功效。忍冬植物的适应性很强, 除黑龙江、内蒙古、青海、宁夏、新疆、西藏和海南等省(区)无自然生长外, 全国各省(区、市)均有分布。由于不同的生态环境和长期的人工选择形成了不同的生态类型和不同的种质资源, 其商品药材主要来源于栽培品种, 以河南的"密银花"或"南银花"和山东的"济银花"或"东银花"产量最高, 品质也最佳。

本研究团队收集河南、山东等道地主产区的不同忍冬种质并在道地产区封丘建立了忍冬资源圃。叶子是忍冬的营养器官, 也是忍冬植物进行光合作用的最主要场所, 忍冬的生长、发育及产量品质的形成最终取决于植株个体与群体的光合作用。影响忍冬光合速率的主要因子有叶绿素含量、光合有效辐射、气孔导度、蒸腾速率、胞间CO_2浓度等, 花青素也与植物光合速率有着密切的关系。本研究比较不同忍冬种质叶绿素、花青素含量与光合特性差异, 并分析叶绿素、花青素含量与光合速率及光合特性指标间的相关性, 为忍冬种质资源评价及新品种选育提供理论依据。

1 材料与方法

1.1 实验材料

忍冬叶片于2015年7月24日采自河南省封丘

[基金项目]国家自然科学基金面上项目(31270225);中医药公共卫生专项(财社[2011]76号);中医药行业科研专项(201207002);河南省重点科技攻关项目(152102210288)。

县(乡、镇)科技局中药材忍冬种质资源圃中, 样品由河南师范大学李发启副教授鉴定, 1、2、3、4、5、6、10、11、12、13、14、17号种质 为忍冬(*Lonicera japonica* Thunb.);8、9号种质为红白忍冬(*Lonicera japonic* Thunb.var.*chinensis*(Wats.)Bak.), 16号种质为淡红忍冬(*Lonicera acuminata* Wall.)。

1.2 实验仪器与试剂

UV-1800紫外-可见分光光度计(北京锐利分析仪器有限公司);FA2204B型电子天平(上海菁海仪器有限公司);LF6400XT便携式光合仪(美国LI-COR公司)。

丙酮、无水乙醇、0.1 mol/L.HCl等均为分析纯。

1.3 叶绿素含量的测定

分别取不同忍冬种质资源2015年新发枝条上三青期花蕾位叶片, 每种选10株, 每株选5个叶片, 洗净, 擦干, 去掉主脉, 剪碎, 混合均匀。每个种质资源准确称取0.2g, 称取3份, 放入25mL棕色容量瓶中, 加入25 mL丙酮-乙醇(体积比1:1)混合提取液。将容量瓶置于40℃恒温箱中浸提24 h, 冷却至室温, 再次加提取液至容量瓶刻度处, 摇匀后过滤即得叶绿素测定用溶液。以提取试剂空白为对照, 测定提取液在663 nm和645 nm波长下的吸光度值, 利用Arnon公式(叶绿素a浓度(mg/L):$C_a=12.7A_{663nm}-2.69A_{645nm}$;叶绿素b浓度(mg/L):$C_b=22.9A_{645nm}-4.68A_{663nm}$;叶绿素总浓度(mg/L):$C_{a+b}=C_a+C_b$)计算总叶绿素的浓度, 并换算成每克鲜叶片叶绿素含量(mg/g)。

1.4 花青素含量的测定

取不同忍冬种质资源2015年新发枝条上三青期

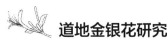

花蕾位叶片，每种选10株，每株选5个叶片，洗净，擦干，去其主脉，剪碎约0.3 cm²，混合均匀。称取材料0.1 g，称取3份，加入10mL 0.1 mol/L HCl于烧杯中，杯口用称量纸盖紧，置于32℃恒温箱中，浸提4 h以上，过滤，滤液即为花青素提取液。以提取试剂空白为对照，测定花青素提取液在波长530nm处的吸光度值。当吸光度值为0.1时的花青素浓度称为1个单位（即将读取的吸光度值乘上10，用以代表花青素的相对浓度单位）。

1.5 光合特性的测定

试验于2015年7月24日9:00-11:00进行，晴天，采用LI-6400XT便携式光合仪测定15种忍冬种质的光合特性。使用标准叶室，控制样本室内气流速率500 μmol/s，参比室CO_2体积分数$400 × 10^{-6}$，控制温度为起始时的外界环境温度。在控制条件下，设定光合有效辐射（PAR)为1000 μmol/（m·s），当CO_2体积分数稳定至$±0.5 × 10^{-6}$时，测定忍冬植株新发枝条三青期位叶的净光合速率、气孔导度、蒸腾速率和胞间CO_2浓度，每个种质选取10株，每株测三青期花蕾位叶片3片，分别取平均值。

2 结果与分析

2.1 叶绿素与花青素含量测定结果

根据1.3和1.4方法测定忍冬种质资源叶绿素含量与花青素相对浓度，结果见表1。

由表1可知，不同种质资源忍冬的叶绿素含量为1.49~3.70 mg/g，忍冬中1、2、4、17号叶绿素含量较高，忍冬变种8号高于9号，16号云南淡红忍冬最低。

表1 忍冬种质资源叶绿素与花青素含量测定结果

编号	不同种质资源	叶绿素含量/（mg/g鲜叶质量）	花青素含量/（mg/g鲜叶质量）
1	封丘大毛花	3.70±0.02aA[1]	0.189±0.028bB
2	鲁峰王	3.65±0.05aAB	0.224±0.006bB
3	九丰一号	2.63±0.07fgFG	0.230±0.016bB
4	大毛针	3.04±0.02cC	0.140±0.029bB
5	羊角大毛花	2.77±0.04deDE	0.030±0.014bB
6	鸡爪花	2.56±0.02ghG	0.248±0.014bB
8	封丘红银花	3.07±0.01cC	1.113±0.085aA
9	亚特红蕾一号	2.81±0.09deDE	1.360±0.148aA
10	亚特金银花	2.85±0.01dD	0.135±0.006bB
11	山东线花	2.86±0.01dD	0.150±0.015bB
12	密县线花	2.60±0.02ghFG	0.150±0.014bB
13	密县野生大毛花	2.52±0.04hG	0.145±0.006bB
14	密县大毛花	2.71±0.10efEF	0.100±0.000bB
16	云南淡红忍冬	1.49±0.00iH	0.496±0.090bB
17	泰瑞1号	3.52±0.03bB	0.151±0.000bB

注：1大、小写字母分别表示差异达0.01和0.05显著水平

花青素含量为0.030~1.360 mg/g，其中忍冬变种9号与8号花青素相对浓度最高，16号云南淡红忍冬次之，忍冬中5号羊角花最低。忍冬变种9号与8号植株枝条、叶片与花蕾均呈现紫红色，花青素含量比其他种质高1个数量级，与其外在颜色性状相符；16号淡红忍冬叶片与花蕾均呈现淡红色，花青素相对浓度低于9号和8号，明显高于其他种质，与其外在颜色性状相符。

2.2 光合特性指标测定结果及相关性分析

根据1.5方法测定的忍冬种质光合特性指标结果见表2。

表2 忍冬种质资源光合特性指标测定结果

编号	种质资源	光合速率（μmol·m⁻²·s⁻¹）	气孔导度 –(mol H_2O·m⁻²·s⁻¹)	蒸腾速率（mmolH_2O·m⁻²·s⁻¹）	胞间CO_2体积分数（10^{-6}）
1	封丘大毛花	6.63±0.19aA[1]	0.198±0.004abcAB	4.89±0.02deBC	318.04±0.81jG
2	鲁峰王	5.72±0.44abAB	0.246±0.012abA	6.02±0.04abcdAB	334.55±5.70defghBCDEF
3	九丰一号	5.41±1.67abAB	0.229±0.003abcA	6.04±0.12abcdAB	334.19±4.10efghBCDEF
4	大毛针	4.93±0.96bcAB	0.232±0.022abcA	6.17±0.41abedAB	338.88±4.60bedefABCDE
5	羊角大毛花	4.72±1.29bcABC	0.244±0.075abcA	6.38±1.39abedAB	341.67±0.31abcdeABCD
6	鸡爪花	4.07±0.08bcdBC	0.249±0.040abA	6.70±0.62abcAB	347.08±5.54abAB
8	封丘红银花	5.41±0.54abAB	0.215±0.038abcAB	6.04±0.80abcdAB	331.81±7.96fghiCDEF
9	亚特红蕾一号	4.90±0.82bcAB	0.188±0.019bcdAB	5.55±0.23bedABC	330.36±3.51fghiDEFG
10	亚特金银花	5.00±0.12abcAB	0.242±0.031abcA	6.83±0.66abAB	337.74±3.10cdefgABCDE
11	山东线花	4.60±0.03beABC	0.177±0.020bcdAB	5.45±0.47bcdABC	329.11±5.31ghiDEFG
12	密县线花	4.65±0.48bcABC	0.267±0.015aA	7.21±0.35aA	343.65±2.00abcdABC
13	密县野生大毛花	3.44±0.02cdBC	0.202±0.018abcAB	5.85±0.40abcdABC	346.07±2.74abcdAB
14	密县大毛花	4.89±1.47bcABC	0.186±0.082abcAB	5.34±1.87bcdABC	328.24±4.27hiEFG
16	云南淡红忍冬	2.56±0.29dC	0.168±0.044cdAB	5.17±1.10cdeABC	349.50±3.13aA
17	泰瑞1号	3.49±0.42cdBC	0.111±0.003dB	3.68±0.11eC	322.56±5.26ijFG

注：1大、小写字母分别表示差异达0.01和0.05显著水平

由表2可知，不同忍冬种质资源光合速率为2.56~6.63 μmol·m^{-2}·s^{-1}，忍冬种质中1、2、3、8、10号种质最高，忍冬变种8号高于9号，16号云南淡红忍冬最低。

由表2可知，不同忍冬种质资源气孔导度为0.111~0.267 mol H$_2$O·m^{-2}·s^{-1}，种质之间差异达到极显著水平；不同种质资源蒸腾速率为3.68~7.21 mmol H$_2$O·m^{-2}·s^{-1}，种质之间差异达到极显著水平；不同种质资源胞间CO$_2$浓度为318.04~349.50 μL/L，种质之间差异达到极显著水平。

用SPSS对光合速率与气孔导度、蒸腾速率、胞间CO$_2$浓度进行相关性分析，结果表明光合速率与气孔导度相关系数为0.409，与蒸腾速率相关系数为0.191，呈正相关，未达到显著水平；光合速率与胞间CO$_2$浓度相关系数为-0.575，呈负相关，达到显著水平。

2.3 光合速率与叶绿素、花青素相关性分析

对不同忍冬种质的光合速率与叶绿素含量相对浓度的相关性进行了分析，结果显示，不同忍冬种质的光合速率与叶绿素含量的相关系数为0.684，达到极显著水平，见图1。

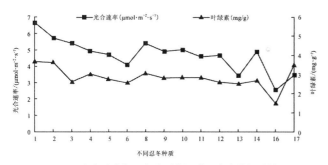

图1 光合速率与忍冬种质资源叶绿素含量相关性

花青素不直接参与光合作用，但会影响光合速率。不同忍冬种质的光合速率与花青素含量的相关系数为0.061。忍冬变种中，8号光合速率较高，花青素含量较低，9号光合速率较低，花青素含量较高。另外，花青素在叶片形成过程中发挥着重要的保护和防御作用，原因是花青素能对植物在低温、干旱、盐碱等胁迫条件下引起的光氧化甚至光破坏起到一定的防御和减缓作用。

3 结论

不同忍冬种质叶绿素含量差异极显著，1、2、17、8、4号种质叶绿素含量较高。叶绿素含量与光合速率的关系在许多农作物的研究表明，在一定范围内叶绿素与光合速率成正相关关系。本文测定的光合速率与叶绿素均使用2015年新发枝条花蕾三青期对应叶片，得到叶绿素含量与光合速率呈显著正相关关系，与前人研究相一致。

不同忍冬种质花青素相对浓度差异极显著，8、9号忍冬变种花青素相对浓度最高，16号淡红忍冬次之，忍冬种质花青素含量较低。花青素能调节叶绿素分子对光量子的吸收，对照射到叶片上的光具有过滤、衰减和反射作用，因此，对金银花中花青素含量的测定能在一定程度上反映光合作用的强弱。

不同忍冬种质光合速率差异极显著，1、2、3、8号种质光合速率较高，1、2、3号均为生产上大面积推广的优势品种，8号为选育的优势忍冬变种红白忍冬，虽然一年只开2~3茬花，但头茬花具有较高的产量，较高的光合速率与生产上的高产量相符合。植物净光合速率的大小直接体现了植物光合作用能力的强弱，本试验表明，1、2、3、8号忍冬种质光合能力较强，是较好的高产忍冬资源。

叶绿素、花青素含量与光合速率及光合特性指标间的相关性表明：叶绿素含量与光合速率极显著正相关，花青素与光合速率相关性不大，蒸腾速率和气孔导度与光合速率呈正相关，胞间CO$_2$浓度与光合速率显著负相关。

综合分析以上指标，1、2、3号忍冬资源叶绿素含量较高，光合速率也较高，花青素相对浓度适中。前期研究结果表明，1、2、3号忍冬资源花蕾大，干蕾质量高，绿原酸与木犀草苷含量偏高；忍冬变种8号相对9号叶绿素含量高，光合速率也高，花青素相对浓度低，前期研究结果显示8号忍冬资源花蕾大，干蕾质量高，绿原酸含量与木犀草苷含量相当。所以，1、2、3、8号为优质忍冬种质资源，可在生产中大面积推广种植。

参考文献 略

金银花种子质量检验方法与分级标准研究

王书云[1,2]　　袁王俊[1]　　刘亚芳[1]　　李书敏[1]　　刘丽君[1]　　李梦焕[1]　　李　钦[1]

1.河南大学药学院/河南省高校杜仲工程研究中心,河南开封　475004;

2.哈尔滨医科大学药化教研室/省部共建生物医药工程重点实验室,黑龙江哈尔滨　150081

[摘要]目的 制订金银花种子质量分级标准。方法 参照《中国农作物种子检验规程》,优化金银花种子真实性、净度、千粒质量、含水量、生命活力、相对电导率、发芽率等质量检验方法;检测来源于主产区的20份种子,采用K-t均值聚类制定质量分级标准。结果 金银花种子最少试验量为8.4 g,净度分析过18目筛,百粒法测定千粒质量,水分含量测定采用种子整粒低恒温(105±2)℃烘干3 h测,0.3%TTC溶液35℃避光染色5 h测定生命活力,1.0 g种子在25℃双蒸水中浸泡24h测定相对电导率,低温层积75 d后于25℃光照恒温培养箱中纸床培养进行发芽试验。结论 不同来源合格种子可分为3个等级,以净度、千粒质量、含水量、胚率和发芽率为指标进行种子质量分级,初步制订了种子质量分级标准和等级评定方法。

[关键词]金银花种子;质量检验;分级标准

忍冬 *Lonicera japonica* Thunb. 是忍冬科 Caprifoliaceae 忍冬属多年生藤本植物,其干燥花蕾或初开的花入药为金银花,有"中药中的抗生素"之称,广泛用于治疗各种疾病,包括关节炎、糖尿病、发热、感染、疼痛和肿胀等,主要化学成分有:有机酸、黄酮、氨基酸、核苷酸和醇类等。除药用外,金银花也被广泛应用于食品、化妆品及保健品等行业。金银花为我国40种常用大宗药材品种之一,种质资源丰富,河南、河北、山东等地均有大量栽培,但习惯认为山东产量最大,而河南品质最佳。金银花一年开3~4茬花,合理的栽培技术对金银花产量有较大影响。目前,金银花种植主要以茎枝扦插为主,扦插繁殖可缩短进入丰产期的年限,但长期使用易致种质退化,而用种子繁育幼苗适应性强、易驯化,对长距离引种及良种选育具有重要应用价值。研究发现金银花种子有较强的休眠特性,自然条件下不经处理发芽率极低,限制了种子繁育的生产和规模化应用。课题组前期研究发现金银花种子的休眠机制,并找到快速解除休眠的方法,为种子繁育技术在金银花种植及品种培育中的广泛应用提供可靠依据。

良好的种质资源是种苗繁育的基本保障,但不同来源的金银花种子质量差异悬殊,对金银花种子育苗的广泛应用有很大程度的影响。目前对金银花种子的研究主要集中在种子特性、休眠机制及提高萌发率等方面,未见种子质量等级研究的相关报道,本课题组收集了全国主产区的20份金银花种子,开展了金银花种子质量检测方法和质量分级标准研究,初步制订了金银花种子的质量分级标准和等级评定方法,为行业或国家标准的制定提供依据。

1 材料

1.1 样品

用于质量检验方法研究的种子,于2017年10月,底采自新乡市封丘县东仲宫村金银花GAP种植基地。用于质量标准研究的种子,于2017年10月采自金银花主产区(河南、山东、河北三省8个县),共20份,样品具体信息见表1。所用种子均为采集的全成熟金银花果实经反复揉搓果肉,用水冲洗,纱布过滤,水沉去除漂浮在水面上的种子,剩余种子取出、阴凉处晾干,经河南大学药学院袁王俊副教授鉴定为金银花 *L. japonica* Thunb. 的种子。

1.2 仪器

SMZ-161-BLED 体式显微镜(麦克奥迪实业集团有限公司),BSA224S电子天平(北京赛多利斯科学仪器有限公司),BPH-9082恒温培养箱(上海一恒科学仪器有限公司),粉碎机(GR150A,合肥荣事达小家电有限公司)。

1.3 种子质量检验方法研究

1.3.1 种子真实性鉴定

随机取适量健康饱满的金银花种子,先肉眼观察种子颜色、形态、大小及表面特征,再用体式显微镜仔细观察其性状特征并拍照记录,并用镜台测微尺测量种子的长、宽、厚度,记录并计算平均值和范围。

1.3.2 扦样

参照《中国农作物种子检验规程》(GB/T3543.2-1995)"农作物种子检验规程——扦样",用"四分法"扦取样品。净度分析样品取样量应M2500粒种子,送

[基金项目]金银花等2种中药饮片标准化建设(ZYBZH-Y-HEN49);博士科研启动基金(CJ3050A24051)。

[通讯作者]李钦,教授,研究方向:中药物质基础研究。E-mail: liqin6006@163.com。

表1 采集种子信息

编号	采集地址	编号	采集地址
JYH-1	河南省新乡市封丘县陈固乡东仲宫村1	JYH-11	河南省郑州市登封市卢店镇
JYH-2	河南省新乡市封丘县陈固乡东仲宫村2	JYH-12	河南省商丘市睢县
JYH-3	河南省新乡市封丘县陈固乡东仲宫村3	JYHJ3	山东省临沂市平邑县流峪镇上岗安村
JYH-4	河南省新乡市封丘县陈固乡东仲宫村4	JYHJ4	山东省临沂市平邑县流峪镇蚕厂村
JYH-5	河南省新乡市封丘县陈固乡东仲宫村5	JYHJ5	山东省临沂市平邑县流峪镇车庄村
JYH-6	河南省新乡市封丘县居厢乡大沙村	JYHJ6	山东省临沂市平邑县临涧镇巩家村
JYH-7	河南省新乡市封丘县居厢乡安上集村	JYHJ7	山东省临沂市平邑县银花路西首九间棚集团
JYH-8	河南省新乡市封丘县黄德镇北辛庄村	JYHJ8	山东省菏泽市牡丹区
JYH-9	河南省郑州市新密市尖山巩密关村	JYHJ9	河北省邢台市巨鹿县堤村集村
JYH-10	河南省郑州市新密市宋坡	JYH20	河北省邢台市广宗县东召乡西召集村

检样品量为净度分析样品量的10倍。

1.3.3 净度分析

扦取的样品过18目筛，去除小颗粒杂质及果皮，然后放在净度工作台上，分开净种子、废种子、果皮和果柄、泥沙以及其他杂质，分别称质量，平行重复3次，计算净度，公式如下：

种子净度 = 净种子 /（净种子 + 废种子 + 果皮与果柄 + 泥沙及其他）× 100%　　　(1)

1.3.4 千粒质量测定

按照百粒法、五百粒法和千粒法3种方法来测定种子的质量。Ⅰ百粒法：随机取100粒净种子，称质量，平行重复6次；Ⅱ五百粒法：随机取500粒净种子，称质量，平行重复6次；Ⅲ千粒法：随机取1000粒净种子，称质量，平行重复3次。根据称量结果，计算出标准差及变异系数，测定值的重复间变异系数<4.0%有效。

1.3.5 水分测定

用低温恒温烘干法和高温恒温烘干法2种方法测定种子。随机取4份净种子，每份约2 g，其中2份直接放入洁净干燥的称量瓶中，剩余2份分别粉碎后放入洁净干燥的称量瓶中。分别将称量瓶放置在(105±2)℃(低温恒温烘干法)、(130±2)℃(高温恒温烘干法)恒温烘箱，间隔1 h取出，真空干燥器中冷却至室温后称质量，直至连续2次称质量差不超过0.02 g。测定时样品暴露在空气中的时间应<2 min，称量并记录质量变化，重复3次，含水量计算公式如下：

种子含水量 =（烘干前供试样质量 + 烘干后供试样质量）/ 烘干前供试样质量 × 100%　　(2)

1.3.6 胚率测定

随机取净种子100粒，于水中浸泡12h，用解剖刀沿种子脊部两侧的凹沟切开，观察其胚，重复3次，按公式(3)计算。

胚率 = 有胚种子数 / 供试种子数 × 100%　(3)

1.3.7 生活力测定

随机取净种子50粒，于25℃浸泡种子6 h，沿胚的中轴线将种子切成两半，用不同浓度的TTC溶液35℃避光染色。TTC浓度：0.1%、0.2%、0.3%、0.5%、0.7%，染色后1、2、3、4、5、6、12、24 h，分别记录生活力，以沸水煮过之后种子为空白对照，重复3次，按公式(4)计算。

生活力 = 有生活力总胚数 / 供试种子数 × 100%(4)

1.3.8 相对电导率测定

随机称取净种子0.5、1.0、1.5 g，分别用蒸馏水和双蒸水冲洗3遍，浸泡在50mL双蒸水中，于25℃恒温箱中，分别测定初始电导率记为：a_1，浸泡2、4、8、12、24、32h时的电导率记为：a_2，将种子和浸泡液煮沸30 min后冷却至室温的电导率记为；a_3，重复3次，按公式(5)计算相对电导率。

相对电导率 = $(a_2-a_1)/(a_3-a_1)$ × 100%　　　(5)

1.3.9 发芽试验

随机取净种子100粒，室外沙藏75d后取出，于25℃恒温培养箱中培养，统计种子发芽率，种子以种皮开裂，胚根凸出为萌发标准。

发芽率 = 20d内全部发芽种子数 / 供试种子数 × 100%　　　　　　　　　　　(6)

1.4 种子分级标准研究

依据上述金银花种子质量的检验方法，分别对种子的净度、千粒质量、含水量、胚率、生命活力、相对电导率、发芽率7个指标进行测定。采用SPSS19.0统计分析软件对测得数据进行相关性分析、主成分分析和K%值聚类分析。

2 结果与分析

2.1 真实性鉴定

金银花种子近椭圆形或三角状卵形，稍扁，种子长1.7~4.0 mm，宽1.0~3.0 mm，厚0.5~2.0 mm。顶端稍圆，基部稍尖，表面灰褐色或褐色，种皮革制，种子背面中部有凸起的脊，脊两侧有2条明显的凹沟，腹面脊不明显，种脐位于极轴一端（图1）。

2.2 扦样

采用"四分法"扦取金银花种子试样，种子净度分析试验所需试样质量不少于8.4 g(不少于2500粒种子)，送检样品质量不少于为84.0 g。

2.3 净度分析

金银花种子净度分析结果见表2，3次平行重复金银花种子的增失差均未偏离原始质量的5%，因此，该方法和程序准确可靠。

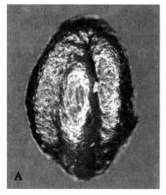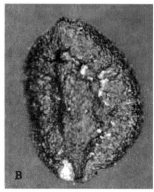

注：A为种子背面；B为种子腹面
图1 体视显微镜下金银花种子表面特征图

表2 金银花种子净度分析

NO.	原样品质量/g	分析后样品质量/g	净种子质量/g	废种子质量/g	果皮和果柄质量/g	泥沙及其他杂质质量/g	其他种子质量/g	净度/%	增失/%
1	5.003 5	5.000 6	4.850 8	0.137 6	0.009 2	0.003 0	0	96.95	0.058
2	5.002 2	5.005 9	4.864 3	0.086 6	0.038 0	0.017 0	0	97.24	0.074
3	5.001 8	5.027 1	4.939 4	0.052 9	0.009 7	0.025 1	0	98.75	0.506

2.4 千粒质量测定

千粒质量测定结果见表3，百粒法、五百粒法、千粒法变异系数分别为1.56%、1.18%、0.88%，均未超过4.0%，所以百粒法、五百粒法、千粒法均可用于金银花种子的质量测定。为减少实际工作量，以百粒法作为种子千粒质量的测定方法。

表3 金银花种子千粒质量测定

方法	($\bar{x} \pm s$)	变异系数/%	千粒质量/g
百粒法($n=6$)	0.40±0.006	1.56	3.98
五百粒法($n=6$)	1.94±0.023	1.18	3.88
千粒法($n=3$)	3.81±0.034	0.88	3.81

2.5 水分测定

不同方法测定的种子水分结果见表4，单因素方差分析结果显示，种子整粒低温恒温（105±2）℃、整粒高温恒温（130±2）℃均在烘干3 h后水分含量无显著变化，粉碎低温恒温（105±2）℃烘干2 h后无

显著变化，粉碎高温恒温（130±2）℃烘干1 h后水分含量变化不显著，并且4种方法测定的结果无显著性差，综合考虑实验操作的便捷性及稳定性，确定以整粒低温恒温（105±2）℃烘干3 h作为金银花种子含水量的测定方法。

2.6 胚率测定

没有胚或胚发育不成熟的种子基本不会萌发，种子的胚率及成熟胚是保证种子萌发的基本条件，因此测定种子胚率对于评定种子的质量来说十分重要。金银花种子胚率测试结果发现，胚率达到91%，基本满足萌发需要。

2.7 TTC染色法测定种子生命活力

2.7.1 生活力鉴定标准

根据TTC染色法的原理与染色结果（图2），确定种子有无生命活力的标准如下：符合下列染色情况之一的列为有生活力的种子：（1）种胚全部为红色，胚顶端颜色偏深的，如图2A；（2）胚轴为淡红色，

表4 不同烘干时间金银花种子水分测定($\bar{x} \pm s$, $n=4$)

烘干时间/h	低恒温（整粒）	低恒温（粉碎）	高恒温（整粒）	高恒温（粉碎）
1	5.14±0.017Aa	5.36±0.172Aab	5.46±0.021Ab	5.55±0.113Ab
2	5.52±0.012Ba	5.55±0.095Ba	5.59±0.033Ba	5.64±0.108Aa
3	5.67±0.017Ca	5.67±0.049Ba	5.69±0.016Ca	5.70±0.111Aa
4	5.73±0.009Ca	5.73±0.034Ba	5.70±0.016Ca	5.73±0.105Aa
5	5.74±0.008Ca	5.74±0.029Ba	5.72±0.024Ca	5.74±0.100Aa
6	5.74±0.008Ca	5.74±0.033Ba	5.74±0.016Ca	5.75±0.100Aa
7	5.74±0.008Ca	5.74±0.033Ba	5.75±0.009Ca	5.75±0.100Aa

注：不同大写字母表示同一列数据间差异具有统计学意义，不同小写字母表示同一行数据间差异具有统计学意义，下同

胚顶端或胚两端为深红色，如图2B、2C；（3）整体染色较浅，如图2D；符合下列染色情况之一的列为无生活力的种子：（1）胚轴为浅粉色，胚顶和胚两端为白色，如图2E；（2）胚全部为白色，如图2F。

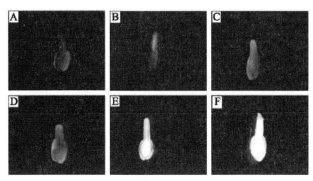

注：A~D.有生命活力的胚；E~F.无生命力的胚
图2　金银花种胚TTC染色图

2.7.2 生命活力测定

结果不同TTC浓度、染色时间、（35±1）℃的恒温培养箱中测定的种子生命活力结果见表5。各浓度正常染色5 h后，染色种子数量均无显著增加，用沸水煮过的种子无法正常染色。0.1%、0.2%和0.3%TTC浓度之间染色结果均存在显著性差异，其中0.3%TTC染色效果最好；而0.3%、0.5%、0.7%TTC浓度之间染色结果均无显著性差异，因此，3种染色浓度均可采用。为节约成本，故确定金银花种子生命活力的测定方法：（35±1）℃恒温培养箱中0.3%TTC染色5 h。

2.8 相对电导率测定

种子相对电导率测定结果见表6。结果显示，相对电导率随浸泡时间的增加而增大；0.5、1.0、1.5 g种子浸泡24 h后相对电导率与32 h无显著差异；0.5、1.0、1.5 g种子浸泡24 h的相对电导率变异系数分别为1.80%、1.30%和2.20%。故确定将1.0 g种子在50 mL双蒸水中浸泡24 h后测定相对电导率。

2.9 发芽试验

课题组前期对金银花种子休眠机制和快速解除休眠方法进行系统研究，本研究采用将种子于4℃条件下低温层积75 d后，25℃光照恒温培养箱中纸床培养测定萌发率，以种皮开裂，胚根凸出为萌发标准；首次计数为置床后第7天，末次计数为第20 d，以20 d内全部种子发芽数计算萌发率。

2.10 种子质量检验方法

本研究从净度、千粒质量、含水量、胚率、生命活力、相对电导率、发芽率试验7个指标对金银花种子质量进行研究，最终确定适用于金银花种子质量的检验方法，见表7。

2.11 种子分级标准

2.11.1 种子质量检测结果

运用表7所示的金银花种子质量检验方法，测定从主产区收集的20份种子的净度、千粒质量、含水量、胚率、生活力、相对导电率、发芽率7个质量指标，结果见表8。

2.11.2 分级指标的确定

2.11.2.1 相关性分析

20份种子质量指标的相关性分析结果见表9。结果显示：胚率与生命活力、相对电导率、发芽率

表5　不同染色时间TTC染色法测定金银花种子生命活力（$\bar{x} \pm s$, $n=3$）

染色时间/h	0.1% TTC	0.2% TTC	0.3% TTC	0.5% TTC	0.7% TTC
1	2.00 ± 0.82Aa	3.70 ±0.94Aa	3.00 ±1.41Aa	3.00 ± 0.82Aa	5.30 ±1.25Aa
2	9.30 ± 1.70Ba	13.30 ±1.27Bb	15.30 ±1.25Bbc	18.00 ±0.82Bc	18.70 ± 1.70Bc
3	25.00 ± 1.63Ca	27.30 ±1.70Cab	29.70 ±1.70Cb	27.30 ± 0.94Cab	35.70 ±1.25Cc
4	30.00 ± 1.63Da	32.00 ± 0.82Da	35.00 ± 0.82Db	37.70 ± 0.47Dc	39.30 ±1.25Dc
5	33.70 ± 0.47Ea	37.00 ±0.82Eb	40.70 ±1.70Ec	44.00 ± 0.82Ec	43.30 ± 1.70Ec
6	36.70 ± 1.70Ea	37.30 ± 0.94Ea	42.30 ± 0.93Eb	44.00 ± 0.82Eb	43.30 ± 1.70Eb
12	36.70 ± 1.70Ea	37.30 ±0.94Ea	42.30 ± 0.93Eb	44.00 ± 0.82Eb	43.30 ±1.70Eb

表6　不同浸泡时间金银花种子相对电导率测定结果（$\bar{x} \pm s$, $n=3$）

浸泡时间/h	0.5 g		1.0 g		1.5 g	
	相对电导率/%	变异系数	相对电导率/%	变异系数	相对电导率/%	变异系数
2	49.53 ±0.744	1.50	38.09 ± 0.460	1.21	44.48 ± 1.150	2.59
4	60.04 ± 0.300	0.50	47.87 ± 0.930	1.94	57.21 ±1.957	3.42
8	74.63 ±1.454	1.95	58.81 ± 0.999	1.70	66.66 ± 1.465	2.20
12	80.98 ± 1.615	1.99	66.02 ± 1.117	1.69	74.15 ± 1.605	2.16
24	89.54 ±1.607	1.80	88.17 ± 1.145	1.30	94.02 ± 2.073	2.20
32	91.27 ± 1.762	1.93	88.92 ± 1.174	1.32	93.22 ±1.417	1.52

表7　金银花种子质量检验方法

项目	检验方法
净度分析	过18目筛后进行净度分析
千粒质量测定	百粒法测定千粒质量
水分测定	种子整粒低恒温(130±2)℃烘3 h
胚率测定	水中浸泡12 h,用解剖刀沿种子脊部两侧的凹沟切开,观察其胚
生命活力测定	25℃蒸馏水浸种6 h,沿胚纵切,于35℃用0.3%TTC溶液恒温避光染色5 h
相对电导率	1.0 g种子在50 mL双蒸水中浸泡24 h测定电导率a2
发芽试验	种子在4℃下低温层积75 d,25℃光照恒温培养箱中纸床培养,计数20 d,以种皮开裂、胚根凸出为萌发标准

表8　20份不同来源的金银花种子质量分析结果(n=20)

指标	最小值	最大值	平均值	标准差	变异系数/%
净度/%	85.85	99.54	94.16	3.64	3.87
千粒质量/g	2.71	4.24	3.37	0.38	11.40
含水量/%	5.22	8.62	6.63	0.95	14.25
胚率/%	62.00	97.00	80.43	9.64	11.99
生命活力/%	54.00	94.67	79.80	11.59	14.52
相对电导率/%	51.14	90.65	69.94	11.34	16.21
发芽率/%	45.20	90.70	64.90	13.27	20.44

表9　20份不同来源的金银花种子质量检测指标间的相关性分析

指标	净度/%	千粒质量/g	含水量/%	胚率/%	生命活力/%	相对电导率/%	发芽率/%
净度/%	1	0.181	0.221	0.122	0.072	0.198	-0.326
千粒质量/g		1	0.056	-0.017	0.118	0.306	-0.403*
含水量/%			1	0.642**	0.336	-0.234	0.345
胚率/%				1	0.774**	-0.435*	0.425*
生命活力/%					1	-0.416*	0.440*
相对电导率/%						1	-0.610**
发芽率/%							1

注:* $P<0.05$, ** $P<0.01$

显著相关,r为0.774、-0.435、0.425;发芽率与胚率、生命活力、相对电导率显著相关,r为0.425、0.440、-0.610,故胚率、生命活力和相对电导率均能在一定程度上反应种子的活力,表征种子的发芽潜能,可用于种子质量快速检验。

2.11.2.2 主成分分析

根据20份种子的质量检验结果进行主成分分析,计算出各主成分的特征向量和贡献率,并根据向量的绝对值将不同质量指标划分到不同的主成分之中,结果见表10。主成分因子1、2、3特征值均大于1,累计贡献率达到78.97%,有很强的代表性,因此采用这3个主成分因子对金银花种子质量进行评价。决定第一主成分大小的主要是胚率、生命活力、含水量和发芽率4个指标,其中胚率的特征向量高达0.892,是金银

花种子分级的最主要指标。第二主成分大小的决定性因素是相对电导率和千粒质量,其值为0.955。决定第三主成分大小的主要是净度,其值为0.909。在相关性分析和主成分分析结果的基础上,结合生产实践经验和检验的可操作性,拟定净度、千粒质量、含水量、胚率和发芽率5个指标作为质量分级的指标。

表10　各质量检验指标的特征值及贡献率

形状	因子1	因子2	因子3
净度	—	—	0.909*
千粒质量	—	0.955*	—
含水量	0.712*	—	0.472
生命活力	0.858*	0.176	-0.192
胚率	0.892*	—	0.146
相对电导率	-0.616	0.449*	0.259
发芽率	0.662*	-0.491	-0.306
特征值	3.027	1.470	1.030
贡献率/%	43.246	20.999	14.720
累计百分率/%	43.246	64.245	78.965

2.11.3 质量分级标准及评定方法

采用SPSS19.0分析软件对20批金银花种子净度、千粒质量、含水量、胚率和发芽率5个指标进行K均值聚类分析,将种子质量分为3个等级,其余为不合格。综合指标K聚类分析结果见表11,最终制定的金银花种子质量分级标准见表12。具体等级评定方法如下:根据表12种子净度、千粒质量、含水量、胚率、发芽率和性状特征进行单项指标的定级,Ⅲ级以下定为等外。6项指标均在表12同一质量级别时,直接定级;6项指标有1项在Ⅲ级以下,定为等外;若不在同一级别,按低的级别定级。

表11　综合指标K聚类分析结果

级别	净度/%	千粒质量/g	含水量/%	胚率/%	发芽率/%
Ⅰ	93.6	3.53	6.2	74.1	89.3
Ⅱ	94.1	3.13	8.1	90.4	70.5
Ⅲ	97.7	4.24	10.4	95.3	65.2

表12 金银花种子质量分级标准

级别	净度/%	发芽率/%	千粒质量/g	水分/%	胚率/%	性状特征
Ⅰ	≥97	≥89	≥4.2	6	≥95	饱满，大小均匀
Ⅱ	94~97	70~89	3.5~4.2	6~8	90~95	较饱满，大小较均匀，有瘪粒及杂质
Ⅲ	≥92	≥65	≥3.1	10	≥74	有瘪粒，大小不太均匀

3 结论与讨论

本课题组开展了金银花种子质量检验方法的研究，并对不同来源的金银花种子质量指标进行检验，通过相关性分析、主成分分析和K-均值聚类分析，确定以净度、千粒质量、含水量、胚率、发芽率和性状特征6项指标初步制定金银花种子质量分级标准和具体等级评定方法。

主成分分析筛选出胚率、生命活力、含水量、发芽率、千粒质量、净度和相对电导率对金银花种子质量影响较大，而我们最终选择了净度、千粒质量、含水量、胚率、发芽率和性状特征作为质量分级的标准。虽然数据分析时未对种子的性状特征进行统计分析，但性状特征是种子交易时最直观的重要参考，因此，

最终把性状特征作为种子质量标准的依据之一。发芽率直接反映种子在田间的出苗率，以其为最重要的质量指标与生产需求相符合。本实验中发芽率也是最重要的指标，其特征向量绝对值为0.662。主成分分析支持生命活力作为金银花种子质量的重要依据，本文通过TTC染色法检测种子的生命活力，多数情况下，生命活力与发芽率有高度相关性，但检测结果发现有数份种子生命活力较高，但发芽率不高。金银花种子虽有休眠特性，但种子成熟后通过GA3处理，可解除休眠（课题组前期研究结果），20 d内发芽率就可完成检查，因此，最终选择了直接检测发芽率而放弃生命活力作为金银花种子质量标准的依据。

参考文献 略

金银花药材等级质量标准的划分

张 欢[1,2]　　王 恒[1,2]　　郝江波[1,2]　　李卫东[1,2]

1. 北京中医药大学中药学院，北京 100102；

2. 中药材规范化生产教育部工程研究中心，北京 100102

[摘要]为更好地控制金银花质量，采集河南封丘、山东平邑和河北巨鹿金银花道地产区样品34份，检测绿原酸、木犀草苷、总灰分、酸不溶性灰分、水分等指标，采用SPSS19.0统计分析软件对上述指标进行相关性分析，并对主要药效成分绿原酸、木犀草苷含量进行系统聚类分析和K-聚类分析。结果表明：金银花药材质量可划分为4个等级，一等金银花色泽为绿色，绿原酸≥2.89%，木犀草苷≥0.078%，总灰分≤5.37%，酸不溶性灰分≤0.390%，水分≤4.72%；二等金银花色泽为黄绿色，绿原酸≥2.53%，木犀草苷≥0.072%，总灰分≤6.86%，酸不溶性灰分≤0.789%，水分≤6.34%；三等金银花色泽为黄色，绿原酸≥1.98%，木犀草苷≥0.068%，总灰分≤7.72%，酸不溶性灰分≤1.464%，水分≤7.90%；四等金银花色泽为浅黄少白，绿原酸≥1.51%，木犀草苷≥0.052%，总灰分≤9.29%，酸不溶性灰分≤3.000%，水分≤9.51%。

[关键词]金银花；等级；质量标准

[基金项目]国家自然科学基金项目"金银花与山银花抗流感病毒功效差异的关键药效组分筛选及其作用机制研究"（31370360）。

[作者简介]张欢（1993-），女，在读硕士，研究方向：中药资源评价与利用研究。E-mail：97611713@qq.com。

[通讯作者]李卫东（1970-），男，研究员，博士生导师，从事中药资源评价与利用、中药材GAP与质量控制研究。E-mail：liweidong2005@126.com。

金银花为忍冬科植物忍冬（*Lonicera japonica* Thunb.）的干燥花蕾或带初开的花，具有清热解毒，疏散风热的功效，有中药抗生素之称。作为大宗药材，也是药食同源的金银花，广泛应用于医药、保健品、食品、日化用品等领域，特别是在抗击非典、甲流、禽流感等温病中，金银花发挥了巨大作用。然而，目前金银花质量良莠不齐、等级界限模糊，还存在掺

杂掺假现象，制约了金银花产业的升级发展。金银花药材等级质量标准的划分，对于保证临床疗效、合理利用药材、优质优价都具有重要意义。

目前，已有的研究多以金银花绿原酸含量作为主要指标，或简单从外观性状进行等级划分。药材外观性状缺乏具体量化指标，存在主观性差异，更重要的是缺乏药材内在品质描述。随着我国中药材商品生产、流通的不断变化，其规格等级标准已发生变化，原有的标准已不符合当前中药材的生产、流通和使用。为更好地控制金银花质量，笔者将金银花的外观性状与内在品质有机结合，建立内外兼备的等级质量划分标准，以期为金银花商品规格等级质量标准的修订提供参考。

1 材料与方法

1.1 试验材料

金银花：采自金银花主产区河南封丘、山东平邑和河北巨鹿，经北京中医药大学鉴定为忍冬科植物忍冬（*Lonicera japonica* Thunb.）的干燥花蕾，共34份。金银花样品信息见表1。

试剂：绿原酸（批号121226）、木犀草苷（批号101116）（上海融禾医药科技有限公司，纯度均大于98%），乙腈及甲醇均为Fisher色谱纯（美国赛默飞世尔科技公司）磷酸、乙醇为分析纯（北京化工厂），水为屈臣氏超纯水，其他化学试剂均为分析纯。

仪器：Waters高效液相色谱仪（美国沃特世公司，Waters-2489型紫外检测器，Waters-1525型液相泵，2707型自动进样器，Breez-2数据处理系统），色谱柱Agilent ZORBAX SB-phenyl（4.6 mm×250 mm，5 μm）（美国安捷伦科技公司），数控超声波清洗器（KQ500DE型，昆山市超声仪器有限公司），高速万能粉碎机（FW-100型，北京科伟永兴仪器有限公司）单联万能电炉（北京科伟永兴仪器有限公司），马弗炉（SX3-4-10A型，天津市中环实验电炉有限公司），电热恒温水浴锅（双列四孔DK-98-11A型，天津泰斯特仪器有限公司），电子天平（CP224C型，北京赛多利斯仪器系统有限公司）电热恒温鼓风烘干箱（DHG-9140A型，上海一恒科技有限公司）。

1.2 绿原酸、木犀草苷的测定

参照郝江波等的方法，色谱条件：色谱柱Agilent ZORBAX SB-phenyl（4.6 mm×250 mm，5 μm）；流动相乙腈（A）-0.1%磷酸溶液（B）梯度洗脱，0min：2%A，10 min：13%A，26min：26%A，31min：47%A，33 min：63%A，35 min：70%A，40min：12%A，

表1 金银花样品信息

编号	产地	外观色泽	加工方法
1	河南封丘县黄德镇	黄绿色	烘干
2	河南封丘县陈桥镇	黄色少绿	烘干
3	河南封丘县陈桥镇	黄色	烘干
4	河南封丘县陈桥镇	黄绿色	烘干
5	河南封丘县陈固乡	黄绿色	烘干
6	河南封丘县陈固乡	绿色少黄	烘干
7	河南封丘县黄德镇	深绿色	烘干
8	河南封丘县黄德镇	黄绿色	烘干
9	河南封丘县陈固乡	深绿色	烘干
10	河南封丘县黄德镇	黄色	烘干
11	河南封丘县黄德镇	深绿	烘干
12	山东平邑县流峪镇	黄绿色	晒干
13	山东平邑县流峪镇	黄色	晒干
14	山东平邑县流峪镇	黄色少绿	晒干
15	山东平邑县流峪镇	浅黄色	晒干
16	山东平邑县郑城镇	绿色	晒干
17	山东平邑县郑城镇	黄色	晒干
18	山东平邑县流峪镇	黄色	晒干
19	山东平邑县郑城镇	浅黄色	杀青烘干
20	山东平邑县保太镇	黄色少绿	杀青烘干
21	山东平邑县临涧镇	黄褐色	杀青烘干
22	山东平邑县临涧镇	多褐色	杀青烘干
23	河北巨鹿县堤村乡	黄绿色	烘干
24	河北巨鹿县堤村乡	黄绿色	烘干
25	河北巨鹿县张王疃乡	鲜绿色	烘干
26	河北巨鹿县张王疃乡	浅黄色	晒干
27	河北巨鹿县巨鹿镇	黄色少绿	晒干
28	河北巨鹿县堤村乡	绿色少黄	晒干
29	河北巨鹿县阎疃镇	黄绿色	晒干
30	河北巨鹿县阎疃镇	浅黄色	晒干
31	河北巨鹿县阎疃镇	浅黄色	晒干
32	河北巨鹿县巨鹿镇	黄色	晒干
33	河北巨鹿县巨鹿镇	黄绿色	晒干
34	河北巨鹿县张王疃乡	黄绿色	晒干

45 min：12%A。流速1.0 mL/min；柱温25℃，检测波长355 nm进样量10 μL。

1.3 总灰分、酸不溶性灰分的测定

取金银花样品粉末约5 g（过2号筛），精密称定，按照《中国药典》2015版（一部）附录ⅨK总灰分测定法、酸不溶性灰分法进行测定，3次重复。

1.4 水分的测定

取金银花样品粉末约3 g（过2号筛），精密称定，按照《中国药典》2015版（一部）附录ⅨH水分测定法第一法进行测定，3次重复。

1.5 统计分析

使用SPSS 19.0统计分析软件对金银花样品中的5项检测指标数据结果进行相关性分析和聚类分析

（系统聚类、K-聚类）。

2 结果与分析

2.1 金银花中绿原酸、木犀草苷、总灰分、酸不溶性灰分和水分的含量

从表2可知，金银花中绿原酸含量为1.50%~3.10%，河南封丘、山东平邑和河北巨鹿3产区分别为2.01%~3.02%、1.50%~2.79%和1.52%~3.10%；木犀草苷含量为0.050%~0.095%，河南封丘、山东平邑和河北巨鹿3产区分别为0.066%~0.088%、0.050%~0.080%和0.053%~0.095%。因此，所检测的金银花样品绿原酸和木犀草苷含量均符合药典规定。

2015版《中国药典》规定的金银花药材中总灰分、酸不溶性灰分、水分指标成分不得超过10.0%、3.0%和12.0%。所检测的金银花样品中总灰分含量为4.75%~10.23%，仅有1份样品总灰分含量超过10.0%。酸不溶性灰分含量为0.149%~3.111%，仅有1份样品总灰分含量超过3.0%。水分含量为4.15%~10.12%，所检测的金银花样品水分含量均符合药典规定。

2.2 金银花5项检测指标的相关性

对金银花样品的5项检测指标进行相关性分析，以确定分级标准的优先级别。从表3可知，绿原酸与木犀草苷呈极显著正相关，与总灰分呈极显著负相关；总灰分与酸不溶性灰分呈极显著正相关，与水分呈显著正相关。其中，绿原酸与木犀草苷的相关系数最大（$\gamma = 0.791$），二者又是主要药效成分。因此，试验以绿原酸和木犀草苷含量作为金银花药材等级质量划分的主要指标。

表2　金银花中绿原酸、木犀 草苷、总灰分、酸不溶性灰分和水分的含量（ $x \pm s$, $n=3$, %）

编号	绿原酸	木犀草苷	总灰分	酸不溶性灰分	水分
1	2.56±0.13	0.071±0.006	6.24±0.03	0.463±0.006	6.49±0.00
2	2.61±0.16	0.080±0.003	6.93±0.04	0.293±0.188	7.65±0.03
3	2.01±0.01	0.074±0.003	8.79±0.29	2.136±0.135	9.33±0.15
4	2.52±0.04	0.066±0.001	5.73±0.29	0.342±0.024	7.22±0.02
5	2.58±0.03	0.066±0.003	7.14±0.24	0.653±0.006	5.54±0.02
6	2.81±0.01	0.084±0.001	6.84±0.03	0.675±0.065	6.29±0.03
7	3.02±0.01	0.088±0.001	7.39±0.03	1.105±0.057	8.62±0.05
8	2.43±0.04	0.070±0.000	7.59±0.04	1.721±0.170	8.32±0.14
9	3.01±0.01	0.088±0.002	6.87±0.04	0.824±0.375	7.79±0.01
10	2.15±0.20	0.070±0.004	6.37±0.02	0.262±0.108	7.88±0.06
11	2.80±0.20	0.079±0.001	9.36±0.19	1.656±0.098	8.14±0.03
12	2.62±0.02	0.066±0.003	5.57±0.01	0.149±0.081	5.55±0.00
13	1.50±0.01	0.055±0.000	6.36±0.10	1.453±0.379	6.72±0.31
14	2.52±0.16	0.072±0.001	6.53±0.37	0.848±0.086	6.44±0.00
15	1.52±0.01	0.050±0.000	7.19±0.04	0.764±0.083	7.10±0.64
16	2.79±0.08	0.080±0.001	5.39±0.14	0.654±0.184	6.58±0.00
17	1.90±0.07	0.066±0.001	5.93±0.02	2.453±0.158	5.00±0.03
18	2.06±0.01	0.076±0.001	7.04±0.00	0.895±0.136	4.76±0.05
19	1.89±0.04	0.055±0.003	6.90±0.06	2.879±0.021	4.89±0.07
20	2.38±0.02	0.067±0.000	5.39±0.05	0.808±0.166	4.20±0.00
21	1.91±0.06	0.076±0.001	4.86±0.06	0.429±0.006	6.93±0.05
22	1.51±0.02	0.050±0.002	4.75±0.03	0.460±0.184	6.06±0.05
23	2.79±0.04	0.070±0.002	6.97±0.01	1.024±0.043	4.86±0.00
24	2.79±0.03	0.064±0.003	6.79±0.03	0.664±0.131	4.94±0.15
25	3.10±0.01	0.088±0.001	7.09±0.08	0.644±0.104	4.93±0.01
26	1.89±0.08	0.070±0.000	7.16±0.00	1.099±0.020	4.76±0.04
27	2.43±0.13	0.067±0.001	8.26±0.05	1.343±0.166	4.15±0.39
28	2.85±0.14	0.061±0.006	7.97±0.18	1.945±0.246	8.08±0.04
29	1.97±0.12	0.063±0.003	8.46±0.17	2.517±0.169	9.86±2.40
30	2.04±0.01	0.062±0.002	8.41±0.68	1.225±0.647	7.87±0.02
31	1.52±0.02	0.053±0.000	7.64±0.14	1.159±0.071	10.12±0.13
32	2.00±0.01	0.066±0.002	6.89±0.04	0.622±0.026	7.88±0.07
33	2.61±0.14	0.095±0.000	7.13±0.09	0.876±0.192	7.43±0.11
34	2.52±0.20	0.071±0.001	10.23±0.28	3.111±0.319	7.54±1.86

表3　金银花5项检测指标的相关系数

指标	绿原酸	木犀草苷	总灰分	酸不溶性灰分	水分
绿原酸	1.000				
木犀草苷	0.791**				
总灰分	−0.533**	0.176			
酸不溶性灰分	−0.156	−0.019	0.702**		
水分	−0.296	0.147	0.349*	0.164	1.000

注：*、**分别表示在P≤0.05和P≤0.01水平上显著与极显著相关

2.3 系统聚类

基于金银花中绿原酸、木犀草苷含量进行系统聚类分析。图示表明，金银花药材分为4类，第1、2、4、5、8、12、14、20、27、33、34号样品为一类，第6、7、9、11、16、23、24、25、28号样品为一类，第13、15、22、31号样品为一类，第3、10、17、18、19、21、26、29、30、32号样品为一类。

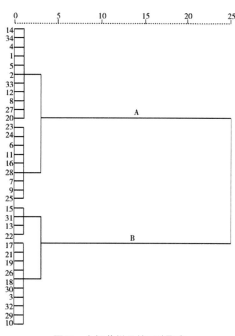

图示　金银花样品的系统聚类

2.4 K－聚类分析

从表4可知，K–聚类分析结果同样为4类，与系统聚类结果相同。第1类，绿原酸、木犀草苷的含量以1.51%和0.052%为中心值；第2类中，绿原酸与木犀草苷的含量以2.89%和0.078%为中心值；第3类，绿原酸、木犀草苷的含量以1.98%和0.068%为中心值；第4类，绿原酸、木犀草苷的含量以2.53%和0.072%为中心值。根据聚类中心结果，进一步对划分金银花等级质量标准的等级进行含量确定。

表4　金银花样品检验指标的最终聚类中心（%）

检测指标	绿原酸	木犀草苷
第1类	1.51	0.052
第2类	2.89	0.078
第3类	1.98	0.068
第4类	2.53	0.072

2.5 金银花药材等级质量标准

根据金银花样品K-聚类分析结果，以主要药效成分绿原酸和木犀草苷含量的最终聚类中心数值为重要指标，并以外观色泽、总灰分、酸不溶性灰分和水分含量为对应指标，划分出金银花药材等级质量标准。由表5可知，一等金银花色泽为绿色，绿原酸≥2.89%，木犀草苷≥0.078%，总灰分≤5.37%，酸不溶性灰分≤0.390%，水分≤4.72%；二等金银花色泽为黄绿色，绿原酸≥2.53%，木犀草苷≥0.072%，总灰分≤6.86%，酸不溶性灰分≤0.789%，水分≤6.34%；三等金银花色泽为黄色，绿原酸≥1.98%，木犀草苷≥0.068%，总灰分≤7.72%，酸不溶性灰分≤1.464%，水分≤7.90%；四等金银花色泽为浅黄少白，绿原酸≥1.51%，木犀草苷≥0.052%，总灰分≤9.29%，酸不溶性灰分≤3.000%，水分≤9.51%。

3 结论与讨论

3.1 结论

对34份金银花样品进行测定与分析划分出金银花药材等级质量标准为一等金银花色泽为绿色，绿原酸≥2.89%，木犀草苷≥0.078%，总灰分≤5.37%，酸不溶性灰分≤0.390%，水分≤4.72%；二等金银花色泽为黄绿色，绿原酸≥2.53%，木犀草苷≥0.072%，总灰分≤6.86%，酸不溶性灰分≤0.789%，水分≤6.34%；三等金银花色泽为黄色，绿原酸≥1.98%，

表5　金银花药材等级质量标准（%）

等级	外观色泽	绿原酸	木犀草苷	总灰分	酸不溶性灰分	水分
一等	绿色	≥2.89	≥0.078	≤5.37	≤0.390	≤4.72
二等	黄绿色	≥2.53	≥0.072	≤6.86	≤0.789	≤6.34
三等	黄色	≥1.98	≥0.068	≤7.72	≤1.464	≤7.90
四等	浅黄少白	≥1.51	≥0.052	≤9.29	≤3.000	≤9.51

木犀草苷≥0.068%，总灰分≤7.72%，酸不溶性灰分≤1.464%，水分≤7.90%；四等金银花色泽为浅黄少白，绿原酸≥1.51%，木犀草苷≥0.052%，总灰分≤9.29%，酸不溶性灰分≤3.000%，水分≤9.51%。

3.2 讨论

金银花传统道地产区为河南封丘和山东平邑，前者为密银花，后者为济银花。河北巨鹿是近几十年发展的金银花主产区，且量大质优，现已逐步发展为新的金银花道地产区。试验从金银花三大产区取样，基于金银花道地产区的34份大样本，能够代表全国金银花药材等级质量标准水平。

绿原酸和木犀草苷是2015版《中华人民共和国药典》(简称《中国药典》)规定的金银花药效指标成分，二者的最低标准分别为1.5%和0.050%，试验所检测的金银花样品绿原酸和木犀草苷含量均符合药典规定。从2015版《中国药典》规定的总灰分、酸不溶性灰分指标数据来看，只有第34份样品不符合要求。因此，本研究制定出的标准是在2015版《中国药典》基础之上的金银花药材等级质量标准，具有科学性、可行性。

在试验中，首先通过相关性分析，明确了以绿原酸和木犀草苷含量作为等级质量划分的主要指标，再以绿原酸和木犀草苷含量进行系统聚类分析，得出金银花药材等级分为4类的结果，最后通过K-聚类分析，进一步验证其结果与系统聚类结果相同，并得出基于绿原酸和木犀草苷为指标的最终聚类中心数值，并作为等级质量标准划分的主要依据。据此类别划分后，再根据不同类别的药材外观性状、总灰分、酸不溶性灰分和水分含量为对应指标，最终得出金银花药材等级质量标准。试验基于主要药效成分为主导的研究思路和方法来划分药材等级质量标准，可为其他类似研究提供借鉴。

众所周知，中药材是通过多组分协同作用发挥临床疗效，仅通过主要药效成分划分药材等级质量标准存在一定局限性。绿原酸属于有机酸类化合物，木犀草苷属于黄酮类化合物，此外，金银花中还有环烯醚萜类、挥发油类等化合物。在今后的研究中，需明确金银花中的关键药效成分，进一步丰富金银花药材等级质量标准。

参考文献 略

气象因素对金银花中绿原酸含量的影响

查菲娜[1,2]　闫伟杰[2]　陈金英[2]　杨烈柱[2]　张重义[1]

1.河南农业大学，郑州　450002；2.新郑市气象局，河南新郑　451100

[摘要]分析了在金银花规范化栽培条件下气象因子对金银花中绿原酸含量的影响，结果表明，金银花中绿原酸含量与日照时数呈极显著正相关关系，即随日照时数增加，绿原酸含量增加；而绿原酸含量与温度相关性都未达到显著水平，表明本试验条件下，金银花中绿原酸含量受温度的影响不明显。

[关键词]气象因素；金银花；绿原酸

金银花(*Lonicera japonica Thunb.*)别名二花、银花、双花。为忍冬科多年生半常绿缠绕灌木。以花蕾(金银花)及藤(忍冬藤)入药，具有清热解毒、散风消肿、凉血止痢的功能。金银花和藤中抗菌有效成分以绿原酸和异绿原酸为主。药理试验表明，绿原酸对多种细菌有抑制作用。因此，绿原酸含量的多少一直是金银花药材质量好坏的主要评价指标。

我国金银花资源丰富，应用历史悠久，传统上以河南封丘、新密和山东平邑、费县最为著名，被称为金银花的道地产区。药材道地性是药材对其适生条件长期选择的结果，在特定的生境区内药材质量最好、疗效最佳、产量最大这除了与当地土壤质地及地下物质交换有关外，还与当地气候条件密切相关。有研究指出，在背光条件下，植株发育不良，茎枝纤细柔弱，株型矮小，开花极少。本文以金银花主要产区封丘为研究背景，从气象角度对金银花中绿原酸含量的变化进

[基金项目]国家自然科学基金重点项目(39730500)。

[通讯作者]张重义(1963-)，河南温县人，教授，博士，主要从事药用植物化学生态学与栽培学研究。E-mail：hauzzy@163.net。

行分析，以期为金银花优质高效栽培提供理论依据。

1材料与方法

1.1试验基地情况

封丘县位于34°53′–35°08′N，为暖温带大陆型季风气候。年平均气温14℃，无霜期210 d左右，年降水量610 mm，全年日照时数2384 h，地处河南省东北部，黄河北岸滩区，属黄河冲积平原，土壤为潮土、沙壤土，土层深厚。据测定，Cu、Pb、Cr、Cd、Hs等重金属含量均符合国家土壤质量标准（GB15618–1995）二级，说明封丘土壤重金属背景含量较低；DDT含量符合国家土壤质量标准（GB15618–1995）二级，六六六含量符合国家一级标准，说明封丘土壤条件良好；灌溉施肥便利，肥水管理水平高，水质符合农田灌溉水质量标准（GB5084–92）。以上说明封丘气候、地貌、土壤、水质等方面均符合GAP基地生态条件的要求，适宜发展中药材种植。

1.2试验设计及材料

大田试验于5–7月在河南省封丘县司庄乡轩寨村和潘店乡屯里村进行。金银花品种为大毛花，经河南农业大学王遂义教授鉴定，为 Lonicera japonica Thunb。田间种植密度为行距150 cm，株距120 cm。选择生长相对一致的6年生植株，于5月12日开始第一次采摘，以后每隔1~2天采花蕾一次，每次取3个重复，共取10次。将所采花蕾烘干备用。

1.3绿原酸测定方法

金银花中绿原酸含量测定在河南农业大学中心实验室进行。精密称取金银花粗粉1.0 g置50 mL量瓶中，加甲醇适量，超声处理20 min，放冷加甲醇至刻度，摇匀，放置。取上清液用微孔滤膜滤过，取滤液作为供试品。精密吸取对照品溶液，按一定色谱条件测定绿原酸的峰面积，以外标法计算绿原酸含量。

1.4气象资料来源

金银花采摘期间的气象资料由封丘生态站气象观测站提供。

1.5分析计算方法

将气象资料、绿原酸含量等数据输入计算机，建立数据库，利用Excel和DPS软件，对每次测定日期的气象要素与当日所采花蕾中绿原酸含量进行回归和相关分析，研究气象参数与绿原酸含量的关系并建立数学模型。

2 结果与分析

2.1 气象因子与绿原酸含量的回归和相关分析

对气象因子和金银花中绿原酸含量的关系进行回归和相关分析，其回归方程和相关系数如表1。

表1　金银花中绿原酸含量与气象因子的回归方程和相关系数

气象因子	回归方程	相关系数	$P_{0.05}$	$P_{0.01}$
日照时数	Y= 0.1194X+5.3122	0.7959	0.631	90.7646
日平均温度	Y= —0.0335+6.746	–0.2028		

2.2 日照对绿原酸含量的影响

日照即为当天的总日照时数。表2中日照与绿原酸含量的回归方程为

$$Y=0.1194X+5.3122 \qquad （1）$$

式中，X为日照时数（单位为h），Y为绿原酸含量（单位为μg）。两者相关系数为 $0.7959>0.6319_{0.05}>0.7646_{0.01}$。由此得出，绿原酸含量与日照时数呈极显著正相关，即日照时数越长，绿原酸含量越高。根据式（1）可以计算出日照时数每延长1h，绿原酸含量约升高0.1194 μg。其绿原酸含量测定值与拟合值的响应关系如图1所示。

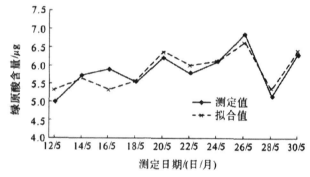

图1　日照时数影响下金银花中绿原酸含量测定值与拟合值的响应关系

从图1中可以看出，在日照时数影响下，金银花中绿原酸含量的实际测定值和通过回归分析得出的拟合值变化趋势基本一致（5月16日除外），说明两者响应关系比较明显。

2.3 温度对绿原酸含量的影响

这里温度取当天的平均温度，其与绿原酸含量的回归方程为

$$Y=-0.0335X+6.746 \qquad （2）$$

式中，X为温度（单位为℃），Y为绿原酸含量（单位为μg）。两者相关系数为 $-0.2028<0.6319_{0.05}<0.7646_{0.01}$。由此可以得出，绿原酸含量与日照时数呈负相关，即本试验条件下，温度越高，绿原酸含量越低。根据式（2）还可以计算出温度每提高1℃，绿原酸含量降低0.0335 μg，其绿原酸含量实际测定值与拟合值如图2所示。

从图2中可以看出，在日平均温度的影响下，金银花中绿原酸含量的实际测定值和通过回归分析得

出的拟合值变化趋势基本一致，说明本试验中，通过日平均温度与金银花中绿原酸含量的关系得出的绿原酸含量拟合值与实际测定值存在一定的响应关系。

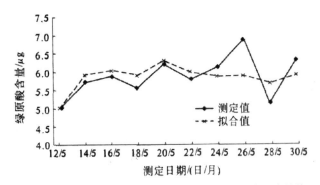

图2 日平均温度影响下金银花中绿原酸含量测定值与拟合值的响应关系

3 结语与讨论

金银花为喜阳植物，光照条件对其花枝的发育和金银花的产量、质量具有重要影响。有研究认为，生态环境因子中气候可能是金银花药材有效成分含量的决定因子，而日照时数又是最重要的因子。所以，光照条件充足，有利于金银花次生物质的合成，促进绿原酸等有效成分的积累，从而增加其药用价值，提高其经济效益和社会效益。本文分析了日照时数与金银花中绿原酸含量的影响关系，得出两者存在显著正相关关系。同时，将日照时数与金银花中绿原酸含量进行回归分析，建立回归方程，得出本试验条件下金银花中绿原酸含量的拟合值，结果表明，绿原酸含量拟合值与实际绿原酸含量变化趋势基本一致。有研究指出，日照时数是影响作物生长发育的直接因素。本文中，日照时数对金银花中绿原酸含量的影响最为明显，可能是日照在绿原酸形成过程中，参与着相应的反应过程，这还有待于进一步研究。

本文对日平均温度和金银花中绿原酸含量值进行分析发现，两者相关性并不显著，且存在一定的负相关，表明本试验条件下温度的升高不会促进金银花中绿原酸的合成。同时表明，温度变化并不是影响金银花中绿原酸含量的重要因素，这可能与封丘的气候特点有关。封丘地处豫北，常年积温基本能够满足各类植物生长需求，温度不容易成为各类物质形成的限制因子。

随着中药价值被世界逐渐认可，中草药的栽培，尤其是其规范化栽培也越来越受到重视。本文只针对气象因素对金银花中绿原酸含量的影响进行分析，而气象因素对金银花中其他有效成分的影响是否与绿原酸含量相似，将有待于进一步研究。

参考文献 略

不同产地金银花提取物的指纹图谱及绿原酸、木犀草苷含量测定

范毅 陈玲 李晓 曹静亚 李智宁 魏悦 宁二娟

河南省生物技术开发中心 河南省植物天然产物开发工程技术研究中心, 河南省科高植物天然产物开发工程技术有限公司/河南科高中标检测技术有限公司, 郑州 450002

[摘要]通过15批不同产地金银花提取物的指纹图谱研究及其指标成分绿原酸、木犀草苷的含量测定，为合理评价金银花提取物质量提供参考。采用HPLC法建立15批金银花提取物指纹图谱，并采用外标法测定其指标成分绿原酸、木犀草苷的含量，指纹图谱共有模式的建立采用国家药典委员会"中药指纹图谱相似度评价系统软件(2012A)"进行处理分析。15批金银花提取物指纹图谱中标定共有峰12个，确认9个，相似度高于0.94；5批金银花提取物的提取收率范围为35.60%~47.05%，绿原酸含量范围为3.33%~4.84%；木犀草苷含量范围为0.067%~0.091%。结果表明不同产地金银花提取物的指纹图谱、指标成分含量存在差异，又存在一定程度的相关性，为金银花提取物的评价及合理利用提供实验数据。

[关键词]金银花提取物；指纹图谱；绿原酸；木犀草苷

金银花为忍冬科植物忍冬(*Lonicera japonica* Thunb.)的干燥花蕾或带初开的花，具有清热解毒，凉散风热等功效，用于痈肿疔疮、喉痹、丹毒、热毒血病、风热感冒、温病发热。金银花主产于河南、山东、河北等地，其主要成分为以绿原酸为代表的有机酸类、环烯醚萜苷类、黄酮类、三萜皂苷类等。金银花提取物是

以金银花为原料提取、浓缩、干燥而得的提取物,通常作为金银花中药复方制剂的处方原料,如银黄制剂等。由于金银花提取物未实行批准文号管理,故没有固定的提取方法和专属性强的质量标准控制方法。为更好地控制金银花提取物质量,本试验通过对全国主要产区金银花制备的提取物中指标成分含量与指纹图谱研究,为金银花提取物的评价及合理利用提供实验数据,也为该提取物质量标准的提高提供参考依据。

1 仪器与材料

仪器:岛津LC-20AT高效液相色谱仪(日本岛津)、290液相色谱-6460质谱(配备DAD检测器,美国安捷伦)、ME 204万分之一分析天平(梅特勒)、AUW 220 D十万分之一天平(日本岛津)、J5000A型电子天平(常熟市双杰测试仪器厂)、HGJR-01红外加热仪(河南中良科学仪器有限公司)、LGJ-12低温冷冻干燥仪(北京松源华兴科技发展有限公司)、SB-1100旋转蒸发仪(东京理化)、A-1000S真空泵(东京理化)。

对照品:绿原酸(批号:110753-201415,纯度96.2%)木犀草苷(批号:111720-201609,纯度94.9%)马钱苷(批号:111640-201606,纯度98.3%)对照品购自中国食品药品检定研究院;新绿原酸、隐绿原酸、异绿原酸B、异绿原酸A、异绿原酸C对照品购自四川维克奇生物科技有限公司。

试剂:乙腈、甲醇为色谱纯;水为娃哈哈纯净水、蒸馏水;其他试剂均为分析纯。

药材:收集采自河南封丘金银花6批,河南禹州密金银花3批,山东平邑3批,河北巨鹿3批。15批金银花药材经河南大学药学院张保国教授鉴定均为忍冬科植物忍冬的干燥花蕾或带初开的花。按照《中华人民共和国药典》2015版金银花项下检测项目检测均符合要求。

2 方法

2.1 金银花提取物的制备

金银花是花类、清热解毒类药材,参照原卫生部、国家中医药管理局下发的《医疗机构中药煎药室管理规范》国中医药发[200913]号文和《中国药典》2015版金银花提取物制备方法,金银花的提取方法为:药材取100 g,煎煮3次,第一次加入药材量12倍水,浸泡30 min,煮沸后煎煮1 h,第二次加入药材量10倍水,煮沸后再煎煮1h,第二次加入药材量8倍水,煮沸后再煎煮0.5 h;固液分离,趁热用200目滤布过滤,滤液迅速降温;煎液合并减压浓缩至干,浓缩温度<50℃,即得金银花提取物。

2.2 金银花提取物的指纹图谱

2.2.1 色谱条件

Agilent Eclipse XDB-C18 色谱柱(250 mm × 4.6mm,5 μm),乙腈(A):0.1%乙酸(B)为流动相梯度洗脱(0→40 min,A:5%—29%,B:95%→71%),检测波长266 nm;流速1.0 mL/min,柱温35℃,进样体积10 μL,记录对照品和供试品的色谱图。

2.2.2 对照品溶液的制备

分别取新绿原酸、绿原酸、隐绿原酸、马钱苷、木犀草苷、异绿原酸B、异绿原酸A、异绿原酸C适量,精密称定,用甲醇制成每1 mL溶液含新绿原酸5.31 μg、绿原酸56.78 μg、隐绿原酸10.44 μg、马钱苷52.89 μg、木犀草苷1.53 μg、异绿原酸B 10.10 μg、异绿原酸A 18.84 μg、异绿原酸C 18.93 μg的混合对照品溶液。

2.2.3 供试品溶液的制备

精密称取金银花提取物粉末0.2 g,加25 mL 50%乙醇,超声提取30 min,冷却,过滤,即得。

2.2.4 精密度试验

取同一批次金银花提取物粉末,按2.2.3供试品溶液制备方法制备供试品溶液,按2.2.1色谱条件连续进样6次,结果各共有峰相对保留时间和相对峰面积RSD均<3%,表明仪器精密度良好。

2.2.5 重复性试验

取同一批次金银花提取物粉末6份,按2.2.3供试品溶液制备方法制备供试品溶液,按2.2.1色谱条件测定,结果各共有峰相对保留时间和相对峰面积RSD均<3%,表明该方法重复性良好。

2.2.6 稳定性试验

取同一批次金银花提取物粉末,按供试品溶液制备方法制备供试品溶液,分别在0、2、4、8、12、24 h进样,结果各共有峰相对保留时间和相对峰面积RSD均<3%,表明供试品溶液在24 h内稳定性良好。

2.2.7 指纹图谱的采集及共有峰的标定

取15批不同产地的金银花提取物粉末(15批金银花产地来源见表1),按2.2.3供试品溶液制备方法制备供试品溶液,按照2.2.1色谱条件测定,得到15批金银花提取物HPLC指纹图谱,将15批样品色谱图导入国家药典委员会颁布的中药指纹图谱相似度评价系统软件(2012A)中进行色谱峰匹配及相似度分析。

2.3 绿原酸的含量测定方法

2.3.1 色谱条件和系统适用性试验

Agilent Eclipse XDB-C18(带预柱)(250 mm × 4.6mm,5 μm)色谱柱,流动相为乙腈-0.4%磷酸(8%:92%),流速1 mL/min,柱温35℃,进样量10 μL,检测波长326 nm,理论板数以绿原酸峰计不少于1000。

表1 15批金银花药材来源

编号	产地来源	编号	产地来源
S1	河南封丘黄德镇	S9	河南禹州
S2	河南封丘黄德镇	S10	河北巨鹿
S3	河南封丘城关乡	S11	河北巨鹿
S4	河南封丘应举镇	S12	河北巨鹿
S5	河南封丘留光乡	S13	山东平邑
S6	河南封丘应举镇	S14	山东平邑
S7	河南禹州	S15	山东平邑
S8	河南禹州		

2.3.2 对照品溶液的制备

精密称定绿原酸对照品，置棕色量瓶中，加50%甲醇制成每1 mL含44.1 μg的溶液，即得(10℃以下保存)。

2.3.3 供试品溶液的制备

精密称定金银花提取物粉末0.02 g，加30%甲醇25 mL，超声30 min，放凉，用30%甲醇补足减失的重量，摇匀，用0.45 μm微孔滤膜过滤，取续滤液即得。

2.3.4 线性关系考察

精密吸取绿原酸对照品溶液1、3、5、8、10、12、15、20 μL注入液相色谱仪，测定峰面积，以绿原酸进样量(X)为横坐标，峰面积(Y)为纵坐标，绘制标准曲线，得回归方程 $Y=32\,536X-6311$ ($r=1$)，线性范围0.0044~1.763 2 μg。

2.3.5 精密度试验

取同一供试品溶液，按2.3.1色谱条件连续进样6次，计算绿原酸含量平均值为4.10%，RSD为0.12%，表明该方法精密度良好。

2.3.6 重复性试验

精密称取同一金银花提取物6份，按2.3.3供试品溶液制备方法制备供试品溶液，按2.3.1色谱条件测定，结果绿原酸平均含量4.12%，RSD为3.46%，表明绿原酸含量测定方法重复性良好。

2.3.7 加样回收率

精密称取已知绿原酸含量的供试品溶液6份，分别精密加入等量的绿原酸对照品溶液，按2.3.1色谱条件测定，计算平均加样回收率为101.92%，RSD为2.70%，表明该方法准确可靠。

2.3.8 稳定性试验

取同一供试品溶液，分别于0、2、4、8、12、24、48 h，按2.3.1色谱条件测定，计算绿原酸含量平均值4.11%，RSD为0.20%，表明供试品溶液在48 h内稳定。

2.3.9 含量测定

精密吸取绿原酸对照品溶液10 μL，金银花提取物供试品溶液10 μL，按照2.3.1色谱条件 测定，计算绿原酸含量。

2.4 木犀草苷的含量测定方法

2.4.1 色谱条件和系统适用性试验

Agilent ZORBAX SB-phenyl (250 mmX4.6 mm，5 μm) 色谱柱，乙腈(A)：0.5%乙酸(B)为流动相梯度洗脱(0—15 min，A：10%~20%，B:90%~80%；15~30 min，A：20%，B：80%；30~40 min，A：20%~30%，B：80%~70%)，流速1 mL/min，柱温35℃，进样量10 μL，检测波长347nm，理论板数以木犀草苷峰计不少于20 000。

2.4.2 对照品溶液的制备

精密称定木犀草苷对照品，置棕色量瓶中，加70%乙醇制成每1 mL含7.23 μg的溶液，即得(10℃以下保存)。

2.4.3 供试品溶液的制备

精密称定金银花提取物粉末0.2 g，置于100 mL具塞锥形瓶中，精密量取50%甲醇20 mL，称定重量，超声提取(250W，35kHz)60 min，放凉，用50%甲醇补足减失的重量，摇匀，用0.45 μm微孔滤膜过滤，取续滤液即得。

2.4.4 线性关系考察

精密吸取木犀草苷对照品溶液1、3、5、8、10、12、15、20 μL注入液相色谱仪，测定峰面积，以木犀草苷进样量(X)为横坐标，峰面积(Y)为纵坐标，绘制标准曲线，得回归方程 $Y=27.26X-0.310$ ($r=0.999\,8$)，线性范围0.007 2~0.144 6 μg。

2.4.5 精密度试验

取同一供试品溶液，按2.4.1色谱条件连续进样6次，计算木犀草苷含量平均值为0.081%，RSD为0.30%，表明木犀草苷含量测定方法精密度良好。

2.4.6 重复性试验

精密称取同一金银花提取物6份，按照2.4.3供试品溶液制备方法制备成供试品溶液，按2.4.1色谱条件测定，结果木犀草苷平均含量0.085%，RSD为1.62%，表明木犀草苷含量测定方法重复性良好。

2.4.7 稳定性试验

取同一供试品溶液，分别于0、2、4、8、12、24、48 h按2.4.1色谱条件测定，计算木犀草苷含量平均值为0.083%，RSD为0.96%，说明供试品溶液在48 h内稳定。

2.4.8 加样回收率

精密称取已知木犀草苷含量的供试品溶液6份，分别精密加入等量的木犀草苷对照品溶液，按

2.4.1色谱条件测定,计算木犀草苷的加样回收率为97.57%,RSD为1.74%,表明该方法准确可靠。

2.4.9 含量测定

精密吸取木犀草苷对照品溶液10 μL,金银花提取物供试品溶液10 μL,按照2.4.1色谱条件测定,计算木犀草苷含量。

3 结果

3.1 金银花提取物指纹图谱分析

金银花提取物与8种对照品的高效液相色谱图见图1。15批不同产地的金银花提取物HPLC指纹图谱,导入国家药典委员会颁布的"中药指纹图谱相似度评价系统软件(2012A)"中进行色谱峰匹配及相似度分析,被采用中位数法生成共有模式对照图谱,发现共有12个共有峰,见图2。通过与对照品色图谱比较,峰2为绿原酸,作为参照峰,以其保留时间为1,计算各共有峰的相对保留时间和相对峰面积。其相对保留时间的RSD小于0.05%,相对峰面积的RSD范围为14.83%~6.57%。

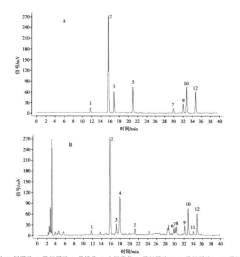

1. 新绿原酸;2. 绿原酸;3. 隐绿原酸;5. 马钱苷;7. 木犀草苷;9. 异绿原酸B;10. 异绿原酸A;12. 异绿原酸C

图1 对照品(A)与金银花提取物(B)的HPLC图谱

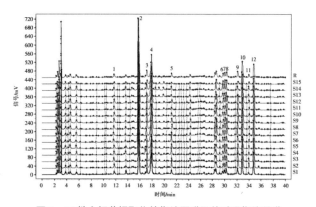

图2 15批金银花提取物的指纹图谱及其对照指纹图谱

通过与对照品色图谱比较,12个共有峰中1号峰为新绿原酸,2号峰为绿原酸,3号峰隐绿原酸,5号峰为马钱苷,7号峰为木犀草苷,9号峰为异绿原酸B,10号峰为异绿原酸A,12号峰为异绿原酸C。4号峰峰面积较大,由于无对照品,采用高效液相色谱–二极管阵列–电喷雾/质谱(HPLC-DAD-ESI/MS)技术进行检测确认,MS条件是电喷雾离子源(ESI),采用多反应离子检测(MRM)进行负离子检测,源干燥温度350℃,干燥气流量10.0 L/min,雾化气压力40 psi(约275.8 kPa)其分子量[M+Na]+为397.0,[M−H]−为373.1,参考文献初步推断该化合物为secologanic acid。

3.2 15批金银花提取物指纹图谱相似度评价

采用国家药典委员会颁布的"中药色谱指纹图谱相似度评价系统(2012A)"软件,自动匹配15批金银花提取物HPLC图谱,通过"相似度计算"功能对样品色谱图进行相似度评价(表2),结果15批样品指纹图谱的相似度在0.94以上,说明不同批次不同产地的金银花提取物有较好的一致性。

3.3 15批金银花提取物中绿原酸和木犀草苷的含量测定结果

15批金银花提取物的收率范围为35.60%~47.05%,平均值为41.81%,RSD为6.93%,结果见表3。

15批金银花中绿原酸的质量分数范围为1.96%~3.80%,提取物中绿原酸质量分数范围为3.33%~4.84%,转移率均值为57.79%,RSD为15.01%。其中,以河南禹州3金银花中绿原酸质量分数最高为3.80%,其提取物中绿原酸的质量分数亦最高为4.84%,其次为封丘留光乡产金银花中绿原酸质量分数为3.50%。河南产9批金银花的平均质量分数为3.0%,提取物的平均质量分数为3.87%;山东产3批金银花的平均质量分数为3.0%,提取物的平均质量分数为3.96%;河北产3批金银花的平均质量分数为2.07%,提取物的平均质量分数为3.49%。

15批金银花中木犀草苷的质量分数范围为0.051%~0.072%,提取物中木犀草苷质量分数范围为0.067%~0.091%,转移率均值为55.64%,RSD为12.23%。其中,以河南封丘城关乡产金银花中木犀草苷质量分数最高为0.072%,其次为山东平邑2金银花中木犀草苷质量分数为0.069%。河南产9批金银花的平均质量分数为0.062%,提取物的平均质量分数为0.083%;山东产3批金银花的平均质量分数为

表2　15批金银花提取物的HPLC指纹图谱相似度

编号	S1	S2	S3	S4	S5	S6	S7	S8	S9	S10	S11	S12	S13	S14	S15	R
S1	1	0.988	0.984	0.964	0.952	0.991	0.99	0.99	0.943	0.986	0.981	0.985	0.972	0.976	0.976	0.99
S2	0.988	1	0.982	0.959	0.951	0.986	0.983	0.987	0.95	0.982	0.986	0.992	0.968	0.972	0.972	0.988
S3	0.984	0.982	1	0.979	0.965	0.99	0.98	0.992	0.961	0.988	0.973	0.983	0.962	0.972	0.97	0.991
S4	0.964	0.959	0.979	1	0.981	0.977	0.957	0.976	0.972	0.974	0.96	0.96	0.947	0.957	0.942	0.979
S5	0.952	0.951	0.965	0.981	1	0.97	0.952	0.968	0.994	0.978	0.972	0.96	0.963	0.966	0.949	0.979
S6	0.991	0.986	0.99	0.977	0.97	1	0.99	0.994	0.962	0.993	0.983	0.988	0.978	0.984	0.98	0.996
S7	0.99	0.983	0.98	0.957	0.952	0.99	1	0.991	0.944	0.991	0.984	0.989	0.978	0.98	0.979	0.99
S8	0.99	0.987	0.992	0.976	0.968	0.994	0.991	1	0.961	0.994	0.986	0.991	0.972	0.978	0.977	0.995
S9	0.943	0.95	0.961	0.972	0.994	0.962	0.944	0.961	1	0.974	0.973	0.963	0.961	0.964	0.947	0.976
S10	0.986	0.982	0.988	0.974	0.978	0.993	0.991	0.994	0.974	1	0.992	0.993	0.983	0.986	0.982	0.998
S11	0.981	0.986	0.973	0.96	0.972	0.983	0.984	0.986	0.973	0.992	1	0.994	0.982	0.981	0.975	0.993
S12	0.985	0.992	0.983	0.96	0.96	0.988	0.989	0.991	0.963	0.993	0.994	1	0.979	0.983	0.982	0.994
S13	0.972	0.968	0.962	0.947	0.963	0.978	0.978	0.972	0.961	0.983	0.982	0.979	1	0.997	0.989	0.986
S14	0.976	0.972	0.972	0.957	0.966	0.984	0.98	0.978	0.964	0.986	0.981	0.983	0.997	1	0.992	0.99
S15	0.976	0.972	0.97	0.942	0.949	0.98	0.979	0.977	0.947	0.982	0.975	0.982	0.989	0.992	1	0.984
R	0.99	0.988	0.991	0.979	0.979	0.996	0.99	0.995	0.976	0.998	0.993	0.994	0.986	0.99	0.984	1

表3　15批金银花提取物测定结果

| 编号 | 绿原酸质量分数/% | | | | 木犀草苷质量分数/% | | 木犀草苷 |
	提取物得率/%	药材	提取物	绿原酸转移/%	药材	提取物	转移率/%
S1	35.60	2.60	3.66	50.11	0.066	0.084	45.31
S2	41.05	2.80	3.45	50.58	0.059	0.069	48.01
S3	39.20	3.20	4.12	50.47	0.072	0.088	47.91
S4	41.10	2.90	3.79	53.71	0.065	0.083	52.48
S5	42.31	3.50	3.92	47.39	0.060	0.070	49.36
S6	42.90	3.00	3.94	56.34	0.065	0.087	57.42
S7	40.70	2.69	3.45	52.20	0.051	0.088	70.23
S8	40.60	2.50	3.65	59.28	0.054	0.086	64.66
S9	38.75	3.80	4.84	49.36	0.063	0.091	55.97
S10	43.10	2.27	3.62	68.73	0.053	0.067	54.48
S11	41.60	1.96	3.33	70.68	0.054	0.068	52.38
S12	42.40	1.97	3.51	75.54	0.053	0.076	60.80
S13	44.35	3.10	4.02	57.51	0.054	0.074	60.78
S14	46.45	3.10	4.00	59.94	0.069	0.083	55.87
S15	47.05	2.80	3.87	65.03	0.063	0.079	59.00
均值	41.81			57.79			55.64
RSD/%	6.93			15.01			12.23

0.062%，提取物的平均质量分数为0.083%；河北产3批金银花的平均质量分数为0.053%，提取物的平均质量分数为0.070%。

15批金银花中绿原酸的质量分数范围为1.96%~3.80%，提取物中绿原酸质量分数范围为3.33%~4.84%，转移率均值为57.79%，RSD为15.01%。其中，以河南禹州3金银花中绿原酸质量分数最高为3.80%，其提取物中绿原酸的质量分数亦最高为4.84%，其次为封丘留光乡产金银花中绿原酸质量分数为3.50%。河南产9批金银花的平均质量分数为3.0%，提取物的平均质量分数为3.87%；山东产3

批金银花的平均质量分数为3.0%，提取物的平均质量分数为3.96%；河北产3批金银花的平均质量分数为2.07%，提取物的平均质量分数为3.49%。

15批金银花中木犀草苷的质量分数范围为0.051%~0.072%，提取物中木犀草苷质量分数范围为0.067%~0.091%，转移率均值为55.64%，RSD为12.23%.其中，以河南封丘城关乡产金银花中木犀草苷质量分数最高为0.072%，其次为山东平邑2金银花中木犀草苷质量分数为0.069%。河南产9批金银花的平均质量分数为0.062%，提取物的平均质量分数为0.083%；山东产3批金银花的平均质量分数为0.062%，提取物的平均质量分数为0.083%；河北产3批金银花的平均质量分数为0.053%，提取物的平均质量分数为0.070%。

4 讨论

本研究采购的15批金银花，涵盖了金银花的道地产区和主产区，每个产区不少于3批，从金银花的产地、质量水平上具有代表性。

单一的指标成分较难全面地判定产品的真伪与优劣，给药品的质量控制和监管造成一定的困难，因此本文采用指标成分和指纹图谱相结合的方法控制金银花提取物的质量。绿原酸是金银花中的主要药理活性成分，在指纹图谱中峰面积相对较大且较稳定，因此作为参比峰，同时，指纹图谱显示三个主要产区金银花所制备的提取物主要色谱峰基本一致，但各峰的面积差异较大。因此，三个主要产区金银花成分基本一致，但各成分含量有一定差异。

另外，金银花中的黄酮类成分因具有抗菌、抗病毒、抗氧化、保肝等活性而逐渐被人们所重视，从2005版《中国药典》开始将木犀草苷作为金银花的控制指标成分之一，木犀草苷也是金银花区别于山银花的主要成分之一。木犀草苷可溶于热水、热甲醇及乙醇，常温下微溶于水，采用煎煮方式可以把金银花

中的木犀草苷提取出来，因此，将木犀草苷作为金银花提取物的指标成分之一具有必要性。

金银花全国大部分地区均有分布，其中以山东的"东银花""济银花"和河南的"南银花""密银花"最为道地，质量最好。本研究结果显示河南产9批金银花与山东产3批金银花绿原酸的平均质量分数均为3.0%，提取物的平均质量分数为3.87%以上，而河北产3批金银花的平均质量分数为2.07%，提取物的平均质量分数为3.49%。另外，河南产9批金银花与山东产3批金银花木犀草苷的平均质量分数均为0.062%，提取物的平均质量分数为0.083%，而河北产3批金银花木犀草苷的平均质量分数为0.053%，提取物的平均质量分数为0.070%，上述金银花药材中绿原酸和木犀草苷的含量测定结果与文献基本一致，与其相应的金银花提取物中绿原酸和木犀草苷的含量基本一致。

综上，通过对全国三个金银花主产区的15批金银花及其提取物进行研究，建立金银花提取物的指纹图谱，分析了不同产区其指标成分绿原酸、木犀草苷的含量差异，为金银花提取物的评价及合理利用提供实验数据，也为该提取物质量标准的提高提供参考依据。

参考文献　略

金银花不同部位化学成分的比较研究

章艳玲

新乡学院化学化工学院, 河南新乡　453003

[摘要]为了比较金银花茎、叶和花中的化学成分含量，采用了硫酸-蒽酮法、苯酚-硫酸法、2,6-二氯酚靛酚滴定法、考马斯亮蓝法、茚三酮呈色法和紫外分光光度法，分别测定了金银花茎、叶和花中的黄酮类物质、维生素C、绿原酸、可溶性蛋白质、游离氨基酸、可溶性糖和多糖的含量。结果表明：黄酮类化合物和维生素C含量均为叶＞花＞茎；而绿原酸、可溶性蛋白质和游离氨基酸含量均为：花＞叶＞茎，虽然花中含量最高，但叶和茎中也有一定的含量；可溶性糖：茎＞花＞叶；多糖含量：茎＞叶＞花。这为金银花的综合利用提供了一定的理论依据。

[关键词]金银花；茎；叶；花；化学成分

金银花，又名忍冬、银花、双花等，自古被誉为清热解毒的良药。它味甘，性寒，具有清热泻火、燥

湿、凉血、解毒及清虚热等功效。现代医学研究证明，金银花药理作用主要表现在抑菌、抗病毒、解热、抗炎、保肝、止血、抗氧化、免疫调节等方面。金银花对于伤寒杆菌、痢疾杆菌、大肠及绿脓杆菌、百日咳杆菌等杆菌和葡萄球菌、链球菌、肺炎双球菌、脑膜炎球菌等球菌，都有比较强的抑制能力，所以对于流行性感冒和炎症均有一定治疗效果。且金银花的毒

[基金项目]河南省教育厅科学技术研究项目"金银花茎、叶和花的有效成分比较研究"(2011C180003)。

[作者简介]章艳玲(1976-)，女，河南南阳人，讲师，硕士，研究方向：药用植物生理生化及化学成分研究。E-mail：zhang2002040@126.com。

性低，副作用小。

金银花的主要活性成分有：有机酸类化合物、黄酮类化合物、挥发油成分、三萜类化合物等。对金银花有效成分的研究多是对花蕾中有效成分的研究，如王国亮等对金银花的花蕾进行分析，从中鉴定出27种挥发油成分。刘家欣等对湘西栽培的金银花干燥花蕾中的挥发油进行分析，共鉴定出40种成分，占精油总量的80%。高玉敏等1995年首次从金银花中分离出4个黄酮类化合物。黄丽瑛等从金银花花蕾的氯仿提取物中分离得到两种黄酮类物质。张英华等对不同产地的金银花中绿原酸的含量进行比较，指出不同产地金银花中绿原酸含量有很大差异。也有少数人对金银花枝叶中化学成分进行研究，如景小琦等采用紫外分光光度法测定不同时期的金银花修剪枝中各部位的粗黄酮含量。张雁冰等对密县金银花及其茎、叶中绿原酸含量进行测定。笔者查阅了大量资料，发现很少有人对金银花茎，叶和花中化学成分进行比较研究，因此有必要进行更加深入的研究，拓宽其有效成分的研究范围，为扩大金银花的生药资源提供理论依据。

1 材料与方法

1.1 试验材料

1.1.1 研究对象

试验所用材料金银花购自河南封丘中药市场，经河南中医大学中药学院药用植物实验室鉴定为金银花。样品经晒干后粉碎使用。

1.1.2 仪器与设备

循环水式多用真空泵（SHB-III郑州长城）、旋转蒸发仪（RE-52AA上海亚荣）、电热恒温鼓风干燥箱（DHG-9070A上海精宏）、电子分析天平（AUW120日本岛津）PDL-40B型离心机，722分光光度计（上海分析仪器厂）。恒温水浴锅，粉碎仪，电热炉，回流提取装置，过滤装置，干燥箱，常规玻璃仪器，Uvmini-1240紫外可见分光光度计（日本岛津有限公司）。

1.2 方法

1.2.1 黄酮类化合物的测定

（1）标准曲线的制作。精密称取干燥至恒重的无水芦丁10.0 mg，置于50 mL的容量瓶中，加70%乙醇适量溶解，加70%乙醇定容至刻度。精密量取上

述标准溶液0.00、1.00、2.00、3.00、4.00、5.00、6.00、7.00 mL，分别放置于25 mL容量瓶，加纯净的蒸馏水至7.0 mL 每个容量瓶，加5%亚硝酸钠溶液1 mL，混匀，放置6 min，加10%硝酸铝溶液1 mL，摇匀，放置6 min，加1 mol/L氢氧化钠试液10 mL，用水定容，摇匀，放置15 min。以加标准溶液0.00 mL的样品为空白，在510 nm波长处测定吸光度，绘制标准曲线切。

（2）黄酮含量测定。准确称1.50 g待测样品粉末，加入60 mL 70%乙醇溶剂放于100 mL圆底烧瓶内，置于水浴锅上，70℃条件下回流提取60 min，过滤，重复提取两次；合并过滤液，用70%乙醇定容于100 mL容量瓶中，摇匀待。精确量取1.0 mL，参照标准曲线制备，以加标准溶液0.0 mL的样品为空白，在510nm波长处测定吸光度。

1.2.2 碳水化合物的测定

可溶性糖的含量测定采用硫酸-蒽酮法、多糖的含量测定采用苯酚-硫酸法。

1.2.3 绿原酸含量的测定

（1）标准曲线的制作。精密称取绿原酸标准品5.0 mg，置于50 mL容量瓶中，用95%的乙醇溶解并定容。准确量取标准溶液0.00、0.50、0.75、1.00、1.25、1.50、2.00、2.50 mL分别放置于10 mL的容量瓶中，并用95%的乙醇定容，以加标准溶液0.0 mL的样品为空白，在330 nm波长处测定吸光度，绘制标准曲线同。

（2）绿原酸含量的测定。将金银花茎、叶、花各样品在100℃时烘干至恒重，粉碎过80目筛，准确称取处理后的样品各1.0 g，置于150 mL锥形瓶中，量取50 mL95%的乙醇加入，用电子天平称量总重量。于85℃的恒温水浴锅里回流4 h。放置，冷却至室温时，在电子天平上添加体积分数95%的乙醇至原重，过滤待用。精确吸取提取液的滤液1mL，用95%的乙醇稀释50倍，以加标准溶液0.0 mL的样品为空白，在327 nm波长处测定吸光度。

1.2.4 其他成分测定

维生素C含量的测定采用2,6-二氯酚靛酚滴定法，可溶性蛋白质含量的测定采用考马斯亮蓝法G-250染料结合法，游离氨基酸含量的测定采用茚三酮呈色法。

2 结果与分析

2.1 黄酮类化合物的含量及分析

经分光光度法测得金银花茎、叶和花各部位黄酮类化合物的含量分别为：14.26、96.52、40.72 mg/g。金银花茎、叶和花中黄酮类化合物含量由高到低为：叶＞花＞茎。且金银花叶中黄酮类化合物的含量96.52 mg/g是金银花花蕾中测定结果40.72 mg/g的2.37倍，叶子中的含量远远高于花中的含量（表1）。

表1　金银花茎、叶和花中的化学成分含量 mg/g

	茎	叶	花
黄酮类化合物	14.26	96.52	40.72
可溶性糖	85.32	50.64	52.03
多糖	67.53	46.96	43.45
绿原酸	15.25	23.05	32.35
维生素C	0.34	1.47	1.05
可溶性蛋白质	2.16	2.82	4.14
游离氨基酸	0.0447	0.16	0.269

2.2 碳水化合物含量及分析

用硫酸–蒽酮法和苯酚–硫酸法分别测金银花茎、叶和花3种材料，测得可溶性糖含量分别为85.32、50.64、52.03 mg/g，多糖的含量为：67.53、6.96、3.45 mg/g。金银花茎、叶和花中可溶性糖、多糖的含量高低是：可溶性糖：茎＞花＞叶；多糖含量：茎＞叶＞花（表1）。

2.3 绿原酸含量及分析

从表1可以看出经紫外分光光度法测得金银花茎、叶和花中绿原酸含量分别为：15.25、23.05、32.35 mg/g。金银花茎、叶和花中绿原酸的含量由高到低是：花＞叶＞茎（表1）。

2.4 维生素C含量

从表1可以看出用2,6–二氯酚靛酚滴定法测得金银花茎、叶和花各部位维生素C的含量分别为：0.34、1.47、1.05 mg/g。金银花茎、叶和花中维生素C含量由高到低为：叶＞花＞茎（表1）。

2.5 可溶性蛋白质含量及分析

从表1可以看出：金银花茎、叶和花中可溶性蛋白质的含量分别为：2.16、3.82、4.14 mg/g。因此，可溶性蛋白质含量由高到低是：花＞叶＞茎。

2.6 游离氨基酸的含量及分析

从表1可以看出：金银花茎、叶和花中游离氨基酸的含量分别为：0.0447、0.16、0.269 mg/g。因此，游离氨基酸含量由高到低是：花＞叶＞茎。

3 讨论与结论

金银花是主要的中草药之一，其药用价值广泛，年使用量特别大，前人对金银花有效成分的研究多是对花蕾中有效成分的研究，如王国亮等对金银花的花蕾进行分析，从中鉴定出27种挥发油成分。刘家欣等对湘西栽培的金银花干燥花蕾中的挥发油进行分析，共鉴定出40种成分，占精油总量的80%。张英华等对不同产地的金银花中绿原酸的含量进行比较，指出不同产地金银花中绿原酸含量有很大差异。也有少数人对金银花枝叶中化学成分进行研究，如景小琦等采用紫外分光光度法测定不同时期的金银花修剪枝中各部位的粗黄酮含量。张雁冰等对密县金银花及其茎、叶中绿原酸含量进行测定。笔者查阅了大量资料，发现很少有人对金银花茎，叶和花中化学成分进行系统的比较研究。

与金银花花蕾相比，金银花茎、叶采集更容易，价格更便宜。且近几年随着金银花种植规模的扩大，金银花修剪整形技术也得到大力推广，每年都可得到大量的枝叶，价格低廉，这些金银花枝叶尤其是金银花叶子应该得到充分的利用。

本研究对金银花茎、叶和花中的黄酮类物质、维生素C、绿原酸、可溶性蛋白质、游离氨基酸、可溶性糖和多糖的含量进行系统的比较研究，研究结果为：黄酮类化合物和维生素C含量均为叶＞花＞茎；绿原酸、可溶性蛋白质和游离氨基酸含量均为：花＞叶＞茎；可溶性糖：茎＞花＞叶；多糖含量：茎＞叶＞花。结果表明金银花茎、叶和花中的化学成分相似，具有较强的药理作用。本研究的不足之处在于所购试验材料均为同一生长期的材料，未对不同生长时期材料中的化学成分进行研究，未来可以考虑对不同生产时期金银花各部位的化学成分进行更深入的研究，以便为金银花茎、叶的有效利用提供更全面科学的理论依据。

参考文献 略

河南封丘金银花整形修剪技术

杨红旗 谭政委 许兰杰 董薇 夏伟 余永亮 梁慧珍

河南省农业科学院芝麻研究中心，河南郑州 450002

[摘要]文章对河南封丘金银花整理修剪技术进行简明扼要整理，以期对金银花种植户具有一定指导作用。

[关键词]金银花；整形修剪；河南封丘

金银花又名忍冬花、对花、二花、双花等，为忍冬科（Caprifoliaceae）忍冬属（Lonicera）植物忍冬（Lonicera Japanica Thunb）及同属多种植物的干燥花蕾或带初开的花，是一种"药食同源"的绿色天然产物，是临床常用抗病毒、抗菌、消炎的大宗传统中药材。1963年第1版《中国药典》开始收载金银花，规定金银花唯一正品药源植物为忍冬，1977年版及其后数版《中国药典》先后将忍冬、红腺忍冬（Lonicera hypoglauca Miq）、山银花（Lonicera Confusa DC）、毛花柱忍冬（Lonicerada Systyla Rehd）和灰毡忍冬（lonicera macrathoides Hand–Mazz）列入金银花的药源植物；2015年最新版《中国药典》再次明确金银花唯一正品药源植物为忍冬，并规定金银花检测指标成分为绿原酸和木犀草苷。此外，金银花具有观赏植物的特性，其单叶对生，凌冬不凋，叶形披针形至卵状椭圆形，小巧可爱；花朵呈长筒状别致花形，并蒂两花，形如比翼飞鸟，金银相映；利用其藤本习性可以用立体绿化，花架、假山、花柱、建筑立面成片栽植，形成观赏价值较高的绿色背景。

我国是金银花的主产国，种质资源丰富，除黑龙江、内蒙古、青海、宁夏、新疆、西藏等无自然分布外，其他省区均有分布，但道地产区为河南、山东、河北。河南具有发展金银花得天独厚的优势条件，有利于金银花的生产种植，其中河南封丘金银花药性极好。河南封丘金银花蕾粗长肥厚、色泽青翠艳丽、药用成分含量高，其质量位于全国同类产品之冠。

[基金项目]现代农业产业技术体系建设专项资金资助（CARS-21）。

[作者简介]杨红旗（1971- ），男，硕士，副研究员；主要从事花类中药材遗传育种工作。

[通讯作者]梁慧珍，研究员。E-mail:1hzh66666@163.com。

2003年经过国家质量监督检验检疫总局审核，荣获WTO原产地注册保护。河南封丘具有1500多年金银花种植历史，近年来发展态势良好，但有些种植户对金银花整形修剪技术不太了解，尤其是新种植户更不知怎样修剪、何时修剪，因此，有必要对河南封丘金银花整理修剪技术进行简明扼要整理，以期对金银花种植户具有一定指导作用。

1 整形修剪目的

河南封丘金银花呈树状，又称为"树状金银花"。封丘金银花整形修剪的目标是培育直立粗壮的主干，树墩呈伞状结构。金银花只有在原开花的母枝上萌发出的新枝条，才能进行花芽分化、形成花蕾。金银花整形修剪的目的是调节植株生长势，培育理想的株型；防止枝条徒长，促进营养集中形成花蕾，实现丰产、高产。

2 整形修剪方法

2.1 幼龄株（1—4年）

2.1.1 幼龄株定干

幼龄株生长旺盛，是金银花整形修剪的关键时期。栽植1~2年的幼龄株首要任务是培育直立粗壮的主干，在苗木旁树立150 cm左右的木棍或竹棍，将预留为主干的枝条绑正固定。每株预留1个主干，其他枝条全部剪除。预留为主干的枝条生长到30~40 cm时，剪去顶梢，除去顶端优势，主干上的萌芽及时去除，促进主干枝条增粗，确保形成1个直立粗壮主干。

2.1.2 幼龄株整形修剪

幼龄株整形的目标是在直立粗壮主干的基础上培育伞状结构的树墩。定植第2~3年的植株开始整形修剪，春季萌芽后，在主干离地面10~20 cm处选留3个健壮枝条作为1级骨干枝培养，枝条留3~5节短截，其余枝条全部剪除。1级骨干枝要求在围绕主干分布均匀，相互之间大致保持120°，与主干着生角度在45°以内，保持株型紧凑。可以采用人工辅助办法促使1级骨干枝与主干着生角度在45°以内，其与长度达到20~25 cm时摘除其顶芽，促进1级骨干枝增粗，防止其过长下垂。采用类似办法，在每个1级骨干枝上培育6~7个2级骨干枝，留3~5节短截，2级骨干枝上培育12~15个3级骨干枝，如此培养好1、2、3级骨干枝，同时从基部剪除病虫枝、干枯枝、人为破坏枝、徒长枝，及时疏除主干上发出的新枝芽。经2~3年整形修剪，将金银花植株修剪成枝条疏朗、分布均匀、通风透光、主干直立的伞状结构。

2.2 成龄株（5—20年）

成龄株（5—20年）金银花以产花为主，修剪的目的是培养更多健壮的开花母枝。入春后在2级分枝中或原来的老花枝上萌发出的节密而短、叶细的幼枝均是花枝，应予保留。选留开花母枝基部直径必须在0.5 cm以上。成龄株建议采用重轻剪法修剪，对弱枝、密枝重剪，2年枝、强壮枝轻剪，利用新生枝条调整骨干枝角度，去弱留强，枝条分布均匀，透光透气，清除弱枝、徒长枝。选留背上枝、背上芽、粗壮芽、饱满芽，剪除向下枝、向下芽、纤弱枝、瘦小芽，彻底剪除交叉枝、下垂枝、枯弱枝、病虫枝、无效枝。每个2级骨干枝留开花母枝2~3个，每个3级骨干枝留4~5个，全株留开花母枝80~120个。

留下的开花母枝要短截，旺者留4~5节轻截，中庸者留2~3节重截，并使其分布均匀。将丛内过密枝条从基部疏除一部分，为新枝生长和发育留出一定空间，保持株型丰满。

2.3 老龄株整形修剪

老龄株（20年以上）逐渐出现逐渐衰老现象，表现出叶稀、色淡、多枯枝瘦花，树冠萎缩。对于病虫害严重老龄株金银花植株建议连根拔除，轮作其他作物。对于病虫害较轻金银花老龄株需要复壮更新，才能实现丰产。老龄株建议采用重短截法修剪，以更新复壮为主，枯枝全剪，病枝重剪，弱枝轻剪，壮枝不剪，疏除弱枝、病虫枝和枯死枝。老龄株树冠直径和高度达到120 cm以上，应采取压

顶缩剪法，压缩树体高度。在每个主枝上只留3~5个侧枝，剪去多余侧枝。春季抹芽，将主枝以下生在主干上的芽全部抹去，同时对生在主枝上的徒长花枝摘心。

3 整形修剪时间

3.1 冬季修剪

河南封丘树状金银花整形修剪时间主要安排在冬季进行，每年12月上旬~次年1月下旬为最佳时期。冬季修剪遵循"枝枝都剪、弱枝重剪、旺枝轻剪"的原则，修剪时根据新生枝条是否有利于植株通风透光，壮枝轻剪，保留8~10对芽，弱枝重修剪，保留3~5对芽。对生长壮旺的植株采取回缩更新，保证主枝有新枝条。定植后的幼龄花株以培养株型为主，成龄株修剪以产花为主，继续培养主干，辅以扩大树冠，老龄株宜进行回缩修剪，达到更新复壮的目的。

3.2 夏季修剪

夏季修剪通常在花蕾采收后进行，去除弱枝、病枝、细枝、缠绕枝和交叉枝等无效枝，目的是促进新枝萌发和下茬花芽分化。夏季修剪需要3次，每年5月下旬—6月上旬头茬花采收后、7月中旬第2茬花采收以及8月中旬第3茬花采收后均需要修剪1次，第4茬花采收后不再修剪，等待冬季修剪。

4 结语

金银花享有"国宝一枝花"的美誉，可治疗多种疾病，全国有1/3中医方剂用到金银花，以金银花为原料的中成药已达200多种。金银花为多年生常绿或半常绿藤本植物，自然更新能力很强，新生分枝较多，自然生长的金银花枝叶过于茂密，通风透光不良，枝叶枯黄，开花数量较少，必须进行合理的整形修剪修才能实现丰产、高产，整形修剪是提高金银花产量的重要栽培措施之一。金银花的修枝整形对提高产量有较大的影响，修剪好的话，可提高产量30%~50%。通过整形修剪，金银花培育出主干直立粗壮，1、2、3级骨干枝条分布均匀、通风透光的理想树型，这样有利于花枝的形成，实现金银花生产丰产、高产，品质优良。

参考文献 略

超声波辅助提取金银花绿原酸的工艺优化

宋琳琳　　　　王园园　　　　荣丽杉

河南科技学院生命科技学院,河南新乡　453003

[摘要]河南封丘金银花种植区是中国最大的金银花产地之一,其金银花产量大、品质优。金银花枝叶及花常因营养丰富和药效价值而被添加到饲料中,具有抗病、增产的效果。为了优化超声波辅助提取金银花中绿原酸的提取工艺,本研究将金银花烘干粉碎之后,按一定的液料比加溶剂浸润,经超声、抽滤、浓缩等处理,借助高效液相色谱检测绿原酸含量。从液料比、乙醇浓度、超声波处理温度等方面通过单因素和正交设计优化,为金银花中绿原酸的提取提供了一定的参考。

[关键词]超声波;金银花;绿原酸;工艺优化

金银花是我国常见的中药材,它具有清热解毒、抗菌消炎、凉风散热、保肝利胆等众多生理活性。普遍认为,绿原酸在金银花抗菌、消炎等方面起着非常重要的作用,也常用它在金银花中的含量来判断金银花品质的好坏。我国河南封丘是全国最大的金银花种植区之一,当地金银花采收后的枝条常用来添加到饲料中,如鱼饲料、鸡饲料等。金银花饲料能有效增强鱼类肝脏总超氧化物歧化酶与谷胱甘肽过氧化物酶活性,降低丙二醛含量,从而有助于鳙鱼、草鱼等体质的增加;金银花与青霉素联用,可增强抗生素效果,有效抑制耐药性金黄色葡萄球菌的作用,且毒副作用小,无药物残留。

目前金银花中绿原酸的提取方法主要有:水提法、有机溶剂萃取法、超声波辅助提取、微波辅助提取、酶解醇提等,为了提高效率常常结合两种或两种以上的方法来进行提取,尤其以超声波辅助提取简单、快速、高效。本研究将金银花烘干粉碎之后,按一定的液料比加溶剂浸润,经超声、抽滤、浓缩等处理,借助高效液相色谱检测绿原酸含量。从液料比、乙醇浓度、超声波处理温度等方面通过单因素和正交设计优化,为金银花中绿原酸的提取提供了一定的参考。

1 材料与方法

1.1 材料、试剂和主要仪器

材料:金银花,购自新乡市康怡生大药房;绿原酸标准品:购自中国药品生物制品检定所;

试剂:乙腈,色谱纯;无水乙醇、磷酸、蒸馏水等,以上试剂为分析纯;

主要仪器:SHB-皿循环水式多用真空抽滤机,1515型高效液相色谱仪,PE-52A型旋转蒸发仪,3K15型离心机,FRQ-1010HT超声波清洗机,FW-200型高速万能粉碎机。

1.2 实验方法

1.2.1 工艺流程

金银花—烘干—粉碎—按一定液料比加溶剂浸润—超声提取—抽滤浓缩—过滤—取样测定。

1.2.2 样品制备

将金银花样品放置于60℃干燥箱中,干燥至重量不再减少为止,高速万能粉碎机粉碎,用80目的筛子筛选粉末,备用。

1.2.3 绿原酸标准曲线的制备

将绿原酸标准品按照文献方法制备:准确称取10.0 mg的标准品,加入60%乙醇溶解,用50 mL容量瓶定容至浓度为200 μg/mL的母液。将配置好的绿原酸标准溶液放入4℃冰箱中保存备用。

将母液稀释为绿原酸浓度为0.5、1.0、1.5、2.0、2.5 μg/mL,在上述色谱条件下分别进样10 μL,测定峰面积,绘制绿原酸标准曲线,横坐标X为绿原酸的浓度,单位 μg/mL,纵坐标Y为峰面积。色谱条件如下:色谱柱:WatersC18(250 mm×4.6 mm,5 μm);流动相:0.4%磷酸溶液:乙腈(90:10);流速:1.0 mL/min;柱温:30℃;检测波长:327 nm;进样量:10 μL。

1.2.4 单因素实验

准确称取粉末1.0 g放入提前备好的洁净的250 mL锥形瓶中,按实验计划添加相应的溶剂,设置好温度和时间进行提取。得到的提取液经真空抽滤机抽滤,再经旋转蒸发仪浓缩到1 mL,用0.22 μm微孔滤膜(有机系)过滤后,最后经高效液相色谱测得其绿原酸提取率。本实验选择的单因素条件有:10:1 mL/g、15:1 mL/g、20:1 mL/g、25:1 mL/g、30:1 mL/g的液料比;40%、50%、60%、70%、80%的乙醇;超声处理时间:20 min、30 min、40 min、50 min、60 min以及超声处理温度:40℃、50℃、60℃、70℃、80℃。

1.2.5 正交试验

在单因素试验的基础上，按照尽量减少实验次数和寻求设计最优的原则，选择液料比、溶剂浓度、温度和空白对照进行4因素3水平的正交设计。正交因素表见表1。

表1 正交试验因素水平表

水平	液料比A	乙醇浓度B	提取温度C
1	20∶1	50%	60℃
2	25∶1	60%	70℃
3	30∶1	70%	80℃

2 结果与分析

2.1 绿原酸标准曲线

如图1所示，得到的标准曲线方程为：$Y=471148.38X-58470.72$，$R^2=0.9971$，绿原酸浓度在0.5~2.5 μg/mL范围内满足良好的线性关系。

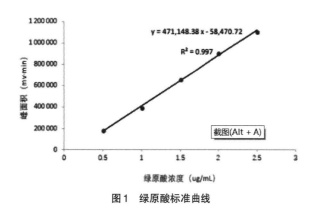

图1 绿原酸标准曲线

2.2 单因素对金银花中绿原酸提取率的影响

2.2.1 不同溶剂浓度对绿原酸提取效果的影响

根据图2所显示的曲线可以看出来，随着溶剂浓度的增大，绿原酸提取率呈先升高后降低的趋势，表明绿原酸的含量先升高后降低。在溶剂浓度为40%~60%时，绿原酸的含量逐渐升高，当溶剂浓度为60%时，曲线中绿原酸提取率最大；当溶剂浓度超过60%时，绿原酸提取率逐渐降低，表明绿原酸含量逐渐下降，可能是因为当溶剂的浓度大于60%时，金银花中除绿原酸以外的物质也溶了出来，形成较多的干扰物质，影响了绿原酸提取率，使得绿原酸提取率逐渐下降。因此，选取最佳的溶剂浓度为60%。

2.2.2 不同液料比对绿原酸提取效果的影响

图3表明，随着液料比的增大，绿原酸提取率先增大后减小，绿原酸的含量先升高后降低。当液

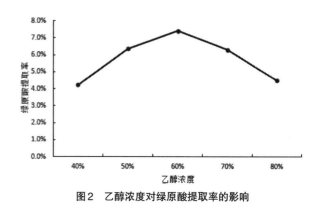

图2 乙醇浓度对绿原酸提取率的影响

料比在10∶1 mL/g到25∶1 mL/g之间时，绿原酸提取率逐渐增大，表明绿原酸的含量逐渐增加，原因应该是溶剂乙醇量的增大，使得溶质金银花周围的物质交换加快，从而使绿原酸含量增加；当液料比在25∶1 mL/g时，绿原酸提取率最大，绿原酸含量最高；当液料比大于25∶1 mL/g时，绿原酸提取率逐渐减小，绿原酸的含量逐渐降低。这可能是因为当溶剂的量到达某个点时，绿原酸含量稳定在一定的水平，即绿原酸提取量已经达到最大值，反而因为溶剂乙醇量的增加，增大了杂质物质的溶出量。液料比为25∶1 mL/g时对绿原酸的提取最为合适。

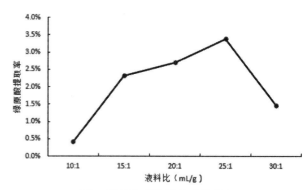

图3 液料比对原酸提取率的影响

2.2.3 不同超声处理时间对绿原酸提取效果的影响

超声波作用于金银花粉末，造成金银花细胞之间有节律的疏密变化，这种变化会对细胞造成压力而破坏细胞结构，使细胞内部物质更易于流出。随着超声波辅助处理时间的增长，一般所需提取的物质浓度会逐渐增大，但超声处理时间过长，水温上升，热敏性提取物结构遭到破坏或分解，反而提取率会下降，因此选用合适的处理时间非常重要。实验结果如图4所示，随着超声处理时间的增加，绿原酸提取

率先增大后减小。当超声处理时间低于40 min，绿原酸的含量逐渐升高；当超声处理时间在40 min时，绿原酸提取率最大，绿原酸含量最高；当超声处理时间大于40 min后，绿原酸提取率逐渐减小，表明绿原酸的含量逐渐降低。降低的原因可能有以下几种：随着超声处理时间的延长，绿原酸的性质发生了改变，从而导致绿原酸含量下降；随着超声处理时间的延长，使得部分杂质成分溶出，从而使绿原酸的含量下降。因此，提取时间为40 min时对绿原酸的提取最为合适。

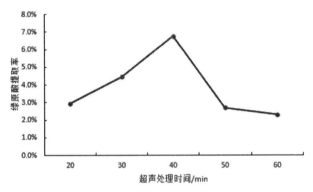

图4 超声处理时间对绿原酸提取率的影响

2.2.4 不同超声提取温度对绿原酸提取效果的影响

图5可以看出来，随着超声处理温度的升高，绿原酸提取率先增大后减小，表明提取液中绿原酸的含量先升高后降低；当超声温度低于70℃时，绿原酸的含量随超声处理温度的增高而逐渐升高，因为温度升高，溶液中的分子运动加快，使得绿原酸的溶解速度加快。当超声处理温度高于70℃时，绿原酸的含量随超声处理温度的升高而降低，这可能是因为提取液中的绿原酸受热容易分解，且随着温度的升高乙醇挥发加速而浓度下降，从而导致绿原酸含量下降。因此，选取最佳超声处理温度为70℃。

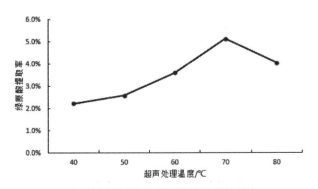

图5 超声处理温度对绿原酸提取率的影响

2.3 正交试验结果及分析

根据表2正交试验所得提取率变化、极差分析表明：影响超声提取金银花中绿原酸的因素依次为液料比＞超声处理温度＞乙醇浓度，从金银花中绿原酸超声辅助提取的最优组合是：A3B2C3，即液料比为30：1 mL/g，乙醇溶液浓度为60%，超声波处理温度为80℃。根据表3方差分析得到的F检验结果，液料比（A）对提取率的影响显著，而乙醇浓度（B）和提取温度（℃）对提取率影响不显著，由此可知，料液比对金银花绿原酸提取率影响最大。

表2 正交试验结果

编号	A	B	C	D（空白）	绿原酸提取率%
1	1	1	1	1	6.070
2	1	2	2	2	6.277
3	1	3	3	3	7.210
4	2	1	2	3	2.517
5	2	2	3	1	4.856
6	2	3	1	2	3.076
7	3	1	3	2	7.267
8	3	2	1	3	7.041
9	3	3	2	1	7.961
K1	6.519	4.618	5.396		
K2	2.816	6.058	4.585		
K3	7.090	5.749	6.444		
R	4.274	1.440	1.859		

表3 正交试验方差分析表

变异来源	偏差平方和	自由度	F值	P*
液料比（A）	32.297	2	19.693	<0.05
乙醇浓度（B）	3.448	2	2.102	>0.05
提取温度（C）	5.214	2	3.179	>0.05
误差	1.640	2	1.000	
总变异	42.599	8		

在液料比为30：1 mL/g，乙醇溶液浓度为60%，超声处理温度80℃的条件下进行验证实验：对金银花绿原酸提取3次，得到绿原酸的提取率分别为8.74%、8.81%和8.78%，绿原酸的平均提取率为8.78%，表明该提取工艺条件基本稳定。

3 结论

用乙醇作为提取溶剂，用超声波辅助法对金银花中绿原酸的提取工艺进行了优化，得到绿原酸的最佳提取条件为：提取温度80℃、乙醇浓度60%、液料比30：1 mL/g，在此条件下提取40 min，得到绿原酸平均提取率为8.78%。

参考文献 略

封丘金银花炭疽病病原的分离和鉴定

李志红[1]　　翟凤艳[1]　　张永霞[1]　　王迪[1]　　邢登可[1]　　鲁海菊[2]　　刘英杰[1]

1.河南科技学院资源与环境学院,河南新乡　453003；2.红河学院 生命科学与技术学院,云南蒙自　661199

[摘要]为明确河南封丘金银花炭疽病病原种类,对采自封丘的金银花炭疽病病叶,依据柯赫氏法则进行分离、纯化、回接和再分离,证明获得的分离菌株是金银花炭疽病的致病菌。对其培养性状、在寄主上的形态特征及萌发方式进行观察,并对其rDNA-ITS序列进行分析,结果表明:致病菌株在PDA培养基上菌落呈白色,后期菌落中央颜色变暗,生分生孢子盘；分生孢子盘具黑色刚毛,分生孢子长圆柱形,两端钝圆,单细胞。核糖体DNA-ITS序列与GenBank数据库胶孢炭疽菌同源性达99%。将封丘金银花炭疽病病原菌鉴定为胶孢炭疽菌 *Colletotrichum gloeosporioides*。

[关键词]金银花；炭疽病；胶孢炭疽菌；rDNA-ITS序列；鉴定

金银花(*Lonicera japonica* Thunb.)又名忍冬,隶属忍冬科、忍冬属,俗称二宝花、双花、银花等。金银花在《本草纲目》中即有记载,也被收录在《中华人民共和国药典》中,是国家确定的70种名贵药材之一,以其干燥的花蕾或带初开的花入药,研究证实其具有很强的清热解毒、抑菌、抗病毒等作用,被誉为"广谱抗菌素"。很多中成药以金银花为主要配方,是常用大宗药材。封丘是金银花道地产区,是众多药企的药源基地,金银花人工种植面积不断扩大,病害发生水平也逐年增高,成为影响封丘金银花产量和品质的主要因素。在封丘金银花病害调查中发现危害金银花叶部的炭疽病,为确定其病原,对病害标本进行了采集、分离及鉴定,并进行了致病性检测,以期为金银花炭疽病的防治奠定病原学基础。

1材料与方法

1.1标本采集与病原菌分离

金银花病害标本采集于封丘县东仲宫村金银花种植基地。采集带有典型发病症状的金银花叶片,保存于信封内,带回实验室4℃临时保存。病原菌的分离采用组织分离法,发病叶片流水冲洗后,在病健交界处取边长为5 mm的组织块,经过体积分数为70%的乙醇、质量分数为2%的次氯酸钠溶液表面消毒后,无菌蒸馏水漂洗3次,无菌条件下置于马铃薯葡萄糖琼脂培养基(PDA)平板上,倒置于培养箱中,28℃培养3 d,从菌落边缘挑取菌丝进行纯化,转于PDA斜面上保存于4℃冰箱,典型菌株编号Ctj2。对菌株Ctj2进行形态学鉴定、分子鉴定及致病性检测。

[基金项目]国家大学生创新训练项目(2018CX29)；河南省高等学校青年骨干教师培养计划项目(2016GGJS109)。

[通讯作者]翟凤艳(1978-),女,吉林吉林人,博士,副教授,硕士生导师,主要从事病原真菌系统分类学研究。

1.2病原菌鉴定

1.2.1形态学观察

从采集的新鲜病叶上挑取分生孢子盘制作临时玻片,在显微镜下观察分生孢子盘、分生孢子梗及分生孢子的形态特征,用测微尺测量其量度并进行显微拍照。

将菌株Ctj2转接到PDA平板上,28℃恒温培养7 d,定期观察培养菌落的特征,并拍照。挑取分生孢子制成一定浓度的孢子悬液,用凹玻片法在28℃进行孢子萌发,观察产生的附着胞。根据菌株Ctj2培养特性及产孢表型,参考文献[3-4]进行鉴定。

1.2.2 rDNA-ITS序列分析

将菌株Ctj2活化培养7 d,用灭菌移液枪头轻轻从平板表面刮取适量菌丝,置于200 μL PCR管中,加入40 μL PrepMan Ultra试剂,在涡旋仪上充分涡旋,置于PCR仪中提取基因组DNA。基因组DNA的提取反应条件为：6℃ 30 min,100℃ 10 min,4℃保存。基因组DNA提取产物用1%琼脂糖凝胶电泳检测,置于-20℃冰箱保存备用。采用真菌核糖体基因组转录间隔区通用引物ITS1和ITS4进行PCR扩增。PCR反应体系为：PCRmix 15 μL,引物ITS1和ITS4各1 μL,模板DNA 1 μL,双蒸水补足30 μL。PCR反应条件为：94℃预变性90 s；4℃变性35 s；62℃退火60 s,72℃延伸30 s,35个循环；72℃延伸10 min,4℃保存。对PCR产物进行1%琼脂糖凝胶电泳检测,送北京鼎国生物工程技术服务有限公司测序。测序结果通过BioEdit软件拼接,提交GenBank数据库,并在NCBI在线进行BLAST。根据测序所得序列以及从NCBI获得的相关菌株序列信息进行同源性比较,用MEGA 6.0软件采用邻接法构建系统发育树,自举法bootstrap进行1000次重复检验。

1.3 病原菌致病性测定

1.3.1 对叶片的致病性测定

将菌株Ctj2活化培养5 d,采用针刺接种法检测菌株Ctj2的致病性已取健康金银花叶片,流水洗净表面,依次用体积分数为70%的乙醇、质量分数为2%的次氯酸钠溶液表面消毒,无菌水漂洗3次,无菌条件晾干后,置于培养皿中无菌滤纸上,每皿3片叶片,用灭菌移液枪头在主脉两侧刺破表皮造成伤口,在活化菌落边缘打取直径为5 mm的菌饼接种到刺伤部位,用无菌纱布进行保湿处理,重复3次,以无菌PDA培养基块作为对照。置于28℃,RH 90%培养箱中培养,3 d后开始逐日观察发病情况及症状。

1.3.2 对枝条的致病性测定

取健康金银花枝条,截成4 cm长节段,表面消毒方法、接种方法及接种后培养条件同上述叶片接种,每个培养皿放置5个节段,每个节段在针刺处接种1片菌饼,重复3次,以接种无菌PDA块作为对照。定期观察,记录发病情况。

2 结果与分析

2.1 发病症状

金银花炭疽病发生在叶片上,叶缘和叶面中间均可发生。发病初期呈褐色小点,之后逐渐扩展,后期病斑黑褐色,近圆形,边缘清晰,潮湿时病斑中央着生黑色点状物,为病原菌产生的分生孢子盘。

2.2 病原菌形态特征

在PDA培养基上菌落早期白色,绒状,近圆形扩展,后期菌落中央略变暗呈浅黄色,表面变湿润,产生浅褐色小点状物,后变为黑色,为病原菌形成的分生孢子盘。分生孢子盘圆形或近圆形,内生黑色刚毛,刚毛顶端渐尖。分生孢子梗短圆柱形,无色。分生孢子长圆柱形,两端钝圆,单细胞,无色,含1个油球,11.5~25.1 μm × 3.5~4.5 附着胞黑褐色,

形状不规则,边缘波纹状,6.3~8.5 μm × 4.6~8.0分生孢子萌发前形成1个隔膜分成两个细胞,两个细胞都可以萌发产生芽管和附着胞(图1)。初步鉴定该炭疽病菌为胶孢炭疽菌 *Colletoerichrm gloeosporioides*。

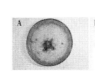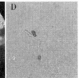

注:A、B.菌落特征;C.分生孢子及刚毛;D.附着胞

图1 培养性状及形态特征 Fig

2.3 病原菌分子生物学鉴定

对金银花炭疽病菌菌株Ctj2的rDNA–ITS区段进行扩增,电泳检测显示获得了560 bp左右的单一条带,将完成拼接的序列提交至GenBank(登录号:MK318640)。用BLAST进行同源性比较,结果显示分离菌株Ctj2的ITS基因序列与C.gloeosporioides COL4菌株的相似性为99%。系统发育进化树(图2)结果显示,菌株 Ctj2 与胶孢炭疽菌菌株 COL4(MH569096)、CG NZ81(AY188936)、P-1(DQ084498)、CBS953.97(NR119756)和HJ2(EF063686)在自举值99%水平聚类于同一分支。结合形态学特征及rDNA–ITS序列分析结果,确定金银花炭疽病的病原菌为胶孢炭疽菌 C. gloeosporioides。

2.4 致病性检测结果

采用菌饼在离体叶片上针刺接种3 d后,叶片上出现水浸状小点,其后逐渐扩展成近圆形病斑,墨绿色。发病严重的叶片,后期两个接种区域病斑相互愈合,呈现黑褐色,10 d后从病斑中心向外呈现清晰的同心轮纹(图3)。从发病叶片上再分离的病原菌与接种菌株Ctj2性状相同,表明Ctj2为致病菌。采用菌饼在离体枝条上针刺接种,始终未发病,

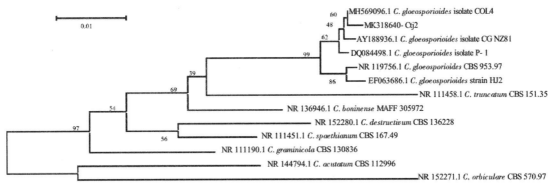

图2 基于 rDNA–ITS 基因序列构建的系统进化树

说明Ctj2虽然能侵染金银花叶片,但对金银花枝条无致病性。

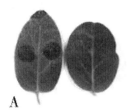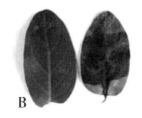

注：A.发病初期症状；B.发病后期症状

图3 致病性检测结果

3 讨论

炭疽菌属是重要的植物病原菌,寄主范围非常广泛,能引发很多植物的炭疽病,造成严重的经济损失。广义的胶孢炭疽菌涵盖整个复合种,通过rDNA-ITS区段能有效与炭疽菌属其他种区分开。胶孢炭疽菌已报道的有形态属子囊菌盘菌纲小丛壳属*Glomereia*,但在本研究中,未在人工培养条件下发现其有性态。本研究分离了采自河南封丘金银花生产基地的金银花炭疽病病原,通过形态学及分子生物学鉴定,证实其为胶孢炭疽菌*C.gloeosporioides*。

金银花作为我国重要传统名贵中药材,目前对其病害研究报道较为有限,对其炭疽病更缺乏系统深入研究。王广军等报道金银花上发生的病害包括根腐病、白粉病和褐斑病。吴朝峰等报道河南省金银花发生的主要病害、李正茂等报道湖南省金银花发生的主要病害也为根腐病、白粉病和褐斑病这3种病害,但以上几个研究报道缺乏病原学和致病性研究。李玉奎等、简美玲等报道天津蓟州区和广东广宁种植的金银花发生炭疽病,但未报道病原种类。付蝶通过较为系统的研究,报道四川省崇州市金银花炭疽病病原有2种,分别是辣椒刺盘孢*C.capsici*和胶孢炭疽*C.gloeosporioides*。胡中常等间研究了湖南隆回忍冬科灰毡毛忍冬(大叶金银花)病害,发现大叶金银花炭疽病病原为胶孢炭疽。Waipara等在新西兰金银花病虫害调查研究中,在金银花上分离到了炭疽病菌*C.gloeosporioides*,并将其作为潜在的生防菌。

此外,关于金银花及忍冬科植物病原菌的报道非常有限,Morrall在加拿大植物病害调查研究中,发现*Lonicera spp.*一种叶斑病的病原为*Insolibasidum deformans*。杨友联等报道贵州忍冬科灰毡毛忍冬顶枯病病原为葡萄座腔菌科*Neofusicoccum parvum*和*Botryosphaeria dothidea*。

本研究的结果与发生在新西兰的金银花炭疽病病原相同,另外与胡中常等报道的湖南隆回大叶金银花炭疽病病原相同。付蝶报道的四川崇州金银花炭疽病病原包括辣椒刺盘孢和胶孢炭疽菌,在对河南封丘金银花炭疽病病原的进一步研究中,是否能分离到其他致病种,以及该病害病原种类与地域的相关性,有待进一步研究。

参考文献 略

尖孢镰刀菌拮抗菌的筛选和鉴定

宋琳琳 王园园 荣丽杉

河南科技学院生命科技学院, 河南新乡 453003

[摘要]金银花既可作为中药材利用,又可添加到鱼饲料、鸡饲料中。新乡封丘是我国重要的金银花种植基地,受根腐病影响植株枯萎死亡,导致品质和产量下降。从封丘金银花种植区采集患病植株根部周围的土壤,采用平板稀释法筛选出对尖孢镰刀菌具有拮抗作用的拮抗细菌。通过初筛选取9株对目标靶具有拮抗作用的细菌进一步进行复筛实验。通过数据分析,Y25号菌株的抑菌效果最明显。根据形态学观察、细菌生理生化鉴定和16SrDNA序列的同源性分析,确定拮抗细菌Y25为蜡样芽孢杆菌。

[关键词]金银花；尖孢镰刀菌；拮抗菌

[基金项目]河南科技学院2017年度大学生"百农英才"创新项目(项目号：BNYC2017-2-22)。

[作者简介]宋琳琳,河南新乡人,硕士,主要从事药用植物开发方面的研究。

金银花是我国常见的中药材,它具有清热解毒、抗菌消炎等功效,已广泛应用于医疗、食品等行业。采收后的枝条也常用来添加到饲料中,如鱼饲料、鸡饲料等。近年来金银花根腐病愈发严重,其生长发育受阻，造成产量和品质的下降，已成为制约金银花产业发展的主要障碍。根腐病是农作物常见的一种土传病害，主要由镰刀菌属的真菌侵染引起，造成农作物根部腐烂、叶片枯萎，最终无法吸收营养而导致整个植株死亡。新乡封丘金银花根腐病主要由尖孢镰刀菌引起。

金银花种植者一般用化学药剂来防治根腐病。化学药剂的使用虽然可以有效控制病害的发生，但过量使用化学药剂会对土壤造成污染，金银花品质下降，且可能会使病原菌产生耐药性。因此，筛选出对金银花根腐病菌有拮抗作用的生防菌并应用于种植过程中，将会有效解决金银花根腐病等病害，对金银花产业的健康发展具有重要意义。

1 材料与方法

1.1 材料、试剂和主要仪器

材料：土壤，采集于新乡封丘县金银花种植区的患病植株的根部附近，采集土层深度为5~20 cm的土壤1 kg，放入冰箱4℃保存备用；尖孢镰刀菌菌株：由河南科技学院微生物学实验室保存提供。

试剂：牛肉膏、蛋白胨、氯化钠、琼脂粉、葡萄糖、升汞、无水乙醇、结晶紫染液、番红溶液、孔雀绿溶液、磷酸氢二钠、磷酸二氢钠、戊二醛等均为分析纯；琼脂糖、细菌基因组提取试剂盒等购自北京天根生化科技有限公司。

主要仪器：LDZX-75KBS型立式高压灭菌锅；徕卡DM2700M型显微镜。

1.2 方法

1.2.1 拮抗细菌的分离与纯化

采用土壤稀释法分离细菌。在三角瓶中加入10 g土样，90 mL无菌水，适量玻璃珠封口，上摇床（120 r/min，20 min）振荡均匀，采用梯度稀释法依次制备 10^{-3}、10^{-4}、10^{-5}、10^{-6}、10^{-7} g/mL质量浓度梯度的土壤悬液70℃水浴10 min，取稀释液100 mL均匀涂布在牛肉膏蛋白胨培养基上，37℃恒温培养24~48 h。挑选特征明显相异的单个菌落划线分离、纯化。对获得的纯培养细胞经革兰氏染色阳性、芽孢染色阳性的菌株进一步纯化，试管斜面4℃保存备用。

1.2.2 拮抗菌株的筛选

尖孢镰刀菌孢子悬液的制备：将4℃冰箱中保存的采用组织分离法获得的尖孢镰刀菌取出，在超净工作台上用接种环挑取菌丝接种在PDA培养基上，活化尖孢镰刀菌。将活化过的尖孢镰刀菌平板取出，在超净工作台上用灭过菌的5 mm规格的打孔器打孔，用灭过菌的接种铲将打孔器打出的菌饼放置在新的PDA培养基上，恒温箱倒置培养。一周后取出生长良好的尖孢镰刀菌，在PDA培养基中加入5 mL无菌水，用灭过菌的接种环刮取尖孢镰刀菌菌落表面上的孢子，与无菌水混合。用血球计数板在显微镜下计数，菌液浓度为 10^7 个/mL，4℃冰箱保存备用。

拮抗细菌的初筛：将金银花根腐病致病菌接种在PDA培养基上，28℃恒温培养7 d。采用点接法进行拮抗菌的初筛，用直径5 mm打孔器对纯化的镰刀菌培养基打孔，在PDA中央位置接种，然后以镰刀菌为中心，每皿以十字布局的方式点接3处，留一处空白作为对照，每组设3次重复。倒置放入恒温培养箱，温度设置28℃，定时查看菌落的生长情况，记录下菌落直径和抑菌带宽度。以只接种镰刀菌菌碟的培养基为空白对照。菌株的拮抗性强弱以抑菌带宽度为比较指标，抑菌带宽度r≥10mm为拮抗性最强，r介于5~10 mm为拮抗性较强，r<5 mm为拮抗性较小。

拮抗细菌的复筛：挑取需要做复筛的细菌斜面保存管，接种到装有100 mL液体牛肉膏蛋白胨培养基的三角瓶中，摇床培养（37℃，180 r/min，24 h）。将细菌发酵液在高速冷冻离心机中离心（4℃，10 000 r/min，离心15 min），取上清液，用0.22 μm一次性滤膜过滤。在含有尖孢镰刀菌孢子悬液的PDA平板上用灭菌的0.6 cm打孔器打6个孔，中心的孔加入50 μL的无菌水作为空白对照，其他孔中分别加入10 μL、25 μL、50 μL、100 μL菌液离心后的上清液，每个处理需要有5个重复。28℃培养箱中培养48 h，观察孔的四周是否出现抑菌圈，并用十字交叉法测量抑菌圈的直径。

1.2.3 菌落特征表型及生理生化鉴定

观察牛肉膏蛋白胨固体培养基上培养24 h的菌株特点，参照《细菌系统鉴定手册》中介绍的细菌染色方法，进行革兰氏染色和芽孢染色，并使用Biolog GenⅢ微孔板对其进行生理生化鉴定。

1.2.4 16SrDNA的PCR扩增、序列分析及系统发育树的构建

提取细菌基因组DNA，PCR扩增菌株的16SrDNA，引物序列为27F：5'-AGAGTTTGATCCTGGCTCAG-3'；1492R：5'- GGTTACCTTGTTACGACTT-3'，将PCR产物经DNA凝胶回收纯化试剂盒回收、测序。将所

得序列在NCBI—BLAST中进行序列同源性比对，并用mega5.0软件进行核酸序列分析，构建系统发育树。

2 结果与分析

2.1 菌株的筛选与分离

通过初筛，从土壤中分离到9株对尖孢镰刀菌有较强拮抗效果的芽孢杆菌菌株；复筛后通过测量抑菌圈的大小，发现Y25菌株对尖孢镰刀菌的抑菌效果最为明显，拮抗圈最大直径为2.3 cm（图1）。

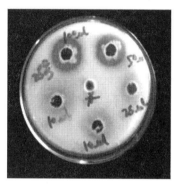

图1 48 h后Y25号菌株对尖孢镰刀菌的抑菌效果

2.2 菌株Y25的分类鉴定

2.2.1 菌株Y25的形态特征

如图2所示，菌株Y25外观呈灰白色，不透明状，菌落形状不规则，边缘不规则，表面较为粗糙，无光泽，似毛玻璃状或融蜡状，菌落较大，侧面观扁平状。显微镜下观察菌体成杆状，单个呈短链状排列，芽孢呈椭圆形、中生。

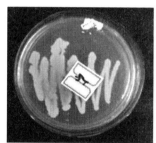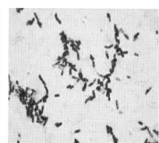

图2 菌株Y25在牛肉膏蛋白胨培养基上的菌落及革兰氏染色结果

2.2.2 菌株Y25的生理生化性质

使用Biolog Genl II微孔板对菌株Y25进行94种表型测试，部分结果见表1。

表1 菌株25生理生化鉴定结果

鉴定项目	鉴定结果	鉴定项目	鉴定结果	鉴定项目	鉴定结果
阴性对照	-	D-纤维二糖	-	水苏糖	-
棉籽糖	-	D-水杨苷	-	N-乙酰神经氨酸	-
a-D-葡萄糖	++	3-甲酰葡萄糖	-	肌苷	-
B-甲酰-D-葡糖苷	-	N-乙酰-D-半乳糖胺	+	8% NaCl	-
D-半乳糖	-	L-鼠李糖	-	D-丝氨酸	-
肌醇	-	D-天冬氨酸	-	二甲胺四环素	-
L-精氨酸	-	L-焦谷氨酸	-	硫酸四癸钠	-
D-葡糖酸	+	奎宁酸	++	四唑蓝	+
L-乳酸	+	L-苹果酸	-	亚磷酸钾	-
D-山梨醇	++	甘油	++	D-丝氨酸	+
明胶	+	L-天冬氨酸	++	L-丝氨酸	-
果胶	+	D-葡糖醛酸	++	糖质酸	
a-羟基-苯乙酸	-	柠檬酸	+	溴-丁二酸	+
吐温40	-	a-酮-丁酸	-	甲酸	-
糊精	+	龙胆二糖	+	阳性对照	++
a-D-乳糖	+	N-乙酰-D-葡糖胺	+	1%NaCl	++
D-甘露醇	+	D-葡糖-6-磷酸	-	醋竹桃霉素	

注：-为阴性反应；+为阳性反应

由表1所示，可以看出菌株Y25可以利用a-D-葡萄糖、D-山梨醇、甘油、D-葡糖醛酸、L-苹果酸、D-葡糖酸等作为碳源，可以利用L-天冬氨酸、D-丝氨酸、L-谷氨酸等氨基酸作为氮源。

2.2.3 菌株Y25的分子鉴定

将扩增产物的测序结果在NCBI数据库中进行

Nucleotide Blast N比对，发现菌株的16SrDNA基因序列与蜡样芽孢杆菌相应基因的序列同源性达到99%。采用M AGE 5.0软件构建系统发育树，发现25号菌株与蜡样芽孢杆菌聚于相同进化支(图3)。综合形态特征、生理生化指标及16SrDNA序列比对结果，鉴定25号菌株为蜡样芽孢杆菌(Bacillus cereus)。

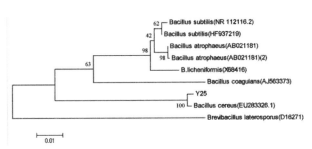

图3 菌株Y25的16S rDNA序列的进化树分析

3 结论

采用平板稀释法筛选出对尖孢镰刀菌有明显拮抗作用的细菌菌株 Y25，通过形态学观察菌落特征，菌株 25 外观呈灰白色、不透明状、菌落形状不规则、表面较为粗糙、形似毛玻璃状或融蜡状。革兰氏染色和芽孢染色确定为革兰氏阳性产芽孢杆菌，Biolog 微生物自动分析系统对 94 种生理生化结果进行分析，结合 16SrDNA 序列比对及系统发育树的构建，确定拮抗细菌 Y25 为蜡样芽孢杆菌，本研究为金银花根腐病的生物防治奠定了理论基础。

参考文献　略

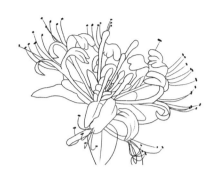

基础研究

基于系统中药学的金银花清热解毒功效标志物研究

彭莎　　霍晓乾　　霍梦琪　　刘亚楠　　张燕玲　　乔延江

北京中医药大学中药学院，国家中医药管理局中药信息工程重点实验室，中药制药与新药开发关键技术教育部工程研究中心；北京　102488

[摘要]金银花的清热解毒功效历史悠久，历版《中国药典》对其功效的描述较为稳定，是研究功效标志物的优良载体。该文以系统中药学理论为指导，以金银花清热解毒功效系统为研究示例，明确了金银花清热解毒功效系统的元素（活性成分），划定了边界（信号通路），建立了结构（系统动力学模型），辨识了其药理、药效和功效相应的系统功能（清热解毒功效），探讨系统动力学模型在发现中药功效标志物中的应用。通过建立生物体内白细胞介素-1(interleukin1, IL-1)、白细胞介素-6(interleukin6, IL-6)相关动力学模型，通过动态网络预测金银花中不同成分及成分组合在IL-1、IL-6信号通路中相关因子的表达，以期发现金银花清热解毒功效标志物。研究结果表明在IL-1通路中，绿原酸较低浓度下，与芳樟醇组合对IL-1下游Jun氨基末端激酶(JunNtermmalkinase, JNK)抑制率更高；在IL-6通路中，绿原酸浓度越大，与木犀草素组合对IL-6下游C反应蛋白(C-eactiveprotein, CRP)抑制率更高；提示基于IL-1信号通路的金银花清热解毒功效的潜在功效标志物为绿原酸和芳樟醇，基于IL-5信号通路的金银花清热解毒功效的潜在功效标志物为绿原酸和木犀草素。该研究为中药功效标志物的发现提供了方法学指导。

[关键词]系统中药学；金银花；清热解毒；IL-1；IL-6；功效标志物

　　系统中药学是以系统科学思维、方法明确中药研究认识论、方法论的综合性学科，可以从宏观到微观，静态到动态多方面揭示药物作用人体的规律，是中药功效标志物发现的有效策略和方法。本文基于系统中药学的理论指导，将中药功效视为一个系统，着重研究其单元、关系、边界、结构和功能，结合系统动力学模型，探索发现中药功效标志物的新方法。

　　金银花具有清热解毒、疏散风热的功效，现代研究表明金银花具有显著解热抗炎作用。在金银花清热解毒功效系统研究中，金银花中活性成分是发挥功效的物质基础，是系统中的基本元素，活性成分作用于人体复杂信号通路，成分与靶点间的关系作为划分结构的边界，建立了白细胞介素-1(interleukin1, IL-1)、白细胞介素-6(interleukin6, IL-6)信号通路动力学模型为系统结构示例，辨识IL-1和IL-6相关药理、药效与清热解毒功效相应的系统功能，旨在探索系统动力学模型在发现中药功效标志物中的应用，发现金银花清热解毒功效的功效标志物，以期对中药功效标志物的发现

[基金项目]国家自然科学基金项目（81573831, 81430094）。

[作者简介]彭莎，博士研究生，E-mail: pengsha@bucm.edu.cn。

[通讯作者]乔延江，教授，博士生导师，研究方向为中药药性，E-mail: yjqiao@bucm.edu.cn；张燕玲，研究员，博士生导师，研究方向为中药药物设计与优化，E-mail: zhangyanling@bucm.edu.cn。

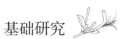

提供新思路和新方法。

1 资料与方法

1.1 明确中药功效系统中的元素

系统科学认为,元素是构成系统的要素,是系统发生、发展和变化的基础,在基于系统中药学的金银花清热解毒功效标志物的研究中,该功效系统的元素即金银花中所含的活性成分,是金银花发挥清热解毒功效的物质基础。

金银花主要成分为绿原酸类、黄酮类、挥发油类等。绿原酸、木犀草素、常春藤皂苷元及芳樟醇分别属于多酚类、黄酮类、五环三萜类、无环单萜类化合物。据2015年版《中国药典》记载,金银花需进行绿原酸和木犀草苷含量检测,制剂金银花3276露需进行芳樟醇含量检测。这4种化合物基本涵盖金银花所含成分化学种类,且含量较高,现代药理研究表明均有明确抗炎作用,因此,基于文献挖掘所得到化合物相关数据具有进一步进行动力学分析的意义。

采用文献挖掘的方法,以金银花中各化学成分名称进行检索,收集整理金银花中各化学成分的活性数据,最终得到绿原酸、常春藤皂苷元、芳樟醇和木犀草素的活性实验数据。鉴于所收集数据的来源实验水平及相关实验细节不尽相同,因此本实验对获得数据的给药浓度依据原有数据的浓度划分为低、中、高3个组别,将炎症因子的浓度按照其正常组、模型组进行抑制率计算,计算公式为[1-(实验组-正常组)/(模型组-正常组)]×100%,对数据进行统一处理。

1.2 确定中药功效系统中的关系

元素间的关系是同一层次元素之间的联系,不同层次元素间的关系是结构中的关系,结构不能离开元素而单独存在,因此,明确系统中元素间的关系,划分边界对确立系统中的结构至关重要。在本文研究的功效系统中,金银花中活性成分之间在发挥药效时存在协同、加和等作用即为元素间的关系,金银花活性成分作用靶点到发挥药效之间的信号通路中成分与靶点间的关系即为结构中的关系。本文以成分与靶点间的关系作为划分结构的边界,经过文献挖掘发现金银花中活性成分与炎症IL-1和IL-6信号通路相关,重点分析金银花活性成分与IL-1和IL-6信号通路中的靶点间相互作用关系。

1.3 建立中药功效系统中的结构

基于金银花清热解毒功效系统中关系、边界的确立,本文以IL-1和IL-6信号通路为核心进行深度分析,建立生物体内IL-1和IL-6相关动力学模型,以此作为结构示例研究。

本实验采取模型来源于Biomodel(http://www.biomodels.net/)数据库。该数据库对采用CellML和SMBL编写的数据模型进行收集整理,模型经审核并进行标准化注释。本实验以IL-1和IL-6为关键词,在数据库中进行搜索。根据研究模型,选择编号为BIOMD0000000534的健康人模型以及编号为BIOMD0000000504的模型进行IL-1研究,编号为BIOMD0000000535的炎症疾病模型进行IL-6研究。本实验选择COPASI软件工具,对模型进行处理和编辑。COPASI是常用来构建并分析系统生物模型的工具,软件运行界面主要由功能层次模块、反应公式和参数模块组成。选择算法Determi-nistic(LSODA)进行时序性分析。LSODA是适合解决常微分方程初值计算的求解器。采用Jacobian矩阵对函数进行求解,并可根据模型对刚性或非刚性运算方法进行灵活选择。采取算法设置计算时间段为24 h,以2.4 h为间隔取点,共输出100个时间点作为各相关因子的量。

1.4 辨识中药功效系统中的功能

中药功效标志物的研究需要结合系统中的中药活性成分、作用靶点、药理药效、作用功效的研究结果,明确其整体功能效用,中药功效系统的系统功能是中药为机体的病理环境所带来的改善。作为清热解毒药的代表药之一,金银花的清热解毒功效主要体现在治疗中医热毒证。热毒证表现如炎性反应、产热增加等以及各种致病微生物以及氧自由基、炎性介质等大量产生,与现代医学中的炎症密切相关,炎症隶属于中医"热"的范畴,过度的炎症是热毒的重要表现之一。IL-1是抗炎相关研究中重要的炎症指标之一,研究证明其受体IL-1R广泛分布于脑内,密度最大区域位于靠近体温调节中枢的下丘脑外面,在机体发热反应中发挥重要作用。IL-6也是炎症过程中重要的致热性细胞因子,是多种致热原引起发热的重要介质,在机体发热反应中起着更核心的作用。研究发现IL-1和IL-6信号通路不仅与机体发热相关,其与经典炎症信号通路如NF-KB通路和花生四烯酸通路的激活有关,通路上下游的细胞因子如IL-17和IL-21等进一步促进炎症的发生发展。

2 结果

2.1 明确中药功效系统中的元素

在IL-1信号通路研究中,本实验收集到绿原酸、常春藤皂苷元及芳樟醇的相关数据,对收集的数据进行统一化处理,根据其实验正常组及模型组的数据分别计算化合物不同浓度下的Jun氨基末端激酶(JNK)抑制率,计算结果见表1。

表1 单个化合物对IL-1下游Jun氨基末端激酶(JNK)抑制率的影响(%)

化合物	组别	IL-1抑制率	JNK抑制率
绿原酸	低浓度	34.26	13.32
	中浓度	45.36	15.23
	高浓度	81.92	34.08
常春藤皂苷元	低浓度	19.40	11.53
	中浓度	46.60	15.48
	高浓度	91.94	55.33
芳樟醇	低浓度	37.52	13.81
	高浓度	62.79	20.23

在IL-6信号通路研究中,本实验收集到绿原酸、常春藤皂苷元及木犀草素的相关数据,同样,对收集的数据进行统一化处理,根据其实验正常组及模型组的数据分别计算不同浓度组别下的IL-6抑制率,计算结果见表2。

表2 单个化合物对IL-6下游C反应蛋白(CRP)的抑制作用(%)

化合物	组别	IL-6抑制率	CRP抑制率
绿原酸	低浓度	35.13	9.63
	中浓度	57.30	15.69
	高浓度	77.28	21.13
常春藤皂苷元	低浓度	29.88	8.19
	中浓度	31.32	8.54
	高浓度	53.49	14.66
木犀草素	低浓度	38.12	10.41

2.2 建立中药功效系统中的结构

2.2.1 IL-1模型的时序性分析

IL-1模型中包括132个反应,75个相关物质,描述了IL-1与IL-R(in-terleukin receptor) 相互反应过程以及与STAT3(signal transducers and activators of transcription 3) 通路、p38-MAPK(p38-mitogen-activated protein kinase) 通路和JNK通路的相互作用。 IL-1与IL-R相关激酶iRAK(interleukin receptor associated kinase) 蛋白磷酸化后进一步激活JNK形成磷酸化的cJun。c-Jun将会形成二聚体或者结合c-Fos形成异二聚体,这些二聚体与其他许多靶蛋白的激活相关。

在COPASI中选择Task模块,选择TimeCourse,进行模型时序关系的演算。同样采取算法为LSODA计算点的间隔为140 s。炎症情况下的模型组IL-1可达到正常情况下的5-10倍。在本文中,取文献中记载的平均IL-1变化幅度,将相较正常状态下8倍量的IL-1作为炎症模型下的IL-1浓度。调整IL-1的浓度,模拟2 h内的炎症因子变化,取下游的JNK作为标准判断产生的效果。

将计算得到的数据进行导出,描点做平滑曲线等处理,获得JNK浓度变化图,见图1。

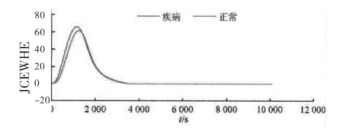

图1 正常与疾病状态下Jun氨基末端激酶(JNK)浓度变化曲线

由图中可以看出,当在正常及疾病模型中加入不同量的IL-1之后,在短时间内即出现明显的反应,合成量急速上升,同时,JNK的合成量在短时间内迅速上升,在1080 s时具有峰值,而后随时间缓慢下降。这表征IL-1合成在短时间内即对刺激做出了反应,而后随着自然降解,IL-1合成量逐渐变少。最终选择峰值附近987 s作为观测时间。

2.2.2 IL-6模型的时序性分析

IL-6模型中包括72个反应,68种相关物质,描述了IL-6激活和STAT3通路的相关性。本模型构建了3个不同的反应室,分别代表了在血浆、肝脏和肠道中发生的IL-6作用通路。在每个反应室中,均描述了IL-6与酪氨酸酶残基gp80和gp130结合形成IL-6-gp80-gp130复合物,并激活下游的信号转导子、TAT3通路和影响CRP的过程。在本模型中,CRP被用于表征炎症作用的强弱。CRP是系统性炎症和组织损伤的标志,在炎症发生的急性期即可表达的炎症表征物,能够指明炎症的表达速度和严重程度。在生命体中大多数的组织损伤、感染炎症和肿瘤中都会被激活,是白细胞介素类造成下游变化的指标性因子。根据IL-6的作用,选择其中的CRP抑制率作为白细胞介素造成下游变化的指标影响因子。

在IL-6模型中,采用正常模型与炎症模型相对比的方式进行2种状态时序性的考察。采用COPA-SI软件中的TimeCourse模块,对规定时间内的模型进行计算。主要考察CRP的含量在不同组别之间的区别和含量与时间之间的相互关系。正常模型和疾病状态下CRP的含量随时间变化见图2。

如图可知,在模拟时间为3 h时,正常状态与疾病状态下CRP含量在0~1 h缓慢增加,1 h后迅速增加,综合因素考虑,选择2 h作为观测时间。

2.3基于IL-1和IL-6动力学模型发现金银花清热解毒功效标志物

2.3.1不同化合物组合对IL-1下游JNK的影响

研究不同化合物组合对于IL-1下游JNK抑制率的影响时,在假设成分之间不发生相互作用的前提下,模型输入值为2种成分对于IL-1抑制率的加和值,

表3　不同化合物组合对 Jun 氨基末端激酶(JNK) 抑制率的影响(%)

化合物组合	组别	IL-1 抑制率 加和值	JNK 抑制率	
			加和值	预测值
绿原酸–常春藤皂苷元	绿原酸低浓度+常春藤皂苷元低浓度	53.66	24.85	17.19
	绿原酸低浓度+常春藤皂苷元中浓度	80.86	28.80	32.77
	绿原酸低浓度+常春藤皂苷元高浓度	126.2	–	–
	绿原酸中浓度+常春藤皂苷元低浓度	64.76	26.76	21.06
	绿原酸中浓度+常春藤皂苷元中浓度	91.96	30.71	55.40
	绿原酸中浓度+常春藤皂苷元高浓度	137.3	–	–
	绿原酸高浓度+常春藤皂苷元低浓度	101.31	–	–
	绿原酸高浓度+常春藤皂苷元中浓度	128.52	–	–
	绿原酸高浓度+常春藤皂苷元高浓度	173.83	–	–
绿原酸–芳樟醇	绿原酸低浓度+芳樟醇低浓度	71.78	27.13	24.82
	绿原酸低浓度+芳樟醇高浓度	97.05	33.55	79.85
	绿原酸中浓度+芳樟醇低浓度	82.88	29.04	35.37
	绿原酸中浓度+芳樟醇高浓度	108.15	–	–
	绿原酸高浓度+芳樟醇低浓度	119.44	–	–
	绿原酸高浓度+芳樟醇高浓度	144.71	–	–

表4　不同化合物组合对 C–反应蛋白(CRP) 的抑制作用(%)

化合物组合	组别	IL-6 抑制率 加和值	CRP 抑制率	
			加和值	预测值
绿原酸–常春藤皂苷元	绿原酸低浓度+常春藤皂苷元低浓度	65.01	17.83	17.78
	绿原酸低浓度+常春藤皂苷元中浓度	66.45	16.74	18.23
	绿原酸低浓度+常春藤皂苷元高浓度	88.62	24.31	24.24
	绿原酸中浓度+常春藤皂苷元低浓度	87.18	23.88	23.91
	绿原酸中浓度+常春藤皂苷元中浓度	88.62	24.24	24.24
	绿原酸中浓度+常春藤皂苷元高浓度	110.79	–	–
	绿原酸高浓度+常春藤皂苷元低浓度	107.16	–	–
	绿原酸高浓度+常春藤皂苷元中浓度	108.6	–	–
	绿原酸高浓度+常春藤皂苷元高浓度	130.77	–	–
绿原酸–木犀草素	绿原酸低浓度+木犀草素低浓度	73.25	20.05	20.03
	绿原酸中浓度+木犀草素低浓度	95.42	26.10	26.14
	绿原酸高浓度+木犀草素低浓度	115.4	–	–

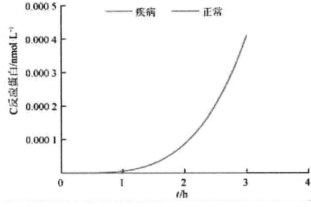

图2　IL-6 通路中 C 反应蛋白 (CRP) 含量变化曲线

排除抑制率加和值>100%的数值(认定为过量抑制),按照抑制率计算不同化合物组合在不同浓度条件下对下游JNK的影响,结果见表3。结果表明,在基于化合物组合不发生相互作用的前提下,随着单个化合物或

2个化合物浓度的增加,该化合物组合对JNK的抑制率也逐渐增加,然而在较低浓度下2个化合物组合后的JNK抑制率均低于对应浓度下2个化合物JNK抑制率的加和值。在绿原酸浓度相同时,对比绿原酸–常春藤皂苷元组合和绿原酸–芳樟醇组合对于JNK抑制率的影响,发现绿原酸–芳樟醇组合所预测的JNK抑制率高于绿原酸–常春藤皂苷元组合的抑制率。

2.3.2 不同化合物组合对IL-6下游CRP的影响研究

不同化合物组合对于IL-6下游CRP抑制率的影响时,模型输入值仍为2个成分对于IL-6抑制率的加和值,排除抑制率加和值>100%的数值(认定为过量抑制),分别计算绿原酸–常春藤皂苷元组合及绿原酸–木犀草素组合在不同浓度条件下对CRP抑制的作用,结果见表4。结果表明,在基于化合物组合不发生相互作用的前提下,随着单个化合物或2个化合物浓度的增加,该化合物组合对

CRP抑制率也逐渐增加，然而其抑制率与其相对应的单个化合物相应浓度的抑制率加和值数值差别较小。综合比较，绿原酸－木犀草素组合在较低浓度下对CRP的抑制率高于绿原酸－常春藤皂苷元组合。

3 讨论

中药功效标志物是基于中药质量标志物提出的新概念，以单个代表性成分或成分组合表征特定功效。金银花的清热解毒功效主要针对的是痈肿疮毒、咽喉肿痛等热毒所致疾病，而炎症反应是热毒的重要临床表现之一，过度炎症反应会导致机体组织、器官等不同程度的损伤。目前金银花治疗炎症的作用机制涉及核因子κB（nuclearfactorkappa–B，NF–κB）、丝裂原活化蛋白激酶(mitogen-activatedproteinkinase，MAPK)、白细胞介素、花生四烯酸等相关的信号通路，IL–1和IL–6信号通路是经典的炎症信号相关通路，且与NF*B、MAPK、花生四烯酸等通路密切相关。IL–1信号通路是自体免疫的重要途径，其过度释放会导致全身炎症，IL–1在多种炎症相关疾病中均发挥重要作用，在急性炎症如急性心脑血管疾病、慢性长期炎症如肝肾衰竭等疾病中均有着举足轻重的地位。IL–6过去被认为是一种炎症的表征因子，随后，通过对风湿性关节炎患者的观察，IL–6是炎症响应中重要的参与因子，通过促进IL–17和IL–21的产生等多种途径影响炎症的进展。炎症隶属于中医"热"的范畴，IL–1和IL–6信号通路也被证实与发热相关，在调节机体发热过程中起着重要作用。

对于成分的活性测定，常规的高通量实验筛选和虚拟筛选能够对成分活性进行评价，然而对于文献中存在的已知活性数据，却无法进行整合利用，造成数据浪费。系统动力学模型能够在模拟的基础上利用这些数据得出初步结论，为进一步的活性实验提供参考。在实际生命过程中，生物通路之间存在复杂的相互作用，且可能存在着多种正负反馈通路，运用常规方法是难以预测的。系统生物学模型为简化通路和分子之间的相互作用提供了有力工具，使得通路和分子之间的相互作用变得更直观形象，便于观察分析。基础实验检测的是间断的几个点的数据，而系统生物学动态曲线则是一个连续过程，解释了为什么同一方法可能会有不同结果。同时，在中药研究中，也可参考发现中药的浓度随时间变化的相关规律，结合组学数据的帮助，能够对中药成分的吸收代谢规律有更加深入的认识，为更全面认识中药作用机制提供方法。因此，在中药功效标志物研究中，可以利用系统生物学模型对成分作用进行动力学预测，为湿法实验提供指导，节省实验所花费的时间和成本。

本文采用系统动力学模型，一方面基于IL–1和IL–6炎症信号通路对金银花清热解毒功效标志物进行了初步探索。在IL–1通路中，选择成分组合对IL–1通路下游JNK的抑制率作为评价指标，考察绿原酸－常春藤皂苷元和绿原酸－芳樟醇组合对JNK抑制率的影响。当绿原酸浓度相同时，绿原酸－芳樟醇较绿原酸－常春藤皂苷元具有更高的JNK抑制率，绿原酸低浓度＋芳樟醇高浓度组合效果较好，对JNK抑制率较强，可能有更好的抗炎通路调节作用。在IL–)通路中，选择成分组合对IL–6通路下游CRP的抑制率作为评价指标。考察了绿原酸－常春藤皂苷元和绿原酸－木犀草素2种成分组合对于IL–6通路下游CRP的抑制率。在相同的绿原酸浓度下，绿原酸－木犀草素组合能够在相对较低的浓度下取得相对较高的CRP抑制率，绿原酸中浓度＋木犀草素低浓度对CRP抑制率较强。研究结果提示基于IL–1信号通路的金银花清热解毒药效的潜在功效标志物为绿原酸和芳樟醇，基于IL–6信号通路的金银花清热解毒药效的潜在功效标志物为绿原酸和木犀草素。另一方面，本文进一步验证了中药药效"整体不是各部分简单相加之和"，不同浓度的不同成分在不同组合中与各个成分的作用加和都有所差别。

本研究基于系统中药学的理论，对金银花清热解毒功效系统进行了功效标志物发现的方法学示例研究，明确了金银花清热解毒功效系统的元素（活性成分），划定了边界（信号通路），建立了结构（系统动力学模型），辨识了其药理、药效和功效相应的系统功能（清热解毒功效），初步发现了基于IL–1和IL–6信号通路的金银花清热解毒功效标志物。研究结果提示基于IL–1信号通路的金银花清热解毒功效的潜在功效标志物为绿原酸和芳樟醇，基于IL–6信号通路的金银花清热解毒功效的潜在功效标志物为绿原酸和木犀草素。本文探索了系统动力学模型在系统中药学理论指导下发现中药功效标志物的新思路和新方法，有利于中药功效标志物的确立和发展。

参考文献　略

金银花和鱼腥草抑制甲型流感病毒体外复制研究

朱琳枫　　　　鲍欣欣　　　　姚　辉　　　　李海波

江苏省南通市妇幼保健院检验科, 江苏南通　　226018

[摘要]目的 研究金银花和鱼腥草乙醇提取物对流感病毒复制的抑制作用, 为阐明药用植物有效抗流感物质基础提供科学依据。方法 以流感病毒感染的MDCK细胞为模型, 研究金银花和鱼腥草乙醇提取物对流感病毒复制的抑制作用。结果 金银花和鱼腥草乙醇提取物对流感病毒复制有较强的抑制作用, 对H3N2和H1N1流感病毒的半数抑制浓度(IC50)分别为(236.28±15.37)、(290.50±34.82)μg/mL和(428.97±38.54)、(522.28±36.48)μg/mL。结论 金银花和鱼腥草乙醇提取物对流感病毒的复制有一定的抑制作用。

[关键词]金银花; 鱼腥草; 流感病毒; 筛选

甲型流感病毒是最常见的流感病毒, 且最容易发生变异, 感染后的症状主要表现为高热、咳嗽、流涕、肌肉痛等, 可致重症肺炎, 严重者可导致心脏、肾脏等多种脏器衰竭而死亡, 曾多次引发世界性大流行。药物治疗是控制流感病毒传播的最主要手段, 目前各国药品监管部门已批准多种抗流感病毒药物上市, 包括神经氨酸酶抑制剂、M2离子通道抑制剂等。但这些抗流感病毒药物的长期使用, 在体内外诱生出大量的耐药毒株, 加上药物本身产生的不良反应, 使抗流感病毒化合物的使用受到一定的限制。因此, 利用传统中医药开发新型抗流感病毒药物具有重要意义。根据文献报道及临床验方, 本研究以流感病毒感染的MDCK细胞为模型, 制备金银花和鱼腥草的乙醇提取物, 对其抑制甲型流感病毒的活性进行分析, 现将结果报道如下。

1材料与方法

1.1 药用植物及其提取物制备

根据文献报道及临床验方, 选取已证实对流感病毒具有明显直接抑制作用的金银花和鱼腥草为研究对象。上述药用植物购自新疆百草堂大药房, 由新疆药物研究所研究员鉴定。取上述药用植物粉末50 g, 置5 L圆底烧瓶中, 分别以1000 mL的95%乙醇和70 %乙醇各回流提取2次, 每次1 h, 合并提取液, 减压浓缩(0.1Mpa, 50℃), 真空干燥(0.1Mpa,

[基金项目]南通市应用基础研究项目(MS12015020)。
[通讯作者]李海波, E-mail : ntlihaibo2015@163.com。

45℃, 12h), 即得药材乙醇提取物。

1.2 MDCK 细胞

细胞生长液为含10%胎牛血清、100U/mL青霉素、100μg/mL链霉素的RPMI1640; 细胞维持液除含2%胎牛血清外, 其他同细胞生长液。当细胞用于流感病毒试验时, 维持液内含2μg/mL胰蛋白酶, 不含小牛血清, 其他同细胞生长液。

1.3 方法

1.3.1 病毒制备及病毒半数感染量($TCID_{50}$)的测定

调整MDCK细胞浓度至10^4/mL, 每孔100μL加入96孔细胞培养板中, 5%CO_2, 37℃培养, 第2天加入连续10倍稀释的病毒液, 继续培养48 h后显微镜下观察细胞病变, Reed-Muench法计算病毒的$TCID_{50}$。

1.3.2 金银花和鱼腥草乙醇提取物对MDCK的毒性

调整MDCK细胞浓度至10^4/mL, 每孔100μL加入96孔细胞培养板中, 5%CO_2, 37 ℃培养, 第2天加入用无血清培养基倍比稀释的乙醇提取物, 继续培养48 h, 每孔加入MTT溶液20μL(5mg/ mL), 继续培养4 h, 弃去培养液, 每孔加入DMSO200μL, 振荡混匀, 用酶标仪560 nm比色, 计算金银花和鱼腥草乙醇提取物对DMCK的半数抑制浓度(TC_{50})。

1.3.3 金银花和鱼腥草乙醇提取物抑制流感病毒复制作用

取已长成单层的MDCK细胞, 吸弃培养液, 接种100$TCID_{50}$流感病毒液50μL, 置37℃、5%CO_2

条件培养吸附 1 h 后,吸弃病毒液,以不含胎牛血清的维持液洗细胞表面 2 次。样品取 TC_{50} 以下的 5 个倍比稀释度加样,每孔 100 μL,置 37 ℃、5%CO_2 条件培养,逐日观察细胞生长情况。当病毒对照组细胞病变时开始记录结果,计算流感病毒的半数抑制浓度 (IC50) 和选择指数 (SI)。实验以利巴韦林为阳性对照药。

1.4 统计学处理

采用 SPSS20.0 软件进行数据处理及统计学分析。各项实验均重复 3 次以上,然后分别计算各数据平均值及标准差。

2 结果

2.1 药用植物对 MDCK 细胞的毒性作用采用

MTT 法测定不同药用植物的乙醇提取物对 MDCK 的毒性,结果表明在实验浓度下,金银花和鱼腥草对 MDCK 细胞生长几乎无影响 (TC_{50}>2000 μg/mL)。因此,在后续的抗病毒实验中,均以 2000 μg/mL 为起始浓度,连续倍比稀释后进行抗病毒研究。

2.2 药物植物对流感病毒复制的抑制作用

金银花和鱼腥草的乙醇提取物对流感病毒的复制均有一定的抑制作用。见表 1。

表 1　金银花和鱼腥草乙醇提取物对甲型流感病毒的抑制作用

样品	TC50(μg/mL)	H3N2		H1N1	
		IC50($x \pm s$,μg/mL)	SI	IC50($\bar{x} \pm s$,μg/mL)	SI
金银花提取物	>2000	236.28±15.37	>8.46	290.50±34.82	>6.88
鱼腥草提取物	>2000	428.97±38.54	>4.66	522.28±36.48	>3.83
利巴韦林	>2000	52.54±3.48	>38.07	67.35±7.62	>29.69

3 讨论

药用植物用于抗病毒病有着悠久的历史,在民间流传着抗病毒中药方面的大量古方、偏方及验方,其不良反应少、价格低廉、来源丰富,能从多方面发挥抗病毒作用,具有不可比拟的优势。从传统药用植物中筛选具有抗病毒活性的单体化合物,也是新型抗病毒化合物研发的有效途径。

药用植物的化学成分复杂,其生理活性具有多样性,主要通过以下途径实现抗流感的作用:(1) 抑制流感病毒对宿主细胞的吸附、侵入,达到抑制病毒复制的目的;(2) 通过抑制病毒复制中的关键靶点,如神经氨酸酶等,抑制病毒复制;(3) 提高机体的免疫功能,通过促进机体的特异性和非特异性免疫功能而达到抑制病毒作用,通过诱生干扰素作用等达到抗病毒的目的。

药用植物的化学成分复杂,往往含有多种成分,如酚类、多糖、生物碱、皂苷、有机酸类、醇类、脂类、油脂、维生素、色素、酮类等。对抗流感病毒植物的有效部位进行筛选的研究方兴未艾,但由于许多有效成分未能得到纯化,具体作用机制研究尚显欠缺。已有的研究表明,黄酮、多酚、多糖、生物碱类、挥发油、木脂素等对流感病毒具有直接抑制作用。

随着抗流感药物的广泛使用,药物的耐药性问题日趋严重。结合中药药源丰富、价格低廉且作用靶点多样等优势,遵从中医辨证施治原则,按照"分子中药学"和"方证组方"理论,以抗流感病毒为主攻方向,兼顾"扶正固本"原则,合理组方,在研制高效低毒的抗流感病毒和防治流行性上呼吸道感染药物中,中药及其有效成分展现出更广泛的适应性和优越性,并具有广阔的研究前景。

金银花和鱼腥草均具有清热、解毒、解表、消炎、杀菌等功能,民间一直有用这两种中草药治疗感冒的记载。本实验对金银花和鱼腥草进行了一个初步的筛选研究,结果表明,金银花和鱼腥草乙醇提取物对流感病毒的复制有一定的抑制作用,后续研究将进行成分分离及活性筛选,以期获得明确的活性组分,并研究其作用机制,为新型抗流感药物的研发奠定基础。

参考文献　略

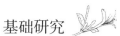

金银花汤与青霉素联合用药治疗梅毒临床疗效分析

雷晓玲　　　胡晓红

洛阳市吉利区人民医院中医妇科, 河南洛阳　471000

[摘要] 目的 探讨金银花汤与青霉素联合用药治疗梅毒的临床疗效。方法 于2018年3月—2019年3月本院接收的60例梅毒患者, 为本次研究观察对象, 以数字随机表法进行随机分组, 分析常规组30例(用青霉素治疗)与研究组30例(金银花汤与青霉素联合用药治疗)的临床疗效。结果 研究组临床治疗效果、RPR转阴率均高于常规组(P<0.05);研究组平均起效时间、平均治愈时间均短于常规组(P<0.05)。结论 对于梅毒患者的治疗, 临床予以青霉素联合金银花汤治疗, 不仅可以促使其RPR转阴, 而且还可以促使患者早日痊愈, 效果确切, 值得在临床中大力推荐。

[关键词] 金银花汤;青霉素;梅毒;临床疗效

梅毒属于一种慢性传染性的多器官疾病, 以苍白螺旋体为主要传播媒介, 可通过母婴、性交、输血等途径间接或直接传染。近些年来, 梅毒发病率逐步呈攀升态势, 由于较强的传染性, 严重影响患者的日常生活, 加重精神压力, 大大降低了生存质量。临床治疗梅毒所采用的头孢三嗪、苄星青霉素等药物, 虽然具有一定的疗效, 但远期疗效欠佳。鉴于此, 我们以60例梅毒患者作为观察对象, 在单纯用青霉素治疗的基础上加用金银花汤, 获得了满意的效果, 现做如下报道。

1 资料与方法

1.1 一般资料

此次研究中的观察对象为60例梅毒患者, 接收的时间为2018年3月—2019年3月。符合《性病防治手册》中所提出的梅毒诊断标准, 确定为梅毒2期;实验室检查结果提示TPPA、RPR呈阳性。排除心肝肾功能严重异常或障碍者、对研究用药过敏、中途退出的患者。通过数字随机表法分为常规组、研究组各30例。研究组, 男16例, 女14例, 年龄27～54岁, 平均(36.3±4.4)岁;常规组, 男17例, 女13例, 年龄26～55岁, 平均(36.5±4.3)岁。两组一般资料P>0.05, 均衡一致, 可分组探讨。均知晓本次研究目的、意义, 签署过同意书。通过医学伦理委员会审查。

1.2 治疗方法

1.2.1 常规组

青霉素治疗, 即:肌注苄星青霉素, 每次120万U, 每周肌注1次, 持续肌注3周。

1.2.2 研究组

用青霉素治疗的同时, 加用金银花汤:白花蛇舌草、黄芪各30g, 金银花、鱼腥草各25g, 连翘20g, 土茯苓、当归各15g, 黄芩、白鲜皮、羌活各12g, 北豆根6g。根据病情进行加减:四肢无力、腰膝酸软, 加山茱萸、杜仲;湿热下注, 尿不尽, 加泽泻、黄柏;耳鸣、头痛、头晕, 加菊花、枸杞。温水煎服, 2次/d。1周为1个

疗程, 持续治疗3个疗程。

嘱患者用药后每月复诊1次, 总共复诊3次, 复诊内容主要有RPR滴度、皮肤及其黏膜、临床症状及体征的变化等等。

1.3 观测指标

临床疗效:显效:皮肤及其黏膜复常, 临床症状彻底消退, RPR滴度在3个月内降低>40%, 复查3次均提示为阴性;有效:皮肤及黏膜恢复正常, 临床症状有所减轻, RPR滴度在3个月内降低>20%;无效:皮肤及其黏膜、临床症状无任何变化, RPR滴度在3个月内无变化或升高。总有效率=(总例数−无效的例数)/总例数×100%。

有效时间、治愈时间。平均有效时间界定标准:皮肤及其黏膜、临床症状减轻或消退且RPR滴度在3个月内降低20%～40%;平均治愈时间界定标准:皮肤及黏膜、临床症状减轻或消退且RPR滴度在3个月内降低>40%。

记录RPR转阴情况。

1.4 统计分析

使用SPSS22.0统计学软件, 分析两组研究数据, 以[例(%)]描述计数资料, 采用χ^2检验;计量资料采用均值±标准差($\bar{x}±s$)表示, 采用t检验。$P<0.05$为差异显著。

2 结果

2.1 两组临床治疗效果对比

研究组临床总有效率为3.33%, 常规组临床总有效率为76.67%, 组间对比, 研究组高于常规组($P<0.05$), 有统计学意义, 见表1。

表1　两组临床治疗效果对比[例(%)]

级别	例数	显效	有效	无效	总有效
研究组	30	17(56.67)	11(36.67)	2(6.67)	28(93.33)
常规组	30	13(43.33)	10(33.33)	7(23.33)	23(76.67)
χ^2值					10.884
P值					0.000

2.2 两组有效时间、治愈时间对比

研究组平均有效时间、平均治愈时间均短于常规组，组间差异显著（P<0.05），见表2。

表2 两组有效时间、治愈时间对比（周，$\bar{x}\pm s$）

组别	例数	平均有效时间	平均治愈时间
研究组	30	0.8±0.1	2.5±0.3
常规组	30	1.7±0.3	3.6±0.5
χ^2值		15.588	10.332
P值		0.000	0.000

2.3 两组RPR转阴率对比

研究组RPR转阴率为90.00%，常规组RPR转阴率为70.00%，研究组显著高于常规组（χ^2=12.500，P<0.01）。

3 讨论

梅毒的传染性较强，发展缓慢，梅毒1期表现为皮肤及黏膜受损、生殖器溃疡；梅毒2期发病表现为皮肤受损、高热，淋巴结受累；梅毒3期发病表现更加严重，以心血管系统、中枢神经系统以及重要脏器受损为主，严重威胁健康。

临床实践发现，以黄芩、金银花等药材组成的金银花汤，可以达到抗病毒、抗菌、抗炎的作用，可加强机体免疫功能，解毒清热。方组中的白鲜皮可以解毒、利湿、清热；白花蛇舌草、金银花解毒、清热、化斑；羌活、黄芪可以补气、温阳，与金银花、土茯苓一起入药，具有显著的祛邪扶正之功效，增强免疫功能；促使患者恢复健康。土茯苓是中医治疗梅毒的专用药，中医治疗梅毒的方剂中，大多数都是以土茯苓为主。苄星青霉素是一种抗生素，虽然疗效确切，但长期应用容易产生诸多不良反应，肌注苄星青霉素之后，可在血液中有效维持1周。青霉素可以除梅毒，但金银花汤有利于提高患者免疫功能，抗纤维化效果突出。金银花汤联合青霉素治疗，结合两种治疗方法的优势，有利于整体疗效的提高，避免了单一治疗的局限性。

本研究中，研究组临床疗效、RPR转阴率高于常规组，平均有效时间、平均治愈时间短于常规组（P<0.05）。证实金银花汤与青霉素联合治疗梅毒的疗效更佳，金银花汤可以优化机体微循环，配合青霉素治疗，进一步促使青霉素作用的发挥，两者协同作用，不仅缩短了患者恢复时间，而且还改善预后，值得临床推广。

参考文献 略

金银花药浴对手足口病患儿细胞因子水平的影响及作用机制

谢宏发　　程炎超　　庄帝钱　　黄巧玲

深圳市龙华区中心医院儿科，广东深圳　518110

[摘要]目的 探讨金银花药浴对手足口病患儿细胞因子水平的影响以及药理作用机制，为未来手足口病的治疗提供新思路。方法 选取深圳市龙华区中心医院儿科2015年9月至2017年3月收治的手足口病患儿80例作为研究对象，根据随机数表法分为常规治疗组及金银花药浴治疗组，各40例，选取同期于深圳市龙华区中心医院儿科接受健康体检的40例儿童作为健康对照组。对比三组入院时及两组患儿接受治疗后的细胞因子[白细胞介素-6（IL-6）、白细胞介素-10（IL-10）及γ干扰素（IFN-γ）]水平，对比两组患儿各临床症状改善情况及临床疗效。结果 入院时，金银花药浴组及常规治疗组患儿血清IFN-γ、IL-6、IL-10水平均高于健康对照组，差异有统计学意义（P<0.05）；治疗5d后，金银花药浴组患儿的IFN-γ、IL-6、IL-10水平均低于常规治疗组，差异有统计学意义（P<0.05）；经过治疗，金银花药浴组患儿退热时间、口腔黏膜疱疹消失时间、皮疹消失时间、溃疡消失时间均较常规治疗组短，治疗有效率高于常规治疗组，差异有统计学意义（P<0.05）。结论 手足口病患儿在给予常规西药治疗基础上联合实施金银花药浴治疗，利用减轻患儿机体炎症反应，各临床症状得到更好更快改善，治疗效果显著。

[关键词]手足口病；金银花；药浴；细胞因子

[基金项目]深圳市龙华区科技计划医疗卫生项目（No.20150617A1030061）。
[作者简介]谢宏发（1976-），副主任医师，主要从事临床儿科研究。
[通讯作者]黄巧玲（1982-），主要从事临床儿科研究。
E-mail：lyxhongfa@163.com。

手足口病是常见且多发的儿童新发丙类传染病，属于全球性传染病，患儿发病后多以口腔黏膜有疱疹、溃疡，手掌、足底及臀部出现疱疹及斑丘疹为主要表现，伴或不伴发热现象。目前治疗手足口病尚无特效手段，临床上多给予患儿抗病毒等基础治疗，常见药物有利巴韦林抗病毒等，或为使用干扰素等实

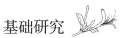

施诱导治疗，然而疗效均不尽人意。随着临床对中医药学的重视，大量文献报道及临床实践均证实中医药治疗手足口病有着理想的治疗效果，在发热、疱疹等临床症状方面有显著的治疗作用，可减轻患儿病痛、缩短疗程、促进康复。临床上常见的中药制剂为片剂或饮剂，因患儿年龄较小，对药物接受情况并不理想，为进一步提高患儿对中医药使用的接受度，本研究对深圳市龙华区中心医院儿科1年半收治的40例手足口病患儿使用金银花进行药浴治疗，旨在研究金银花药浴对患儿细胞因子水平的影响及作用机制。现报道如下。

1 资料与方法

1.1 一般资料

选取深圳市龙华区中心医院儿科2015年9月至2017年3月收治的手足口病患儿80例作为研究对象，所有患儿均符合《手足口病防治指南（2010版）》中手足口病诊断标准；选取同期于深圳市龙华区中心医院儿科接受健康体检的40例儿童作为健康对照组。所有入组儿童家长对研究知情，并签署了知情同意书；同时，本次研究实施获得医学伦理委员会批准。根据随机数表法将80例手足口病患儿分为常规治疗组及金银花药浴治疗组，各40例。常规治疗组男24例，女16例；年龄1~6岁，平均（3.54±1.05）岁。金银花药浴治疗组男22例，女18例；年龄1~6岁，平均（3.49±1.02）岁。健康对照组男20例，女20例；年龄1~6岁，平均（3.47±1.12）岁。三组儿童性别、年龄等一般资料比较，差异无统计学意义（$P>0.05$），具有可比性。

1.2 入选标准

纳入标准：①患儿口腔内有疱疹、溃疡；②皮疹、发热等各症状出现时间≤48 h；③入组儿童年龄>6个月；④健康对照组儿童近期内无消化道、呼吸道等感染病史，且既往无手足口病接触史。排除标准：①出现重型及以上临床表现者；②合并继发性肺功能衰竭、心功能衰竭者；③合并神经源性肺水肿者；④患儿对治疗的依从性不佳；⑤伴黏稠痰、白色稀样痰或腹泻者；⑥对治疗用药过敏者。

1.3 治疗方法

常规治疗组患儿接受常规西药治疗：利巴韦林（吉林省华威药业有限公司，批准文号：国药准字H22022413）10~15 mg/（kg·d）加入0.9%氯化钠注射液中静脉滴注，1次/d，同时给予维生素C（重庆麦德林药业有限公司，批准文号：国药准字

H50021174），0.1~0.3 g/次，1次/d。治疗期间并给予患儿对症治疗，时间为5 d。金银花药浴治疗组患儿在给予西药常规治疗基础上实施金银花药浴治疗，制作方法：取金银花50 g，置入20 L水中煎煮，煎煮沸腾后10 min，待水温降至38~40℃后，倒入浴盆中浸泡患儿全身，10~15 min/次，2次/d。疗程同常规治疗组。

1.4 观察指标

①治疗期间，观察两组患儿的症状消失时间，包括退热时间、口腔黏膜疱疹消失时间、皮疹消失时间、溃疡消失时间等。②细胞因子：入院时采集三组儿童外周血3 mL，手足口病患儿在接受治疗5 d后采集外周血3 mL，每分钟13 000 r，离心10 min，离心半径为10 cm，离心后取血清，使用美国Bio-Rad公司提供的Bio-Plex Human8-plex细胞因子检测试剂盒及Lu-minex200液相悬浮芯片系统，根据说明书操作检测受检儿童白细胞介素-6（IL-6）、白细胞介素-10（IL-10）及γ干扰素（IFN-γ）水平。

1.5 疗效评价标准

显效：药浴24~48 h后患儿体温恢复正常，手足心皮疹及口腔疱疹、溃疡明显好转；有效：药浴48~72 h后，患儿体温恢复正常，手足心皮疹及口腔疱疹、溃疡好转；无效：药物时间>72 h，患儿体温未恢复正常，手足心皮疹及口腔疱疹、溃疡无好转。

1.6 统计学分析

应用SPSS 20.0统计软件处理数据，以$\bar{x}\pm s$表示计量资料，组间比较用t检验，等级资料采用秩和检验，$P<0.05$表示差异有统计学意义。

2 结果

2.1 入院时细胞因子水平比较

入院时，金银花药浴组及常规治疗组患儿血清IFN-γ、IL-6、IL-10水平均高于健康对照组，差异有统计学意义（$P<0.05$）；金银花药浴组与常规治疗组比较，差异无统计学意义（$P>0.05$）。见表1。

表1　三组受检儿童入院时各细胞因子水平比较（$\bar{x}\pm s$）

组别	例数	IFN-γ(g/L)	IL-6(pg/mL)	IL-10(ng/L)
健康对照组	40	4.17±1.72	5.12±1.32	5.02±0.67
常规治疗组	40	29.54±8.01[a]	22.69±5.21[a]	47.56±5.44[a]
金银花药浴组	40	30.15±7.59[a]	23.15±5.17[a]	47.41±5.21[a]

注：与健康对照组比较，[a]$P<0.05$

2.2 临床症状消退时间比较

治疗期间，金银花药浴组患儿退热时间、口腔黏膜疱疹消失时间、皮疹消失时间、溃疡消失时间均较常规治疗组短，差异有统计学意义（$P<0.05$）。见表2。

表2 两组患儿各临床症状消退时间比较（$\bar{x}\pm s$）

组别	例数	退热	口腔黏膜疱疹消失时间	皮疹消失时间	溃疡消失时间
常规治疗组	40	36.17±6.25	43.24±8.57	107.56±35.47	52.15±6.61
金银花药浴组	40	32.14±6.21	37.98±7.14	87.14±23.21	45.69±6.57
t值		2.893	2.982	3.047	4.384
P值		0.005	0.004	0.003	0.000

2.3 治疗后细胞因子水平比较

治疗5 d后，金银花药浴组患儿的IFN-γ、IL-6、IL-10水平均低于常规治疗组，差异有统计学意义（$P<0.05$）。见表3。

表3 两组患儿治疗5 d后细胞因子水平比较（$\bar{x}\pm s$）

组别	例数	IFN-γ(g/L)	IL-6(Pg/mL)	IL-10(ng/L)
常规治疗组	40	6.75±1.96	6.54±1.21	7.32±1.02
金银花药浴组	40	5.67±1.83	5.47±1.32	6.09±0.70
t值		2.547	3.779	6.288
P值		0.013	0.000	0.000

2.4 临床疗效比较

金银花药浴组患者经过治疗后有 效率高于常规治疗组，差异有统计学意义（$P<0.05$）。见表4。

表4 两组患儿临床疗效比较［例（%）］

组别	例数	显效	有效	无效
金银花药浴组	40	36(90.0)	3(7.5)	1(2.5)
常规治疗组	40	27(67.5)	10(25.0)	3(7.5)
Z值			2.425	
P值			0.015	

3 讨论

小儿手足口病多见于年龄小于5岁的儿童，主要因肠道病毒引起发病，2008年手足口病被我国卫生管理部门列入丙类传染病的行列，疾病以病情严重、发病率高、传染性较强等特点备受临床重视。目前，临床针对小儿手足口病并没有特别好的预防策略，增强婴幼儿身体素质及抵抗力是目前疾病主要的预防手段。

一直以来，手足口病多给予患儿抗病毒治疗，利巴韦林属于广谱抗病毒药物，对于RNA、DNA病毒均有极佳的抑制作用，常用于呼吸道合胞病毒感染疾病的治疗，使用利巴韦林治疗后对EV7诱发的细胞免疫功能下降有着理想的调节作用，因此广泛用于手足口病的治疗。然而，随着研究的不断深入，利巴韦林等药物抗病毒治疗的不足之处逐渐显现，部分患儿在用药后出现耐药等情况，药物治疗效果并不理想，且不良反应较多，安全性没有保障。因此，有学者提出，可在给予患儿抗病毒治疗的基础上联合中药治疗，以提升治疗效果，增强用药的安全性。手足口病在古代医书中并无明确记载，根据该病的流行性学特点、临床症状及体征，现代学者将该病归属于"温病"等范畴，认为心、脾、肺是该病的主要病位，具有湿、热、实等病机特点，认为手足口病属于外感时疫之毒，内伤温热蕴结，治疗该病应以清热、养阴、化湿为主要原则。

本研究对深圳市龙华区中心医院儿科收治的80例手足口病患儿均分为两组，分别给予常规治疗及常规治疗联合金银花药浴治疗。结果显示，治疗5 d后金银花药浴组患儿临床症状消失时间短于常规治疗组，且IL-6、IL-10、IFN-γ等炎症细胞因子水平低于常规治疗组；此外，金银花药浴组治疗有效率高于常规治疗组。上述结果均提示手足口病患儿在使用常规西药治疗基础上联合金银花药浴可提升治疗效果，促进患儿各临床症状得到更好更快的缓解，减轻其机体炎症反应，有效性显著优于单一西医常规治疗。这是因为金银花中的有效成分包括黄酮类、有机酸类、挥发油类、三萜皂苷类、微量元素类等，有着极佳的解热抗炎、抗菌、抗病毒、免疫调节、保肝利胆、降血脂、止血及抗过敏等诸多功效；此外，使用金银花后还有着极佳的抗血小板凝集作用，止血效果理想，药物及其所含的有机酸类化合物可对二磷酸腺苷（ADP）的抑制而诱导血小板激活，产生血小板聚集抑制作用；同时金银花还有着理想的抗氧化作用。将金银花利用药浴的方式给药是因为，药浴属于中医中的外治法，其分为全身浴及局部浴，即在沐浴的温水中加入中药的煎煮液或提取物达到更为理想的治疗及清洁

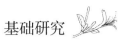

皮肤的目的。药浴虽为外治法，但该治疗手段实施的功效与内治法有着异曲同工之处，中药成分的吸收及温热效应是药浴发挥内病外治的基础；现代药理学证实，药浴有着促全身血流量增加、扩张血管、改善微循环、降低血液黏稠度及血压、减少血小板聚集、加快新陈代谢的作用。皮肤的吸收功能是药浴治疗的关键，当湿度与温度增加时，皮肤的吸收功能将增加数倍，实施药浴则利于药物主要成分的吸收，药浴中的药物离子经过皮肤进入到体内，不但增加病灶局部有效药物浓度，还能够刺激局部血管扩张，促进周身及局部血液循环及淋巴循环，也利于药液中的有效成分通过局部作用于全身，发挥与内治法相似的疏通经络、扶正祛邪、调和气血之效。

综上所述，手足口病患儿在给予常规西药治疗基础上联合实施金银花药浴治疗，利于减轻机体炎症反应，各临床症状得到更好更快改善，且治疗效果显著。然而本研究因样本量较少、研究时间较短，并未对所有患儿用药期间及用药后出现的不良反应认真观察，对于药物使用的安全性还需在以后长时间、大样本的试验研究中进一步证实。

参考文献　略

金银花中酚酸类有效成分的提取及其抗菌活性研究

张忠斌[1]　　　沈洪宽[2]　　　孙玉凤[3]　　　丁文雅[1,3]

1.广西中医药大学，广西南宁　530200；2.佳木斯市食品药品检验检测中心，黑龙江佳木斯　154002；

3.东北农业大学动物医学学院，黑龙江哈尔滨　150030

[摘要] **目的** 考察药材金银花中有机酚酸类有效成分的最佳提取方法。**方法** 利用改良石硫法、水提正丁醇萃取法、乙醇回流提取法和水提醇沉法对金银花中有机酚酸类有效成分进行提取，通过紫外－可见分光光度法测定各提取物中酚酸类有效成分的含量，利用抑菌圈法评价各提取物对枯草芽孢杆菌、金黄色葡萄球菌、大肠杆菌和绿脓杆菌的抑菌效果。**结果** 水提醇沉法的浸出物含量最高，但浸出物中的有机酚酸类成分含量最低、抗菌活性最差，改良石硫法制得的金银花提取物中有机酚酸类成分含量最高、抗菌效果最佳。**结论** 改良石硫法制备的金银花提取物具有最佳治疗细菌感染性疾病的作用。

[关键词] 提取物；金银花；有机酚酸；抑菌效果

金银花是忍冬科多年生常绿缠绕灌木忍冬(*Lonicera japonica* Thunb.)的干燥花蕾。具有清热解毒、抗菌消炎、保肝利胆的功能，临床主要应用于疮疡、泻痢、外感、热病及呼吸道感染等疾病。研究表明，金银花中主要含有挥发油类、黄酮类、酚酸类、三萜类等成分，其中酚酸类成分具有较好的抑菌效果。研究以酚酸类为指标考察金银花的最佳提取方法，并对其提取物进行抗菌活性考察，为金银花在细菌感染疾病的治疗提供依据。

1 仪器与材料

1.1 仪器

高压灭菌锅(上海博讯实业有限公司医疗设备厂)、恒温振荡培养箱(中国哈尔滨东联电子技术开发有限公司)、分析天平(上海精密科学仪器有限公司)、移液枪(Eppendorf)、TU-1810紫外可见分光光度计(北京普析通用仪器有限责任公司)。

1.2 材料

绿原酸对照品购自(中国药品生物制品鉴定所)，金银花购自北京同仁堂，枯草芽孢杆菌、金黄色葡萄球菌、大肠杆菌、绿脓杆菌均购自美国菌种保藏中心。

2 方法

2.1 改良石硫法提取金银花

取金银花50 g，加15倍量水，浸提2 h，过滤，滤渣再加10倍量水浸提1.5 h，过滤，合并滤液，浓缩，缓缓加入20%的石灰乳调pH值至10左右，离心，沉淀物，加入2倍量95%乙醇研磨成浆，加50%硫酸调pH值至3左右，充分搅拌，离心，离心液加40%NaOH调pH值至6左右，回收乙醇，减压烘干，得粗提物。

[基金项目] 国家自然科学基金青年项目(NO:31802228)。

[作者简介] 张忠斌(1981–)，男，汉族，硕士，副主任医师，研究方向为药物制剂。E-mail：zhangzhongbin123@126.com。

[通讯作者] 丁文雅(1981–)，女，蒙古族，博士，研究方向为抗菌药物耐药性。E-mail：dingwenya306@163.com。

粗提物溶于2～3倍量水中，盐酸调pH值至2，乙酸乙酯萃取数次，萃取液用活性炭脱色，过滤，滤液浓缩后，分次加入适量氯仿，过滤沉淀，常压干燥，得淡黄色浸出物并计算浸出物含量。

2.2 水提正丁醇萃取法提取金银花

取金银花50 g，加10倍量水，80℃浸提2次，每次2 h，过滤并合并滤液，浓缩，浓缩液用50%硫酸调pH值至3，正丁醇萃取3次，合并萃取液，调pH值至6～7，减压回收，浓缩干燥，得淡黄色浸出物并计算浸出物含量。

2.3 乙醇回流提取法提取金银花

取50 g金银花，加10倍量50%乙醇，80℃加热回流2次，每次1 h，过滤并合并滤液，减压浓缩，调浓缩液pH值至2左右，加乙酸乙酯萃取，合并萃取液，并用适量水洗涤2次，以40% NaOH调pH值至6～7，取水层减压浓缩至稠膏，再干燥，得浸出物并计算浸出物含量。

2.4 水提醇沉法提取金银花

取50g金银花，加10倍量水，80℃浸提3次，每次1.5h，过滤，滤液减压浓缩，加入乙醇，冷藏24h，滤过，滤液减压真空干燥，得浸出物并计算浸出物含量。

2.5 酚酸类成分的含量测定

2.5.1 绿原酸标准曲线制备

精密称取绿原酸标准品1 mg置于10 mL容量瓶中，娃哈哈纯净水定容，并稀释配制成浓度1.0、3.0、5.0、7.0、9.0 μg/mL的标准品溶液，以中国药典规定的324 nm为测定波长，测定吸光度(A)，以吸光度值A为纵坐标，绿原酸浓度C作为横坐标建立标准曲线，得到线性回归方程。

2.5.2 精密度测定

取绿原酸对照品溶液(5.0 μg/mL)6份，按2.5.1测定方法连续测定，记录A值，计算RSD值。

2.5.3 重复性实验

分别精密称取5mg提取物样品6份，加至10 mL容量瓶中，娃哈哈纯净水定容，按2.5.1测定方法连续测定，记录A值，计算RSD值。

2.5.4 加样回收率测定

分别精密称取16 mg已知含量的提取物样品(绿原酸含量100 μg)6份，至50 mL容量瓶中，加入绿原酸对照品100 μg，加水定容，按2.5.1测定方法测定A值，并计算平均回收率与RSD值。

2.5.5 稳定性测定

取样品溶液(绿原酸20 μg/mL)5mL，按2.5.1方法测定A值，每隔15 min测定一次，测定2 h，计算RSD值。

2.5.6 酚酸类成分的含量测定

精密称取各提取物5 mg，置于10 mL的容量瓶中，娃哈哈纯净水定容，再精密吸取溶液1 mL，置于10 mL的容量瓶中，娃哈哈纯净水定容，得到供试品溶液。将供试品溶液在324 nm波长下测定A，计算各提取物中酚酸类成分的含量。

2.6 金银花提取物的抑菌效果考察

分别取枯草芽孢杆菌、金黄色葡萄球菌、大肠杆菌、绿脓杆菌悬液各0.2 mL，注入无菌培养皿内，加入15 mL琼脂培养基，混匀，冷却制备含菌平板，将每个含菌平板均分成4等份，每份正中处轻放一无菌牛津小杯，在牛津小杯中分别注入浓度为30%的不同金银花提取物水溶液，36℃培养24 h，测量每个牛津小杯所对应的抑菌圈直径。

2.7 数据分析

利用SPSS 17.0进行统计分析，研究数据以($\bar{x} \pm s$)表示，采用t检验，$P < 0.05$表示差异有统计学意义。

3 结果

3.1 酚酸类成分测定的方法学考察

以浓度C为x轴，吸光度A为y轴绘制标准曲线，其线性回归方程为C=0.0371A+0.0098，r=0.9997，表明绿原酸在1～9 μg/mL的浓度范围内线性关系良好。精密度实验、重复性试验及稳定性实验中的RSD值分别为0.33%、0.54%和0.99%，均符合药典规定，表明此方法的精密度、重复性良好，且2 h内药物稳定。此外，本测定方法的平均加样回收率为97.14%，RSD值为1.30%，表明此方法准确度良好。以上实验结果均表明此方法符合药典标准，可用于酚酸类成分的含量测定。

3.2 金银花提取方法考察

由表1可知，水提醇沉法制得的浸出物含量最高，而改良石硫法制得的浸出物含量最低；以酚酸类成分的含量为考察对象，则改良石硫法的总酚酸含量最高，乙醇回流提取法次之。其中改良石硫法，水提正丁醇萃取法和水提醇沉法均为水提，但是结果却相差甚大，说明酚酸类成分在3种提取方法的纯化步骤中损失差异较大。

3.3 金银花提取物抑菌效果

由表2可知，除改良石硫法和乙醇回流提取法制备的金银花提取物对枯草芽孢杆菌的抑菌效果无显著性差异外，不同提取方法制得的金银花提取物对同一菌株的抑菌效果均具有显著性差异，且改良石硫法制得的金银花提取物对4种细菌的抑菌圈直径

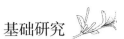

表1 金银花的提取方法考察 $(\bar{x} \pm s)$

提取物	改良石硫法	水提正丁醇萃取法	乙醇回流提取法	水提醇沉法浸出物
含量(%)	11.40 ± 0.026	18.09 ± 0.35	37.49 ± 0.71	64.681 ± 0.29
酚酸类含量(mg/g)	68.87 ± 1.25	42.83 ± 3.27	64.32 ± 0.85	16.68 ± 0.97

表2 金银花提取物抑菌效果 $(mm, \bar{x} \pm s)$

细菌	改良石硫法	水提正丁醇萃取法	乙醇回流提取法	水提醇沉法
枯草芽孢杆菌	2.41 ± 0.035^a	2.09 ± 0.020^b	2.41 ± 0.036^a	1.90 ± 0.031^c
金黄色葡萄球菌	2.61 ± 0.025^a	2.22 ± 0.025^b	2.42 ± 0.031^c	1.83 ± 0.021^d
大肠杆菌	3.47 ± 0.042^a	2.60 ± 0.035^b	2.40 ± 0.020^c	2.20 ± 0.035^d
绿脓杆菌	2.72 ± 0.049^a	2.25 ± 0.050^b	2.63 ± 0.025^c	1.91 ± 0.031^d

均为最大,表明此法制得的提取物抑菌效果最好。在表1中改良石硫法制得的金银花提取物中酚酸类含量最高,而酚酸类能够引起细胞膜损伤,进而导致胞内蛋白质、ATP等大分子物质泄漏,膜电位破坏,最终具有抑菌、杀菌效果。本研究结果表明表2与表1结果一致,均表明改良石硫法制得的金银花提取物具有最佳的抑菌效果。

4 结论

实验分别考察了改良石硫法、水提正丁醇萃取法、乙醇回流提取法和水提醇沉法制得的金银花浸出物含量,测定了各提取物中酚酸类成分的含量,并评价了各提取物对枯草芽孢杆菌、金黄色葡萄球菌、大肠杆菌和绿脓杆菌的抑菌效果。结果表明,水提醇沉法的浸出物含量最高,但其酚酸类的含量最低、抗菌活性最差,改良石硫法制得的金银花提取物中酚酸类成分含量最高、抗菌效果最佳。因此,治疗细菌感染性疾病可用改良石硫法制备金银花提取物。

参考文献 略

金银花多糖的提取纯化及抗病毒活性研究

王 剑　　侯 林　　陈亚乔　　张成华　　耿巧玉　　范路路　　刘金安　　田景振

山东中医药大学, 山东济南　250355

[摘要]**目的** 提取纯化金银花多糖,并研究金银花多糖的体外抗病毒活性。**方法** 采用醇沉法提取多糖并用酶法纯化多糖,运用细胞培养技术,对纯化后的多糖进行体外抗病毒实验,以MTT染色法检测细胞活性,结合CPE法研究金银花多糖对单纯疱疹病毒(HSV-1)、柯萨奇病毒B5(COX-B5)、柯萨奇病毒B3(COX-B3)和肠道病毒71型(EV71)的抑制作用。**结果** 多糖纯化后含量为54.04%,金银花多糖对COX-B5、EV71、COX-B3、HSV-1的治疗指数分别为4.84, 63.85, 4.77, 51.25。**结论** 金银花多糖具有体外抗HSV-1、EV71、COX-B5、COX-B3的活性,为临床治疗提供理论依据。

[关键词] 金银花多糖;抗病毒;EV71;HSV-1;COX-B5;COX-B3

[基金项目]国家科技重大专项子课题,治疗温病的中药新药研发(编号:2014ZX09509001);山东省高等学校中医药抗病毒协同创新中心课题,淡竹叶、鸭跖草等10味中药的抗病毒谱研究(编号:XTCX2014C01-01);山东省重点研发计划(重大关键技术及重点产业关键技术)— 经方中成药葛根汤颗粒等二次开发研究(编号:2016CYJS08A01-8)。

[作者简介]王剑,女,博士研究生,研究方向:中药新药及炮制原理研究,E-mail:15098739715@163.com。

[通讯作者]田景振,男,教授,博士生导师,研究方向:中药新药及炮制原理研究,E-mail:tianjingzhen@163.com。

金银花为忍冬科植物忍冬 *Lonicera japonica* Thunb. 的干燥花蕾或带初开的花,具有清热解毒、疏散风热的功效,其主要的药理作用有解热、抗炎、抗病毒、抗氧化、保肝利胆等。近几年研究发现,绿原酸体外有抑制呼吸道合胞病毒、柯萨奇B3、腺病毒7型、腺病毒3型和柯萨奇B5型的作用。

研究证明,许多天然多糖和化学合成的多糖对各种病毒有抑制作用,包括单纯疱疹病毒、流感病毒等等。以往对金银花多糖的研究较少,本文选取单纯疱疹病毒（HSV-1）、肠道病毒71型（EV71）、柯萨奇病毒B5（COX-B5）和柯萨奇病毒B3（COX-B3）4种常见病毒，对金银花多糖进行抗病毒活性研究，以期为临床治疗提供理论依据。

1 材料

1.1 药物

金银花药材（购买于济南建联中药店，经山东中医药大学徐凌川教授鉴定为忍冬科植物忍冬 *Lonicera japonica Thunb.* 的干燥花蕾或带初开的花）；利巴韦林注射液（山东鲁抗辰欣药业有限公司，批号1410206811，规格：2mL:0.1g）；注射用阿昔洛韦（湖北午时药业股份有限公司，批号17040301，规格：0.25g/瓶）。

1.2 细胞株和病毒株

RD（横纹肌瘤细胞）、Hep2（人喉癌上皮细胞）、MA104（恒河猴胚胎肾细胞），由山东省医学科学院基础医学研究所提供，本研究室保存。EV71、HSV-1、COX-B5、COX-B3病毒由山东省医学科学院基础医学研究所提供，本研究室保存。

1.3 试剂与仪器

1640细胞培养液（HyClone，含10%胎牛血清，含100U/mL青霉素和链霉素）；细胞维持液（HyClone，含2%新生牛血清，含100U/mL青霉素和链霉素）；胎牛血清FBS（济南劲牛生物科技有限公司和山东省医学科学院基础所联合研制）；4,5-二甲基噻唑-2,5-二苯基四唑溴化物（MTT）（Sigma，用PBS配成5mg/mL的溶液）；DMSO（北京鼎国昌盛生物制剂）；EDTA-0.25%胰酶（Amresco，批号900906）；葡萄糖标准品（国药集团化学试剂有限公司，批号20140724）；胰蛋白酶（上海麦克林生化科技有限公司）；所有试剂均为分析纯；水为纯化水。

超声波清洗器（KQ-250B，昆山市超声仪器有限公司）；电子分析天平（FA2004，上海舜宇恒平科技）；低速离心机（TDD5M，长沙平凡仪器仪表有限公司）；紫外分光光度计（UV-6000，上海元析仪器有限公司）。

2 方法

2.1 金银花多糖的制备

2.1.1 金银花粗多糖的制备

称取金银花粉末（过60目筛）3 kg，分别用10倍量水、8倍量的水超声提取3次，每次1 h，合并滤液，3500 r/min离心15 min，过滤，取上清液抽滤，减压浓缩至3000 mL，加无水乙醇使含醇量达到10%，静置24 h，4000 r/min离心15 min，弃去沉淀，滤液再逐渐加入无水乙醇，使含醇量达到30%，按上述操作，弃去沉淀，滤液再逐渐加入无水乙醇，使含醇量达到50%，静置24 h，4000 r/min离心15 min，弃去上清，收集沉淀，用无水乙醇洗涤数次。将沉淀置于真空干燥箱中，50℃真空干燥，得50%醇沉物即金银花粗多糖36g。

2.1.2 金银花多糖的精制

30g金银花粗品加入300 mL的纯化水，调节pH8.5，加入1%的胰蛋白酶，45℃保温12 h，95℃加热5 min使酶失活，离心，取上清，加入4倍量无水乙醇，静置24 h，4000 r/min离心15 min，收集沉淀，50℃真空干燥，得到精制多糖13.2 g。

2.2 金银花多糖含量测定

2.2.1 葡萄糖标准品溶液的配制

精密称取经105℃干燥的无水葡萄糖25.03 mg，置250 mL量瓶中，溶解，定容，摇匀，即得葡萄糖标准溶液。

2.2.2 标准曲线的制备

分别精密量取葡萄糖标准品溶液1，2，3，4，5 mL置10 mL量瓶中，定容，摇匀，分别精密量取上述溶液各2.0 mL，于具塞试管中，分别加入1 mL的5%苯酚溶液，混匀，迅速加入浓硫酸5.0 mL，混合均匀，室温放置10 min，40℃水浴保温15 min，取出，冷却至室温，以纯化水为空白对照，在490 nm处测定吸光度，以吸光度为（Y）纵坐标，浓度（X）为横坐标，绘制标准曲线，得回归方程。

2.2.3 精制多糖含量的测定

精密量取0.05 mg/mL的金银花精制多糖样品溶液2.0 mL至具塞试管中，按"2.2.2"项下方法测定金银花多糖含量。

2.3 金银花多糖抗病毒研究

2.3.1 供试品溶液的制备

金银花多糖用1%的DMSO溶液配成100 mg/mL的溶液；利巴韦林注射液原液作为初始浓度；阿昔洛韦用2%的DMSO溶液配成50 mg/mL的溶液。

2.3.2 制备96孔板内单层细胞

对数生长期的细胞消化并调整细胞密度为1×10^5个/mL，吹打混匀后，每孔100 μL接种于96孔板，置37℃、5%二氧化碳病毒培养箱中培养24h。

2.3.3 病毒毒力$TCID_{50}$的测定

将待测病毒用1640维持液做连续的10倍比系列稀释，接种于长成单层细胞的96孔板中，纵向重复4孔，每孔100 μL，同时设细胞对照、空白对照。37℃、5%二氧化碳病毒培养箱中培养，24 h后，加MTT10μL，37℃、5%二氧化碳培养箱中3~4 h，弃染

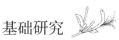

色液，每孔加DMSO100μL，15 min后，用酶标仪在490nm波长下测定OD值。根据Reed-Muench公式计算病毒液的半数感染浓度（$TCID_{50}$）。

细胞存活率=（病变孔OD值–空白孔OD值）/（细胞对照孔OD值–空白孔OD值）×100%。

比距=（高于50%存活率–50%）/（高于50%存活率–低于50%存活率）。

$TCID_{50}$=Antlg（高于50%CPE百分率病毒稀释度的值+比距）。

2.3.4 药物对细胞毒性的测定

药物用1640维持液按2倍比稀释10个浓度梯度，依次接种于已经长成单层细胞的96孔板中，每组设3个复孔，空白对照孔及细胞对照孔，37℃、5%二氧化碳培养箱中培养，24 h后加MTT10μL，37℃、5%二氧化碳培养箱中3~4 h，吸弃染液，加DMSO100μL，15 min后，用酶标仪在490 nm波长测定OD值，应用Reed-Muench公式计算药物半数中毒浓度（TC_{50}）。

TC_{50}=[Antilog（高于50%CPE百分率病毒稀释度的值+比距）]×C。（注：C为第一孔的药物最终浓度）

2.3.5 药物体外抗病毒实验方法

将药物从最大无毒浓度开始2倍比稀释，每个浓度重复3孔。37℃、5%二氧化碳培养箱培养，并设细胞对照组、病毒对照组和空白对照组，每日显微镜下观察细胞病变情况，待病毒对照组细胞90%以上出现病变后终止培养，CPE法记录药物抗病毒情况，以病毒感染细胞病变率在50%以下的为有效孔，随后加MTT10μL，37℃、5%二氧化碳培养箱中3~4h，弃染色液，加DMSO100μL，15 min后，用酶标仪在490 nm波长测定OD值，根据Reed-Muench公式计算药物半数有效浓度（EC50）及治疗指数（TI）。

EC_{50}=[Antilog（高于50%CPE百分率病毒稀释度的值–比距）]×C。

治疗指数（TI）=半数毒性浓度（TC50）/半数有效浓度（EC_{50}）。

3 结果

3.1 多糖含量测定

回归方程：$Y=9.46X+0.0484$（$R^2=0.9994$），表明葡萄糖在0.01~0.05 mg/mL范围内与吸光度线性关系良好。测得纯化后的多糖含量为54.04%。

3.2 病毒毒力测定结果

应用Reed-Muench方法计算COX-B5病毒的$TCID_{50}$为$10^{-4.03}$，EV71病毒的$TCID_{50}$为$10^{-4.27}$，COX-B3病毒的$TCID_{50}$为$10^{-4.89}$，HSV-1病毒的$TCID_{50}$为$10^{-4.14}$。实验时用100个$TCID_{50}$作为病毒液浓度。

3.3 药物毒性TC_{50}测定结果

从表1可以看出，金银花多糖对Hep2、RD、MA1043种细胞的细胞毒性不同。

表1 金银花多糖、利巴韦林和阿昔洛韦对不同细胞的TC_{50}（μg/mL，$\bar{x}\pm s$, n=3）

供试品	Hep2	RD	MA104
金银花多糖	16768.2±524.94	17599.1±394.35	23274±370.82
利巴韦林	15280±561.49	11660±545.27	–
阿昔洛韦	–	–	5 391±43.3

3.4 金银花多糖抗病毒测定结果

表2的抗病毒实验结果表明，金银花多糖对COX-B5、EV71、COX-B3、HSV-1的治疗指数分别为4.84，63.85，4.77，51.25，说明金银花多糖对4种病毒都有抗病毒活性，有一定的研究价值。

表2 金银花多糖、利巴韦林和阿昔洛韦对病毒的抑制作用

供试品	COX-B5		EV71		COX-B3		HSV-1	
	EC50/μg/L	TI	EC50μg/mL	TI	EC50/μg/mL	TI	EC50μg/mL	TI
金银花多糖	3467.57±41.78	4.84	275.64±7.28	63.85	3516.2±64.2	4.77	454.1±15.38	51.25
利巴韦林	1332.24±30.17	11.47	207.88±5.35	56.09	1074.64±37.40	14.22	–	–
阿昔洛韦	–	–	–	–	–	–	154.32±2.82	34.93

4 讨论

目前用于抗流感病毒药物如金刚烷胺和金刚乙胺，容易产生耐药和交叉耐药。利巴韦林是一种广谱的抗病毒药物，抗病毒活性强，但毒副作用大，包括可逆性溶血性贫血、肝功能改变等。而针对肠道感染的柯萨奇病毒和EV71，目前并没有明确疗效的药物用于临床。中药抗病毒通过直接抑制或灭活病毒，或改善宿主的免疫系统等多途径、多环节的共同作用机制，而在抗病毒方面显示其独特的优势作用。并且由于中药有效成分的多元化，病毒对其也很少产生抗药性。

本实验研究了金银花多糖的抗病毒效果，多糖纯化后含量达到54.04%，下一步可以尝试进一步纯化多糖，对不同含量的多糖进行抗病毒效果的比较。

参考文献 略

金银花枝叶提取物对炎症小鼠的抗炎镇痛作用研究

张艳冬[1]   陈 宇[2]

1.浙江省杭州市富阳区中医院,浙江杭州　311400；2.浙江省中医药研究院,浙江杭州　310007

[关键词] 金银花枝叶；抗炎镇痛；炎症；小鼠；实验研究

金银花（ *Flos Lonicerae* ）为忍冬科（ *Caprifoliaceae* ）植物忍冬（ *Lonicera japonica* Thunb. ）、菰（红）腺忍冬（ *L. Hypoglauca* Miq. ）或毛花柱忍冬（ *L. Dasysty-la* Rehd. ）的干燥花蕾或初开的花。首载于南北朝陶弘景所著的《名医别录》,为常用中药,具有清热解毒、凉散风热之功效。金银花的副产物枝叶产量较高,却一直被视为非药用部位而长期未得到利用。明代李时珍曰："茎叶及花,功用皆同。"现代药理研究也表明金银花枝叶与金银花具有相近的化学成分和药理活性。本实验探讨两种不同提取方法制备得到的金银花枝叶提取物对炎症模型小鼠的抗炎镇痛作用,为金银花枝叶的开发利用提供参考依据。

1 实验材料

1.1 实验动物

清洁级 ICR 小鼠,体重 18 ~ 22 g,雌雄各半,由北京维通利华实验动物技术有限公司提供,生产许可证号：SCXK（京）2016-0011。

1.2 药品与试剂

角叉菜胶（购自美国Sigma公司,批号：16609068）；醋酸泼尼松片（购自天津太平洋制药有限公司,批号：060201）；冰醋酸（分析纯,购自国药集团化学试剂公司,批号：20160307）；吲哚美辛肠溶片（购自广东华南药业集团有限公司,批号：160601）；0.9%氯化钠注射液（购自石家庄四药公司,批号160408407）。

2 实验方法

2.1 金银花枝叶提取物制备

取金银花枝叶200 g,按液料比14∶1加入70%浓度的乙醇溶液,分2次提取,每次提取1.5 h,制备得到提取液,过滤,滤液回收乙醇,浓缩至适量,真空干燥成粉末,即为金银花枝叶醇提物。取金银花枝叶200 g,按液料比14∶1加入纯水,分2次提取,每次提取1.5 h,制备得到提取液,过滤,浓缩至适量,真空干燥成粉末,即为金银花枝叶水提物。

2.2 不同浓度金银花枝叶提取物配制

根据人体推荐用量,将小鼠给药剂量分为50、100、200 mg/kg。分别称取金银花枝叶醇提物1.0、0.5、0.25 g,加纯水100 mL,混匀,配成10.0、5.0、2.5 mg/mL浓度混悬液,用前摇匀；分别称取金银花枝叶水提物1.0、0.5、0.25 g,加纯水100 mL,混匀,配成10.0、5.0、2.5 mg/mL浓度混悬液,用前摇匀。

2.3 金银花枝叶提取物对二甲苯所致小鼠耳肿胀的影响

取ICR小鼠80只,随机分成空白对照组（等体积生理盐水）、阳性药物组（吲哚美辛10 mg/kg）、醇提物三组（低、中、高剂量组）、水提物三组（低、中、高剂量组）,每组10只。空白对照组给予0.9%氯化钠注射液,阳性药物组给予吲哚美辛（10 mg/kg）,醇提物和水提物低、中、高剂量组分别按0.2 mL/10 g体重经口给药浓度为2.5、5.0、10.0 mg/mL的金银花枝叶提取物。各组连续给药3天,1次/天,末次给药40 min后于右耳正反两面均匀涂抹二甲苯20 μl/只,20 min后断颈处死,沿耳廓基线剪下双耳,用直径9 mm打孔器在左右耳同一部位冲下耳片,分别称定重量,以自身左右耳片重量之差表示肿胀度。肿胀度=右耳重量-左耳重量；抑制率=[（对照组肿胀度平均值-给药组肿胀平均值）/对照组肿胀平均值]×100%。

2.4 金银花枝叶提取物对角叉菜胶致小鼠足肿胀的影响

取小鼠80只,随机分成空白对照组（等体积生理盐水）、阳性药物组（醋酸泼尼松200 mg/kg）、醇提物三组（低、中、高剂量组）、水提物三组（低、中、高剂量组）。空白对照组给予0.9%氯化钠注射液,阳性药物组给予醋酸泼尼松（200 mg/kg）,醇提物和水提物低、中、高剂量组分别按0.2 mL/10g体重经口给药浓度为2.5、5.0、10.0 mg/mL的金银花枝叶提取物。各组连续给药3天,1次/天,末次给药30 min后,除空白对照组外,其余各组于小鼠右后足掌腱膜下注入1%角叉菜胶（0.03 mL/只）致炎。于致炎6 h后将小鼠颈椎脱臼处死,剪下双侧后足,分别称定重量,左、右足质量之差即为肿胀度。肿胀度=右足重量-左足重量；抑制率=[（对照组肿胀度平均值-给药组肿胀平均值）/对照组肿胀平均值]×100%。

2.5 金银花枝叶提取物对冰醋酸所致小鼠扭体的影响

取ICR小鼠80只，随机分成空白对照组（等体积生理盐水）、阳性药物组（阿司匹林组200 mg/kg）、醇提物三组（低、中、高剂量组）、水提物三组（低、中、高剂量组），每组10只。空白对照组给予0.9%氯化钠注射液，阳性药物组给予阿司匹林（200 mg/kg），醇提物和水提物低、中、高剂量组分别按0.2 mL/10g体重经口给药浓度为2.5、5.0、10.0 mg/mL的金银花枝叶提取物。各组连续给药7天，1次/天，末次给药30 min后各组小鼠按每10g体重分别腹腔注射0.7%醋酸0.2 mL，观察小鼠扭体潜伏期及15 min内出现的扭体次数，计算小鼠扭体抑制率。扭体抑制率＝（对照组扭体反应次数－给药组扭体反应次数）/对照组扭体反应次数×100%。

2.6 统计学方法

采用SPSS17.0统计软件进行分析，各组数据均为计量资料，数据以$x \pm s$表示，$P<0.05$表示差异有统计学意义。

3 实验结果

3.1 金银花枝叶提取物对二甲苯所致小鼠耳肿胀的影响

与空白对照组比较，阳性对照组（吲哚美辛）与醇提高剂量组、醇提中剂量组及水提高剂量组小鼠耳肿胀度减少，差异具有统计学意义（$P<0.01$或$P<0.05$），且具有剂量依赖关系。各组小鼠耳肿胀度及抑制率测定结果见表1。

表1　金银花枝叶提取物对小鼠耳肿胀的影响（$\bar{x} \pm s$）

组别	耳肿胀度（mg）	抑制率（%）
空白对照组	13.43±3.44	—
阳性对照组	7.11±2.89**	47.06
醇提物高剂量组	9.40±2.71**	30.01
醇提物中剂量组	10.40±2.72*	22.56
醇提物低剂量组	10.57±4.33	21.30
水提物高剂量组	10.18±3.49*	24.20
水提物中剂量组	12.21±3.69	9.85
水提物低剂量组	13.01±4.11	3.13

注：与空白对照组比较，*$P<0.05$，**$P<0.01$

3.2 金银花枝叶提取物对角叉菜胶致小鼠足肿胀的影响

与空白对照组比较，阳性对照组（醋酸泼尼松）与醇提高剂量组、醇提中剂量组及水提高剂量组小鼠足肿胀度减少，差异具有统计学意义（$P<0.01$或$P<0.05$）。各组小鼠足肿胀度及抑制率测定结果见表2。

3.3 金银花枝叶提取物对冰醋酸所致小鼠扭体的影响

与空白对照组比较，阳性对照组（阿司匹林）与

表2　金银花枝叶提取物对小鼠足肿胀的影响（$\bar{x} \pm s$）

组别	足肿胀度（mg）	抑制率（%）
空白对照组	38.90±9.72	—
阳性对照组	20.00±8.84**	48.59
醇提物高剂量组	23.30±9.26**	40.10
醇提物中剂量组	30.40±6.08*	21.85
醇提物低剂量组	36.50±13.50	6.17
水提物高剂量组	28.60±8.32*	26.48
水提物中剂量组	34.80±10.35	10.54
水提物低剂量组	36.60±10.56	5.91

注：与空白对照组比较，*$P<0.05$，**$P<0.01$

醇提高剂量组、醇提中剂量组及水提高剂量组能使小鼠扭体潜伏期延长，扭体次数减少，差异有统计学意义（$P<0.01$或$P<0.05$），且具有剂量依赖关系。各组小鼠扭体潜伏期、扭体次数及扭体抑制率测定结果见表3。

表3　金银花枝叶提取物对醋酸扭体的影响（$\bar{x} \pm s$）

组别	扭体潜伏期（s）	扭体次数（次）	扭体抑制率（%）
空白对照组	5.70±3.28	28.60±5.86	—
阳性对照组	10.60±5.97**	13.35±4.65**	53.32
醇提物高剂量组	10.10±5.71**	16.63±5.15**	41.85
醇提物中剂量组	8.90±4.78*	19.54±5.97*	31.68
醇提物低剂量组	6.70±4.35	21.50±6.49	24.83
水提物高剂量组	9.10±4.90*	18.88±5.38*	33.99
水提物中剂量组	6.80±4.68	22.87±6.80	20.03
水提物低剂量组	5.90±3.58	25.49±7.22	10.88

注：与空白对照组比较，*$P<0.05$，**$P<0.01$

4 讨论

据统计，约有1/3的中药方剂中使用金银花。目前，金银花也是中草药防治甲流、手足口、禽流感等病的主要原料之一，现代临床已把金银花誉为"中药抗生素"，为中药处方常用的清热解毒药。金银花枝叶也具有较高的药用价值，但是相比金银花，其枝叶的药用资源更为丰富，成本更为低廉。

本研究结果显示，金银花枝叶醇提高剂量组、醇提中剂量组及水提高剂量组可以明显减少二甲苯所致小鼠耳肿胀和角叉菜胶所致小鼠足肿胀，差异具有统计学意义（$P<0.01$或$P<0.05$）；同时发现金银花枝叶醇提高剂量组、醇提中剂量组及水提高剂量组能使冰醋酸所致小鼠扭体潜伏期延长，扭体次数减少，差异有统计学意义（$P<0.01$或$P<0.05$），且具有剂量依赖关系，因此证明金银花枝叶同样具有抗炎镇痛作用。同时，也表明合理开发金银花的枝叶具有重要的现实意义。

参考文献　略

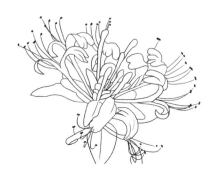

| 临床研究

金银花量效关系及其临床应用

樊俐慧¹   吉红玉²   兰雨泽¹   白雅黎¹   宋 宁¹   朱向东¹

1. 甘肃中医药大学基础医学院, 兰州   730000 ; 2. 郑州市中医院, 郑州   450007

[摘要] 整理古医籍及现代医家临证经验, 总结金银花具有以下量效特点: (1) 临床用量多为 6 ~ 90 g。(2) 结合病种、证型、症状选择其最佳剂量。如发挥泄热和胃、化瘀通络功效, 治疗消化性疾病、糖尿病神经病变、平滑肌痉挛、带状疱疹等, 为 10 ~ 15 g ; 清热解毒、疏散风热, 治疗暑温病、高热不退等, 为 15 ~ 30 g ; 解毒化痰、软坚散结, 治疗慢性咽炎、外寒内热证、急性盆腔炎、热毒炽盛之脱疽等, 为 6 ~ 90 g。(3) 为发挥其最佳功效, 常根据病种、证型及症状配伍相应中药: 泄热和胃、化瘀通络配伍知母、生石膏、滑石, 清热解毒、疏散风热配伍杏仁、大青叶、连翘, 解毒化痰、软坚散结配伍代赭石、生牡蛎、葱白。

[关键词] 金银花 ; 量效关系 ; 临床应用 ; 配伍

金银花为忍冬科植物忍冬 *Lonicera japonica* Thunb. 的干燥花蕾或带初开的花, 主要含绿原酸、异绿原酸、木犀草素、木犀草素 –7-0- 葡萄糖苷、忍冬苷等绿原酸类、黄酮类及挥发油等成分。金银花味甘、性寒, 归肺、心、胃经, 具有清热解毒、疏散风热等功效。中药用量研究是保证和提高中药临床疗效, 确保中药用药安全的关键。笔者对经典名方、名老中医、方药量效研究委员会专家以及现代医家临床运用金银花经验进行了总结, 汇总探讨金银花临床用量以及配伍, 以期为金银花的临床应用提供借鉴。

1 经典名方用量与配伍

古代医家常用金银花配伍不同中药治疗糖尿病

[基金项目] 国家重点基础研究发展计划 ("973" 计划) 项目 (2010CB530601)。

[作者简介] 樊俐慧 (1992-), 女, 硕士研究生, 主要从事中医治则治法理论及其应用研究。

[通讯作者] 朱向东, E-mail : zhuxiangdong33@163.com。

神经病变、带状疱疹、暑温病、下肢溃疡、梅核气、带下病、热毒炽盛之脱疽等。不同朝代剂量换算也不同, 如东汉 1 两约 13.8 g, 宋金元 1 两约 41.4 g, 明 1 两约 37 g, 清 1 两约 37.3 g。如托里消毒散 (明代《外科正宗》), 金银花 (2 两 74 g) 与黄芪配伍, 治疗疮疡证属气血不足者 ; 仙方活命饮 (明代《校注妇人大全良方》), 金银花 (3 钱 11.1 g) 与天花粉配伍, 治疗阳证痈疡肿毒初起 ; 银翘散 (清代《温病条辨》), 金银花 (1 两约 37.3 g) 与连翘配伍, 治疗温病初起风热袭卫而证见发热、微恶风寒等, 也可治疗温病初起但热不寒, 或经治疗恶寒已解而里热不甚者 ; 四妙勇安汤 (清代《验方新编》), 金银花 (3 两 111.9 g) 与玄参配伍, 治疗热毒脱疽 ; 五味消毒饮 (清代《医宗金鉴》), 金银花 (3 钱 11.25 g) 与野菊花配伍, 治疗阳痈疔疮证。

2 名老中医用量及配伍经验

2.1 朱良春

常用金银花配伍知母、生石膏等泄热和胃, 治疗胃火内盛所引起的胃脘痛, 亦适用于肝胃郁热、火邪犯胃证，金银花用量为10 g；自拟咽痛散治疗慢性咽炎，配伍代赭石、生牡蛎解毒化痰、软坚消核，金银花用量为10 g。

2.2 徐经世

徐老用金银花配伍葱白治疗外寒伏邪热入心包之象，拟葱白之芳香入心之品以清内热，加白通汤以通阳祛外寒，用量为6 g（先煎）。

2.3 张志远

运用六神汤（金银花、连翘、大青叶、败酱草、蒲公英、紫花地丁）治疗急性盆腔炎属热毒炽盛兼瘀血阻滞证。金银花善于清热解毒，既能清气分实热，又能入血而清解血中热毒，且具芳香透散之性而能消痈散结。诸药合用增强清热解毒功效，金银花用量为30 g。

2.4 颜正华

常用金银花配伍蒲公英、土茯苓清热解毒，治疗风热咳嗽，用量为6～15 g；配伍香薷发汗解表、清热化湿，用新加香薷饮治疗湿夹暑型感冒，其症状多以身热有汗、心烦口渴、小便短赤、舌苔黄腻、脉濡数为主症，用量为12 g；配伍荆芥穗、杏仁等，治疗风热客于肺卫，热毒蕴结咽喉的发热，治以辛凉解表、清热解毒散结，用量为10 g。

2.5 干祖望

常用金银花配伍桑叶、菊花、连翘等清热解毒，以清泄为主，治疗慢性咽炎，用量10 g；治疗扁桃体周围炎，方用仙方活命饮加减，金银花配伍天花粉、赤芍等清热解毒、消痈排脓，用量40 g。

3 方药量效研究委员会专家用量与配伍

3.1 张炳厚

投三石汤加减（滑石、石膏、寒水石等）治疗暑温病，拟法清利三焦，佐以养阴益气。本方以金银花配伍杏仁清宣上焦肺热，用量为20 g；五皮五藤饮加减治疗带状疱疹，系属湿热内蕴，热郁血结，阳明经阻滞不通，金银花配伍连翘、滑石以清湿热凉血、化瘀通络，用量为15 g。

3.2 李济仁

治疗暑湿弥漫、清阳不展、腠理营卫受阻之高热不退，金银花配伍大青叶、连翘解表祛暑、芳香化湿，金银花用量为15 g。

3.3 仝小林

患者感邪而病，病从皮肤而受，故曰皮肤黏膜外感；咽部红肿疼痛，病邪入侵呼吸道黏膜，甚则恶心欲呕，邪入消化道黏膜，故曰三表同病。感冒（三表同病），治宜三表同治，予以麻黄汤合三表汤加减治疗，方中金银花配伍连翘、野菊花等疏风利咽喉，金银花用量30 g；冒暑，证属寒邪束表、暑湿内蕴，治应辛温散寒、

涤暑化湿，予以麻黄汤合桂枝汤加减治疗，其中金银花用量为60 g；肺风粉刺，证属湿热蕴脾，治应清利湿热、解毒消疮，予以葛根芩连汤加减治疗，金银花配伍野菊花、竹叶清热解毒、消肿散结，用量30 g；抱头火丹（伏气温），证属湿热火毒内伏，新感外邪，治应清热利湿、泻火解毒兼以透邪，予以柴葛解肌汤加减治疗，金银花配伍野菊花、芦根清热解毒透表，用量30 g。

3.4 高月

白血病病机属耗夺精血、热毒炽盛型，用金银花配伍连翘、蒲公英以清热解毒，3药合用共奏气血两清、凉血泻火之效，其中金银花用量为15 g；自拟清热疏风方治疗风热袭络型面瘫，金银花配伍连翘、薄荷以清热解毒、祛风通络，用量为30 g。

3.5 马融

痫病（热盛动风证），系属风热犯肺，炼液为痰，热盛动风，治应散热疏风、豁痰息风，予以银翘散化裁治疗，方中金银花配伍连翘、荆芥疏风散热以截断内外相引之机，用量为10 g；婴幼儿湿疹，治以清心火、除脾湿、散肺风，予以清火除湿散风汤治疗，方中金银花配伍连翘、薄荷清热解毒、祛风除湿，用量为10 g。

3.6 黄煌

自拟金银花散（外用散剂）治疗外科感染性疾病，如毛囊炎、疮毒、发背恶疮等，金银花配伍连翘、赤芍清热解毒，用量为120 g；热毒炽盛之脱疽，治应清热解毒、消肿止痛，予以四妙勇安汤治疗，方中金银花配伍玄参以加强清热解毒之力，金银花用量90 g；下肢溃疡及腰椎间盘突出导致的腿脚麻木，予以四神煎治疗，方中金银花配伍黄芪，清热解毒、益气通络，金银花甘寒，清热解毒之功颇佳，此可消除因瘀而化热的关节肿痛，且可制约黄芪温热之性，其中金银花用量30 g。

4 现代医者用量与配伍

4.1 配伍连翘

治疗肺经风热型青春期痤疮，金银花配伍连翘加强清热解毒、疏散风热之效，金银花、连翘各15 g；配伍连翘、野菊花治疗肛周脓肿，3药合用能有效宣散风热、凉血解毒，金银花15 g，连翘12 g；麻黄连翘赤小豆汤加金银花等治疗湿疹，金银花15 g，连翘12 g。

4.2 配伍蒲公英

金银花、蒲公英合白酒治疗复发性皮肤疖肿，2药合用共奏清热解毒之效，各10 g；清热通乳方治疗急性哺乳期乳腺炎，金银花配伍蒲公英清热解毒、疏散风热，金银花12 g，蒲公英15 g；配伍蒲公英、丹参、黄芩清热解毒、消痈散结，治疗小腿溃疡（老烂脚），金银花、蒲公英、丹参各15 g。

4.3 配伍菊花

金银花配伍菊花、茉莉花散风清热，代茶饮治疗风热感冒、咽喉肿痛、疮痈，金银花15 g，菊花10 g；金银花配伍菊花、鱼腥草、连翘等清热解毒，治疗慢性鼻炎，金银花30 g，菊花15 g。

4.4 配伍大青叶

金银花配伍大青叶、连翘等清热解毒，治疗小儿迁延性肺炎，金银花、大青叶各10 g；金银花配伍大青叶、板蓝根等解毒清热，治疗乙型脑炎，金银花、大青叶各15～30 g。

4.5 配伍黄芪

金银花配伍黄芪、生甘草等治疗特发性肺间质纤维化，治以气血并治，益气活血通络开痹为主。其中生黄芪、金银花、当归、生甘草益气活血、化痰通络，金银花、黄芪各30 g；配伍黄芪、当归、水牛角等治疗内伤发热，使益气不助热。

4.6 配伍地榆

金银花配伍地榆、蒲公英等治疗阑尾炎，重用甘寒之金银花清热不伤胃，蒲公英解毒可致缓泻，苦酸微寒之地榆消肿凉血，3药配伍有互补的良好效果，金银花30～50 g、地榆15～30 g。

5 小结

总结古医籍及现代医家临床应用金银花及其用量经验，得出临床汤剂中金银花多为6～90 g。根据疾病、证型、症状选择金银花最佳用量与配伍。如金银花泄热和胃、化瘀通络，可配伍知母、生石膏、滑石，治疗消化性疾病、糖尿病神经病变、平滑肌痉挛、带状疱疹，为10～15 g；金银花清热解毒、疏散风热，可配伍杏仁、大青叶、连翘，治疗暑温病、高热不退、下肢溃疡等，为15～30 g；金银花解毒化痰、软坚消核，可配伍代赭石、生牡蛎、葱白，治疗慢性咽炎、外寒内热证、急性盆腔炎、热毒炽盛之脱疽等，为6～90 g。结合现代药理研究，金银花具有抗病原微生物、抗炎、解热，加强机能防御，兴奋中枢，降血脂、抗内毒素等药理作用；临床运用金银花虽安全范围较广，正常剂量下（10～20 g）未见明显毒副作用，但应注意其不适用人群（体弱者、脾胃虚寒者、气虚疮疡脓清者、女性经期以及乙肝患者忌服）。本文旨在继承历代医家经验，明确金银花治疗不同疾病、证型、症状时的最佳剂量及配伍，以利于临床合理有效地使用金银花，提高临床疗效。

参考文献　略

聂莉芳运用金银花治疗慢性肾脏病经验

徐建龙　　　李爱峰　　　张晶晶

中国中医科学院西苑医院，北京　100091

[关键词]聂莉芳；金银花；慢性肾脏病；透热外出；名医经验

聂莉芳教授为中国中医科学院西苑医院肾病科学术带头人，博士生导师，博士后导师，国家中医药管理局第四、第五批名老中医，第三届首都国医名师，享受国务院特殊津贴专家。聂教授从事中西医诊治慢性肾脏病近40余年，积累了丰富的经验，形成了独特的辨证论治体系和处方用药特色，其临床十分擅长运用银花治疗慢性肾脏病。兹将聂师运用银花治疗慢性肾脏病经验介绍如下。

1 金银花性味功用

金银花，别名忍冬花、双花、二花，中药学教材里将其归属于清热解毒类，载其性味归经为甘、寒，入

[作者简介]徐建龙（1980- ），男，副主任医师，博士，国家中医药管理局优秀传承博士后。

肺、胃、心、脾经，功效清热解毒。

古代文献中对金银花多有记载。《名医别录》载："银花，味甘，温，无毒。主治寒热、身肿。"《药性解》谓：金银花，味苦甘，性平，微寒，无毒，入肺经。主热毒血痢，消痈散毒，补虚疗风。《景岳全书》言其"味甘，气平，其性微寒。善于化毒，故治痈疽肿毒疮癣，杨梅风湿诸毒，诚为要药。毒未成者能散，毒已成者能溃。但其性缓，用须倍加"《本草新编》谓："金银花补之性实多于攻。攻毒之药，未有不散气者也，而金银花非惟不散气，且能补气，更善补阴。但少用则补多于攻，多用则攻胜于补。故攻毒之药，未有善于金银花者也。金银花无经不入，而其专入之经，尤在肾、胃二经。欲既消胃毒，而又消肾毒之药，舍金银

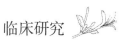

花，实无第二品也。"

聂师认为：金银花味微辛微苦微甘。其辛，则有发散作用；其苦，则有清热解毒作用；其甘，则略有补益作用。性凉，清热解毒为其特性，而性非大寒，其主要功用在攻不在补，具有祛邪不伤正的特点。

2 临床应用

2.1 金银花治疗慢性肾脏病合并外感

外感多是慢性肾脏病的诱因，及时治疗外感，可截断病程，防止病情进展。临床中辨治外感常首辨风寒和风热，聂老师据其临床观察及多年经验，认为慢性肾脏病患者久病内有郁热，外感属风热者居多，且肾脏病患者正气虚于内，多不耐大汗攻伐，临床常选辛凉轻剂银翘散或辛凉平剂桑菊饮以解其外邪。用桑菊饮时常加金银花，与连翘配伍，即取其轻清宣散、辛凉解表之功。聂老师在用这两个方剂时非常强调要宗温病条辨之煎服法，"治上焦如羽，非轻不举""鲜苇根汤煎，香气大出，即取服，勿过煮。肺药取轻清，过煮则味厚而入中焦矣"。认为煎服法与辨证同等重要，二者不可偏废。即用量宜轻，煎煮时间不宜过长。

金银花亦可开水冲泡3 min左右，有身热欲作汗之感，此时当加以覆被取汗，常可缩短外感病程。若超过5 min就以苦味为主，发散力量随之减弱。若外感之初或外感轻微，常可以上述方法用金银花代茶饮治疗感冒。若为外寒内热无汗者，可用银花、荆芥穗以上法泡水代茶饮发汗解表。

2.2 金银花治疗IgA肾病

IgA肾病为我国最常见的原发性肾脏疾病，上呼吸道感染、泌尿道感染、胃肠道感染引起的黏膜免疫异常既是IgA肾病的病因，也是IgA肾病的诱发加重因素，因此积极防治上述感染对于防治IgA肾病具有重要意义。

IgA肾病多伴有咽炎扁桃体炎。肺胃为咽喉之门户，且肾经循行"沿喉咙，挟舌根"。金银花辛凉宣肺，轻轻疏散入肺经，且善于清热解毒。《本草新编》言其尤善消肾、胃二经之毒，故可用银花以解毒利咽，同时防热伤气阴。因此对于IgA肾病兼有咽红肿痛，且易反复外感或易发泌尿系感染者，金银花上可疏散风热，下可清下焦热毒兼有通淋作用。

根据IgA肾病的临床、发病及证候特点，聂老师拟定益气滋肾汤（太子参、生黄芪、生地、丹参、芡实、旱莲草、金银花、炒栀子、小蓟、当归、白芍）并制成

了西苑医院院内制剂治疗IgA肾病，临床疗效颇佳，其中金银花亦为方中重要药物组成。

2.3 金银花治疗肾病综合征

对于慢性肾脏病的治疗，聂莉芳教授一贯主张"能中不西"。对于肾病综合征亦如是，临床常用调理脾胃法、益气养阴法、活血利水法配合食疗方黄芪鲤鱼汤治疗该病。

肾病综合征病理类型不一，目前激素为西医治疗肾病综合征患者的一线药物。在聂老师临床诊治肾病综合征的过程中，常有一些已应用激素的患者。这些患者在大剂量激素服用阶段，常易出现颜面潮红，颜面及胸背部痤疮等热毒表现。聂师在辨证基础上常合用《医宗金鉴》五味消毒饮（金银花、野菊花、蒲公英、紫花地丁、紫背天葵）加强清热解毒之力以配合顺利减撤激素。在这种情况下，聂师认为金银花用量宜大（常用30 g），以尽其清热解毒攻邪之能。

2.4 金银花治疗痛风性肾病

高尿酸血症容易导致肾病，而慢性肾脏病因代谢异常也常伴血尿酸升高。因此，慢性肾脏病患者容易合并痛风，患者常表现为疼痛关节处红肿热痛，部分患者应用秋水仙碱及非甾体类消炎药亦不能缓解，常夜间加剧。聂老师据《内经》所述"诸病胕肿，疼酸惊骇，皆属于火"，认为此时病机主要为火毒内蕴，当急则治其标，常选用《验方新编》四妙勇安汤养阴清热，解毒定痛。聂师认为方中金银花既可清热解毒，又可透热外出，然必须重用（30 g以上），始有定痛之功。

2.5 金银花治疗其他慢性肾脏病

慢性肾脏病常病程日久，浊瘀内阻，加之患者情志抑郁，久则必然郁而化热，致疾病迁延难愈。金银花可疏散上焦风热，解毒利咽，可预防风热外感，有"治未病"之义。银花清热解毒，疏散风热，与补益气血药同用，可益气托毒，透达邪热之毒外出。故临床中聂老师治疗紫癜性肾炎的经验方紫癜肾1号方中亦有金银花，疏散风热、清透郁热、托毒外出，给邪以出路。

3 金银花配伍特点

金银花甘、苦、平、微凉，善清热解毒而不伤正气。可清、可散、可气、可血。与清热解毒药连翘、蒲公英、紫背天葵同用可清热解毒，清中有透；与疏散风邪药连翘、薄荷、荆芥穗同用可疏散风热，截断病程；与补气药太子参、黄芪等同用可益气托毒外出；

"入营尤可透热转气"，与补益营血药生地、当归、玄参等同用可清血分热毒。

聂老师认为金银花虽为清热解毒圣药，却并非大寒之药，其清热解毒为其专长。正如清代徐灵胎《神农本草经百种录》所述："凡药性有专长，此在可解不可解之间，虽圣人亦必试验而后知之……盖物之生，各得天地一偏之气，故其性自有相制之理。但显于形质气味者，可以推测，而知其深藏于性中者，不可以常理求也……而效反神速者，皆得其药之专能也。"金银花清热解毒即为此类。

4 验案举隅

例1：高某某，女，22岁，2014年5月7日初诊。患者2013年12月份体检发现血尿、蛋白尿，于281医院行肾穿刺示IgA肾病，多次复查尿红细胞在100~300个/HP之间波动，尿蛋白（±）。平时易腹泻，时感乏力，怕冷，咽干咽痛，纳眠可。舌红、苔白，脉沉细。咽部充血，双侧扁桃体Ⅰ度肿大。就诊时查尿红细胞158个/HP，24小时尿蛋白定量0.36 g。诊断：IgA肾病；证属气阴两虚。治宜健脾渗湿止泻，益气养阴，利咽散结。参苓白术散加减，药用：大蓟、小蓟、板蓝根、炒薏苡仁各30 g，茯苓、金银花、仙鹤草、芡实、炙黄芪各20 g，党参、山药各15 g，炒白术、当归、莲子肉各12 g，炒扁豆、陈皮、炙甘草各10 g，砂仁（后下）5 g。30剂，每日1剂，水煎服。

6月11日二诊：患者腹泻明显减轻，乏力、咽痛改善。查尿RBC 64个/HP，24小时尿蛋白定量0.16 g。继以此方加减。

8月13日三诊：诸症改善，查尿RBC 15.4个/HP，尿蛋白（−）。

10月12日四诊：患者无明显不适，查尿RBC 2.8个/HP，尿蛋白（−）。

其后多次随访，患者尿常规检查阴性。

按：该患者IgA肾病表现为肾炎综合征，上有咽痛，下有腹泻，全身则感乏力、怕冷，呈现为寒热错杂，脾虚兼有热毒客咽之象。聂老师选方参苓白术散健脾渗湿止泻，益气养阴，加炙黄芪、当归调补气血，加金银花、板蓝根清热解毒利咽，加大蓟、小蓟、仙鹤草凉血止血，加芡实健脾止泻，补肾涩精。值得注意的是，患者虽有怕冷表现，因其疾病病机为寒热错杂，聂老师并未用温阳散寒药，以防助热，而是将平素所用太子参、生黄芪改为党参、炙黄芪甘温益气，增加益气

之力。

例2：吴某某，男，42岁，2017年7月17日初诊。

患者既往痛风反复发作病史7年余。2014年发现血肌酐升高。6月中旬复查血肌酐362 μmol/L，乏力、腰膝酸软、纳眠差，舌红、苔薄黄，脉沉细。治以参芪地黄汤加减益气养阴。患者服药 1月，复查血肌酐稳定在350 μmol/L。患者诉2日前因饮食不慎而痛风再次发作，跖趾关节部位红肿热痛，经服秋水仙碱和外用扶他林，疼痛未缓解。症见：痛苦面容，局部红肿热痛，触之痛剧。舌红、苔黄，脉细数。诊断：慢性肾衰竭合并痛风，辨证为热毒内盛，痹阻络脉。治以四妙勇安汤加减清热解毒，通络止痛。药用：白芍60 g，金银花、玄参各30 g，威灵仙20 g，秦艽15 g，生甘草12 g，当归、延胡索各10 g。7剂，每日1剂，水煎服。

7月24日二诊：患者诉疼痛缓解，可间断入睡，予原方再进7剂，以防死灰复燃。

8月9日三诊：患者已无疼痛，局部无红肿热痛，患者唯感乏力而已，易方为参芪地黄汤益气养阴以治本。

按：该患者在慢性肾衰病程中突然痛风发作，局部红肿热痛。聂师急则治标，处以四妙勇安汤，方中金银花尽其清热解毒之功，当归、玄参以滋营阴，合芍药甘草汤缓急止痛，加威灵仙、秦艽、延胡索通络止痛。方小药简功专效宏，终取定痛之功。

5 体会

聂莉芳教授临床注重扶正为主治疗慢性肾脏病，尤善应用益气养阴法，被国内肾病学界冠以"扶正派"。扶正是聂莉芳教授治疗慢性肾脏病的一贯主张，但实际上聂老师临床也喜欢应用一些祛邪药，认为一切还是以辨证为依据，当用祛邪药则用，但祛邪当以不伤正为原则，临床中习用、善用金银花治疗慢性肾脏病。据笔者不完全统计，聂老师临床中应用金银花的比例高达70%。临床中有相当一部分IgA肾病患者表现为脾虚湿盛，饮食不慎则腹泻，同时兼有咽红肿痛者，连翘、牛蒡子均有滑肠加重腹泻之弊，而金银花上可清热利咽，下可清热解毒止痢（治血痢，银花炭尤良），聂师常在参苓白术散基础上加金银花以善其功。其在临床运用参芪地黄汤、黄连温胆汤等方治疗慢性肾脏病时亦常在方中加金银花，即取其疏散风热、清透郁热、托毒外出之义，注意给邪以出路。

参考文献 略

自拟金银花漱口液对呼吸衰竭患者口腔护理的效果观察

王婷[1]　马啸[1,2]

1.安徽省芜湖市中医医院, 安徽芜湖 241000 ; 2. 安徽省中医药科学院中医呼吸病防治研究所, 安徽合肥 230038

[摘要]目的 观察自拟金银花漱口液对改善呼吸衰竭患者口腔舒适度的临床效果。方法 选择60例呼吸衰竭患者, 随机分为两组各30例, 观察组采用自拟金银花漱口液进行口腔护理, 对照组采用复方氯己定溶液口腔常规护理。对两组口腔舒适度及口臭、口腔溃疡、口腔真菌、口腔疱疹发生率进行比较, 评定两组临床效果。结果 总有效率观察组为93.3%, 对照组为66.7%, 组间比较, 差异有统计学意义(P<0.05) ; 口腔清洁感观察组为86.7%, 对照组为63.3%, 两组比较, 差异有统计学意义(P<0.05) ; 两组口臭、口腔溃疡、口腔真菌、口腔疱疹发生率比较, 差异均有统计学意义(P<0.05)。结论 金银花漱口液适用于呼吸衰竭患者的口腔护理, 能明显提高患者的口腔舒适度, 降低口腔菌群数量, 具有临床实用价值。

[关键词]呼吸衰竭 ; 口腔护理 ; 金银花漱口液

口腔内有大量微生物定植于不同部位, 保持动态平衡以维持宿主健康。当人体因疾病、创伤及手术等需要进行气管插管、留置胃管时便无法有效清洁口腔, 而0.9%氯化钠注射液并不能有效预防或改善相关并发症。近年来中药口腔护理液的临床应用已成为护理学界探讨的热点。笔者采用自拟金银花漱口液对呼吸衰竭患者进行口腔护理, 取得良好的临床效果, 现报告如下。

1临床资料

1.1一般资料

选取2017年3月至2018年3月于芜湖市中医医院呼吸内科住院治疗的呼吸衰竭患者60例, 随机分为两组各30例。观察组中, 男16例, 女14例 ; 平均年龄(70.21 ± 8.61)岁 ; 平均病程(3.21 ± 2.91)年。对照组中, 男18例, 女12例 ; 平均年龄(71.43 ± 8.30)岁 ; 平均病程(2.11 ± 5.02)年。两组患者性别、年龄、病程等一般资料比较, 差异无统计学意义(P>0.05), 具有可比性。

1.2纳入标准

(1)满足中医相关诊断标准, 属呼吸衰竭。临床存在明显缺氧以及二氧化碳潴留情况。动脉血气显示在海平面呼吸空气下PO_2在60 mmHg以下, 可伴或不伴有PCO_2在50 mmHg以上的情况 ; (2)入选前1个月内未参加其他干预措施的临床研究 ; (3)经家属

授权同意接受本次观察, 签署相关知情同意书 ; (4)无其他呼吸系统疾病, 且临床资料完整。

1.3排除标准

(1)患有严重的心、肝、肾等疾病 ; (2)不满足上述纳入标准 ; (3)拒绝本次干预 ; (4)正在参加其他药物的临床观察 ; (5)已知对观察药物过敏。

2护理方法

2.1观察组

采用自拟金银花漱口液进行口腔护理。处方 : 金银花10 g, 薄荷6 g, 陈皮10 g, 加水1500 mL用文火浓缩至500 mL装瓶备用, 将床头抬高15°~30°, 患者头偏向一侧, 由责任护士进行口腔擦洗, 每6小时1次。

2.2对照组

采用复方氯己定含漱液棉球口腔擦洗, 护理方法同观察组。

3效果观察

3.1观察指标比较

两组口腔舒适度及口臭、口腔溃疡、真菌感染、口腔疱疹发生率。口臭采用感官分析法在患者清晨未进水进食未做口腔护理前, 用鼻进行辨析, 用0 ~ 4分做整数积分记录 : 0分为无气味, 1分为很难闻到气味 ; 2分为轻微不愉快气味 ; 3分为中度不愉快气味 ; 4分为强烈刺鼻气味。

3.2疗效标准

参照相关文献标准制定。有效 : 发病7 d内未发生口臭、口腔肿胀、口腔溃疡、口腔糜烂、口腔霉菌感染症状, 口臭评分为0 ~ 2分 ; 无效 : 发病7 d内

[基金项目] 安徽省芜湖市"十三五"重点扶持专科项目(卫计科教〔2017〕10号)。

[作者简介] 王婷, 女, 研究方向 : 临床护理。

发生以上症状之一者，口臭评分为3～4分。

3.3 统计学方法

采用SPSS17.0软件进行数据处理，计量资料比较采用t检验，计数资料比较采用χ^2检验，以$P<0.05$为差异有统计学意义。

3.4 护理结果

3.4.1 两组综合效果及口腔舒适度比较

总有效率观察组为93.3%，对照组为66.7%，两组比较，差异有统计学意义；口腔清洁感观察组为86.7%，对照组为63.3%，两组比较，差异有统计学意义。(见表1)

表1 两组综合效果及口腔舒适度比较[n(%)]

组别	n	有效	无效	清洁感	不适感
观察组	30	28(93.3)[a]	2(6.7)	26(86.7)[a]	4(13.3)
对照组	30	20(66.7)	10(33.3)	19(63.3)	11(36.7)

注：与对照组比较，$P<0.05$

3.4.2 两组口臭、口腔溃疡、口腔真菌、口腔疱疹发生率比较

两组各项发生率比较，差异均有统计学意义。(见表2)

表2 两组口臭、口腔溃疡、口腔真菌、口腔疱疹发生率比较[n(%)]

组别	n	口臭	口腔溃疡	口腔真菌	口腔疱疹
观察组	30	1(3.3)[a]	0(0.0)[a]	1(3.3)[a]	0(0.0)[a]
对照组	30	5(16.7)	2(6.7)	2(6.7)	1(3.3)

注：与对照组比较，[a]$P<0.05$

4 讨论

呼吸衰竭患者多长期卧床，其病程长、抵抗力低下、生活自理能力差，特别是口腔自洁能力差，不能完成有效的日常口腔护理，易使食物滞留口腔，口腔细菌大量繁殖，引起口腔溃疡、口腔异味及牙周炎症等。同时，高效广谱抗生素的反复应用，气管切开、人工气道、无创呼吸机及有创呼吸机的使用，均可导致呼吸道的咳嗽反射和气道黏膜屏障等防御功能紊乱，从而导致口腔微生态的平衡受到破坏，继而使牙菌斑及细菌定植显著增加，并伴随患者吞咽动作而使原先定植于口咽部及消化道的病原体移行至下呼吸道并发感染，致口臭、口腔溃疡、口腔疱疹的发生率大大增加，使患者舒适度下降，从而进一步影响患者的身心健康和疾病

康复。故针对呼吸衰竭患者，日常的口腔护理尤为重要。

临床上日常口腔护理的目的主要是保持患者口腔清洁、湿润，祛除牙垢、口臭，预防口腔感染等疾病的发生，并能提高患者舒适度，促进患者饮食。同时，日常口腔护理可以观察到患者口腔黏膜和舌苔的变化，特殊口腔气味的有无等，为疾病的病情演化提供重要信息。在临床护理工作中，因0.9%氯化钠注射液使用方便简捷，其使用率占到口腔护理的64%，但不可忽视的是0.9%氯化钠注射液味咸，患者口腔黏膜较干燥，使用后反而有口干感觉，从而易引起患者抗拒，依从性不佳。国内外研究显示采用复方氯己定含漱液护理，可使口腔菌落计数显著减少。复方氯己定含漱液主要成分为葡萄糖氯己定、甲硝唑、薄荷水等，具有减轻疼痛与不适、促进血液循环、消炎止痒的作用，能有效预防口腔感染的发生，但复方氯己定是广谱抗生素，长期使用易致真菌感染，其不良反应有味觉障碍、牙齿着色、过敏反应等，且价格较高，因此不宜长期应用。

近年来中药漱口液被广泛应用于临床口腔护理，我院呼吸内科采用自拟金银花漱口液对呼吸衰竭患者，特别是对长期卧床、生活自理能力差的患者进行口腔护理，反应良好，患者舒适度好，能明显抑制或杀灭口腔细菌。中医学认为，口腔并发症多为心火上炎和肺胃热盛，因此本方立意清热解毒，滋阴生津，尤其以清肺胃热为主，方中金银花清热解毒、疏风散热，有抗感染、解热、增强机体免疫力等功效；薄荷疏散风热、清利头目、利咽，主要含有挥发油、黄酮类、蒽醌类、有机酸类、氨基酸等多种物质，具有镇痛、抗病毒、抗氧化、促进透皮吸收等药理作用；陈皮燥湿化痰、理气健脾，陈皮中黄酮类成分具有显著的护肝及抑制肿瘤作用，陈皮挥发油及生物碱类成分则在呼吸系统疾病的防治中发挥着积极作用。因此，三药合用进行口腔护理，可有效抑制口腔细菌的繁殖、缓解口腔黏膜溃疡后引起的不适、改善口腔干燥环境、减轻口气，且无临床不良反应，价格低廉，易被患者接受。

综上所述，自拟金银花漱口液用于呼吸衰竭患者的口腔护理，效果优于复方氯己定含漱液，且患者口感好，黏膜刺激小，提高了患者的口腔舒适度，其口臭、口腔溃疡、口腔真菌、口腔疱疹发生率较低，值得临床推广。

参考文献 略

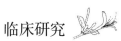

中药金银花提取物降糖作用实验研究

叶清华

湖北省荆门市掇刀人民医院，湖北荆门　448124

[摘要] 目的 探讨中药金银花提取物的降糖作用。方法 从四种金银花地方品种忍冬 (LMB)、山银花 (LCPB)、红腺忍冬 (LHPB)、毛花柱忍冬 (LFPB) 的花蕾中提取多糖组分，采用链脲佐菌素 (STZ) 诱导制造Ⅱ型糖尿病大鼠模型，设正常对照组 (NC)，模型对照组 (STZ)，金银花阳性药组 (STZ+LMPB；STZ+LCPB；STZ+LHPB；STZ+LFPB)。阳性药组每日分别口服该四种提取物 800 mg/kg，共 42 天。观察各组大鼠血糖和胰岛素水平及血糖、血脂及代谢酶活性指标。结果 统计分析结果表明：与对照组及模型组比较，阳性药组食物和水摄入量减少 ($P<0.05$, $P<0.01$)，血糖和胰岛素水平降低 ($P<0.01$, $P<0.05$)。同时总胆固醇 (TC, 45.8%~51.0%, $P<0.05$)，总甘油三酯 (TG, 50.6%~53.8%, $P<0.01$)，低密度脂蛋白胆固醇 (LDL-C, 71.2%~76.3%, $P<0.01$) 和极低密度脂蛋白胆固醇 (VLDL-C, 45.2%~50.0%, $P<0.01$)，高密度脂蛋白胆固醇显著升高 (HDL-C, 21.6%~24.3%, $P<0.05$) 同时阳性药物组血清 ALT、AST 和 GGT 显著降低 ($P<0.05$)，肝脏 CAT、SOD 和 GSH 显著增加 ($P<0.05$) 结论 上述结果表明，四种中药金银花提取物多糖组分具有显著的降血糖作用，可作为Ⅰ型糖尿病功能性食品的有效成分。

[关键词] 金银花；多糖；1 型糖尿病；降糖

糖尿病是全球公共卫生关注的一种主要的内分泌疾病，其特点是体内产生胰岛素功能缺陷 (1 型糖尿病，T1DM) 或胰岛素 (2 型糖尿病，T2DM)。T2DM 已严重威胁人们的健康状况，其占所有糖尿病的 90%~95%，其特征是持续高血糖、高胰岛素血症、胰岛素抵抗、葡萄糖耐受不良和受损。然而，尽管临床已有治疗和控制 T2DM 的药物，如双胍类、磺酰脲类和葡萄糖苷酶抑制剂，这些药物的长期使用可能导致一些副作用，包括低血糖，肝肾功能障碍。因此，随着 T2DM 发病率的不断上升，寻找新的替代治疗方法来预防和治疗 T2DM 迫在眉睫。

药用植物多糖是由从天然药用植物中分离的，由糖苷键聚合 10 个以上到上万个的单糖及单糖衍生物的具有一定生物活性的高分子化合物，其不仅可作为能量资源及组织细胞的结构物质，而且还参与和介导了对各种生命现象的调控，具有抗寄生虫、抗肿瘤、抗菌、降血糖、抗氧化、抗病毒、抗血栓、抗辐射、抗衰老、降血脂、免疫调节等作用。金银花是我国传统的药食两用植物，主要含有绿原酸、类黄酮等生理活性成分。中医认为金银花具有抗菌、抗氧化、增强免疫、保护肝功能等诸多功效，目前对金银花已有较广泛和深入的研究，但其是否具有降血糖的作用，目前还未见研究报道。本文从四种金银花中提取多糖成分，旨在探讨四种金银花多糖的抗糖尿病作用，为 T2DM 中药研发提供理论依据。

1 材料与方法

1.1 多糖的来源

试验所用四种金银花多糖由荆楚理工学院生物学院提取并鉴定，多糖采用水提醇沉的方法提取，由硫酸–苯酚法测定四种多糖的含量。将提取后的多糖用去离子水稀释成所需要的浓度，于 4℃ 冰箱保存备用。

1.2 试验动物、试剂及仪器

试验动物：健康雄性大鼠 [荆楚医动字 (新) jcut2016-0013]96 只进行造模。适应性喂养一周，禁食不禁水 20 h，采用链脲佐菌素 (STZ) 腹腔注射造模。一周后大鼠空腹血糖 N16.7 mmol/L 即为造模成功。金银花品种购于荆门市药材供销公司，STZ 购于 Sigma 公司，大鼠尿蛋白定量试剂盒、TG 试剂盒、T–CHO 试剂盒和 AGEsELISA 检测试剂盒购于南京建成生物工程研究所。

1.3 试验设计

试验分组如表 1 所示。

表1 试验设计 (mg/L)

处理	忍冬 (LMPB)	山银花 (LCPB)	红腺忍冬 (LHPB)	毛花柱忍冬 (LFPB)
空白对照组 (NC)	0	0	0	0
模型对照组 (STZ)	0	0	0	0
LMPB 阳性药物组 (STZ + LMPB)	60	0	0	0
LCPB 阳性药物组 (STZ + LCPB)	0	60	0	0
LHPB 阳性药物组 (STZ + LHPB)	0	0	60	0
LFPB 阳性药物组 (STZ + LFPB)	0	0	0	60

1.4 测定指标

血清胰岛素含量的测定：通过竞争性抑制法测定血清胰岛素，ELISA 方法按照试剂盒制造商的说明进行。

血脂含量的测定：大鼠处死后取血 4℃ 条件下静置 2 h，离心收集血清，按试剂盒说明书测定血清 TG、TC、LDL-C、VLDL、HDL-C 水平。

血清和肝脏关键酶的测定：大鼠处死后取血清，检测 2 型糖尿病大鼠糖代谢关键酶丙氨酸转氨酶（ALT）、天冬氨酸转氨酶（AST）、γ-谷氨酰转肽酶（GGT）活性，取肝脏组织检测过氧化氢酶（CAT）、超氧化物歧化酶（SOD）和谷胱甘肽酶（GSH）活性，酶活性测定采用南京建成生物工程研究所试剂盒说明方法进行。

1.5 统计分析

采用 SAS9.2 软件中的 GLM 对本试验的数据进行统计分析，所有试验数据均采用（平均数 ± 标准差）来表示。以 P<0.05 表示显著性差异具有统计学意义，用 Duncan 氏法作多重比较。

2 结果

2.1 不同金银花多糖处理对大鼠血糖、胰岛素和胰岛素受体的影响

如表 2 所示，与正常对照组相比，STZ 诱导的糖尿病大鼠胰岛素水平显著升高（P<0.05），而血糖和胰岛素受体 HOMA-IR（P<0.01）极显著增加；口服 LMPB、LHPB、LFPB、LCPB 各 42 d 后，与 STZ 模型组比较，各给药组胰岛素水平显著降低（P<0.05），血糖和 HOMA-IR 极显著降低（P<0.01），说明这些多糖组分能够抑制糖尿病大鼠空腹血糖和改善胰岛素抵抗。

表2 不同金银花多糖组分对 2 型糖尿病大鼠血糖胰岛素和胰岛素受体的影响

处理	血糖 (0 d)	血糖（42 d）	胰岛素（42 d）	胰岛素受体 HOMA – IR (42 d)
空白对照组 (NC)	6.5 ± 0.2	7.1 ± 0.2	24.3 ± 1.9	7.7± 0.5
模型对照组 (STZ)	22.4 ± 2.1**	23.1 ± 2.4**	32.4 ± 1.8*	39.9 ± 4.1**
LMPB 阳性药物组 (STZ + LMPB)	22.8 ± 2.2*	12.8 ± 1.1*	24.0 ± 1.8	14.1 ± 1.6*
LCPB 阳性药物组 (STZ + LCPB)	20.9 ± 2.1*	12.2 ± 1.2*	24.2 ± 1.9	12.4 ± 1.5*
LHPB 阳性药物组 (STZ + LHPB)	21.2 ± 2.1*	11.7 ± 1.4*	23.9 ± 2.4	13.6 ± 1.6*
LFPB 阳性药物组 (STZ + LFPB)	21.8 ± 1.9*	12.7 ± 1.2*	24.2 ± 1.6	14.2 ± 1.5*

注："**"表示差异显著 (P < 0.05)，"*"表示差异极显著 (P < 0.01)，未标者差异不显著 (P > 0.05)；以下各表同

2.2 不同金银花多糖处理对大鼠血脂水平的影响

由表 3 可知，与空白对照组比较，2 型糖尿病大鼠模型组血浆 TG、TC、VLDL、HDL-C 均极显著升高（P<0.01）。而 LMPB、LHPB、LFPB 和 LCPB 治疗 T2DM 后，其 TG、TC、VLDL-C、HDL-C 组显著降低，分别为 45.8%~51.0%、50.6%~53.8%、71.2%~76.3% 和 45.2%~50.0%。此外，2 型糖尿病对照组与正常对照组比较，HDL-C 明显降低（P<0.05）。然而 LMPB、LHPB、LFPB 和 LCPB 治疗后 HDL-C 显著升高（P<0.05），增加了 21.6%~24.3%。说明这四种多糖组分对血脂异常、动脉粥样硬化、冠心病等糖尿病并发症有明显的治疗作用。

表3 不同金银花多糖处理对大鼠血脂水平的影响

处理	TC(mmol/L)	TG(mmol/L)	HDL-C(mmol/L)	LDL-C(mmol/L)	VLDL-C(mmol/L)
空白对照组 (NC)	1.53 ± 0.14	1.65 ± 0.14	0.92 ± 0.09	0.31 ± 0.07	0.30 ± 0.07
模型对照组 (STZ)	3.10 ± 0.22**	3.40 ±0.23**	0.74 ± 0.11**	1.56 ± 0.24**	0.62 ± 0.12**
LMPB 阳性药物组 (STZ + LMPB)	1.61 ± 0.19*	1.68 ±0.10*	0.90 ± 0.13**	0.37 ± 0.10*	0.34 ± 0.09*
LCPB 阳性药物组 (STZ + LCPB)	1.66 ± 0.22*	1.60 ± 0.11*	0.90 ± 0.17**	0.45 ± 0.11*	0.32 ± 0.06*
LHPB 阳性药物组 (STZ + LHPB)	1.68 ±0.19*	1.57 ±0.11*	0.91 ± 0.16**	0.45 ± 0.11*	0.31 ± 0.08*
LFPB 阳性药物组 (STZ + LFPB)	1.52 ±0.22*	1.58 ±0.15*	0.92 ± 0.13**	0.39 ± 0.10*	0.32 ± 0.09*

2.3 不同金银花多糖处理对大鼠关键代谢酶活性的影响

如表 4 所示，与正常对照组相比，糖尿病大鼠（STZ）丙氨酸转氨酶(ALT)、天冬氨酸转氨酶(AST)、γ-谷氨酰转肽酶(GGT)活性各极显著升高了 4.2 倍（P<0.01）、5.0 倍（P<0.01）及 3.3 倍 (P<0.01)。口服 LMPB、LHPB、LFPB、LCPB 各 42 d 后，与 STZ 模型组比较，阳性药物组大鼠血清 ALT、AST 和 GGT 活性极显著降低至 (52.9 ± 9.6)~(56.2 ± 7.0)IU/L (P<0.01)，(73.7 ± 13.2)~(78.8 ± 16.1)IU/L(P<0.01) 和 (43.9 ± 6.4)~(44.2 ± 6.9)IU/L(P<0.01)。与正常对照组比较，STZ 诱导的糖尿病大鼠血清中 HK、SDH 和 MDH 活性均有显著性差异 (P<0.01，P<0.01) 和

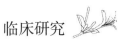

P<0.05)。口服 LMPB、LHPB、LFPB、LCPB 各 42 天后，与 STZ 模型组比较，糖尿病大鼠肝脏过氧化氢酶(CAT)、超氧化物歧化酶(SOD)和谷胱甘肽酶(GSH)活性含量显著分别升高至 (82.4 ± 8.5)~(84.2 ± 8.5) U/mg (*P*<0.01)、(297.3 ± 12.5)~(302.7 ± 13.6) U/mg(*P*<0.01)和(9.4 ± 0.4)~(9.8 ± 0.4) mg/g(*P*<0.05)。

表4 不同金银花多糖处理对大鼠关键代谢酶活性的影响

处理	血清 ALT	血清 AST	血清 GGT	肝脏 CAT	肝脏 SOD	肝脏 GSH
空白对照组(NC)	42.1± 5.1	72.1 ± 11.2	41.3 ± 4.9	87.7 ± 6.5	302.9±11.4	9.9±0.6
模型对照组(STZ)	170.8±9.6**	363.1 ± 22.4**	136.4 ± 9.8**	29.9 ±7.1**	168.6±12.1**	4.7±0.5**
LMPB 阳性药物组(STZ + LMPB)	56.2± 7.0*	78.8 ± 16.1*	44.0 ± 6.8*	84.1 ± 8.6*	302.2±13.4*	9.8±0.4*
LCPB 阳性药物组(STZ + LCPB)	52.9± 9.6*	76.2 ± 14.2*	44.2 ± 6.9*	82.4 ± 8.5*	297.3±12.5*	9.4±0.4*
LHPB 阳性药物组(STZ + LHPB)	55.7± 6.9*	73.7 ± 14.4*	43.9 ± 6.4*	83.6 ± 8.6*	301.8±11.9*	9.5±0.5*
LFPB 阳性药物组(STZ + LFPB)	55.8 ± 6.9*	73.7 ± 13.2*	44.2 ± 6.6*	84.2 ± 8.5*	302.7±13.6*	9.5±0.5*

3 讨论

由以上结果可知，本试验所得的四种金银花多糖组分能够调控 2 型糖尿病模型大鼠空腹血糖表达和改善胰岛素抵抗。本报道表明忍冬(LMPB)、山银花(LCPB)、红腺忍冬(LHPB)、毛花柱忍冬(LFPB)可被用作日本落叶松的替代品，用于中医治疗 T2DM。以前有报道：金银花中绿原酸、类黄酮类物质对 THP-1 细胞中的胆固醇和类黄酮显示出强烈的抗动脉粥样硬化作用，本研究证实该四种金银花多糖在血脂异常与心血管疾病方面的预防作用，且这种预防作用来自多糖成分。本研究为深入开展金银花的药效物质基础研究奠定了基础，同时也为金银花组分配伍降血糖新药开发提供了理论依据。

参考文献 略

更昔洛韦联合金银花颗粒在小儿手足口病治疗中的应用效果

卿召联¹   周始明²

1.重庆市合川区钱塘中心卫生院，重庆　401568；2.重庆市合川区妇幼保健院，重庆　401520

[摘要]目的 观察小儿手足口病联用更昔洛韦和金银花颗粒治疗的有效性和安全性。方法 纳入 164 例于 2015 年 7 月至 2019 年 1 月来院就诊的手足口病患儿进行对照研究，采用单双号分组法将患儿依次分入常规组和研究组。在对症治疗基础上，常规组给予阿昔洛韦，研究组给予更昔洛韦和金银花颗粒，观察两组临床疗效和不良反应发生情况。结果 与常规组比较，研究组治疗总有效率更高(91.46%VS71.95%)，不良反应发生率更低(4.88%VS15.85%)，两组数据对比差异显著(*P*<0.05)。结论 小儿手足口病联合应用更昔洛韦与金银花颗粒治疗能够强化整体治疗效果，降低不良反应发生风险，值得作为小儿手足口病常规治疗方案进行普及。

[关键词]更昔洛韦；金银花颗粒；手足口病；用药安全性

手足口病是一种具有流行潜质的传染性疾病，临床特征为手、足、口伴发疱疹或溃疡。因手足口病主要发病群体为机体发育尚未完善的低龄幼儿，伴随着病情的进展可诱发心肌炎、肺炎、脑膜炎等危重症，故受到了社会的广泛关注。当前，临床治疗小儿手足口病多使用阿昔洛韦、利巴韦林、更昔洛韦等抗菌药物，且抗病毒疗法的疗效得到了印证。为进一步提高小儿手足口病临床治疗效果，提高小儿用药的安全性，笔者联合应用更昔洛韦和金银花颗粒，效果显著。现将相关研究报道和分析如下。

1 资料与方法

1.1 基线资料

纳入 164 例于 2015 年 7 月至 2019 年 1 月来院就诊的手足口病患儿进行对照研究，其中男童 88 例，女童

76例，年龄为1~6岁，中位数为3岁。采用单双号分组法将患儿依次分入常规组和研究组，82例为一组，对比两组性别、年龄、病情严重程度等基线资料均衡性较强（$P>0.05$），具有临床对比的条件。本组患儿病情诊断参考《手足口病诊疗指南》，且患儿入组行为均属自愿。

1.2 方法

1.2.1 常规组

采用阿昔洛韦为患儿治疗，用药方法为：将浓度为5%的葡萄糖注射液250 mL与适量（用药标准为15 mg/kg）阿昔洛韦（深圳海王药业有限公司，国药准字H44021631）混合，经静脉匀速滴注，每日输注一组，持续用药5天。与此同时，若患儿合并口腔溃疡可对症应用西瓜霜喷雾剂加快溃疡愈合，若合并感染可酌情应用抗生素。

1.2.2 研究组

采用更昔洛韦和金银花颗粒联合为患儿治疗，用药方法如下：将浓度为5%的葡萄糖注射液250 mL与适量（用药标准为5 mg/kg）更昔洛韦（湖北科益药业股份有限公司，国药准字H20030817）混合，经静脉匀速滴注，每日输注一组；用药期间，嘱患儿每日于早、中、晚餐后冲饮金银花颗粒，其中年龄介于1~3岁者单次用药剂量为1 g，年龄为4~6岁者单次用药剂量为3g，持续用药五天。口腔溃疡与感染的治疗与常规组无异。

1.3 对比参数

统计两组治疗总有效率和不良反应发生率。治疗效果的判定等级分为显效（体温恢复正常并持续3天以上，疱疹基本消退，溃疡面基本愈合）、有效（体温恢复正常并持续3天以上，疱疹和溃疡均有所改善）和无效（体温反复无常，疱疹并未消退或消退不明显，溃疡尚未愈合）。

1.4 统计学方法

采用SPSS18.0软件进行数据统计分析，计量资料以（$\bar{x}\pm s$）表示，采用t检验；计数资料以（%）表示，采用χ^2检验，$P<0.05$表示差异具有统计学意义。

2 结果

2.1 统计两组治疗总有效率

研究组82例患儿治疗有效合计75例，明显多于常规组的59例，两组治疗效果对比研究组呈明显优势（$P<0.05$）。具体见表1所示。

表1　两组治疗总有效率对比 [n(%)]

组别	例数	显效	有效	无效	总有效率
研究组	82	48(58.54)	27(32.93)	7(8.54)	75(91.46)
常规组	82	26(31.71)	33(40.24)	23(28.15)	59(71.95)

注：与常规组比较，$P<0.05$

2.2 统计两组不良反应发生率

研究组中4例出现不良反应，常规组13例出现不良反应，两组不良反应发生情况对比研究组呈明显降低（$P<0.05$）。具体见表2所示。

表2　两组不良反应发生率对比 [n(%)]

组别	例数	中枢神经感染	肺炎	总发生率
研究组	82	1(1.22)	3(3.66)	4(4.88)
常规组	82	4(4.88)	9(10.98)	13(15.85)

注：与常规组比较，$P<0.05$

3 讨论

抗病毒疗法是当前临床治疗小儿手足口病的常规方案，但可供临床选用的抗病毒药物种类繁多，疗效及安全性存在一定差异。阿昔洛韦是单纯疱疹病毒致感染的临床常用药，在疱疹病毒性角膜炎、单纯性疱疹病毒脑炎等疾病的治疗中可发挥积极的作用。博喜敏在研究中对比了阿昔洛韦与利巴韦林的应用效果，证实阿昔洛韦治疗小儿手足口病疗效更佳。但是，大量研究资料亦提示单纯地使用抗病毒药物治疗小儿手足口病疗效并不理想，且阿昔洛韦致皮肤瘙痒、皮肤现荨麻疹的风险较高，故有必要探究更为安全、可靠的联合用药方案。更昔洛韦是临床应用较为广泛的强效抗病毒药物，因药物中三价磷酸盐浓度高于阿昔洛韦，因而可替代阿昔洛韦治疗小儿手足口病。金银花颗粒是具有清热解毒之功效的中药制剂，内含清热解毒的金银花，消炎祛肿的连翘，泻火燥湿的黄芩，合药能够强化清热解毒的功效。值得一提的是，从金银花中可提取出抑制病菌的环己六醇、皂苷、黄酮类、肌醇等成分，被证实用于小儿手足口病的治疗有利于抑制全身炎性反应，并可保护心肌功能，增强机体的免疫力。本研究结果显示，与常规组比较，研究组治疗总有效率更高（91.46%VS71.95%），不良反应发生率更低（4.88%VS15.85%），两组数据对比差异显著（$P<0.05$），充分印证了联合方案的有效性和安全性。

综上所述，小儿手足口病联合应用更昔洛韦与金银花颗粒治疗能够强化整体治疗效果，降低不良反应发生风险，值得作为小儿手足口病常规治疗方案进行普及。

参考文献　略

金银花防治西妥昔单抗引起的皮肤毒性反应的临床研究

杜永丽[1]   罗丹谷[1]▲   谭志博[1]   何家玲[2]

1.南方医科大学深圳医院肿瘤科,广东深圳　518110;2.中山大学附属第八医院肿瘤科,广东深圳　518033

[摘要]目的 探讨金银花液湿敷对西妥昔单抗引起的皮肤毒性反应的预防和治疗效果。方法 选取2016年7月—2018年4月南方医科大学深圳医院及中山大学附属第八医院的60例接受西妥昔单抗联合化疗的结直肠癌初治患者作为研究对象,采用1∶1比例随机将其分为试验组(30例)和对照组(30例)。试验组全程给予金银花液湿敷,4次/d,对照组仅在发生Ⅲ度及以上皮肤毒性反应给予金银花液湿敷,单盲法观察记录两组皮肤毒性反应的发生情况。比较各级皮肤毒性反应的例数、发生时间、缓解比例。结果 试验组的整体皮肤毒性反应的严重程度低于对照组,差异有统计学意义($P<0.05$)。在首次出现Ⅱ度皮肤毒性反应后,试验组中皮肤毒性反应不再继续加重的比例高于对照组,差异有统计学意义($P<0.05$)。试验组首次出现Ⅱ度皮肤毒性反应的时间[(23.8 ± 3.8)d]长于对照组[(15.1 ± 3.2)d],差异有统计学意义($P<0.05$);试验组中出现Ⅱ度皮肤毒性反应后不再继续加重的比例(68.2%)高于对照组(33.3%),差异有统计学意义($P<0.05$);试验组和对照组Ⅲ度及以上皮肤毒性反应经金银花液湿敷治疗后得到缓解的比例(分别为71.4%和72.7%),差异无统计学意义($P>0.05$)。结论 金银花液湿敷可能对西妥昔单抗引起的皮肤毒性反应有较好的预防和治疗效果,但尚需大样本研究。

[关键词]金银花;西妥昔单抗;皮肤毒性反应;临床研究

在我国,结直肠癌的预期年发病率和死亡率均居于恶性肿瘤的前5位,且均呈显著增长趋势。约20%的结直肠癌患者在诊断时已发生远处转移。西妥昔单抗联合化疗是转移性结直肠癌的标准治疗方案之一,但在治疗的患者中,约80%会出现皮肤毒性反应,约12.1%的患者因此而停药。目前临床上对西妥昔单抗引起的皮肤毒性反应的防治手段单一且疗效欠佳,因此,寻找有效且经济的处理皮肤毒性反应的方法是临床迫切需要的。金银花为常用传统中药,具有清热解毒、凉散风热的功效。少量文献提示金银花在防治西妥昔单抗引起的皮肤毒性反应中发挥良好效果,但尚缺乏随机对照的临床试验,本研究拟通过Ⅱ期随机对照试验,评价金银花对西妥昔单抗引起的皮肤毒性反应的防治效果,为其临床应用提供依据,现报道如下。

1 资料与方法

1.1 一般资料

选取2016年7月—2018年4月南方医科大学深圳医院及中山大学附属第八医院的60例经病理学证实为结直肠癌,且表皮生长因子受体(EGFR)及K-RAS/N-RAS无突变有远处转移的初治患者作为研究对象。纳入标准:①年龄25~70岁;②体力状态评分0~1分;③无主要器官功能障碍;④预期能完成试验。排除标准:①无完全行为能力,依从性差;②孕期及哺乳期女性;③入组前30d参加过药物临床试验;④有>1级的外周神经病变或严重皮肤疾病者;⑤长期激素治疗者;⑥重症肌无力、闭角型青光眼、前列腺增生患者。剔除标准:①治疗中因西妥昔单抗的其他严重不良反应而终止使用者;②治疗中因其他药物(非西妥昔单抗)所致皮疹患者;③在疾病进展后使用其他单克隆抗体药物及激素药物者;④不遵循试验要求或中途要求退出该试验的患者。按1∶1比例随机分为试验组(30例)和对照组(30例),两组中各有4例因非皮肤毒性反应的其他严重不良反应而终止使用西妥昔单抗,其余52例顺利完成本研究。两组的一般资料(年龄、性别、ECOG评分、TNM分期)比较,差异无统计学意义($P>0.05$)(表1),具有可比性。

1.2 方法

1.2.1 研究总体流程

试验组和对照组均给予西妥昔单抗(默沙东药业有限公司,生产批次207723、219265)联合化疗治

[基金项目]广东省深圳市宝安区医疗卫生科研项目(2016CX 310)。

[作者简介]杜永丽(1981-),女,四川泸州人,研究方向:肿瘤护理工作。

▲通讯作者:罗丹谷(1982-),女,广东茂名人,护士长,研究方向:肿瘤临床与护理。

表1 完成本研究的52例患者的临床资料[n(%)]

组别	年龄(岁)	性别		ECOG 评分		TNM 分期	
		男	女	0分	1分	IV a 期	IVb 期
试验组(n=26)	30~68(中位：55)	17(65.4)	9(34.6)	14(53.8)	12(46.2)	19(73.1)	7(26.9)
对照组(n=26)	33~65(中位：52)	15(57.7)	11(42.3)	12(46.2)	14(53.8)	21(80.8)	5(19.2)
Z/X² 值	0.632	0.319		0.302		0.425	
P 值	>0.05	>0.05		>0.05		>0.05	

疗，于首次化疗前1周起给予，1次/周，首次剂量为400 mg/m²，其后每次250 mg/m²；化疗给予FOLFOX方案（奥沙利铂：默沙东药业有限公司，生产批次15108、16F06、17C23；氟尿嘧啶：上海旭东海普药业有限公司，生产批次FA160301、FA161105；亚叶酸钙：重庆药友制药有限责任公司，生产批次16081040、16081770），每两周1次，共12个周期。试验组在西妥昔单抗治疗起始时即使用金银花液湿敷，而对照组在出现Ⅲ度或以上皮肤毒性反应时才开始使用金银花液湿敷。以西妥昔单抗联合化疗结束或出现不能耐受的毒性反应而停用西妥昔单抗作为研究终点（图1）。

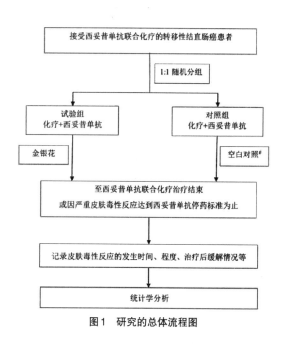

图1 研究的总体流程图

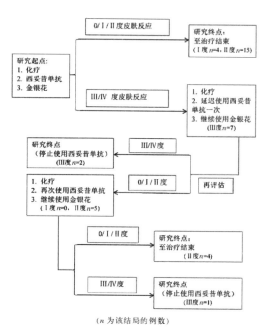

（n 为该结局的例数）

图2 试验组的具体研究流程和结局

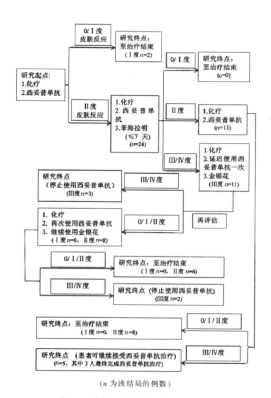

（n 为该结局的例数）

图3 对照组的具体研究流程和结局

1.2.2 金银花液湿敷的实施方案

金银花（深圳一致药业股份有限公司，生产批次151007、170601）10 g放入无菌用水200 mL中，文火煮沸10 min，医用滤纸过滤后取滤液，室温冷却至30℃，用医用纱布浸入滤液中，将浸湿的纱布置于患者面颈部、胸背部，每次15 min，4次/d。试验组和对照组的具体研究流程详见图2和图3。

1.3 观察指标与评价标准

由 1 名不知分组情况的研究者每日观察入组的皮肤毒性反应的部位、程度，按 NCI–CTCAE 4.0.3 版本的标准评价并记录。

1.4 统计学方法

采用SPSS22.0进行统计学分析，对两组计量资料行双样本异方差 t 检验，计数资料行 χ^2 检验，等级资料采用秩和检验，以 $P<0.05$ 为差异有统计学意义。

2 结果

2.1 两组皮肤毒性反应严重程度的比较

试验组的整体皮肤毒性反应的严重程度轻于对照组，差异有统计学意义（$P<0.05$）。在首次出现Ⅱ度皮肤毒性反应后，试验组中皮肤毒性反应不再继续加重的比例高于对照组，差异有统计学意义（$P<0.05$）。在首次出现度Ⅲ或Ⅳ度皮肤毒性反应后，两组中皮肤毒性反应得到缓解的比例比较，差异无统计学意义（$P>0.05$）(表2)。

2.2 两组皮肤毒性反应发生时间的比较

试验组首次出现任何程度的皮肤毒性反应的时间长于对照组，差异有统计学意义（$P<0.05$）；者首次出现Ⅱ皮肤毒性反应的时间长于对照组，差异有统计学意义（$P<0.05$）；试验组首次出现Ⅲ度及以上的皮肤毒性反应的时间长于对照组，差异有统计学意义（$P<0.05$）。试验组和对照组中，部分病例的皮肤毒性反应从Ⅱ度进展至Ⅲ度及以上，试验组的进展时间长于对照组，差异有统计学意义（$P<0.05$）。试验组和对照组中，部分病例的皮肤毒性反应从Ⅲ度减轻至Ⅱ度，两组的缓解时间比较，差异无统计学意义（$P>0.05$)(表3)。

表2 两组皮肤毒性反应严重程度的比较[n(%)]

组别	各程度皮肤毒性反应的例数			出现Ⅱ度皮肤毒性反应后不再继续加重的比例	首次出现Ⅲ或Ⅴ度以上皮肤毒性反应后皮肤毒性反应缓解的比例
	Ⅰ度	Ⅱ度	Ⅲ度		
试验组(n=26)	4	15	7	68.2(15/22)	71.4(5/7)
对照组(n=26)	2	8	16	33.3(8/24)	72.7(8/11)
Z/χ^2 值		2.377		5.455	0.003
P 值		<0.05		<0.05	>0.05

表3 两组皮肤毒性反应发生时间的比较($d,\bar{x}\pm s$)

组别	首次出现任何程度	首次出现Ⅱ度	首次出现Ⅲ度及以上	从Ⅱ度进展至Ⅲ度	从Ⅲ度减轻至Ⅱ度
试验组（n=26）	12.9±2.9*	23.8±3.8*	31.0±4.5*	10.7±2.8*	9.0±2.1
对照组（n=26）	8.1±2.6	15.1±3.2	21.2±4.2	8.6±2.4	9.1±2.8

注：与对照组比较，*$P<0.05$

3 讨论

既往研究发现，EGFR在皮肤的基底层、皮脂腺和毛囊外根鞘等处高表达，西妥昔单抗作为一种EGFR抑制剂，可竞争性阻断表皮EGF与皮肤EGFR的结合，引起皮肤基底角质细胞生长停滞、过早分化和凋亡，诱导中性粒细胞释放炎性介质，并可继发感染，形成丘疹脓疱型皮疹、甲床炎等。而金银花中的黄酮类物质能有效降低中性粒细胞对溶酶体酶的释放和合成，马钱素、忍冬苷等有与阿司匹林相当的抗炎活性，鞣酸、皂苷、肌醇等成分存在还原基团，具有较强的抑菌作用，因而，金银花可能以多重机制抑制西妥昔单抗引起的皮肤毒性反应。

本研究结果显示，试验组皮肤毒性反应的严重程度轻于对照组、出现时间长于对照组、进一步加重的比例低于对照组、进展时间长于对照组（$P<0.05$），提示金银花液湿敷对西妥昔单抗引起的皮肤毒性反应的发生发展具有较好的预防效果；结果还显示，当出现Ⅲ度及以上的皮肤毒性反应后，两组在使用金银花液湿敷后，大部分患者的皮肤毒性反应都能及时得到缓解，提示金银花液湿敷对西妥昔单抗引起的皮肤毒性反应也有较好的治疗效果。

本研究在设计和执行时，严格遵循西妥昔单抗药物使用说明和停药原则，并始终遵循不妨碍抗肿瘤治疗的原则，因而是符合伦理学要求的；本研究的设计流程，涵盖了金银花在皮肤毒性反应的预防和治疗两方面的作用，使研究数据更有说服力；西妥昔单抗广泛用于头颈部肿瘤及结直肠肿瘤的靶向治疗，本研究选取结直肠癌患者为研究对象，是为排除头颈部肿瘤患者放疗所致皮肤毒性反应而带来的研究偏倚。但本研究因样本量少可能导致结果偏倚。

综上所述，金银花液湿敷可能对西妥昔单抗引起的皮肤毒性反应有较好的预防和治疗效果，但尚需在大样本的人群中进行进一步研究。

参考文献 略

金银花汤联合青霉素治疗梅毒临床研究

赵晓霞¹   李晓宇²

1.陕西省榆林市星元医院皮肤科, 陕西榆林   719000 ; 2.云南省第三人民医院神经内科, 昆明   650000

[摘要] 目的 探讨金银花汤联合青霉素对梅毒的疗效及预后的影响。方法 选取梅毒患者92例, 随机分为两组, 对照组应用青霉素治疗, 研究组联合应用金银花汤治疗。观察比较两组梅毒患者的临床疗效、治疗前RPR阳性率及治疗后不同时间点的梅毒RPR转阴率、治疗前及治疗后外周血内的T淋巴细胞Th1、Th2、Th1/Th2水平、血清白介素因子IL-2、IL-8、IL-10水平。 结果 对照组有效率为80.4%, 研究组有效率为93.5% ; 研究组疗效显著优于对照组(P<0.05)。治疗后, 对照组的RPR总转阴率17例, 62.9%, 研究组的RPR总转阴为24例, 85.7%, 研究组转阴率显著高于对照组(P<0.05)。治疗前两组梅毒患者外周血内的T淋巴细胞Th1、Th2、Th1/Th2水平差异无统计学意义(P>0.05)。治疗后对照组Th1水平为(23.3±5.4)%, 研究组Th1水平为(36.3±6.1)% ; 对照组Th2水平为(2.7±1.4)%, 研究组Th2水平为(2.4±1.2)% ; 对照组Th1/Th2水平为(9.2±2.4), 研究组Th1/Th2水平为(16.8±4.7) ; 研究组梅毒患者的T淋巴细胞Th1及Th1/Th2水平显著高于对照组梅毒患者(P<0.05), Th2水平变化差异无统计学意义(P>0.05)。治疗前, 两组梅毒患者体内血清白介素因子IL-2、IL-8、IL-10水平差异无统计学意义(P>0.05), 治疗后, 对照组IL-2水平为(49.3±19.5) pg/mL, 研究组IL-2水平为(27.4±14.9)pg/mL ; 对照组IL-8水平为(52.7±21.8) pg/mL, 研究组IL-8水平为(37.5±13.6) pg/mL ; 对照组IL-10水平为(105.8±46.3)pg/mL, 研究组IL-10水平为(85.9±32.4) pg/mL ; 研究组梅毒患者体内IL-2、IL-8、IL-10水平均显著低于对照组梅毒患者(P<0.05)。结论 临床中给予梅毒患者进行治疗的过程中, 应用青霉素联合金银花汤的疗效更为显著, 能显著改善梅毒患者的各项临床症状, 提高梅毒患者的转阴率、自身免疫力及生活质量。

[关键词]梅毒 ; 中西医结合疗法 ; 金银花汤 ; 青霉素类

梅毒是临床皮肤科中常见的慢性传染病之一, 通过苍白(梅毒)螺旋体进行传播, 其传播途径多种多样, 主要有 : 间接或直接性接触、性行为、输血、母婴传播等。随着人们生活观念的不断改变, 我国临床中梅毒患者的发病率呈逐年不断上升的趋势, 而梅毒因为其传染性特点给患者的日常工作及生活都造成了十分严重的不良影响, 同时给患者的心理带来极大压力。患者感染梅毒之后会在免疫系统及皮肤方面发生异常, 临床中最常使用的治疗药物就是青霉素, 但是青霉素在临床中具有非常高的局限性。中医学中将梅毒称之为杨梅疮、霉疮, 因其皮肤疹跟杨梅极其类似因而命名其为梅毒。祖国医学认为, 造成梅毒的原因是不洁性交导致机体受淫秽邪毒侵袭, 蕴热化火, 而致毒气伤至脏腑, 外攻肌肤。此病在中医辨证当中属实证, 治疗方法主要为化斑消疮、清热解毒。而金银花汤中的主要成分 : 金银花、黄芩等都具有抗炎、抗病毒及抗菌作用, 具有解毒清热、提高机体免疫的功效。因此, 为了寻找更加优良的治疗方式, 我院在对梅毒患者进行治疗的过程中应用青霉素联合金银花汤, 通过观察患者的疗效及各项指标

[基金项目]云南省卫生和计划生育委员会科研项目(2017FD010)。

变化发现二者联合疗效更为理想。

1资料与方法

1.1一般资料

选取2016年12月至2017年10月我院收治的梅毒患者92例, 随机分为两组。对照组 : 46例, 年龄20~60岁, 平均年龄(38.4±1.2)岁 ; 其中男性32例, 女性14例 ; 平均病程(1.8±0.4)年(是指患者初次确诊梅毒感染到入院诊治这段时间) ; 病情分期中一期患者21例, 二期患者25例。研究组 : 46例, 年龄20~60岁, 平均年龄(37.9±1.4)岁 ; 其中男性34例, 女性12例 ; 平均病程(1.9±0.6)年 ; 病情分期中一期患者20例, 二期患者26例。对比两组梅毒患者的一般基线资料差异无统计学意义, 具有可比性(P>0.05), 并得到我院伦理委员会的批准。

纳入标准 : 所有患者均符合《皮肤性病学》中对梅毒的临床诊断标准 ; 年龄20~60岁 ; 患者及家属均签署知情同意书 ; 正规驱梅治疗时间>1年, 且在治疗过程中阳性患者经RPR试验结果未转阴。排除标准 : 患者经脑脊液检查提示为神经梅毒 ; 重度梅毒患者, 合并全身体征及症状 ; 合并心血管疾病的患者 ; 合并恶性肿瘤的患者 ; 合并严重血液系统疾病的患者 ; 合并严重肾、肝、脑部疾病的患者 ; 合并内科疾病的患者, 如SLE(系统性红斑狼疮)、类风湿、

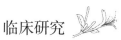

精神障碍、ECG感染、糖尿病等；合并哺乳期或妊娠期妇女；对此次研究所用药物过敏的患者；既往使用类似或相同药物进行干预治疗的患者。

1.2 治疗方法

对照组应用苄星青霉素治疗(国药准字H20023798；规格：60万单位)给予患者两侧臀部肌肉进行注射，240万单位/次，第1~4周1次/周，第5周开始2次/周，共连续治疗8周。研究组联合应用金银花汤治疗。青霉素使用方法跟对照组相同。金银花汤为我院自拟汤药，组成配方包括：金银花30g、白花蛇舌草、黄芪各25g，白鲜皮、羌活各15g，土茯苓、连翘各18g，北豆根8g，当归12g，黄芩10g，鱼腥草20g，根据患者实际病情发展情况及自身特点适当加减药物。患者合并四肢乏力、腰膝酸软时可在药方中另加山茱萸、杜仲；患者合并湿热下注、小便淋漓不畅时，可在药方中另适增加泽泻、黄柏；患者合并耳鸣、头晕头痛时可在药方中另加菊花、枸杞。将所有中药材按量配制好添加600mL左右的冷水煮沸、煎服。2次/d，200mL/次，第1、2次均在煮沸后熬制30min左右，将药物残渣滤除干净后再将滤液重新上火熬制，使其浓缩在400mL左右，自然放温后口服，第2次服用时需要再次加热后放温服用，7d为1个疗程，共需治疗3个疗程。

1.3 疗效评价标准

观察比较两组梅毒患者的临床疗效。显效：患者经治疗后疾病累及部位、黏膜及皮肤所表现出的各项临床症状得到完全缓解，治疗后3个月RPR检查提示滴度下降超过4倍，最少3次复查结果显示为阴性。有效：患者经治疗后疾病累及部位、黏膜及皮肤所表现出的各项临床症状得到部分缓解，治疗后3个月RPR检查提示滴度下降超过2倍，不足4倍；无效：患者经治疗后疾病累及部位、黏膜及皮肤所表现出的各项临床症状未得到缓解，治疗后3个月RPR检查提示滴度未发生下降。

总有效率=(显效例数+有效例数)/总例数×100%。

梅毒RPR实验：观察比较两组梅毒患者治疗前RPR阳性率及治疗后不同时间点的梅毒RPR转阴率。在治疗前及治疗后3个月、6个月、12个月时进行梅毒RPR实验，对比两组患者在不同时间点下的RPR转阴率。T淋巴细胞：观察比较两组梅毒患者治疗前及治疗后外周血内的T淋巴细胞Th1、Th2、Th1/Th2水平。在治疗前及治疗后3个月抽取两组梅毒患者的空腹外周血样本约4mL左右，应用流式细胞

仪(型号：Epics-XL；BeckmanCoulter公司生产)，严格按照操作说明进行检测。白介素水平：观察比较两组梅毒患者治疗前及治疗后体内血清白介素因子IL-2、IL-8、IL-10水平。在治疗前及治疗后3个月抽取两组梅毒患者的空腹静脉样本血液约3mL，离心机离心10min后取上清液，冷藏待检，应用放免分析法(RIA)来检测，试剂购自上海信帆生物科技有限公司，酶标仪应用ANTHOSHT11型(奥地利labtech公司生产)，严格按照操作说明进行检测。

1.4 统计学方法

数据应用SPSS18.0统计学软件进行分析，其中计数使用例/率表示，进行χ^2检验，计量资料采用$\bar{x}\pm s$，进行t检验，$P<0.05$表示差异有统计学意义。

2 结果

2.1 比较两组梅毒患者的临床疗效

治疗后，对照组总有效率为80.4%，研究组总有效率为93.5%；研究组疗效显著优于对照组($P<0.05$)，见表1。

表1 两组梅毒患者的临床疗效比较[例(%)]

组别	n	显效	有效	无效	总有效
对照组	46	13(28.3)	24(52.2)	9(19.6)	37(80.4)
研究组	46	22(47.8)	21(45.7)	3(6.5)	43(93.5)
χ^2值	—	6.592	5.827	4.057	6.309
P值	—	<0.05	<0.05	<0.05	<0.05

2.2 比较两组梅毒患者治疗前RPR阳性率及治疗后不同时间点的梅毒RPR转阴率

治疗前对照组RPR阳性率为27例，58.7%；研究组RPR阳性率为28例，61.0%，两组治疗前的RPR转阳率差异无统计学意义($P>0.05$)。治疗后，对照组的RPR总转阴率为17例，62.9%。研究组的RPR总转阴率为24例，85.7%，研究组转阴率显著高于对照组($P<0.05$)。见表2。

表2 两组治疗前阳性率及治疗后不同时间点转阴率比较[例(%)]

组别	n	3个月	6个月	12个月	总转阴率
对照组	46	5(18.5)	8(29.6)	4(14.8)	17(62.9)
研究组	46	8(28.6)	10(35.7)	6(21.4)	24(85.7)
χ^2值	—	5.219	4.567	6.802	4.935
P值	—	<0.05	<0.05	<0.05	<0.05

2.3 比较两组梅毒患者治疗前及治疗后外周血内的T淋巴细胞Th1、Th2、Th1/Th2水平

治疗前，两组梅毒患者外周血内的T淋巴细胞

Th1、Th2、Th1/Th2水平差异无统计学意义（P>0.05）。治疗后研究组梅毒患者的T淋巴细胞Th1及Th1/Th2水平显著高于对照组梅毒患者（P<0.05），Th2水平变化差异无统计学意义（P>0.05）。见表3。

表3　两组外周血Th1、Th2、Th1/Th2比较（$\bar{x} \pm s$）

组别	时间	Th1(%)	Th2(%)	Th1/Th2
对照组	治疗前	11.4±2.4	3.1±1.3	4.1±2.1
	治疗后	23.3±5.4	2.7±1.4	9.2±2.4
研究组	治疗前	10.9±3.1	3.0±1.1	4.3±1.9
	治疗后	36.3±6.1	2.4±1.2	16.8±4.7

2.4比较两组梅毒患者治疗前及治疗后体内血清白介素因子IL-2、L-8、L-10水平

治疗前两组梅毒患者体内血清白介素因子IL-2、L-8、L-10水平差异无统计学意义（P>0.05）。治疗后研究组梅毒患者体内IL-2.IL-8.IL-10水平均显著低于对照组梅毒患者（P<0.05）。见表4。

表4　两组血清白介素因子IL-2、IL-8、IL-10水平（pg/mL）

组别	时间	IL-2	IL-8	IL-10
对照组	治疗前	63.7±25.1	122.5±36.8	148.2±62.2
	治疗后	49.3±19.5	52.7±21.8	105.8±46.3
研究组	治疗前	62.9±22.8	121.7±33.4	145.8±69.8
	治疗后	27.4±14.9	37.5±13.6	85.9±32.4

3讨论

梅毒在临床中具有多种多样的表现，确诊患病后，病程主要表现为缓慢发展的状态，随着病情的发展会导致机体发生系统性病变，且会对机体的骨骼、神经、心血管及皮肤黏膜等产生损害。目前临床中治疗梅毒患者的方式主要包括二大类，非青霉素和青霉素治疗。随着苄星青霉素在临床治疗梅毒患者中被广泛应用，其局限性开始慢慢体现出来：对青霉素有过敏反应的人占比很高，目前临床中青霉素过敏反应居所有临床药物之首，占临床总用药人数0.8%~11%；青霉素非常难以穿透机体的血脑屏障，稳定性难以维持，非常容易导致患者发生神经梅毒症。因此，患者一旦确诊梅毒之后，通过积极治疗超过半年但血清RPR坚持仍未发生转阴时，应该进行脑脊液检查来确诊是否发生神经梅毒，以免耽误治疗。青霉素进行规范驱梅后存在较多的血清抵抗和血清固定现象，青霉素的远期疗效不理想。

《景岳全书》中针对梅毒患者皮肤发生溃烂这一

临床症状解说道：其肿突红烂，状如杨梅，故名之。明代陈实功曾在《外科正宗》中提到，杨毒疮，形似杨毒，又名时疮，时疮言时气乖变，邪气凑袭之也，由湿热邪火所化。中医学辨证认为，梅毒病机、病因为湿热邪火所化而致，为多种器官疾病，中医更加重视究病之深浅，察时之顺逆；梅毒早期患者应尽早行透邪、解毒，防病邪愈发内陷导致病情发展演变成晚期而更难治愈。在治疗中，通常选取芳香透达、轻灵宣通之药，旨在开发患者机体体表的微血管，舒张汗腺及毛囊，使得机体内的局部免疫功能被激发、活跃，进而将有害物质降解及代谢出体外。

金银花的主要成分包括无机元素、三萜类、有机酸、黄酮类及挥发油等，成分含量与金银花的产地、采集时间及制作过程有关。药理学研究证实，金银花和金银花藤蔓均对螺旋体及病原微生物有抑制功效；具有兴奋中枢、降血脂、调节调节免疫、止血、抗生育、保肝、解热、抗炎、解毒等作用；土茯苓主治风湿骨痛，疮疡肿毒及湿热毒蕴证，是古时治疗杨梅疮的要药及主药；土茯苓虽然经药理学证实对梅毒螺旋体没有直接性抑制作用，但临床试验证实土茯苓能对机体免疫功能发生间接作用，并在作用过程中跟抗梅毒螺旋体发生互补。白鲜皮主清热、利湿、解毒；白花蛇舌草主化斑、清热、解毒；羌活、黄芪主补气、温阳，上述药材与主要金银花及土茯苓共同入药，加强其祛邪扶正之效，改善机体免疫力及血液循环。诸药合用，再联合青霉素，加强药物抗菌的作用及均态分布，改善机体免疫系统，提高血清RPR转阴率及临床疗效，避免临床单一用药所存在的局限性。

正常机体内的Th1/Th2始终保持动态平衡状态，Th1/Th2是调节免疫应答过程当中的一项重要环节。对梅毒患者的外周血进行检测发现，Th1/Th2因子失衡，而免疫调节失衡对梅毒患者的康复产生十分不利的影响。感染梅毒后机体会发生螺旋体血症，因此，除了局部免疫应答系统之外，细胞因子在免疫系统应答中起着至关重要的作用。外周血中的Th1细胞减少，直接抑制梅毒抗原发生迟发型的超敏反应，而梅毒抗原对细胞因子具有介导作用，导致梅毒发生慢性感染、降低梅毒清除率。结果表明，使用金银花汤联合青霉素能有效改善患者机体免疫系统，提高免疫抵抗力，加速疾病康复。

参考文献　略

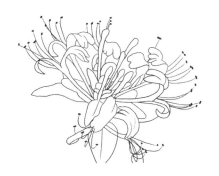

炮制与方剂

金银花制炭工艺的优化

赵　鑫[1]　　徐保鑫[1]　　张学兰[1,2]▲　　李慧芬[1,2]　　崔伟亮[1]　　习家葳[1]　　宋梦晗[1]　　栾茹乔[1]

1. 山东中医药大学, 山东济南　250355；2. 国家中医药管理局中药炮制技术传承基地, 山东济南　250355

[摘要] 目的　优化金银花 LoniceraejaponicaeFlos 制炭工艺。方法　以制炭温度、制炭时间、转速为影响因素，绿原酸、咖啡酸、槲皮素、木犀草素含有量、外观为评价指标，正交试验优化制炭工艺。结果　最佳条件为制炭温度 250℃，制炭时间 4 min，转速 30 r/min，炮制品表面温度 218℃，表面焦褐色，具焦香气，味苦涩，4 种成分含有量分别为 8.59 mg/g、914.27 μg/g、192.04 μg/g、299.53 μg/g。结论　该方法稳定可行，可用于金银花制炭工艺。

[关键词] 金银花；制炭工艺；正交试验

金银花为忍冬科植物忍冬 *Lonicera japonica* Thunb. 的干燥花蕾，其味甘、寒，具有清热解毒、疏散风热之功效。现代研究表明，有机酸和黄酮是金银花的主要活性成分，前者主要有绿原酸、异绿原酸、咖啡酸、棕榈酸等，而后者主要有槲皮素、槲皮素 –3–O–β–D– 葡萄糖苷、金丝桃苷、木犀草素、木犀草素 –7–O–α–D– 葡萄糖苷等。其中，绿原酸具有抗菌、抗病毒、解热、抗炎的作用，咖啡酸具有抗炎、增强止血、凝血的作用，槲皮素具有增强毛细血管壁弹性、降低出凝血时间的作用，木犀草素具有抗菌、抗炎、止血的作用。

据文献记载，金银花炮制方法主要有炒黄、炒炭、煅炭等。目前，2015 年版《中国药典》中仅收载生品，2002 年版《山东省中药炮制规范》中收载了生品和炭品，并提出金银花制炭要求是"置热锅内，中火炒制表面焦褐色"，但并未规定具体的炮制工艺技术参数。金银花生品善清解上焦和肌表之毒邪，而炒炭后寒性减弱，并具有涩性，能显著缩短出血时间，有较强的止血效果，多用于热毒血痢、妇女崩漏等症状，疗效显著。

研究表明，金银花制炭后绿原酸、鞣质含有量明显降低，其混悬液、水煎液止血作用较生品更显著，尤其是前者。因此，本实验将采用正交试验来优化金银花制炭工艺。

1 仪器与试药

1.1 仪器

Primaide1430 型高效液相色谱仪，配置四元泵、自动进样器、二极管阵列检测器、色谱工作站（日

[基金项目] 国家公共卫生服务补助资金项目 (财社 [2015] 78)。

[作者简介] 赵鑫 (1991–)，女，硕士，从事中药新药研发与中药炮制研究。E-mail:137462537@qq.com。

▲通讯作者：张学兰 (1963–)，女，教授，从事中药新药研发与中药炮制研究。E-mail:zhang8832440@sina.com。

立仪器大连有限公司)；KQ-500E型超声波清洗器(500W、40kHz，巩义市予华仪器有限责任公司)；FA1604N型电子天平(十万分之一，上海精密科学仪器有限公司)；LDZ4-0.8型低速自动平衡微型离心机(北京医用离心厂)；PM-Plus型红外测温仪(美国Raytek公司)；MK-30型电热控温炒药机(江阴市祝塘明科机械厂)。

1.2 试药

绿原酸、木犀草素、槲皮素对照品(中国食品药品检定研究院，批号0753-200111、111520-200201、100081-200907，含有量均≥98%)；咖啡酸对照品(上海源叶生物科技有限公司，含有量>98%，批号20160813)。甲醇为色谱纯；磷酸为分析纯；水为娃哈哈矿泉水。金银花购自山东建联盛嘉中药有限公司，经山东中医药大学中药鉴定教研室李峰教授鉴定为忍冬科植物忍冬 *Lonicera japonica* Thunb. 的干燥花蕾。

2 方法与结果

2.1 含有量测定

2.1.1 供试品溶液制备

精密称取样品粉末(过40目筛)0.5 g，置于250 mL锥形瓶中，精密加入50%甲醇25 mL，称定质量，超声提取30 min，室温下冷却，50%甲醇补足减失的质量，摇匀，离心3 min，取续滤液，0.45 μm微孔滤膜过滤，即得供试品溶液A。

精密称取样品粉末(过40目筛)1 g，置于250 mL锥形瓶中，精密加入70%乙醇25 mL，称定质量，超声提取30 min，室温下冷却，70%乙醇补足减失的质量，摇匀，离心3 min，取续滤液，0.45 μm微孔滤膜过滤，即得供试品溶液B。

2.1.2 对照品溶液制备

精密称取各对照品适量，置于5 mL棕色量瓶中，50%甲醇制成每1 mL分别含绿原酸1.14 mg、咖啡酸1.36 mg、槲皮素1.54 mg、木犀草素1.02 mg的对照品贮备液。精密吸取适量，置于同一2 mL棕色量瓶中，50%甲醇定容至刻度，配制成0.2280、0.1363、0.0616、0.0408 mg/mL对照品溶液，保存于4℃冰箱中备用。

2.1.3 色谱条件

Kromasil C$_{18}$色谱柱(4.6 mm×250 mm，5 μm)；流动相甲醇(A)-0.2%磷酸(B)，梯度洗脱(0~6 min，20%~40%A，体积流量1.0 mL/min；6~15 min，40%→50%A，体积流量0.8 mL/min；15~35 min，50%→70%A，体积流量1.0 mL/min)；检测波长

327 nm(绿原酸、咖啡酸)、360 nm(槲皮素、木犀草素)；柱温30℃；进样量20 μL。在上述条件下，绿原酸、咖啡酸、槲皮素、木犀草素与其他成分均可达到基线分离，理论塔板数不低于3000，见图1。

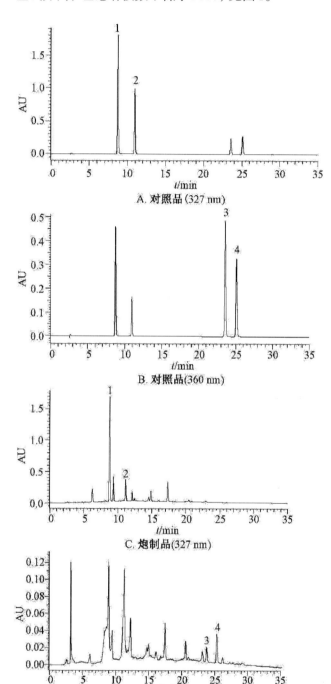

1.绿原酸；2.咖啡酸；3.槲皮素；4.木犀草素
图1 各成分HPLC色谱图

2.1.4 线性关系考察

吸取不同体积的绿原酸、咖啡酸、槲皮素、木犀

草素对照品溶液,50%甲醇溶解并稀释成梯度质量浓度,在"2.1.3"项色谱条件下测定。以进样量为横坐标(X),峰面积为纵坐标(Y)进行回归,结果见表1,可知各成分在各自范围内线性关系良好。

表1 各成分线性关系

成分	回归方程	r	线性范围/μg
绿原酸	$Y=2X106X+3416.2$	0.999 9	0.029 80~13.950 00
咖啡酸	$Y=3X106X+1161.5$	0.999 1	0.000 50~0.625 00
槲皮素	$Y=2X106X+484.69$	0.999 7	0.001 96~0.501 76
木犀草素	$Y=2X106X-474.35$	0.999 8	0.005 10~0.255 00

2.1.5 精密度试验

精密吸取"2.1.2"项下对照品溶液,在"2.1.3"项色谱条件下进样6次,每次20pl,测得绿原酸、咖啡酸、槲皮素、木犀草素峰面积RSD分别为1.89%、1.03%、0.78%、0.69%,表明仪器精密度良好。

2.1.6 稳定性试验

取供试品溶液适量,在室温下于0、2、4、8、12、24h进样,在"2.1.3"项色谱条件下测定,测得绿原酸、咖啡酸、槲皮素、木犀草素峰面积RSD分别为1.78%、0.98%、0.64%、0.85%,表明溶液在24h内稳定性良好。

2.1.7 重复性试验

取同一批样品6份,按"2.1.1"项下方法制备供试品溶液A、B,分别进样5、10 pL,在"2.1.3"项色谱条件下测定,测得绿原酸、咖啡酸、槲皮素、木犀草素峰面积RSD分别为1.41%、0.73%、0.67%、0.59%,表明该方法重复性良好。

2.1.8 加样回收率试验

称取6份含有量已知的生品粉末(过40目筛)0.5g,精密加入绿原酸(12.020 0 mg/mL)、咖啡酸(0.052 5 mg/mL)对照品溶液各1 mL,再称取6份生品粉末1.0 g,精密加入槲皮素(0.002 5 mg/mL)、木犀草素(0.038 7 mg/mL)对照品溶液各1 mL,50 %甲醇补足至25 mL,按"2.1.1"项下方法制备供试品溶液,计算回收率。结果,绿原酸、咖啡酸、槲皮素、木犀草素平均加样回收率分别为99.84%、98.35%、100.53%、100.10%,RSD分别为0.78%、1.76%、1.72%、1.09%。

2.2 制炭工艺优化

2.2.1正交试验

通过预实验,选择制炭温度(A)、制炭时间(B)、转速(C)作为影响因素,采用$L_9(3^4)$正交试验进行优化,因素水平见表2。

表2 因素水平

水平	A制炭温度/t	B制炭时间/min	C转速/(r/min)
1	230	4	20
2	250	6	30
3	270	8	40

2.2.2 样品制备

按照试验设计方案,取生品50 g,一次性投入炒药筒中,达到时间时迅速出锅,红外测温仪测定出锅时炮制品表面温度,迅速晾凉,即得9份炮制品,其外观、得率、出锅时表面温度见表3。

表3 炮制品外观、得率、表面温度

编号	外观	得率/%	表面温度/t
1	表面黄棕色	90.80	195
2	表面近深棕色	82.46	199
3	表面近焦褐色	80.42	200
4	表面焦褐色	81.43	218
5	表面近焦褐色	79.15	219
6	表面深褐色	75.92	231
7	表面黑褐色	75.00	240
8	表面焦黑色	71.21	243
9	表面焦黑色,少量炭化	67.48	244

2. 2.3 外观评分标准

根据2002年版《山东省中药炮制规范》对金银花炭性状的要求,以表面焦褐色为炮制程度适中,得分14~20分;表面黑褐色为炮制稍过,表面深棕色为炮制稍不足,得分7~13分;表面焦黑色为炮制太过,表面黄棕色为炮制太不足,得分0~6分,满分为20分。采用加权评分法综合评估制炭工艺,绿原酸、咖啡酸、槲皮素、木犀草素、外观权重系数分别为30%、20%、15%、15%、20%,综合质量评分=30×(绿原酸实际含有量/最高含有量)+20×(咖啡酸实际含有量/最高含有量)+15×(槲皮素实际含有量/最高含有量)+15×(木犀草素实际含有量/最高含有量)+20×(外观实际评分/最高评分)。

2.2.4 样品含有量测定

精密称取9份样品,按"2.1.1"项下方法制备供试品溶液,在"2.1.3"项色谱条件下进样10~20 pL测定,计算含有量,结果见表4。各项指标得分相加求出综合评分(Y),再进行直观分析和方差分析,结果见表5、6。

由表可知,制炭温度(A)对结果有显著性影响($P<0.05$),而制炭时间(B)和转速(C)均无显著性影响($P>0.05$)。由极差(R)可知,影响程度依次为A>C>B,对于因素A,$K_2>K_1>K_3$,故选择水平2,即250 ℃;对于因素B,$K_1>K_2>K_3$,故选择水平1,

表4　各成分含有量测定结果

编号	绿原酸 (mg/g)	咖啡酸 (μg/g)	槲皮素 (μg/g)	木犀草素 (μg/g)
1	20.80	256.91	139.50	143.82
2	12.13	527.50	176.10	190.34
3	9.01	777.60	198.63	242.10
4	8.61	912.49	191.31	299.04
5	5.01	930.90	143.65	271.39
6	2.79	776.38	107.81	214.10
7	1.41	409.11	73.18	168.49
8	1.10	339.48	62.48	117.58
9	0.79	202.98	45.04	88.24
生品	24.03	105.00	2.47	38.72

表5　试验设计与结果

编号	A	B	C	D	外观评分	绿原酸含有量评分	咖啡酸含有量评分	槲皮素含量评分	木犀草素含有量评分	Y综合评分
1	1	1	1	1	3	30.00	5.52	10.53	7.21	56.27
2	1	2	2	2	8	17.49	11.53	13.30	9.55	59.67
3	1	3	3	3	17	12.99	16.71	15.00	12.14	73.83
4	2	1	2	3	20	12.42	19.60	14.45	15.00	81.47
5	2	2	3	1	18	7.22	20.00	10.85	13.61	69.68
6	2	3	1	2	16	4.03	16.68	8.14	10.74	55.59
7	3	1	3	2	8	2.04	8.79	5.53	8.45	32.81
8	3	2	1	3	5	1.58	7.29	4.72	5.90	24.49
9	3	3	2	1	3	1.14	4.36	3.40	4.43	16.33
K1	63.257	56.849	45.451	47.426						
K2	68.914	51.282	52.490	49.356						
K3	24.544	48.584	58.774	59.932						
R	44.370	8.265	13.323	12.506						

表6　方差分析

来源	离均差平方和	自由度	方差	F值	P值
A	3499.417	2	1749.708	19.263	<0.05
B	372.374	2	186.187	2.050	>0.05
C	356.741	2	178.370	1.964	>0.05
D（误差）	181.666	2	90.833	—	—

注：$F_{0.05}(2,6)$=5.14

槲皮素、木犀草素对照品进行扫描，发现绿原酸和咖啡酸均在327 nm处有最大吸收，故确定327 nm作为其检测波长；槲皮素和木犀草素最大吸收波长分别在370 nm和350 nm，为了兼顾两者吸收效果，故选择360 nm作为其检测波长。然后，考察了30%甲醇、50%甲醇、70%甲醇、甲醇、50%乙醇、70%乙醇的提取效果，最终确定以50%甲醇作为绿原酸和咖啡酸的提取溶剂，70%乙醇作为槲皮素和木犀草素的提取溶剂。

本实验发现，金银花制炭品与生品比较，绿原酸含有量显著降低，咖啡酸、槲皮素、木犀草素3种止血成分的含有量显著增加。绿原酸是由咖啡酸和奎宁酸缩合而成，分子中含有邻二羧羟基，结构极不稳定，在加热条件下易分解为咖啡酸和奎宁酸，可能导致前者含有量增加；芦丁、金丝桃苷、木犀草苷、木犀草素–7–O–β–D–半乳糖苷等苷类成分的母核是槲皮素或木犀草素，结构相似。金银花制炭后，槲皮素、木犀草素含有量显著升高，可能与这些成分受热后分解生成相应的苷元有关，后期将作进一步验证。

在2002年版《山东省中药炮制规范》中，金银花炭的质量控制仅以绿原酸含有量为指标，未将止血成分咖啡酸、槲皮素、木犀草素纳入其中，难以全面反映生品清热解毒，疏散风热，炒炭后寒性减弱并具有涩性和止血作用，善清解下焦及血分之热毒的物质基础。由于金银花制炭品中咖啡酸含有量较生品增加了近8倍，止血作用显著增强，故建议将咖啡酸和绿原酸作为其质量评价的重要指标以制定相关质量标准。

参考文献　略

即4 min；对于因素C，K3>K2>K1，故选择水平3，即40 r/min。最终确定，最优工艺为A2B1C3，即制炭温度250℃，制炭时间4 min，转速30 r/min，炮制品表面温度218℃，表面焦褐色，具焦香气，味苦涩。

2.2.5 验证试验

按"2.2.4"项下最优工艺制备3批炮制品，测得绿原酸、咖啡酸、槲皮素、木犀草素平均含有量分别为8.59 mg/g、914.27 μg/g、192.04 μg/g、299.53 μg/g，RSD分别为1.13%、1.52%、0.96%、0.74%，表明该工艺稳定可行。

3 讨论

本实验在190~400 nm波长处对绿原酸、咖啡酸、

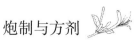

Box-Behnken响应面法优选蜜炙金银花炮制工艺及其药效学

张欣荣¹　李　越²　许蕊蕊²　邱仁杰²　齐梵琨³　王秀丽²

1. 河北省中医院药剂科, 石家庄　050011；2. 北京中医药大学中药学院, 北京　102488；3. 南方医科大学外国语学院, 佛山　528300

[摘要] 目的 优化金银花的蜜炙工艺, 制定含量测定方法并进行急性咽炎的药效学研究。方法 以绿原酸含量为评价指标, 选取加蜜量、闷润时间、烘制温度及烘制时间为考察因素, 采用Box-Behnken响应面法优化金银花的蜜炙工艺并进行验证实验。采用氨水咽部喷雾的方法建立大鼠急性咽炎动物模型, 考察动物血常规指标变化。结果 最优蜜炙工艺条件为加蜜量20%, 烘制温度154 t, 烘制时间13 min, 闷润时间1 h。经过优化后的蜜炙金银花可使急性咽炎大鼠咽炎症状减轻, 能显著降低小鼠耳部的肿胀, 血常规指标值趋于正常。结论 优化工艺后的蜜炙金银花质量稳定可控, 制备简单可行, 为实际生产提供了理论依据。对急性咽炎有较好的治疗作用, 扩大了金银花的临床应用范围。

[关键词] 金银花；蜜炙；Box-Behnken响应面法；咽炎；急性

金银花性寒, 味甘, 入肺、心、胃经, 清热解毒, 主治温病发热、热毒血痢、痈疽疔毒等。现代研究证明, 金银花含有绿原酸等药理活性成分, 对溶血性链球菌、金黄色葡萄球菌等多种致病菌及上呼吸道感染致病病毒等有较强的抑制力, 另外还可增强免疫力, 有抗炎、解热等作用, 其临床用途非常广泛, 临床常泡水饮用治疗咽炎。其多用生品, 而笔者临床研究发现蜜制金银花具有更好的治疗咽炎效果。《神农本草经》记载：“蜂蜜安五脏之不足, 益气补中, 止痛解毒, 除百病, 和百药, 久服强志轻身, 不老延年。”蜂蜜能抗菌消炎、收敛解毒、祛癣止痛, 加快炎症的吸收。众多研究表明, 绿原酸为金银花治疗急性咽炎的主要药理活性成分, 因此笔者以绿原酸含量为主要标准, 系统筛选金银花蜜制工艺, 并考察其对急性咽炎的治疗效果。

1 材料与仪器

1.1 材料

金银花(广州市岭南中药饮片有限公司佛山分公司, 批号：1805001), 经北京中医药大学王晶娟副教授鉴定, 符合2015年版《中华人民共和国药典》相关项下的要求。蜂蜜(福建新之源生物制品有限公司)。绿原酸对照品(上海融禾医药科技有限公司,

[基金项目] 河北省中医药管理局科研计划项目(2017050)。
[作者简介] 张欣荣(1978-), 女, 河北三河人, 研究方向：中药鉴定及医院制剂。E-mail：503720027@qq.com。
[通讯作者] 王秀丽(1978-), 女, 辽宁抚顺人, 副研究员, 博士, 研究方向：新型给药系统的研究。E-mail：Lnwangxiuli@163.com。

含量M98%, 批号：121102)。

1.2 仪器

DFT-100A型手提式高速万能粉碎机(温岭市林大机械有限公司)；CP225D型电子分析天平(Sartorius, 感量：0.01 mg)；KQ-300DE型数控超声波清洗器(昆山市超声仪器有限公司, 300W, 40kHz)；Waters超高效液相色谱仪(美国Waters公司), 包括二元超高压溶剂系统、自动进样恒温样本管理器、二极管阵列检测器、Empower色谱工作站；DHG-9076A型电热恒温鼓风干燥箱(上海精宏实验设备有限公司)；喉头喷雾器(澳翔医械有限公司)；全自动血细胞分析仪(景瑞科技基层医疗)。

2 方法与结果

2.1 单因素实验

2.1.1 加蜜量对绿原酸提取率的影响

称取金银花4份, 每份100 g, 分别在15%、20%、25%、30%的加蜜量下闷润2 h, 将药材置烘箱内, 在下, 烘制12 min。制备供试品溶液, 测定绿原酸含量。绿原酸量随加蜜量增加而增加, 在加蜜量约为20%时达到最大值, 继续增加绿原酸量反而下降, 因此最佳蜜量约为20%。

2.1.2 闷润时间对绿原酸提取率的影响

称取金银花3份, 每份100 g, 在20%的加蜜量下分别闷润1、2、3 h, 将药材置烘箱内, 在下, 烘制12 min。制备供试品溶液, 测定绿原酸含量。绿原酸量随闷润时间延长而增加, 在闷润时间约为2 h时达到最大值, 继续增加绿原酸量反而下降, 因此最佳闷润时间约为2 h。

2.1.3 烘制温度对绿原酸提取率的影响

称取金银花4份，每份100 g，在20%的加蜜量下闷润2 h，将药材置烘箱内，分别在100、120、150、180℃下，烘制12 min。制备供试品溶液，测定绿原酸含量。结果表明，绿原酸量随烘制温度升高而升高，在烘制温度约为时达到最大值，继续增加绿原酸量反而下降，因此最佳烘制温度约为。

2.1.4 烘制时间对绿原酸提取率的影响

称取金银花3份，每份100 g，在20%的加蜜量下闷润2 h，将药材置烘箱内，在下，分别烘制8、12、16 min。制备供试品溶液，测定绿原酸含量。绿原酸量随烘制时间延长而增加，在烘制时间约为12 min时达到最大值，继续增加绿原酸量反而下降，因此最佳烘制时间约为12 min。

2.2 Box-Behnken 响应面法优选炮制工艺

2.2.1 实验设计及结果

通过前期预实验和单因素实验的考察结果，本实验选取因素为加蜜量（A），烘制温度（B），烘制时间（C）和闷润时间（D）等4个因素设为自变量，以绿原酸含量为评价指标，考察各因素对蜜炙金银花的影响，每个因素选取低、中、高3个水平，设计因素水平见表1，实验结果见表2。

表1 设计实验因素与水平

水平	加蜜量(A)/%	炮制温度(B)/℃	炮制时间(C)/h	闷润时间(D)/h
−1	15	120	8	1
0	20	150	12	2
+1	25	180	16	3

表2 Box-Behnken 响应面法优选炮制工艺实验设计及其结果

序号	加蜜量(A)/%	炮制温度(B)/℃	炮制时间(C)/min	闷润时间(D)/h	绿原酸含量/(mg/g)
1	20	150	12	2	0.535 621
2	15	150	12	3	0.564 802
3	25	120	12	2	0.309 014
4	20	180	16	2	0.374 206
5	20	150	8	1	0.351 635
6	20	120	8	2	0.174 099
7	20	180	12	1	0.462 812
8	15	150	12	1	0.570 717
9	20	150	12	2	0.557 836
10	20	150	12	2	0.588 738
11	20	180	12	3	0.432 650
12	15	180	12	2	0.403 146
13	20	120	12	1	0.355 259
14	20	150	12	2	0.588 234
15	15	120	12	2	0.341 966
16	20	150	16	3	0.424 847
17	25	150	12	3	0.553 709
18	20	150	12	2	0.541 077
19	25	150	16	2	0.455 676
20	25	150	8	2	0.262 569
21	25	150	12	1	0.618 891
22	20	120	16	2	0.368 546
23	25	180	12	2	0.405 251
24	15	150	8	2	0.252 943
25	20	120	12	3	0.355 154
26	15	150	16	2	0.510 588
27	20	180	8	2	0.264 085
28	20	150	8	3	0.333 813
29	20	150	16	1	0.509 790

2.2.2 模型拟合

采用Design-Expert对上面数据进行分析，见表3。以 Y 对自变量进行模型拟合，并通过相关系数（R^2）等对拟合模型进行评价，通过比较各拟合方程的拟合度，得到二次多项式回归方程：$Y=0.56+0.039 \times B+0.084 \times C-0.017 \times D-0.016 \times A \times C-$

$0.015 \times A \times D - 0.021 \times B \times C - 0.017 \times C \times D - 0.025 \times A^2 -$
$0.15 \times B^2 - 0.15 \times C^2$，$R^2$=0.9401，$P<0.0001$，F=15.69，表明模型差异有统计学意义；失拟项 P=0.1260，失拟项不显著，说明该模型拟合度和可信度均有效，实验误差小，可以用此模型对蜜制金银花的制备工艺进行分析和预测。

表3　方差分析

项目	平方和	自由度	F	P	显著性
回归模型	0.38	14	15.69	<0.000 1	极显著
A-加蜜量	3.782E-004	1	0.22	0.646 6	不显著
B-炮制温度	0.018	1	10.52	0.0059	极显著
C-炮制时间	0.084	1	48.81	<0.000 1	极显著
D-闷润时间	3.472E-003	1	2.02	0.1776	不显著
AB	1.137E-005	1	6.602E-003	0.9364	不显著
AC	1.041E-003	1	0.60	0.4498	不显著
AD	8.871E-004	1	0.51	0.4870	不显著
BC	1.778E-003	1	1.03	0.3270	不显著
BD	2.259E-004	1	0.13	0.7227	不显著
CD	1.126E-003	1	0.65	0.4323	不显著
A^2	4.045E-003	1	2.35	0.1477	不显著
B^2	0.15	1	85.12	<0.000 1	极显著
C^2	0.14	1	83.95	<0.000 1	极显著
D^2	3.260E-004	1	0.19	0.670 2	不显著
剩余	0.024	14			
失拟值	0.022	10	3.38	0.1260	不显著
误差	2.554E-003	4			
总和	0.40	28			

2.2.3 响应面优化分析

根据拟合方程，通过 Design Expert V8.0.6.1 版软件绘制评价指标绿原酸随因素变化的等高线图和响应面图，见图1~6。

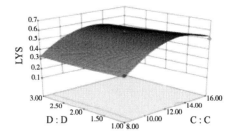

图2　炮制时间-闷润时间响应面图

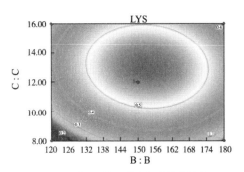

图3　炮制时间-炮制温度等高线图

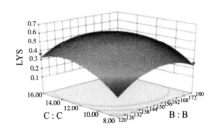

图4　炮制时间-炮制温度响应面图

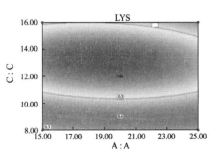

图5　加蜜量-炮制时间等高线图

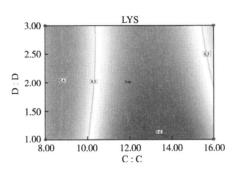

图1　炮制时间-闷润时间等高线图

可见，炮制时间对绿原酸含量的提取呈抛物线形，即随着炮制时间的增长，绿原酸的提取率呈先增大后降低的趋势，但闷润时间对于绿原酸含量的提取并不明显；炮制温度和炮制时间对绿原酸的提取

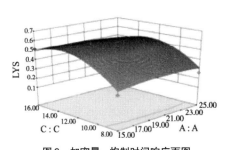

图6　加蜜量-炮制时间响应面图

率的影响均呈抛物线形，即随炮制温度和延长炮制时间的同时增大，绿原酸的提取率呈先增大后降低的趋势，因此在提取工艺中适当提高炮制温度和炮

制时间可以提高绿原酸的提取率。加蜜量对于绿原酸的提取率几乎没有影响，但随着炮制温度的提高绿原酸的提取率达到最大值，当炮制温度继续升高时，绿原酸含量缓慢降低，因此在实际生产中应将炮制温度控制在最佳范围。

2.2.4 验证实验

根据回归模型分析可知，蜜制金银花的最优条件为：20.43% 加蜜量，炮制温度 153.98℃，炮制 13.29 min，闷润 1 h。按照优化的处方剂量，考虑实际操作的可行性，各因素值保留为整数，即 20% 加蜜量，炮制温度为 154℃，炮制 13 min，闷润 1 h。制备 3 批蜜炙金银花参样品，测定绿原酸含量分别为 0.5886、0.6081、0.6099 mg/g，RSD=1.96%，与预测值 0.6061 mg/g 的标准偏差小于 5%，说明所得实验结果重复性好，制备工艺稳定。

2.3 药效学实验

2.3.1 大鼠急性咽炎

①实验方法。采用氨水咽部喷雾的方法建立 Wistar 大鼠的急性咽炎动物模型：固定大鼠，压舌板压住大鼠舌头以暴露咽部，将浓度为 15% 的氨水用喉头喷雾器向大鼠咽部喷雾，每次喷 3 撅，每天上下午各喷 1 次，连续喷 3 d。

将大鼠随机分为 7 组，每组 10 只，分别为模型对照组、空白对照组、草珊瑚含片组、金银花蜜炙大剂量组、金银花蜜炙小剂量组、金银花大剂量组（未炮制）、金银花小剂量组（未炮制）。按临床用药以人体质量 60 kg 为标准，参照体表面积剂量换算法计算大鼠给药剂量。草珊瑚含片组 420 mg/(kg·d)，蜜制金银花大剂量组 840 mg/(kg·d)，蜜制金银花小剂量组 420 mg/(kg·d)，金银花大剂量组 840 mg/(kg·d)，金银花小剂量组 420 mg/(kg·d)，草珊瑚含片用纯化水配成溶液，金银花水提后过滤浓缩，于造模后喷雾给药，每天上下午各 1 次，连续喷雾给药 4 d。

②检测指标与结果。动物生存状态观察：实验期间，每日观察记录各组动物外观状态及饮水情况，每日观察动物咽部情况。造模后，大鼠咽喉部位黏液分泌增多，咽部黏膜充血、肿胀呈鲜红色等现象，出现咳喘现象，频频搔抓口部，跳跃不安，大鼠精神状态欠佳、被毛失去光泽。与《中药新药治疗急性咽炎的临床研究指导原则》中本病的诊断标准近似，说明急性咽炎模型造模成功。

血常规检查：造模结束后第 1 天，各组自眼内眦取血 1 mL，检测血常规指标；给药结束后第 1 天，各

组大鼠依照上述方式采血，检测血常规指标。大鼠血常规检测结果见表 4。

表 4 大鼠血常规检测结果（×10⁹/L，$\bar{x}\pm s$，n=10）

组别	中性粒细胞	淋巴细胞
空白对照组	3.41±0.07	5.52±0.06
模型对照组	2.98±0.13①	6.85±0.06①
草珊瑚含片组	3.32±0.06②	5.49±0.09②
蜜炙金银花		
大剂量组	3.40±0.07②	5.57±0.06②
小剂量组	3.20±0.06②	6.23±0.07②
金银花		
大剂量组	3.25±0.09②	6.16±0.07②
小剂量组	3.12±0.10②	6.46±0.07②

①与空白对照组比较，t=62.82、42.10，P<0.01；②与模型对照组比较，t=-40.53～3.20，P<0.01

造模后，模型对照组与空白对照组比较，大鼠血液中性粒细胞数目明显减少（P<0.01），淋巴细胞数目明显增加（P<0.01），表明动物模型建造成功。给药 4 d 后，与造模不给药组比较，草珊瑚含片组、蜜炙金银花大剂量组、蜜炙金银花小剂量组、金银花大剂量组、金银花小剂量组中的中性粒细胞数量逐渐恢复，且各组中的淋巴细胞数量有所下降，说明蜜炙金银花、金银花和草珊瑚含片均对咽炎有一定的治疗作用。此外，蜜炙金银花大剂量组与草珊瑚含片组比较，中性粒细胞数量恢复更多（t=-2.53，P=0.0241）；而淋巴细胞降低较少（t=-2.14，P=0.0508），故蜜炙金银花比草珊瑚含片对急性咽炎的治疗作用稍好。

2.3.2 小鼠耳廓肿胀炎症

①实验方法。将大鼠随机分为 7 组，每组 12 只，分别为模型对照组、空白对照组、阿司匹林组、蜜炙金银花大剂量组、蜜炙金银花小剂量组、金银花大剂量组（未炮制）、金银花小剂量组（未炮制）。按临床用药以人体质量 60 kg 为标准，参照体表面积剂量换算法计算小鼠给药剂量。动物每天灌胃给药 1 次，连续 3 d，模型对照组和空白对照组给予等量纯化水。末次给药后 30 min，用移液枪吸取二甲苯 0.05 mL 均匀滴于小鼠右耳前、后面，左耳作为对照。2 h 后将小鼠处死，沿耳郭基线剪下两耳，用直径 9 mm 的打孔器分别在左、右耳同一部位冲下圆耳片，称质量。以左右耳片质量之差作为肿胀度并计算抑制率，比较组间差异。

抑制率(%)=(模型对照组肿胀度 − 给药组肿胀度)/模型对照组肿胀度 ×100%。

②实验结果。与空白对照组比较，模型对照组小

鼠耳部的肿胀度明显（$t=6.65$，$P<0.01$）。与模型对照组比较，蜜炙金银花组和未炮制金银花组小鼠耳部的肿胀度均显著降低（$t=9.42$，$P<0.01$），见表5。

3 讨论

表5　金银花对二甲苯所致小鼠耳廓肿胀的影响（$\bar{x} \pm s$，$n=10$）

组别	肿胀度/mg	抑制率/%
空白对照组	0.84±0.11	—
模型对照组	20.56±3.25①	—
阿司匹林组	9.86±4.36②	52
蜜炙金银花		
大剂量组	10.49±3.78②	48
小剂量组	12.20±4.58②	41
金银花		
大剂量组	12.35±3.69②	39
小剂量组	13.86±5.10②	32

①与空白对照组比较，$P<0.01$；②与模型对照组比较，$P<0.01$。

与常用的均匀设计、正交设计等比较，Box-Behnken响应面法采用多元线性和二次项模型拟合能提高实验精确度并预测最佳点。故本实验采用Box-Behnken响应面法优化蜜炙金银花炮制工艺，同时确定了炮制工艺4个主要影响因素加蜜量、炮制温度、炮制时间、闷润时间的具体参数，对于饮片炮制规范生产有一定的指导意义。

大鼠急性咽炎药效实验中，笔者将中性粒细胞和淋巴细胞作为检测指标，且已有大量实验表明这些指标对于咽炎的治疗具有参考价值。由于氨水刺激造成模型对照组大鼠免疫系统损伤而使得模型对照组中性粒细胞减少，而蜜炙金银花使其升高，降低其游走、吞噬、消化等功能，因而减弱对炎症区的浸润与吞噬作用。且经有效化学刺激产生的炎症，病理学表现为炎症细胞浸润明显，其中以淋巴细胞等为主。在炎症反应中，淋巴细胞比例增加，而蜜炙金银花可以降低全血中淋巴细胞，使炎症减轻，因此蜜炙金银花相对于普通金银花有更好的治疗急性咽炎的药理作用。

参考文献　略

星点设计－效应面法优化金银花炭炮制工艺

崔永霞　　李会　　吴明侠　　张玉蕊　　金鑫

河南中医药大学，河南郑州　450046

[摘要]目的　采用星点设计－效应面法优化金银花炭的炮制工艺。方法　以异绿原酸C和儿茶素的含量为考察指标，分烘制和炒制采用星点设计考察炮制温度和炮制时间对炮制工艺的影响，对结果进行多元线性回归和二项式拟合，用效应面法筛选最佳炮制工艺，并进行预测分析。结果　炒制的最佳炮制工艺为炒制温度230℃，炒制时间13 min；烘制的最佳炮制工艺为烘制温度172℃，烘制时间8 min。最佳工艺验证结果与二项式拟合方程预测值偏差小于3%。结论　利用星点设计－效应面法优化金银花炭炮制工艺，方法简便，预测性良好。

[关键词]金银花炭；星点设计－效应面法；炮制工艺；异绿原酸C；儿茶素

金银花炭为金银花炮制品种之一，载于《温病条辨》曰"炒黑。"《温热经纬》曰"炭。"现行炮制工艺为，取拣净的金银花，置锅内，用中火炒至表面焦褐色，喷淋清水少许，炒干，取出凉透。金银花炒炭后寒性

[基金项目]河南省高等学校重点科研项目（编号：7A360022）；河南中医药大学苗圃工程项目（编号：MP2016-17）。

[作者简介]崔永霞，硕士，副教授，研究方向：中药质量控制研究。

[通讯作者]吴明侠，博士，副教授，研究方向：中药质量控制研究，E-mail：mxwu711@163.com。

减弱，并具涩性，增强了收敛止血、固涩止泻之效，缓和药性、降低毒性。多用于血痢、崩漏等出血症状。目前部分省市收载有相关金银花药材的炮制规范，但各地对金银花炭的炒制程度要求不同且金银花炭的炮制质量评价多以外观描述为指标，使金银花炭炮制品的质量差异较大，为保证临床用药的有效、稳定，便于生产和管理，本实验拟对金银花炭的烘制工艺和炒制工艺进行优选。预试验研究发现，异绿原酸C和儿茶素的含量与炮制程度相关，故本实验以炮制温度、炮制时间为考察因素，以异绿原酸C含量和儿茶素含量为指标，考察金银花炭的炮制工艺，以完善

金银花炭的质量标准，为金银花炭"炒炭存性"提供科学的依据。

而星点设计（Cenral Composie Design，CCD）由于其精密度高、预测值接近真实值，是近年常用的设计方法。本试验引入CCD方法，结合效应面法优选金银花炭的炮制工艺，为探讨星点设计–效应面法应用于中药炮制工艺的可行性提供依据。

1 材料

金银花药材，购于张仲景大药房（产地：河南封丘，批号20160701），经河南中医药大学陈随清教授鉴定为正品金银花，各含量指标符合药典规定。超高效液相色谱仪（Agilent Technology 1290 infinity）；十万分之一电子天平（型号：YGAQ-5，梅特勒–托利多仪器（上海）有限公司），万分之一电子天平（型号：FA2004B，上海精科天美科学仪器有限公司）；异绿原酸C对照品（成都曼斯特生物科技有限公司，批号MUST-0904100）；儿茶素对照品（成都曼斯特生物科技有限公司，批号MUST-17022411），甲醇、乙腈为色谱纯，其他试剂均为分析纯，娃哈哈纯净水。

2 方法与结果

2.1 方法学考察

2.1.1 色谱条件

色谱柱ODS Hypersil C_{18} 柱（2.1 mm×150 mm，3 μm）；流动相：乙腈（A）–0.2%甲酸水（B），洗脱梯度（0~10 min，9%A；10~25 min，9%~13%A；25~30 min，13%~20%A；30~60 min，20%A），流速0.1 mL/min；检测波长254 nm，柱温30℃，进样量1 μL。见图1。

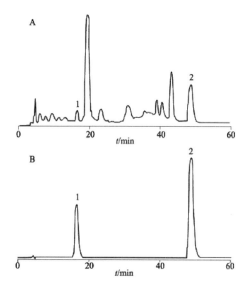

A.金银花炭(炒制)；B.混合对照品；1-儿茶素；2-异绿原酸C
图1 金银花炭(炒制)及对照品色谱图

2.1.2 对照品溶液的制备

精密称取异绿原酸C和儿茶素对照品分别为206 mg和80 mg，置10 mL量瓶中。加甲醇溶解并稀释至浓度分别为2.06 g/L和0.80 g/L的混合对照品溶液，冷藏备用。

2.1.3 供试品溶液制备

取金银花药材及其炭品粉末（过4号筛）约2g，精密称定，置具塞锥形瓶中，精密加入70%乙醇30 mL，超声处理（300W，70 Hz）45 min，称定重量，加70%乙醇补足失量，摇匀，滤过，即得。置于4℃冰箱中冷藏备用，临用时用0.22 μm微孔滤膜滤过，作为供试品溶液。

2.1.4 标准曲线的绘制

精密量取"2.1.2"项下的混合对照品溶液适量，分别按1，2，4，10，20，40的倍数稀释，制成浓度分别为2.06、1.03、0.515、0.206、0.103、0.051 5 g/L的异绿原酸C对照品溶液及浓度为0.80、0.40、0.20、0.08、0.04、0.02 g/L的儿茶素对照品溶液。按照"2.1.1"项下色谱条件分别进样1 μL，以峰面积为纵坐标，质量为横坐标，绘制标准曲线，得到异绿原酸C及儿茶素的线性回归方程分别为$Y=103$、$212X+230.17$（$r=0.999\ 4$），$Y=862.1X-754.275$（$\gamma=0.999\ 8$），线性范围分别为0.05~2.06 μg和0.02~0.80 μg。

2.1.5 精密度试验

精密吸取"2.1.2"项下对照品溶液1 μL，按照上述色谱条件连续测定6次，记录峰面积，异绿原酸C和儿茶素峰面积的RSD分别为1.04%、0.92%，表明仪器精密度良好。

2.1.6 稳定性试验

取同一样品溶液，在相同的色谱条件下，在0、2、4、8、12、24 h分别进样1 μL，记录峰面积，异绿原酸C和儿茶素含量的RSD分别为1.26%、1.19%，表明样品在24 h内稳定。

2.1.7 重复性试验

精密称取同一样品6份，按"2.1.3"项下供试品的制备方法制备，分别测定，每次进样量1 μL，记录峰面积，分别计算其含量，异绿原酸C和儿茶素含量的RSD分别为1.65%、1.38%，表明方法重复性良好。

2.1.8 加样回收率试验

取已知含量样品（烘制200℃，15 min）9份，约1 g，精密称定，精密加入适量的异绿原酸C和儿茶素对照品，按供试品的制备方法制备，依法测定，平均回收率分别为101.9%、102.2%；RSD分别为2.82%、2.11%，表明所建立的含量测定方法准确度较高。

2.2 星点设计－效应面分析

2.2.1 试验设计

炮制温度和炮制时间是影响金银花炭炮制工艺的最关键的两个因素，故本实验以炮制温度（X_1）和炮制时间（X_2）为自变量，根据预试验单因素考察结果同时外观性状符合常规炭药质量标准的要求，以及查阅相关文献，确定金银花炒制工艺温度和时间的极值点分别为160℃、280℃和5、20 min；烘制工艺温度和时间的极值点分别为160℃、240℃和5、25 min。根据中心组合试验设计原理，采用响应面法在2因素5水平上对金银花炭的炮制工艺条件进行优化。因素水平见表1和表2。采用Design Expert 8.0.6.1软件进行优化。

表1　金银花炒制因素水平表

因素水平	编码水平				
	−1.414	−1	0	1	1.414
温度（℃）/X_1	160	177.57	220	262.43	280
时间(min)/X_2	5	7.20	12.5	17.8	20

表2　金银花烘制因素水平表

因素水平	编码水平				
	−1.414	−1	0	1	1.414
温度（℃）/X_1	160	171.71	200	228.29	240
时间(min)/X_2	5	7.93	15	22.07	25

2.2.2 结果

以异绿原酸C、儿茶素含量作为考察指标，星点实验设计结果见表3和表4。

表3　炒制星点试验设计组合

编号	温度/℃	时间/min	异绿原酸C/%	儿茶素/%
1	220.00	12.5	0.28	6.73
2	220.00	5.0	0.17	8.92
3	220.00	20.0	0.38	2.03
4	220.00	12.5	0.28	6.73
5	262.43	72.0	0.34	4.75
6	280.00	12.5	0.37	1.03
7	220.00	12.5	0.28	6.73
8	177.57	72.0	0.16	7.79
9	220.00	12.5	0.28	6.73
10	160.00	12.5	0.16	4.13
11	262.43	17.8	0.44	0.88
12	177.57	17.8	0.18	9.48
13	220.00	12.5	0.28	6.73

表4　烘制星点试验设计组合

编号	温度/℃	时间/min	异绿原酸C/%	儿茶素/%
1	200.00	15.00	0.13	0.26
2	200.00	5.00	0.43	0.46
3	200.00	25.00	0.09	0.17
4	200.00	15.00	0.13	0.26
5	228.29	7.93	0.01	0.17
6	240.00	15.00	0	0
7	200.00	15.00	0.13	0.26
8	171.71	7.93	0.46	0.56
9	200.00	15.00	0.13	0.26
10	160.00	15.00	0.58	1.41
11	228.29	22.07	0	0
12	171.71	22.07	0.12	0.23
13	200.00	15.00	0.13	0.26
1	200.00	15.00	0.13	0.26

2.3 响应曲面回归分析

本实验使用的是Design export8.0.6.1软件，对实验得出的结果数据进行整合分析。分别以异绿原酸C和儿茶素为因变量，对各因素进行多元线性回归和二项式拟合以及方差分析，实验结果如下所示。

2.3.1 金银花炒制工艺的优选

异绿原酸C：

多元线性回归方程：

$Y=-0.32363+2.17136E-003A+9.82843E-003B$。

二项式拟合方程：

$Y=-0.21056+2.28247E-003A-9.72713E-003B+8.88889E-005AB-2.77778E-006A^2+2.80623E-019B^2$。

儿茶素：多元线性回归方程：

$Y=+32.48351-0.078699A-0.46846B$。

二项式拟合方程：

$Y=-41.87122+0.43350A+1.25862B-6.17778E-003AB-9.17014E-004A^2-7.22222E-003B^2$。

表5与表6分别为异绿原酸C和儿茶素模型方差分析结果，由结果可得所有因子对模型的影响均

表5　异绿原酸C模型方差分析结果

Source	Sum of Squares	df	Mean Square	F Value	P-value Prob>F
Model	0.091	5	0.018	19.18	0.0006
A–温度	0.068	1	0.068	71.23	<0.0001
B–时间	0.022	1	0.022	22.80	0.0020
AB	1.600E-003	1	1.600E-003	1.68	0.2362
A^2	1.739E-004	1	1.739E-004	0.18	0.6821
B^2	0.000	1	0.000	0.00	1.0000
Residual	6.672E-003	7	9.532E-004		
Lack of Fit	6.672E-003	3	2.224E-003		
PureError	0.000	4	0.000		
Cor Total	0.098	12			

表6　儿茶素模型方差分析结果

Source	Sumof Squares	df	Mean Square	F Value	P-value Prob>F
Model	76.55	5	15.31	5.50	0.0226
A-温度	32.10	1	32.10	11.52	0.0115
B-时间	17.77	1	17.77	6.38	0.0395
AB	7.73	1	7.73	2.77	0.1397
A2	18.95	1	18.95	6.81	0.0350
B2	0.29	1	0.29	0.10	0.7576
Residual	19.50	7	2.79		
Lack of Fit	19.50	3	6.50		
PureError	0.00	4	0.00		
Cor Total	96.05	12			

表8　儿茶素模型方差分析结果

Source	Sum of Squares	df	Mean Square	F Value	P-value Prob>F
Model	1.16	5	0.23	4.23	0.0431
A-温度	0.85	1	0.85	15.62	0.0055
B-时间	0.10	1	0.10	1.89	0.2112
AB	6.400E-003	1	6.400E-003	0.12	0.7423
A²	0.17	1	0.17	3.06	0.1239
B²	0.01	1	0.01	0.20	0.6655
Residual	0.38	7	0.05		
Lack of Fit	0.38	3	0.13		
PureError	0.00	4	0.00		
Cor Total	1.54	12			

达到显著水平且模型异绿原酸C的显著水平 $P<0.01$，儿茶素为 $P<0.05$，此时回归方差模型显著，模型拟合度高，预测性好，表明该试验方法可靠。

2.3.2 金银花炭烘制工艺的优选

异绿原酸C：

多元线性回归方程：

$Y=+1.62912-6.14407E-003A-0014687B$。

二项式拟合方程：

$Y=+5.37193-0.036394A-0.11706B+4.12500E-004AB+6.01563E-005A^2+6.62500E-004B^2$。

儿茶素：

多元线性回归方程：

$Y=+2.88261-0.011553A-0.016089B$。

二项式拟合方程：

$Y=+10.98184-0.092053A-0.032089B+2.00000E-004AB+1.93750E-004A^2-8.00000E-004B^2$。

表7与表8分别为异绿原酸C和儿茶素模型方差分析结果，由结果可得所有因子对模型的影响均达到显著水平且模型异绿原酸C的显著水平 $P<0.01$，儿茶素为 $P<0.05$，此时回归方差模型显著，模型拟合度高，预测性好，表明该试验方法可靠。

表7　异绿原酸C模型方差分析结果

Source	Sum of Squares	df	Mean Square	F Value	P-value Prob>F
Model	0.38	5	0.075	12.40	0.0023
A-温度	0.24	1	0.240	39.81	0.0004
B-时间	0.086	1	0.086	14.22	0.0070
AB	0.027	1	0.027	4.49	0.0719
A²	0.016	1	0.016	2.65	0.1473
B²	7.633E-003	1	7.633E-003	1.26	0.2991
Residual	0.042	7	6.069E-003		
Lack of Fit	0.042	3	0.014		
PureError	0.000	4	0.000		
Cor Total	0.42	...12			

2.4 效应面优化及预测性评价

根据所拟合的二项式方程，考察各影响因素对金银花炭炮制工艺的影响，用软件绘制出温度和时间对异绿原酸C和儿茶素三维空间图，可直观反映各因素间的相互作用软件处理得到的结果如图2~5。

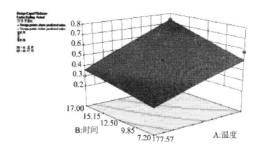

图2　炒制的绿原酸C三维空间图

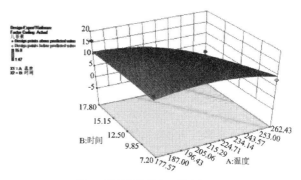

图3　炒制的儿茶素三维空间图

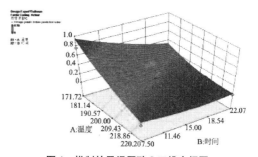

图4　烘制的异绿原酸C三维空间图

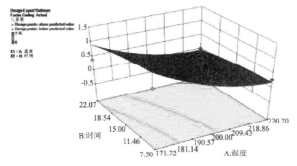

图5 烘制的儿茶素三维空间图

2.4.1 金银花炭炒制、烘制工艺预测结果

基于已建立的数学模型及对实验结果的整理和综合分析，经软件对金银花炭炮制工艺进行最优化设计，最终得到的最佳炒制工艺为：温度231.39℃；时间13.07 min。此条件处理下理论上异绿原酸C含量可达0.32%，儿茶素为5.87%。烘制最佳工艺为：温度171.72℃；时间7.93 min。此条件处理下理论上异绿原酸C含量可达0.57%，儿茶素为0.86%。考虑到炮制温度及时间的可控性，炒制最佳工艺调整为230℃；时间13 min；烘制最佳工艺调整为172℃；时间8 min。

2.4.2 金银花炭炒制、烘制工艺验证

按照优选出的金银花炭最佳炒制工艺条件：温度230℃；时间13 min，根据优化的炒制工艺，制备3批样品，验证工艺可行性。结果见表9。

表9 3批炒制样品最佳工艺验证试验

评价指标	预测值 / %	实测值 / %	偏差 / %
异绿原酸C	0.32	0.31 ± 0.03	3.01
儿茶素	5.87	5.81 ± 0.11	1.02

按照优选出的金银花炭最佳烘制工艺条件：温度172℃；时间8 min，根据优化的烘制工艺，制备3批样品，验证工艺可行性。结果见表10。

结果显示：实测值与理论值接近，偏差小于3%。证明本实验中所得到的拟合方程能够较好地预测金银花炭炒制工艺中各种因素与评价指标。

表10 3批烘制样品最佳工艺验证试验

评价指标	预测值/%	实测值/%	偏差/%
异绿原酸C	0.57	0.55 ± 0.14	1.75
儿茶素	0.86	0.85 ± 0.12	1.16

3 讨论

预实验研究发现异绿原酸C和儿茶素与金银花炭炮制程度相关，且有文献表明，儿茶素与炭药止血作用相关，异绿原酸C具有清热解毒之功效，故选择二者为金银花炭炮制工艺的优选指标，充分体现了金银花炭凉血止血的作用特点。

炮制温度和炮制时间是影响二者成分的主要因素。以炒制工艺为例，结果显示随着炮制温度的升高及炮制时间的延长，异绿原酸C含量开始逐渐上升，炮制温度达到260℃，时间达到17 min时，含量达到最高，而后又呈现快速下降趋势，其原因可能是异绿原酸类化合物结构不稳定，最初部分异绿原酸类成分转化成异绿原酸C，使异绿原酸C含量呈现上升趋势，随着炮制程度的增加，异绿原酸C结构高温条件下被破坏致使含量快速下降；儿茶素在177℃、17 min时，含量最高，其原因可能是鞣质类成分加热后部分分解转化为儿茶素，而儿茶素属于多酚类物质，受热不稳定，含量随着炮制程度加强，呈现了逐渐上升后又快速下降的趋势。二者达到极值点的温度和时间差异较大，所以星点响应面软件分析结果取两个指标在某一炮制温度和时间下相对较高含量的条件作为最佳的炮制工艺。

有文献报道金银花炭炮制采用正交设计优选工艺，而本实验采用CCD设计，用三维效应面进行优化，可直接看出最佳效应区域，可信度较好，预测值更接近真实值。与正交及均匀设计相比，此方法具有精度高、预测性好、简便等优点。该研究工艺可提高数学模型的预测性，更好地体现各因素、指标与效应值的关系。

参考文献 略

金银花和黄芩不同煎煮方式化学成分变化及抗病毒作用比较

陈 智

山东中医药大学, 济南 250355

[摘要]目的 分析银黄制剂不同煎煮方式化学成分的变化, 比较金银花和黄芩分煎与合煎体外抗病毒作用差异。方法 采用高效液相色谱法建立分析金银花和黄芩合煎与分煎化学成分变化的方法。以人喉癌上皮细胞(Hep2)作为宿主细胞, 并用呼吸道合胞病毒(RSV), 柯萨奇病毒B3、B5(COXB3、COXB5), 肠道病毒71型(EV71)4种病毒感染。用金银花和黄芩的分煎液与合煎液作为4种病毒感染细胞的治疗药物, 阳性对照药采用利巴韦林。根据细胞病变效应法(CPEF法)结合CCK-8染色法检测细胞存活率, 计算药物的治疗指数TI值。结果 金银花和黄芩不同煎煮方式对化学成分产生了较大变化, 金银花和黄芩的分煎液与合煎液均有不同程度的抗RSV、COXB3、COXB5、EV71病毒活性;其中对RSV的抑制作用最好, 金银花和黄芩的分煎液对RSV、COXB3、COXB5、EV71的治疗指数均大于其合煎液。结论 金银花和黄芩不同煎煮方式对其中成分产生的影响较大, 金银花和黄芩的分煎液对4种病毒的抑制作用均优于合煎液, 其中对RSV的抑制作用最好。

[关键词]金银花;黄芩;绿原酸;黄芩苷

病毒性疾病不仅严重危害着人类的健康, 还能引起全球性的大规模传染性疾病, 严重威胁到人类的生存。近年来对中药及中药复方的研究显示, 中药治疗体内外病毒感染性疾病疗效确切, 不良反应小, 作用靶点多, 耐药发生率低, 有独特不可替代的优势。银黄制剂是临床应用广泛的抗感染中药制剂, 主要由金银花、黄芩2味中药的有效部位组成, 其功效为清热疏风、利咽解毒等, 常用于治疗上呼吸道感染、急慢性扁桃体炎、急慢性咽炎、烧伤感染等。中药复方不同煎煮方式提取过程中, 可能发生不同反应, 如酸碱反应、结合、分解、氧化-还原及沉降、络合等理化反应, 发生溶解度的改变甚至生成新物质, 并导致单、合煎药物成分含量间的差异, 进而影响临床应用。本实验对金银花和黄芩的不同煎煮方式化学成分及抗病毒作用进行了比较, 分析金银花和黄芩合煎与分煎合并这两种煎煮方式对其中成分如黄芩苷、绿原酸、黄芩素、汉黄芩苷、芦丁、木犀草苷、木犀草素、咖啡酸产生的影响, 并采用呼吸道合胞病毒(respiratory syncytial virus, RSV)、柯萨奇病毒B3(coxsackievirus group B3, COXB3)、柯萨奇病毒B5(coxsackievirus group B5, COXB5)、肠道病毒(enterovirus 71, EV71)等4种常见病毒, 比较金银花和黄芩不同煎煮方式所得提取物抗病毒活性。

[基金项目]山东省自然科学基金项目(No.ZR2017LH070);山东省高等学校科技计划项目(No.J17KA245)。

1材料

1.1仪器

Agilent1260高效液相色谱仪(DAD检测器);RE-52A旋转蒸发仪(上海亚荣生化仪器厂)。CO_2恒温培养箱(上海力申科学仪器有限公司, HF90);旋涡混合器(金坛市金南仪器制造有限公司, XH-C);酶标仪(Molecular Device, SpectraMax M5);倒置显微镜(Olympus公司, CKX-41)。

1.2对照品与试剂

黄芩苷对照品(110715-200514)、绿原酸对照品(1125A022)、黄芩素对照品(C20M8Y31962)、汉黄芩苷对照品(P09J8F28374)、芦丁对照品(116C024)、木犀草苷对照品(612A021)、木犀草素对照品(C24M8Q36543)、咖啡酸对照品(110885-200102)均从上海源叶生物科技有限公司购买。黄芩药材购自济南建联中药店, 经山东中医药大学徐凌川教授鉴定为唇形科植物黄芩 *Scutellaria baicalensis* Georgi 的干燥根。金银花购自济南建联中药店, 经山东中医药大学徐凌川教授鉴定为忍冬科植物忍冬 *Lonicera japonica* Thunb. 的干燥花蕾或带初开的花。

胎牛血清(浙江天杭生物科技有限公司, 批号:141013);EDTA-0.25%胰酶(美国Gibco公司, 批号:1737903);细胞培养液(美国Gibco公司, 批号:8117237)含有10%胎牛血清及100U/mL青霉素、链霉素，其滤过除菌后分装，并置4℃冰箱备用；CCK-8（上海碧云天生物技术有限公司，编号：C0039）；乙醇、二甲亚砜等化学试剂均为分析纯。

1.3 病毒种及实验细胞

RSV、EV71、COXB3、COXB5、人喉癌上皮细胞（cells contain human papilloma virus, Hep2）均由山东省医学科学院基础医学研究所提供，并由山东中医药大学实验室保存。

2 方法与结果

2.1 不同煎煮方式化学成分变化

2.1.1 供试品制备

2.1.1.1 对照品溶液

精密称取黄芩苷等8种对照品适量，加甲醇制成每毫升含黄芩苷、绿原酸、黄芩素、汉黄芩苷、芦丁、木犀草苷、木犀草素、咖啡酸各0.402、0.58、0.416、0.204、0.412、0.368、0.328、0.348 mg的对照品溶液。

2.1.1.2 混合对照品液

分别精密量取黄芩苷、绿原酸、黄芩素、汉黄芩苷、木犀草苷、木犀草素、咖啡酸对照1.1.2品溶液1 mL和芦丁对照品溶液0.5 mL至10 mL容量瓶中，用甲醇定容至刻度，摇晃均匀，即得混合对照品溶液。

2.1.1.3 金银花和黄芩合煎液

将金银花和黄芩饮片在50~60 t条件下烘干，用多功能粉碎机粉碎，过60目筛，称取金银花和黄芩粉末各10 g，混合均匀，置于1000 mL的圆底烧瓶内，加入10倍量的水回流提取，提取2 h，放冷，将液体倒出，液体用离心机离心，3000 r/min离心15 min，离心后去掉滤渣，得到滤液，将滤液用旋转蒸发仪浓缩，浓缩液放冷后定容至100 mL容量瓶中，即得金银花和黄芩合煎液。

2.1.1.4 金银花和黄芩分煎液

将金银花和黄芩饮片在50℃~60℃条件下烘干，用多功能粉碎机粉碎，过60目筛，称取金银花和黄芩粉末各10 g，分别置于500 mL的圆底烧瓶内，加入10倍量的水回流提取，提取2 h，放冷，将液体倒出，液体用离心机离心，3000 r/min离心15 min，离心后去掉滤渣，得到滤液，将滤液用旋转蒸发仪浓缩，放冷后将浓缩液合并定容至100 mL容量瓶中，即得金银花和黄芩分煎液。

2.1.2 色谱条件

采用 Diamonsil C$_{18}$(250 mm × 4.6 mm，5 μm) 色谱柱；进样量10 μm；检测波长318 nm；流动相A为乙腈，B为0.1%磷酸，使用梯度洗脱的方式，流速为1 mL/min，流动相梯度洗脱比例见表1。

表1 流动相梯度洗脱比例

进样时间（min）	A(%)	B(%)
0	9.0	91.0
20	11.0	89.0
22	17.0	83.0
52	21.5	78.5
62	22.5	77.5
90	23.0	77.0
120	40.0	60.0

2.1.3 系统适应性实验

分别精密吸取金银花黄芩合煎液、分煎合并液以及混合标准品溶液各10 μL，注入高效液相色谱，按"1.2"项下色谱条件测定，结果见图1-2。各指标成分色谱峰分离度好，系统适应性结果符合含量测定要求。

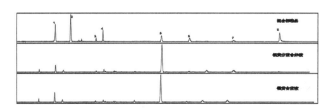

图1 混合标准品与金银花和黄芩合煎液、金银花和黄芩分煎液色谱图

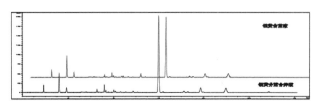

图2 金银花和黄芩合煎液、金银花和黄芩分煎液色谱图

2.1.4 线性关系考察

分别精密量取"1.1.2"项下混合对照品溶液1 mL至5、10、25、50 mL的容量瓶中，用甲醇定容至刻度，摇晃均匀，得到不同浓度的对照品溶液，依次进样。记录各色谱峰的峰面积。以峰面积的平均值 Y 对浓度 X(mg/mL) 进行线性回归计算，求出回归方程，结果见表2。

表2　8种对照品线性关系

成分	线性方程	相关系数	浓度 (mg/mL)
黄芩苷	$Y=1\times10^7X-24\,223$	0.9999	0.00804~0.402
绿原酸	$Y=2\times10^7X-144\,386$	0.9995	0.01160~0.580
黄芩素	$Y=2\times10^7X+12\,514$	1	0.00832~0.416
汉黄芩苷	$Y=5\times10^6X-9\,530.6$	0.9999	0.00408~0.204
芦丁	$Y=5\times10^6X-9\,896.2$	0.9999	0.00824~0.412
木犀草苷	$Y=9\times10^6X-1\,197.1$	0.9999	0.07360~0.368
木犀草素	$Y=1\times10^7X-49\,837$	0.9995	0.00656~0.328
咖啡酸	$Y=3\times10^7X+137\,555$	0.9994	0.00696~0.348

2.1.5 方法学考察

结果表明，仪器精密度良好，实验方法重复性良好，供试品液中各待测成分在12 h内稳定性良好，加样回收率符合要求。

2.1.6 样品含量测定精密吸取"1.1.3""1.1.4"项下金银花和黄芩合煎液与金银花和黄芩分煎液各10 μL，按"1.2"项下色谱条件分别进样测定，计算其含量，结果见表3。

表3　金银花和黄芩合煎液与金银花和黄芩分煎液中各成分含量比较 (mg/g)

供试品	黄芩苷	绿原酸	黄芩素	汉黄芩苷	芦丁	木犀草苷	木犀草素	咖啡酸
合煎液	47.42	7.200	0.2263	10.84	2.570	1.795	5.889	0.5611
分煎液	58.35	6.309	0.9801	12.98	2.842	3.818	6.543	0.0581

通过实验发现金银花和黄芩煎煮方式的不同会对其中成分产生较大影响，合煎液中绿原酸和咖啡酸的含量较大；金银花和黄芩分煎液中黄芩苷、黄芩素、汉黄芩苷、芦丁、木犀草苷、木犀草素的含量较大。其中不同的煎煮方式对咖啡酸造成的影响最大：金银花和黄芩合煎液中咖啡酸的含量为0.5611 mg/g，而金银花和黄芩分煎液中咖啡酸的含量为0.0581 mg/g。

2.2 不同煎煮方式抗病毒作用比较

2.2.1 供试品制备

分别称取0.05 g金银花和黄芩分煎与合煎的干浸膏，加入二甲亚砜（DMSO）120 μL、2%细胞维持液（FBS）3 mL，旋涡震荡溶解，过0.22 μm的微孔滤膜至2 mL Ep管中，即得到金银花和黄芩分煎与合煎的供试品。

2.2.2 病毒毒力的测定

2.2.2.1 96孔板内单层细胞的制备

将细胞培养瓶内的Hep2细胞用PBS冲洗1~2次，再用胰酶消化2 min，加入适量细胞培养液，以每孔100 μL细胞个数为10^4个接种于96孔板中，并置37℃、5%CO_2培养箱中培养，24 h后使用。

2.2.2.2 四种病毒的毒力

从培养箱中取出生长成孔内单层细胞的96孔板，弃去96孔板中的培养液，用PBS冲洗1~2次，依次加入100 μL病毒液（用2%维持液作10倍比系列稀释），每个浓度重复4个孔；同时设细胞对照组、空白对照组。将加入病毒的96孔板置37℃、5%CO_2病毒培养箱中培养，在倒置显微镜下观察

96孔板内细胞病变情况，待细胞出现90%以上的病变时终止培养。将96孔板中的病毒液弃去，用PBS冲洗1~2次，每孔加100 μL CCK-8染色剂染色，置37℃、5%CO_2病毒培养箱中培养40 min，用酶标仪在450 nm的波长处测定吸光度OD值。根据Reed-Muench公式，计算出病毒液的半数感染浓度（$TCID_{50}$）。

细胞存活率（%）=（病变孔OD值-空白孔OD值）/（细胞对照孔OD值-空白孔OD值）×100%（1）

细胞病变率=1-细胞存活率　　　　（2）

细胞比距 =（高于50%存活率 -50%）/（高于50%存活率 - 低于50%存活率）×100%　　（3）

$TCID_{50}$=Antilg（Ig高于50%CPE百分率病毒稀释度+比距 × 稀释因子对数）　　（4）

2.2.2.3 药物对细胞毒性的测定

从培养箱中取出生长成孔内单层细胞的96孔板，弃去96孔板中的培养液，用PS冲洗1~2次，取供试品药物，用2%维持液按2倍比稀释，稀释10个浓度梯度，每孔100 μL依次接种于96孔板中，每浓度重复4个孔；并设细胞对照组和空白对照组，置37℃、5%CO_2病毒培养箱中培养。在倒置2.2.3显微镜下观察96孔板内细胞病变情况，细胞出现90%以上的病变时终止培养，弃去药液，用PBS冲洗1~2次，每孔加100 μLCCK-8染色剂染色，置37℃、5%CO_2病毒培养箱中培养40 min，用酶标仪在450 nm波长处测定吸光度OD值。应用Reed-Muench公式，计算药物半数中毒浓度TC_{50}和最大无毒浓度TCO。见表4。

表4　4种病毒的TCID$_{50}$（$\bar{x} \pm s$）

项目	RSV	COXB3	COXB5	EV71
TCID$_{50}$	$10^{5.36} \pm 10^{-6.48}$	$10^{4.24} \pm 10^{-5.77}$	$10^{4.52} \pm 10^{-5.33}$	$10^{-4.42} \pm 10^{-5.69}$

$$TC_{50}=[Antilog（高于50\%CPE百分率药物稀释度值 + 比距）]\times C（注：C为第一孔的药物终浓度）\quad（5）$$

2.2.2.4 供试品药物体外抗病毒实验

从培养箱中取出生长成孔内单层细胞的96孔板，弃去96孔板中的培养液，用PBS冲洗1~2次，将供试品药物从最大无毒浓度起，用2%维持液按2倍比稀释10个浓度梯度，每孔100μL依次接种于96孔板中，每浓度重复4个孔，每孔再加入稀释了1000倍TCID50的病毒液100μL，以此作为药物组。同时设空白对照组（无细胞，药液、病毒液各100μL）、细胞对照组（2%维持液200μL）、病毒对照组（维持液、病毒液各100μL）、阳性对照组（利巴韦林、病毒液各100μL），置37℃、5%CO$_2$培养箱中培养。在倒置显微镜下观察96孔板内细胞病变情况，当细胞出现90%以上的病变时终止培养，弃去药液，用PBS冲洗1~2次，每孔加100μLCCK-8染色剂染色，置37℃、5%CO$_2$病毒培养箱中培养40min，用酶标仪设450 nm波长处测定吸光度OD值。应用Reed-Muench公式，计算出药物的半数有效浓度（EC$_{50}$）、治疗指数（TI）。见表5-表6。

表5　待测药物的细胞毒作用TC$_{50}$

项目	金银花	黄芩	合煎液	分煎液	利巴韦林
TC$_{50}$	$2^{-2.47}\times C$	$2^{-4.44}\times C$	$2^{-3.82}\times C$	$2^{-3.78}\times C$	$2^{-2.73}\times C$

表6　待测药物的治疗指数TI值

药物	RSV	COXB3	COXB5	EV71
合煎液	30.48	4.76	4.53	4.50
分煎液	37.27	16.45	18.64	18.64
利巴韦林	9.65	17.51	19.29	–

$$EC_{50}=[Antilog（高于50\%CPE百分率病毒稀释度的值 - 比距）]\times C \quad（6）$$

$$治疗指数（TI）=半数毒性浓度（TC_{50}）/半数有效浓度（EC_{50}）\quad（7）$$

由实验结果可知，金银花和黄芩的分煎液与合煎液对RSV、COXB3、COXB5、EV71这4种病毒均有不同程度的抑制作用，且分煎液均优于合煎液；其中对RSV的抑制作用最好，并优于利巴韦林，分煎液与合煎液对RSV的治疗指数TI值分别为37.27、30.48，利巴韦林对RSV的治疗指数TI为9.65；分煎液对这3种病毒的治疗指数分别为16.45、18.64、18.64，合煎液对COXB3、COXB5、EV71的治疗指数分别为4.76、4.53、4.5，其阳性对照药利巴韦林对COXB3、COXB5的抑制作用优于分煎液与合煎液，其治疗指数TI值分别为17.51、19.29，但对EV71无抑制作用，见图3。

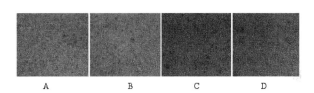

注：a.细胞对照；b.银黄合煎液（2.0 mg/mL）；c.银黄分煎合并液（2.0 mg/mL）；d.利巴韦林（25 mg/mL）

图3　细胞毒性（100×）

3 讨论

通过本实验发现，不同煎煮方式对银黄复方不同煎煮方式制备的样品，无论是化学成分还是抗病毒作用都会产生较大的影响，这对银黄复方制剂的临床应用具有较大指导意义。据文献报道，金银花中含有绿原酸、咖啡酸、木犀草素、木犀草苷等酚酸类、黄酮类化合物成分，为其产生药效作用的主要物质，黄芩中主要的活性成分为黄芩苷、黄芩素、汉黄芩苷、汉黄芩素等黄酮类化合物及多糖类成分。

通过研究发现，银黄不同煎煮方式所得提取物中绿原酸、黄芩苷、黄芩素等有效成分含量差异较大，这也可能是造成抗病毒活性差异的原因之一。另外，中药复方制剂成分复杂，不同成分均有不同程度的药物活性，且不同成分之间会有协同作用或拮抗作用，其原因还有待进一步研究。

参考文献　略

金银花连翘配伍前后8种有效成分变化研究

李 莉　　李 伟　　王 冰　　孙艳涛

辽宁中医药大学, 辽宁大连　116600

[摘要] **目的** 测定金银花连翘配伍前后8种有效成分的含量变化, 为连翘金银花药对有效成分未来的相关研究提供参考。**方法** 利用高效液相色谱法测定金银花连翘药对提取液中有效成分含量, 以芦丁和绿原酸、獐牙菜苦苷、獐牙菜苷、连翘脂苷A、木犀草苷、连翘苷和槲皮素作为评价指标。采用乙醇超声法和水回流法提取连翘金银花药对的有效成分, 并用标准曲线法测定有效成分的含量在配伍前后的变化。**结果** 研究后发现金银花和连翘药对配伍前后有效成分的含量变化为: 配伍后的有效成分含量明显高于配伍前。**结论** 该实验的结论为金银花和连翘药对配伍增效的研究提供了参考依据。

[关键词] 金银花; 连翘; 含量测定

金银花为忍冬科植物忍冬(*Lonicera japonica* Thunb.)的干燥花蕾或带初开的花, 在我国分布甚广, 北起辽宁, 西至陕西, 南达湖南, 西南至云南、贵州, 资源为丰富。其味甘, 性寒, 具有清热解毒、疏散风热之功效, 是中医临床上清热解毒的首选药物。连翘(*Forsythiasu spensa Fructus* Forsythiae)为连翘属落叶灌木。其干燥果实药性平, 味甘、苦, 具有清热解毒消肿散结、利尿排石的功效, 为常用的清热解毒中药。对于金银花、连翘有效成分关于含量测定的文献很多, 但对金银花连翘药对中有效成分在配伍前后含量变化的研究的文献较少, 所以本实验以计算机检索、手工追溯检索等手段相结合, 充分利用CA、BP、CNKI数字图书馆全文数据库、中文生物医学期刊文献数据库、互联网等工具书、数据库, 广泛查阅有关药对配伍以及两个单味药材的化学成分、药理作用以及临床应用、现代制剂等资料, 对药对配伍以及金银花、连翘药材研究概况进行科学分析。经查阅文献及综述可知, 冯文宇等曾对金银花成分提取做过研究, 金银花和连翘中主要含有有机酸、挥发油和黄酮类物质等, 还含有环烯醚萜苷、裂环马线素、獐牙茶苷、麻线素、麻线酸、新环烯醚萜苷等。经查阅文献和论文, 采用高效液相法建立快速、科学、稳定的连翘苷、绿原酸和咖啡酸含量测定方法, 并测定金银花、连翘药材以及药对配伍中连翘苷、绿原酸和咖啡酸等指标成分含量, 评价配伍对有效成分连翘苷、绿原酸和咖啡酸含量的影响, 此外, 张元元等曾对高效液相色谱法测定连翘中连翘酯苷的含量做过关于的研究, 实验中所涉及到的研究方法, 对于本实验同样适用。本实验采用水提、醇提、超声等不同提取方法提取金银花连翘药对中的绿原酸、芦丁、槲皮素、连翘苷、连翘酯苷A、木犀草苷、獐牙菜苷、獐牙菜苦苷, 旨在为金银花和连翘药对的用药价值的确认及资源开发提供相关依据。

1仪器与试药

1.1仪器

岛津高效液相色谱仪(配置二元梯度泵, 在线脱气机, SPD-10AVP紫外检测器); 依利特BetasilC18(4.6mm×250mm, 5μm)色谱柱; 25μL微量进样器(上海高鸽工贸有限公司); 中药粉碎机(瑞安市永利制药机械有限公司); 循环水式抽滤机(配有抽滤瓶, 布氏漏斗, 郑州长城科工贸有限公司); 分析天平(余姚纪铭称重检验设备有限公司)。

1.2试药

金银花、连翘(购于百姓大药房, 经药学院鉴定教研室翟延君教授鉴定为正品); 甲醇(天津市富宇精细化工有限公司, 分析纯); 乙腈(天津市大茂化学试剂厂, 色谱纯); 娃哈哈纯净水; 连翘苷、獐牙菜苦苷、獐牙菜苷、连翘脂苷、槲皮素和木犀草苷对照品(北京方程科技有限公式, 批号分别为LQ001-20110511、002-130427、009-131225、LQ002-20110517、081-9903、047-8874, 纯度均大于97%); 芦丁、绿原酸(中国药品生物制品检定所, 批号10080-200707、10753-200413, 纯度均大于98%)。

[基金项目] 辽宁省教育厅科学研究项目(L201607)。

[作者简介] 李莉(1963-), 女, 辽宁沈阳人, 副教授, 研究方向: 药物制剂新技术新方法研究。

[通讯作者] 孙艳涛(1977-), 男, 副教授, 博士, 研究方向: 体内药物分析研究。

2方法与结果

2.1 对照品溶液的制备

分别取绿原酸、獐牙菜苦苷、獐牙菜苷、连翘脂苷A、芦丁、木犀草苷、连翘苷和槲皮素对照品适量，加甲醇稀释浓度分别为0.975、0.35、1.175、0.4725、0.027、0.4875、0.28 和 0.37mg/mL 的溶液。

2.2 供试品溶液的制备

超声提取法（乙醇）：取2 g金银花粉末、2 g连翘粉以及2 g金银花粉+2 g银翘的混合粉，将3种粉末分别置于具塞锥形瓶中，再加入50 mL的70%乙醇，摇匀，超声30 min，在抽滤过微孔滤膜，将滤液放入PU管中，标记好。

回流提取法：2 g金银花粉，2 g连翘粉，2 g金银花+2 g连翘的混合粉放入100 mL圆底烧瓶中，加入50 mL水，回流提取30 min，冷却后抽滤，得滤液过微孔滤膜后得。

2.3 色谱条件

依利特BetasilC18（4.6 mm×200 mm，5 μm）色谱柱；检测波长：350 nm；柱温为室温；进样量：10 μL。流动相：乙腈为流动相A，水为流动相B，表1为梯度洗脱时间浓度表。流速1.0 mL/min。

2.4 标准曲线的绘制

分别精密吸取对照品溶液4、8、12、16、20 μL

表1　梯度洗脱程序表

时间(min)	A(%)	B(%)
0	5	95
20	15	85
30	20	80
45	25	75
55	30	70
60	40	60

表2　标准曲线和线性范围

指标成分	回归方程	r	线性范围(ng)
绿原酸	$Y=33\,196X+2\,000\,000$	0.999 5	3.90~19.50
獐牙菜苦苷	$Y=21\,395X+50\,564$	0.999 5	1.40~7.00
獐牙菜苷	$Y=1565X+34\,807$	0.999 5	4.70~23.50
连翘脂苷A	$Y=10\,889X+2\,000\,000$	0.999 6	1.89~9.45
芦丁	$Y=79\,624X+28\,697$	0.999 5	0.11~0.54
木犀草苷	$Y=5756X+34\,985$	0.999 5	1.95~9.75
连翘苷	$Y=3174X+1170$	0.999 5	1.12~5.60
槲皮素	$Y=37\,299X-15\,630$	0.999 5	1.48~7.40

注：X为含量，Y为色谱峰面积

注入高效液相色谱仪，根据色谱峰面积和进样量绘制标准曲线，结果见表2。

2.5 样品的测定

取不同提取方法的金银花、连翘及金银花连翘药对提取物，在相应色谱条件下，注入高效液相色谱仪，根据各成分色谱峰面积以及线性方程，得到各成分在提取物中的含量，结果见表3、图1。

表3　不同提取方法溶液中各成分的含量结果(μg, n=3)

样品	绿原酸	獐牙菜苦苷	獐牙菜苷	连翘脂苷A	芦丁	木犀草苷	连翘苷	槲皮素
2g 金银花(超声)	55.65	2.151	29.54	0	4.776	6.823	0	1.916
2g 连翘(超声)	0	0	0	31.41	0.852	0	3.955	2.259
2g 金银花＋连翘(超声)	90.16	2.987	31.89	36.83	4.228	11.220	5.618	5.394
2g 金银花(回流)	77.74	2.539	9.546	0	0.782	3.583	0	1.853
2g 连翘(回流)	0	0	0	12.48	0	0	3.731	1.636
2g 金银花＋连翘(回流)	111.99	3.743	10.41	45.85	1.822	8.723	3.850	2.677

3分析讨论

由图可知，(A)(B)(C)(D)(E)(F)(G) 分别为对照品、金银花超声、连翘超声、金银花加连翘超声、金银花回流、连翘回流、金银花加连翘回流液相色谱图，1、2、3、4、5、6、7、8分别为绿原酸、獐牙菜苦苷、獐牙菜苷、连翘脂苷A、芦丁、木犀草苷、连翘苷和槲皮素，供试品色谱峰达到了较好的分离，而且有连翘脂素和芦丁对照品对照，因此可以确定图谱中该成分的峰的专属性并对该峰进行精确的含量测定。

由表3可以看出，乙醇超声提取和水回流提取两种方法结果相同，都能表现出金银花连翘的有效成

分含量变化都是配伍后大于配伍前。

4结论

通过金银花连翘有效成分在配伍前后含量变化的研究，可知：乙醇超声法和水回流法，提取方法不同实验结果相同。绿原酸、连翘苷、獐牙菜苦苷在配伍后含量明显增加，其他几个有效成分增加效果不大。本文对金银花、连翘配伍前后的化学成分进行比较，用实验数据对配伍规律进行总结，认为通过药对来研究复方的配伍规律是切实可行的。金银花、连翘作为常见的中药药对配伍，无论在众多的汤剂处方中，还是在现代制剂中，都有着其广泛的应用。本实

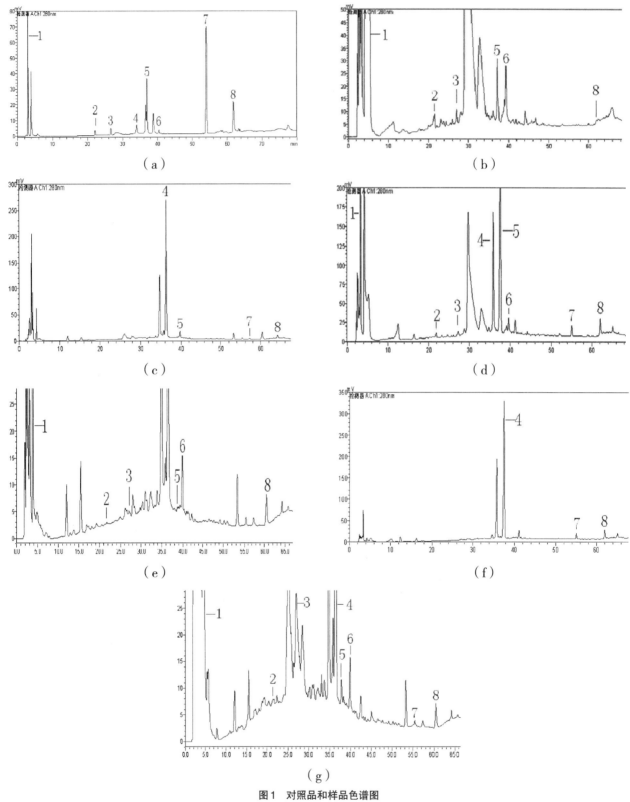

图1 对照品和样品色谱图

验利用超声提取和回流提取连翘金银花不仅提取率高，且超声提取仪器价格便宜，具有操作方便快捷等优点。

参考文献 略

黄芩、金银花免煎颗粒与中药饮片不同剂型的对比研究

李燕　　吴皓东

新疆医科大学附属中医医院药学部，新疆乌鲁木齐　830000

[摘要]目的 比较和研究黄芩、金银花的免煎颗粒与饮片之间的质量差异。方法 ①采用薄层色谱法，对黄芩的研究，以黄芩药材及其免煎颗粒作为供试品，以黄芩苷为对照品，以甲苯－乙酸乙酯－甲醇－甲酸（10:3:1:2）为展开剂；对金银花的研究，以金银花及其免煎颗粒作为供试品，以绿原酸为对照品，以乙酸乙酯－甲醇－水（7:2.5:2.5）为展开剂，建立药材及其免煎颗粒的定性鉴别方法。②采用高效液相色谱法，对黄芩的研究，以黄芩药材及其免煎颗粒作为供试品，以黄芩苷为对照品，以甲醇－水－磷酸溶液（47:53:0.2）为流动相，检测波长280 nm，柱温为35℃，流速为1.0 mL/min；对金银花的研究，以金银花及其免煎颗粒作为供试品，以绿原酸为对照品，以乙腈－0.4%磷酸溶液（13:87）为流动相，检测波长为327 nm，建立药材及其免煎颗粒的含量测定方法。结果 在薄层色谱中，金银花及其免煎剂与供试品在相同位置处显相同颜色斑点，黄芩及其免煎剂与供试品在相同位置处显相同颜色斑点。在液相色谱中，药典规定的液相色谱法均能测定出黄芩与金银花及其免煎剂中指标性成分的含量。结论 薄层鉴别重现性好，可用于黄芩、金银花及其免煎剂的定性鉴别。液相测定的药材及其免煎剂符合《中华人民共和国药典》项下的含量要求，差异较小。

[关键词]免煎颗粒；中药饮片；薄层鉴别；含量测定

随着社会的发展，科学的不断进步，中药免煎颗粒剂作为一种新剂型面向广大患者，近年来迅速发展并已经在临床实践中应用。中药饮片水煎剂作为中医临床用药的传统剂型，疗效确切，但其存在需要手工调配，剂量不够精确，携带和煎煮不便等缺点。中药免煎颗粒剂具有不必煎煮、直接冲服的优势，适应当今快节奏的社会生活，是对传统中药饮片的一次重要革新。但其能否在临床上替代中药饮片，其疗效如何，目前仍是值得探讨的问题。我们认为应该从质量标准、药效学和临床疗效等方面进行全面评价，以判断其质量。关于中药饮片及其免煎剂对比研究报道尚不多见。本文选择常用中药黄芩、金银花，通过测定其免煎颗粒、饮片不同剂型主要有效成分含量，来对比判断两者质量的差异。

1仪器与试药

1.1 药材

黄芩免煎颗粒由江阴天江药业有限公司提供，批号分别为1605122、1607010；金银花免煎颗粒由江阴天江药业有限公司提供，批号分别为1603108、1603107；中药饮片黄芩（*Scutellaria Baicalensis Georgi.*）由新疆玖元堂中药饮片有限责任公司提

[基金项目]新疆医科大学附属中医医院院级课题（ZYY201515）。

[作者简介]李燕（1979- ），女，主管中药师。E-mail：15065615@qq.com。

[通讯作者]吴皓东（1979- ），男，主管中药师，研究方向为医院药学。E-mail：22934065@qq.com。

供，批号分别为160216、160220；金银花（*Lonicera japonica* Thunb.）由新疆玖元堂中药饮片有限责任公司提供，批号分别为160112、160118；绿原酸对照品由中国食品药品检定研究院提供，批号为110753~200413；黄芩苷对照品由中国食品药品检定研究院提供，批号为110715~201016。

1.2试剂

甲醇及乙腈为色谱纯；甲醇、丙酮、乙醇、正丁醇、醋酸、三氯甲烷、甲苯、乙酸乙酯、甲酸均为分析纯。

1.3仪器

Alliance2695高效液相色谱仪；2996紫外检测器；Empower数据采集系统（美国waters公司）；DirectQTM5超纯水仪（Millipore）；AG-135电子天平0.01mg（瑞士）；TAL204电子天平0.1mg（梅特勒托利多仪器有限公司）；电子天平秤（SI234，丹佛仪器有限公司）；超声清洗器（SK250LHC，上海科导超声仪器有限公司）；电动离心机（XYJ80-1，金坛市医疗仪器）；展缸；移液管；硅胶G薄层板（青岛海洋化工厂分厂）。

2薄层色谱鉴别

2.1黄芩薄层色谱鉴别参照文献中的方法进行

2.1.1供试品溶液的制备

分别称取黄芩药材粉末（过三号筛）和黄芩免煎颗粒各1 g，加乙酸乙酯－甲醇（3:1）的混合溶液30 mL，加热回流30 min，滤过，滤液蒸干，残渣加甲醇5 mL，溶解，取上清液作为供试品溶液。

2.1.2 对照品溶液的制备

分别精密称取黄芩苷，溶解于10 mL甲醇中，制成每1 mL分别含1 mg的混合溶液，作为对照品溶液。

2.1.3 色谱条件

吸取上述供试品溶液及对照品溶液，点于同一聚酰胺薄膜上，以甲苯–乙酸乙酯–甲醇–甲酸（10:3:1:2）为展开剂，预饱和30 min，展开，取出，晾干，置紫外光灯（365 nm）下检视。供试品色谱中，在与对照药材色谱和对照品色谱相应的位置上，显相同颜色的斑点或荧光斑点。见图1。

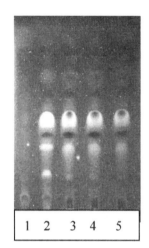

1.黄芩苷对照品
2.黄芩药材 160216
3.黄芩药材 160220
4.黄芩颗粒 1605122
5.黄芩颗粒 1607010

图1 黄芩薄层色谱鉴别

2.2 金银花薄层色谱鉴别参照文献中的方法进行

2.2.1 供试品溶液的制备

分别称取金银花药材粉末（过三号筛）和免煎颗粒各0.2 g，置具塞锥形瓶中，精密加甲醇5 mL，密塞，放置12 h，摇匀，滤过，取滤液，作为供试品溶液。

2.2.2 对照品溶液的制备

精密称取绿原酸5 mg，溶解于5 mL甲醇中，作为对照品溶液。

2.2.3 色谱条件

吸取上述供试品溶液及对照品溶液，点于同一硅胶H薄层板上，以乙酸乙酯–甲醇–水（7:2.5:2.5）的上层溶液为展开剂，展开，取出，晾干，置紫外光灯（365 nm）下检视。供试品色谱中，在与对照药材色谱和对照品色谱相应的位置上，显相同颜色的荧光斑点。见图2。

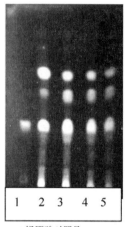

1.绿原酸对照品
2.金银花药材 160112
3.金银花药材 160118
4.金银花颗粒 1603108
5.金银花颗粒 1603107

图2 金银花薄层色谱鉴别

3 黄芩免煎颗粒与中药饮片中黄芩苷的测定

3.1 色谱条件

色谱柱：Symmetry Shield Rp–18（150 mm×3.9 mm，5 μm）。流动相：甲醇–水–磷酸（47:53:0.2）。检测波长：280 nm。流速：1.0 mL/min。柱温：30℃。进样量：10 μL。

3.2 系统适用性试验

理论板数以黄芩苷色谱峰计算应不少于2500，分离度R>1.5，拖尾因子T为0.95~1.05，符合2015年版《中国药典》的规定。

3.3 对照品贮备液的制备

取黄芩苷对照品适量，精密称定，加甲醇制成每1 mL含60 μg的溶液，即得。

3.4 供试品溶液的制备

分别取黄芩粉末（过三号筛）和免煎颗粒约0.3 g，精密称定，置具塞锥形瓶中，精密加入70 %乙醇溶液40 mL，加热回流3 h，放冷，摇匀，滤过，滤液置100 mL量瓶中，用少量70 %乙醇分次洗涤容器和残渣，洗液滤入同一量瓶中，加70 %乙醇至刻度，摇匀。精密量取1 mL，移至10 mL量瓶中，加甲醇至刻度，摇匀，滤过，取续滤液，即得。

3.5 色谱图比较

取对照品贮备液和供试品溶液各适量，按"3.1"项下色谱条件进样测定。结果：供试品溶液中，在与黄芩苷对照品相应位置处有相同的色谱峰出现，并与其他色谱峰有较好的分离度，黄芩药材与免煎颗粒基本一致。色谱见图3。

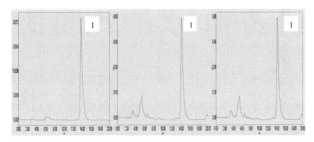

注：A.对照品 B.药材供试品 C.免煎颗粒供试品 1.黄芩苷（t/min）

图3 黄芩中黄芩苷的色谱图

3.6 样品测定

各取2个批号的黄芩药材（160216、160220）和黄芩免煎颗粒（1605122、1607010），分别按"3.4"方法制得供试品溶液，分别精密吸取对照品溶液与供试品溶液10 μL，注入高效液相色谱仪，依上述色谱条件测定，计算含量，测定样品中黄芩苷的含量，结果见表1。

表1 黄芩药材和黄芩免煎颗粒样品含量测定结果

批号	含量（mg/g）	RSD（%）
160216	110.2	1.3
160220	109.7	1.1
1605122	90.9	1.3
1607010	93.1	1.6

4 金银花免煎颗粒与中药饮片中绿原酸苷的测定

4.1 色谱条件

色谱柱：Symmetry Shield Rp-18（150 mm×3.9 mm，5 μm）。流动相：乙腈-0.4%磷酸溶液（13：87）。检测波长：327 nm。流速：1 mL/min。柱温：30℃。进样量：10 μL。

4.2 系统适用性试验

理论板数以黄芩苷色谱峰计算应不少于1000，分离度R>1.5，拖尾因子T为0.95~1.05，符合2015年版《中国药典》的规定。

4.3 对照品贮备液的制备

取绿原酸对照品适量，精密称定，加50%甲醇制成每1 mL含40 μg的溶液，即得。

4.4 供试品溶液的制备

取金银花药材粉末（过四号筛）和金银花免煎颗粒约0.5 g，精密称定，置具塞锥形瓶中，精密加入50%甲醇50 mL，密塞，称定重量，超声处理30 min，放冷，再称定重量，用50%甲醇补足减失的重量，摇匀，滤过，取续滤液，精密量取，即得。

4.5 色谱图比较

取对照品贮备液和供试品溶液各适量，按"4.1"项下色谱条件进样测定。结果：供试品溶液中，在

与绿原酸对照品相应位置处有相同的色谱峰出现，并与其他色谱峰有较好的分离度，绿原酸药材与免煎颗粒有一些差异，含量差异较小。色谱见图4。

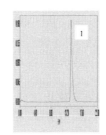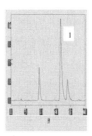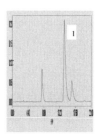

注：A.对照品 B.供试品 C.免煎剂 1.绿原酸（t/min）

图4 金银花中绿原酸苷的色谱图

4.6 样品测定

各取2个批号的金银花药材（160112、160118）和金银花免煎颗粒（1603108、1603107），分别按"4.4"方法制得供试品溶液，分别精密吸取对照品溶液与供试品溶液10 μL，注入高效液相色谱仪，依上述色谱条件测定，计算含量，测定样品中绿原酸的含量。结果见表2。

表2 金银花药材和金银花免煎颗粒样品含量测定结果

批号	含量（mg/g）	RSD（%）
160112	20.1	0.9
160118	22.3	0.8
1603108	16.5	1.5
1603107	15.9	1.7

5 讨论

根据2015版《中国药典》的薄层鉴别方法，本研究发现：在相同的比移值处，供试液和对照液色谱呈现的斑点清晰，分离度较好。故本法简便、快速、准确度高、重复性好，可用于药材的质量控制，对比较金银花、黄芩两种药物的原药材饮片和免煎颗粒的薄层色谱的差异具有参考价值。本试验从黄芩与金银花主要成分含量的差异这一角度来比较中药免煎颗粒与原药材饮片的质量差异，结果发现：以黄芩苷和绿原酸为评价指标，黄芩与金银花的免煎颗粒与其饮片的质量差异较小。中药饮片及其制剂质量的优劣，不能仅凭一种或一类的化学成分含量的多少来判断，因此在今后的科学研究中应借鉴中药化学研究的成果，正确选择专属性强、能较为全面评价中药材质量的化学标准成分。

参考文献 略

基于均匀设计的复方金银花中药漱口水有效组分的配伍研究

许晓虎¹ 　　陈璇² 　　梁悦娥³ 　　戴杏竹³ 　　李转玲³ 　　赵望泓³

1. 深圳市龙华区中心医院口腔科, 广东深圳　518110 ; 南方医科大学口腔医院, 广东广州　510280 ;
3. 南方医科大学南方医院, 南方医科大学口腔医学院, 广东广州　510515

[摘要]目的 筛选茵陈(X_1)、野菊花(X_2)、金银花(X_3)、白芷及细辛(X_4)在复方金银花中药漱口水中的最佳配伍。方法 利用均匀设计的方法, 并根据U8(8^5)均匀设计表, 以茵陈、野菊花、金银花和细辛+白芷为因素, 以各药物8个浓度为水平, 以对牙龈卟啉单胞菌(pg)的抑菌活性、生物膜形成抑制率及牙龈成纤维细胞毒性作用为指标, 筛选5种药物的最佳配伍。结果 各复方对pg的生长及生物膜形成均具有抑制作用。将数据进行二项式逐步回归, 得出回归方程为 : $Y=-0.9918-0.0044X_2-0.0002X_1X_2-0.0005X_1X_3+0.0004X_1X_4+0.0017X_2X_3$; 对回归方程进行优化后, 获得各个因素的最佳配伍为 : 茵陈55 mg/mL, 菊花45 mg/mL, 金银花40 mg/mL, 白芷+细辛(33∶17)40 mg/mL。结论 以茵陈、野菊花、金银花、白芷及细辛为有效成分的复方能有效抑制pg, 其最佳配伍为茵陈55 mg/mL, 菊花45 mg/mL, 金银花40 mg/mL, 白芷+细辛(33∶17)40 mg/mL。

[关键词]牙周病 ; 漱口水 ; 中药复方 ; 均匀设计 ; 金银花

牙周疾病是口腔常见病之一, 牙周炎也是造成我国成年人牙齿丧失的主要原因。牙周病是多因素疾病, 其中牙菌斑生物膜的细菌及其产物是牙周病发生发展必不可少的始动因子。菌斑控制是牙周病治疗的关键, 最常用的方法为机械性菌斑控制法, 包括龈上洁治、龈下刮治、刷牙、使用牙线等。但由于牙周病变存在一些器械不易到达的感染部位、口腔内微生物容易在牙周袋内再定植以及部分患者暂时不能行使口腔卫生措施等情况, 还需要使用抗菌药物作为辅助治疗。局部用药作为牙周病药物治疗的一部分, 配合牙周基础治疗, 能取得更好的菌斑控制及预防牙周病复发的效果, 漱口水则是其中1种。

中医理论认为, 胃火炽热、肾气虚亏和气血不足是牙周病的主要病因, 外感风热、局部损伤是牙周病的激发因素。中药制剂在口腔中运用广泛, 并有大量研究表明, 中药在治疗牙周病方面具有良好的疗效。茵陈、野菊花、金银花、白芷、细辛的生物活性强, 被证实具有抗炎、调节免疫等作用, 且对包括口腔致病菌在内的多种细菌具有抑制作用。基于牙周病的中医理论及茵陈、野菊花、金银花、白芷、细辛的药理作用, 本实验以茵陈、野菊花、金银花、白芷+细辛为因素, 以对牙龈卟啉单胞菌(*Porphyromonas gingivalis*, pg)的抑菌活性、生物膜形成抑制率及牙龈成纤维细胞的毒性作用为考察指标, 并通过均匀设计的方法, 筛选出复方金银花中药漱口水有效组分的最优配伍, 以期为后续的功能研究及进一步开发出安全有效的复方金银花中药漱口水提供参考。

1 材料和方法

1.1 药物和试剂

茵陈(批号 : 150301461)、野菊花(批号 : 141210661)、金银花(批号 : 150205391)、白芷(批号 : 150109911)、细辛(批号 : 141211061)(普宁康美药业) ; 柠檬酸钠(天津大茂化学试剂) ; 吐温-80(广州光华大化学试剂)。

1.2 各有效组分药物制备

采用挥发油提取法制备各有效组分药物。分别称取茵陈50 g、野菊花50 g、金银花50 g、白芷33 g及细辛17 g进行各单味药物的制备。其中, 白芷与细辛(33∶17)共同制备成混合药液。具体方法如下 : 分别将各药物置于1000 mL蒸馏水中浸泡20 min后, 冷凝回流提取6 h, 并收集药液及挥发油。趁热对各将药液进行离心(3600 r/min, 15 min)后, 取其上清液与挥发油混合, 并分别加入0.2 g柠檬酸钠、0.5 mL吐温-80助溶 ; 待充分溶解、混匀后, 再将其浓缩至100 mL, 即可分别获得浓度为500 mg/mL的茵陈、野菊花、金银花水煎液及白芷+细辛混合水煎液, 一并置于4℃条件下保存备用。

1.3 各有效组分的抑菌效果确定

1.3.1 菌株及培养条件

本实验所用菌株为pg ATCC33277(本实验室储存), 用BHI羊血培养基(含50 mL/L冻溶羊血、5 mg/L氯化血

[基金项目]深圳市科技计划项目(JCYJ20160428142231354)。
[作者简介]许晓虎(1964–), 男, 汉族, 陕西西安人。副主任医师。
[通讯作者]赵望泓, E-mail : zhaowh@smu.edu.cn。

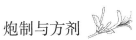

红素和 1 mg/L 维生素 K₃) 于 37℃ 恒温箱中对其进行厌氧培养 (800 mL/L N₂、100 mL/L CO₂、100 mL/L H₂)。

1.3.2 各单味药液抑菌效果的测定

依据美国临床实验室标准化委员会 (NCCLS) 推荐的琼脂稀释法，将浓度为 500 mg/mL 的各单味药液加入融化的 BHI 羊血琼脂中，并使其药物终浓度分别为 5、10、20、30、40、50、100 mg/mL，同时以加入同等剂量灭菌水的平板为溶剂对照组，以不添加任何试剂的平板为阴性对照组；待含药琼脂平板冷却后，分别接种 pg，并置于 37℃ 厌氧条件下培养 72 h 后，观察细菌生长情况，并以无细菌生长的琼脂平板中所含药物浓度最低者为最低有效抑菌浓度。

1.4 均匀设计实验方案

以茵陈 (X₁)、野菊花 (X₂)、金银花 (X₃)、白芷 + 细辛 (X₄) 作为 4 个考察因素，根据 U8(8⁵) 均匀设计表及 U8(8⁵) 使用表，以上述结果中各药物最低有效抑菌浓度为最低浓度，将各药物浓度分为 8 个水平，并拟合为 8 个不同药物配伍的复方 (表1)。

表1 复方中药漱口水均匀设计实验方案 (mg/mL)

药物浓度水平	茵陈 (X1)	野菊花 (X2)	金银花 (X3)	白芷 + 细辛 (X4)
1	40	15	25	70
2	45	25	45	60
3	50	35	20	50
4	55	45	40	40
5	60	10	15	75
6	65	20	35	65
7	70	30	10	55
8	75	40	30	45

1.4.1 各复方的抑菌活性检测

取 OD₄₉₀ ≈ 0.6 的 pg 菌液，按 1：100 制备新鲜菌液后，吸取 50 μL 菌液均匀涂布于 BHI 羊血琼脂平皿上。待菌液吸收完全后，将含不同复方药物的无菌滤纸片放置到培养皿上，同时以含有灭菌水的滤纸片作为溶剂对照组，以不含任何试剂的滤纸片作为阴性对照组，一并置于 37℃ 培养箱中厌氧培养 72 h。培养结束后，用游标卡尺测量各组的抑菌环直径，并以实验组抑菌环直径与对照组抑菌环直径的差值作为抑菌活性指标。实验重复 3 次。

1.4.2 各复方的生物膜抑制率检测

1.4.2.1 分组与给药

取 OD₄₉₀ ≈ 0.6 的 pg 菌液，并按 1：100 制备新鲜菌液。选用进口聚氯乙烯 (PVC) 材质的 96 孔板

作为 pg 生物膜附着体，在 96 孔板中分别加入配制好的菌液 (每孔 120 μL) 和各浓度的复方药物 (每孔 80 μL)，使各孔中药物终浓度与原复方相同。另设溶剂对照组 (每孔加入 120 μL 菌液和 80 μL 灭菌水)，并在最后一排的各孔中加入 200 μL 相对应原浓度复方药物，以作为背景对照。加样后，将 96 孔板置于厌氧培养箱中恒温培养 24 h。

1.4.2.2 生物膜抑制率的测定

取上述培养后的 96 孔板，并采用结晶紫染色法测定药物对 pg 生物膜形成的抑制率：弃去各孔菌悬液，并用蒸馏水温和清洗 3 次后，分别向各孔加入现配的 1g/L 结晶紫溶液 30 μL；染色 15 min 后，倒掉各孔染液并用蒸馏水反复清洗；室温下干燥后，再向各孔加入乙醇：丙酮 (4：1) 混合液，并用多功能酶标仪测量各孔的 OD570 值。实验重复 3 次，并按以下公式计算各复方的生物膜抑制率。

$$\text{生物膜抑制率} = \frac{(\text{A空白} - \text{A背景}) - (\text{A样品} - \text{A背景})}{\text{A空白} - \text{A背景}}$$

式中，A 空白为溶剂对照组的 OD₅₇₀ 值；A 样品为实验组的 OD₅₇₀ 值；A 背景为背景对照组的 OD₅₇₀ 值。

1.4.3 各复方的细胞毒性检测

1.4.3.1 人牙龈成纤维细胞的体外培养与鉴定

取南方医院口腔颌面外科在拔除阻生牙时所切除的正常牙龈组织，纳入标准：年龄 <25 岁；无冠周组织炎性表现、无黏膜疾病及全身性疾病；知情同意。无菌条件下切取牙龈组织后，立即将其放入含有 100U/mL 青霉素、100 μg/mL 链霉素的 DMEM (Dulbecco's modified Eagle's medium) 培养基中，并采用改良组织块酶消化法培养牙龈成纤维细胞。常规条件下培养至待细胞生长汇合达 70%~80% 时，进行传代，并按以下方法进行细胞来源鉴定。取生长状态良好的第 3 代牙龈成纤维细胞接种于预置盖玻片的 6 孔板中，常规培养至待细胞爬满盖玻片时，取出盖玻片，用 40 mg/L 多聚甲醛固定后，分别采用免疫组化法及免疫荧光法进行波形丝蛋白、角蛋白染色，并进行标记，以鉴定细胞来源。

1.4.3.2 细胞毒性实验

采用 CCK8 法检测各复方的细胞毒性，根据预实验选择药物浓度为原复方浓度的一半进行筛选。取第 3 代牙龈成纤维细胞，经胰酶消化后制备细胞悬液，并以 6000/孔的密度接种至 96 孔板；置于 37℃、50 mL/L CO₂ 培养箱中培养 24h 后，弃原培养基，并将细胞随机分为 9 组 (每组 6 个复孔)。其中 8 组为实验组，分别加入各组不同配伍药物的 DMEM 培养基，阴性对照组为

加入 PBS 的 DMEM 培养基；5 min 后吸弃各孔药液并漂洗，然后在避光条件下向每孔中各加入 10μLCCK8 溶液和 100μLDMEM 培养基；同时设立 3 个空白孔，仅加入 10μLCCK8 溶液和 100μLDMEM 培养基；孵育 2 h 后，置于酶联免疫检测仪上，测定波长为 450 nm 处的 OD 值，并记录结果。细胞活性 =(OD 药物组 –OD 空白孔)/(OD 阴性对照组 –OD 空白孔)。实验重复 3 次。

1.5 综合指标 Z 的计算

将每个实验指标赋以权重 1/3，并按照以下公式计算其综合指标 Z：Z=1/3 抑菌活性 +1/3 生物膜抑制率 +1/3 细胞活性。

1.6 统计学分析

用 DPS7.05 软件进行统计分析。以综合指标 Z 为因变量（Y），茵陈（X_1）、菊花（X_2）、金银花（X_3）、白芷 + 细辛（X_4）4 个因素为自变量进行二项式逐步回归。检验水准 α =0.05。

2 结果

2.1 各单味药液的抑菌效果

细菌厌氧培养 72 h 后，溶剂对照组培养皿上均可见大量呈白色、突起于培养基表面并与培养基黏附较紧的菌落生长，各药物不同浓度组的菌落形成情况不一。茵陈组及白芷 + 细辛组在浓度达到 40 mg/mL 时，其培养皿上均未见菌落形成，而当药物浓度为 30 mg/mL 时，则可见明显的菌落形成。因此，茵陈及白芷 + 细辛对 pg 的最低有效抑菌浓度均为 40 mg/mL。菊花组及金银花组在浓度达到 10 mg/mL 时，其培养皿上均未见菌落形成，而当药物浓度为 5mg/mL 时，则均可见明显的菌落形成。因此，菊花及金银花对 pg 的最低有效抑菌浓度均为 10 mg/mL（表 2）。

表 2　各药物不同浓度组的菌落形成情况

药物	阴性	溶剂	浓度（mg/mL）						
			5	10	20	30	40	50	100
茵陈	+	+	+	+	+	+	–	–	–
菊花	+	+	+	–	–	–	–	–	–
金银花	+	+	+	–	–	–	–	–	–
白芷 + 细辛	+	+	+	+	+	+	–	–	–

"+" 表示有菌落形成 "-" 表示无菌落形成

2.2 各复方的抑菌活性检测结果

各复方对 pg 活性的检测结果显示，溶剂对照组无抑菌环出现，表明溶剂对药物的抑菌性能无影响，且溶剂及纸片未受污染。而各复方对 pg 均有一定抑制作用，且其抑菌活性不一（表 3）。

2.3 各复方对 pg 生物膜形成的影响

采用结晶紫染色法，并经公式换算后得出各复方对 pg 生物膜形成抑制率，结果显示，各复方对 pg 生物膜形成均表现出一定的抑制作用（表 3）。

表 3　各复方抑菌活性、生物膜抑制率及细胞活性的比较（$\bar{x}±s$）

组别	抑菌活性	生物膜抑制率	细胞活性	综合指标 Z
复方 1	0.033±0.058	0.743±0.056	0.141±0.052	0.306±0.051
复方 2	1.033±0.058	0.858±0.009	0.575±0.148	0.822±0.028
复方 3	0.100±0.173	0.803±0.031	0.080±0.052	0.328±0.068
复方 4	3.067±0.208	0.888±0.001	0.642±0.086	1.532±0.043
复方 5	0.833±0.153	0.794±0.018	0.090±0.067	0.572±0.056
复方 6	1.000±1.000	0.819±0.002	0.463±0.113	0.761±0.066
复方 7	0.533±0.251	0.758±0.032	0.068±0.060	0.453±0.108
复方 8	1.067±0.208	0.861±0.016	0.391±0.059	0.773±0.063

2.4 各复方的细胞毒性实验结果

2.4.1 人牙龈成纤维细胞的体外培养及鉴定

原代培养 3~4 d 后可见细胞从组织块中游出，并呈放射状或漩涡状环绕在组织块周围。细胞呈长梭形或星形，中央可见圆形或卵圆形的细胞核，核仁清晰，胞质均匀；原代细胞继续培养 4~5 d，即可见细胞长满瓶底约 80%。传代后的细胞在 24 h 内可贴壁，贴壁后细胞增殖迅速，且细胞形态基本无改变。

体外培养的牙龈成纤维细胞经免疫组化染色后显示，波形丝蛋白染色呈阳性（图 1a）；而角蛋白染色呈阴性（图 1b）。免疫荧光的结果显示：绿色荧光标记的波形丝蛋白在细胞中呈阳性表达（图 1c），而角蛋白的表达则为阴性（图 1d）。以上结果均表明，细胞来源于间叶组织，且符合牙龈成纤维细胞的形态学及免疫学特征。

2.4.2 细胞毒性检测结果

加入 50% 原复方浓度药物后，正置显微镜下观察发现，部分实验组的细胞出现形态变圆、呈悬浮状等改变，提示细胞死亡。采用 CCK8 法检测各复方的细胞毒性，结果显示，各复方组的细胞活性以复方 7 的细胞毒性最高，而复方 4 的细胞毒性最低，采用均匀设计可进一步降低细胞毒性（表 3）。

2.5 综合指标 Z

按照加权公示换算得各复方组的综合指标 Z，具体如表 3 所示。

2.6 数据处理及分析结果

以综合指标 Z 为因变量（Y），茵陈（X_1）、菊花（X_2）、金银花（X_3）、白芷 + 细辛（X_4）4 个因素为自变量进行二项式逐步回归，得出回归方程为 Y=–0.9918–

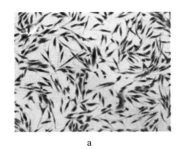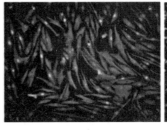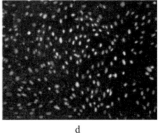

a.波形丝蛋白免疫组化染色阳性；b.角蛋白免疫组化染色阴性；c.波形丝蛋白免疫荧光阳性表达；d.角蛋白免疫荧光阴性表达

图1　体外培养的牙龈成纤维细胞经免疫组化染色后

$0.0044X_2-0.0002X_1X_2-0.0005X_1X_3+0.0004X_1X_4+0.0017X_2X_3$，并经 F 检验显示 $P<0.05$（$R^2=0.9643$，$S=0.1007$，$F=62.0258$），说明该方程具有显著统计学意义。

对所得回归方程进行优化后，确定综合指标 Z 值为最大时，各个因素的最佳组合为：茵陈 55 mg/mL，菊花 45 mg/mL，金银花 40 mg/mL，白芷＋细辛（33：17）40 mg/mL。

3 讨论

牙周病是一种发生在牙周支持组织上的感染性疾病，牙菌斑生物膜是其发生的始动因子，其中的牙周致病菌可通过产生毒性产物等毒力因子对牙周组织造成损害，并进而形成牙周破坏。pg 是主要的牙周病致病菌之一，其存在与牙周炎治疗后复发或病情继续加重有关。因此，本实验选用以对 pg 的抑菌效果、生物膜形成抑制率及牙龈成纤维细胞的细胞毒性实验作为考察指标，筛选5种药物的最优配伍。

目前，临床上治疗牙周炎主要以牙周机械治疗为主，包括龈上、龈下洁治和根面平整术等，其目的是有效清除牙菌斑及牙结石，是牙周炎治疗的第一步。牙周健康的维护及牙菌斑的控制需贯彻整个治疗过程，主要依靠患者通过刷牙、使用牙线和其他口腔卫生措施实现，但大多数患者存在不会使用牙线、刷牙方式不正确等问题，使牙周健康的维护变得困难。因此，以漱口液作为辅助手段，特别是对于因佩戴正畸矫治器而导致菌斑控制效果不佳、无法正确使用牙线的患者、不能采用机械性菌斑控制手段的人群，均能取得更好的菌斑控制效果。Gunsolley 等研究发现，漱口液在牙齿邻间隙的清洗效率较高，甚至超过了牙线的清洁效率。Teles 等也认为，辅助使用漱口液时能明显减少牙菌斑，尤其是牙刷难以达到的区域（如邻间隙等）效果更佳。但目前临床上常用的漱口液多含抗生素成分，长期使用易引起口腔菌群失调，随着使用次数的增多，产生耐药菌株及二次感染的风险也随之增高。

我国中药的应用历史悠久，并因其毒副作用小、经济实惠，且部分药物具有杀菌消炎的作用，而被广泛应用于牙周疾病的辅助治疗。茵陈、野菊花、金银花、白芷及细辛具有清热解毒、疏散风热等功效，是中医临床的常用药。药理学研究表明，茵陈具有解热镇痛、抗炎等作用，可抑制金黄色葡萄球菌等多种致病菌的生长；野菊花具有抑制多种口腔致病菌、抗炎、抑制破骨细胞分化等多种作用；金银花具有抑菌、抗病毒、抗炎等多种作用；白芷具有抗炎、镇痛等作用；细辛具有解热、抗炎、抑菌等作用，不仅能有效抑制变异链球菌等口腔致病菌的生长，同时还能有效促进口腔溃疡的愈合。

本实验采用均匀设计法对茵陈、野菊花、金银花、白芷、细辛进行最佳配伍筛选；其中，由于细辛毒性较大，故将其与白芷以33：17的比例共同制备，以减少其毒性。均匀设计是将数论和多元统计相结合的一种实验设计方法，具有"均匀分散"特性和较少实验次数以优化最佳实验参数等特点，适合于多因素、多水平的实验研究。中药复方较复杂，因此，与正交设计相比，均匀设计以试验次数少、方便、预测性好的优势使其被广泛应用于中药最佳配伍组合的研究。

本实验对 pg 抑菌效果及其生物膜形成抑制率的结果显示，各复方对 pg 均具有抑菌作用，对其生物膜形成也存在抑制作用；说明各复方均能有效抑制 pg 的生长及其生物膜的形成。通过二项式逐步回归，得出回归方程经过优化后，确定各因素的最佳配伍为：茵陈 55 mg/mL，菊花 45 mg/mL，金银花 40 mg/mL，白芷＋细辛（33：17）40 mg/mL。根据各项指标系数绝对值的比较，可得出在该配方中，菊花与金银花的协同作用起主要作用。

本研究以茵陈、野菊花、金银花、白芷、细辛5种药物为因素，通过均匀设计法筛选出了5种药物的最佳配伍，以期为后续研究其功效并进而开发出安全有效的复方中药漱口水提供参考。

参考文献　略

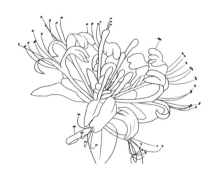

产品研发

金银花活性成分及其产品开发研究进展

毛利华　　　李世周　　　杨哲　　　赵佳宁　　　韩立敏

陕西学前师范学院,陕西西安　710100

[摘要]金银花的活性成分种类丰富,主要包含挥发油、黄酮类、有机酸及多糖等,具有抗氧化、降血糖、调节免疫等功效,广泛应用于医药、保健食品和日用品等的研发。文章综述了金银花功能活性成分及其相关产品开发方面的研究成果,以期为金银花资源的综合深入研究与利用提供参考。

[关键词]金银花;活性成分;产品开发;研究进展

金银花是忍冬科植物忍冬(*Lonicera japonica* Thunb.)的花,初开为白色,而后转为黄色,所以得名金银花,其为重要的药食同源植物,具有清热解毒、抗菌抗病毒、抗过敏、降糖降脂、抗氧化、抗肿瘤等作用。金银花广泛分布于河南、山东、陕西、河北、浙江等地,山东、河南为其主产区,野生品种多,栽培历史悠久。对金银花活性成分和相关产品开发进行综述,为金银花资源的综合研究与利用提供参考。

1金银花的功能活性成分

金银花的功能性成分主要有黄酮类、有机酸、

挥发油、三萜皂苷类等。

1.1黄酮类化合物

最早分离到的金银花黄酮类化合物是木犀草素,其次为忍冬苷。后来,槲皮素、金丝桃苷、5-羟-3', 4', 7-三甲基黄酮等被分离出来。目前,已从金银花中分离到50多种黄酮类化合物,其中黄酮和黄酮醇最为常见。

提取金银花黄酮类化合物的方法主要有溶剂提取、超声提取、微波辅助提取、酶提法,纯化多采用大孔树脂柱色谱或聚酰胺柱色谱法进行。有学者用醇提法提取金银花总黄酮并研究了其抗氧化性,发现其可显著抑制猪油的氧化,对羟基和自由基的清除率分别为52.59%和17.12%。

1.2有机酸类成分

有机酸类成分被认为是金银花清热解毒的物质基础,现已被分离鉴定出40多种,随着分离技术与精密设备的发展,将发现更多金银花有机酸类活性

[基金项目]陕西学前师范学院大学生创新创业训练项目(016DC012)。

作者简介]毛利华(1995–),女,陕西榆林人,研究方向:营养与保健。

[通讯作者]韩立敏(1981–),女,河北邯郸人,副教授,硕士;研究方向:植物生物技术。

物质。

金银花主要含绿原酸、异绿原酸、咖啡酸、棕榈酸等有机酸，其中，绿原酸是最为重要的清热解毒活性物质，常以其含量高低评价金银花的优劣。栽培过程中，根施Fe、Mn、Zn等微量元素可显著促进金银花中绿原酸的合成与积累。研究表明，这些微量元素是通过调节绿原酸合成途径关键酶基因的表达发挥作用。现对绿原酸的提取、纯化及其生物活性等进行了大量研究，为促进金银花规模化生产和新型保健品的研发奠定基础。

1.3 挥发油

已被鉴别的金银花挥发油类成分约390种，因金银花产地、加工工艺等的不同所含挥发油的种类与数量有差异。

研究发现金银花挥发性成分主要含棕榈酸和环己烷。鸡爪花、大毛花两个不同品种的挥发油成分种类不同。鲜金银花挥发油主要含芳香醇，而干金银花挥发油则是以棕榈酸为主。通过比较广西与湖南产金银花挥发性成分的种类与含量发现其因产地不同有很大差异。比较分析生晒、蒸晒与炒晒3种不同工艺金银花制品的挥发性物质，成分类似但含量不同，炒晒制品中挥发油含量最高。

1.4 金银花多糖

关于金银花多糖的研究主要集中在其提取方法、精制技术及药理活性方面，因其能增强机体免疫、抑制肿瘤、抗菌抗氧化和降糖降脂等，开发潜力极大。

李尔春研究发现水提醇沉法提取金银花多糖，40℃条件下浸提2次、每次2 h，料液比1∶20，得率高。刘光海对水提醇沉得到金银花粗多糖进行了精制，精制后多糖含量达80.45%。谢三都等在利用微波技术提取金银花水溶性多糖。赵鹏等研究了金银花多糖的超声提取条件。杨凡等对金银花多糖的传统水提、超声提取和超声辅助水提工艺进行了比较优化。周立等用果胶酶、纤维素酶、木瓜蛋白酶组成的复合酶提取金银花多糖并优化了提取工艺，复合酶配比为2.0%∶2.0%∶0.5%（纤维素酶∶果胶酶∶木瓜蛋白酶)，液料比25∶1（mL/g)、pH45、50℃

酶解60 min，得率为12.36%，提取的多糖具有较强的抗氧化活性。后来又有科学家尝试用不同酶提取金银花多糖并进行工艺优化研究。

1.5 三萜皂苷类

现已发现30多种三萜皂苷类化合物，以春藤皂苷元型为主。起初陈敏从金银花中分离出1种皂苷和2种新双咖啡酰基奎尼酸酯。陈昌祥等分离得到6个三萜皂苷类化合物。赵琰玲等发现灰毡毛忍冬皂苷乙等3种化合物。王芳等发现常春藤苷元、忍冬苷A、木通皂苷D等8个化合物。

金银花中各类功能性成分的综合作用，赋予金银花以抑菌抗病毒、抗炎解热、保肝利胆、增强免疫抗肿瘤、降血脂血糖等诸多药理活性。

2 金银花相关产品的研究与开发

2.1 金银花在医药领域中的应用

金银花在医药领域中的应用非常广泛，种类多样，剂型丰富，有口服液、注射液、颗粒剂、片剂、胶囊、膏等，用于治疗呼吸道感染、咽喉炎、扁桃体炎、乳腺炎、口腔溃疡、感冒、支气管炎等病症。以金银花提取物为主要原料的药物有金银花饮片、复方金银花中药漱口水、银翘解毒片、金银花注射液、银黄注射液、双黄注射液、金银花流浸膏、银黄颗粒、双黄连口服液、金嗓开音丸、金银花露等；以金银花为辅料的药品有清开灵、小儿清热宁颗粒等。

2.2 金银花在食品行业的应用

金银花在食品行业中的应用，体现在开发了大量含金银花功能性成分的饮料、糖、酒、酸奶等保健性食品。

金银花饮料因含功能性成分而有清热解暑、降火明目、生津保肝、降脂降糖养血安神、提高免疫等功效。如王老吉、和其正、金银花苦瓜饮料、金银花罗汉果饮料、银杏叶金银花保健饮料、梨金银花速溶茶珍、金银花绿豆原汁复合饮料、鱼腥草金银花复合保健凉茶饮料、决明子枸杞金银花功能性复合饮料等。

加入适量荷叶抑菌活性物质与金银花清热解毒功效成分到口香糖配料中，研制保健型口香糖。以薄荷、金银花为主要原料，发酵生产具薄荷和金银花独特风味的保健酸奶。在3：1的酸角、金银花主料基础上添加18%蔗糖、1%麦芽糖、0.90%琼脂、0.10%果胶、0.10%卡拉胶，0.30%柠檬酸等辅料105℃熬煮15min制成金银花酸角果糕，糕体半透明、深黄褐色、柔软有弹性、不黏牙、酸甜可口，有浓郁的金银花风味。

以优质沂蒙山麦饭石山泉水为母液，上等金银花为辅料，科学配比精心酿造出有金银花清香味的银麦啤酒。以大米、金银花为主要原料，发酵生产黄酒原浆，调配低度保健型金银花黄酒。通过改变黄酒、金银花汁、蔗糖、柠檬酸等物质的比例提高产品的色泽、口味、芳香以及风格。陈丽玲等采用黄酒浸提金银花制备具有抗氧化活性的金银花黄酒，并对其生产工艺进行了优化。

随着人们对金银花功能性成分研究的不断深入，会有更多的功能性成分被认识，功能被研究清楚，应用到食品研究与开发领域，会出现更多金银花类保健食品。

2.3 金银花在化妆品研发中的应用

金银花所含有的有机酸、黄酮和多糖类成分，很多都具有抗氧化、抗衰老、抑菌消炎的作用，将金银花的相关提取物添加到化妆品中，可开发系列不同功能的化妆品。

金银花中的黄酮类化合物具备抗菌、抗病毒、增强机体免疫力、抗氧化及抗自由基等生物活性，加入化妆品中可达到清热祛痘、促进细胞代谢、抗衰老、为肌肤提供营养、帮助肌肤排出毒素、令肌肤光滑润白的功效。黄酮类的光谱防晒作用使得其应用到化妆品中起到理想的天然防晒效果。

金银花中的绿原酸、异绿原酸和黄酮类物质具有抑菌消炎作用，可添加到化妆品中作为防腐剂使用，如将金银花提取物添加到膏霜中防腐。科学家在研究天然产物的美白作用时发现，金银花提取物具有抑制B16黑色素细胞增殖及其酪氨酸酶活性的功能，可阻止皮肤黑色素的生成与沉淀，在美白系列化妆品中具有广阔的应用前景。金银花水提物对透明质酸的抑制率可达69.54%，溶血率小于20%，

说明其抗敏性好，对皮肤温和，刺激性小，适合添加到化妆品中，防过敏性皮肤。另外，金银花具有清热去火和消炎止痛的作用，可用于祛痘面膜或护肤品中。

金银花的水溶性多糖不仅具有抗氧化、抗衰老的功能，还有明显的抗过敏、保湿作用，适合用在抗衰老、抗过敏、保湿类化妆品中。金银花的挥发油成分如双花醇、芳樟醇和香叶醇等有很强的抗菌、抗病毒作用，可用在祛痘产品中；挥发油具有淡淡的金银花独特香味，可研发金银花香水；金银花挥发油能防皮肤干燥、粗糙与皲裂，是很好的润肤护肤品原料。

要将金银花功能活性成分应用到化妆品中还需要对其药理功效和复配性做更多深入的研究，以便开发出安全性高、功效性好的化妆品。

2.4 金银花在日用化工品开发中的应用

目前，很多日用品都含有金银花的功能性成分，如具抗菌消炎的金银花牙膏、能去痱止痒去除疲劳的金银花花露水、沐浴露、香皂、洗发水、洗手液等广受消费者的青睐。

此外，金银花植株营养物质丰富，适口性好，功能性药效成分多，可作为牛、羊等的饲料添加剂添加到饲料中，能起到预防疾病和促进生长的作用。金银花外观漂亮别致，气息清淡典雅，是室内装饰及室外绿化中备受欢迎的植物，且对SO_2等有害气体有一定抵抗力。

3 结语

目前，关于金银花有效成分的提取、生物活性和产品开发等方面的研究虽已取得巨大进展，但金银花化学成分复杂，解析不够透彻，而且对金银花植物资源的综合利用与精深加工有待深入研究。随着金银花组培快繁体系的建立，新基因的不断挖掘以及活性成分变异分子机制的揭示，未来可通过基因组、转录组、蛋白组以及代谢组多组学结合技术研究金银花有效成分的合成与积累，加工过程中化学成分的变化，为金银花的进一步深入开发与利用奠定深厚理论基础。

参考文献 略

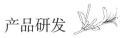

金银花挥发油不同提取工艺比较与成分分析

李建军[1]　　连笑雅[1]　　任美玲[1]　　尚星晨[1]　　王红磊[2]

1. 河南师范大学生命科学学院,绿色药材生物技术河南省工程实验室,河南新乡　453007;

2. 河南绿生堂金银花生物发展股份有限公司,河南新乡　453007

[摘要]采用共水蒸馏法与超临界CO_2萃取方法提取金银花挥发油,并对2种提取工艺进行比较,采用GC-MS对所得产物进行成分分析。共水蒸馏法最佳提取条件:金银花粉碎度20目,质量分数5%盐溶液浸泡28h,料液比1:10(g:L),提取42 h,得率0.17%,提取产物为黄色蜡状固体,脂蜡味较重;超临界CO_2萃取最佳萃取工艺:金银花粉碎度80~100目,萃取压力45MPa,萃取温度45℃,CO流量4 L/min,静态萃取0.5 h,动态萃取1 h,得率为2.07%,产物为淡黄色至淡绿色膏状物,味道清香柔和。产物经GC-MS分析,共水蒸馏法提取挥发油检测出79种成分,占总成分98.77%;超临界CO_2萃取挥发油检测出56种成分,占总成分89.81%;超临界CO_2萃取挥发油呈香成分相对共水蒸馏法较多。

[关键词]金银花;挥发油;共水蒸馏;超临界萃取;GC-MS

金银花为忍冬科植物忍冬(*Lonicera japonica* Thunb)的干燥花蕾或带初开的花,是常用大宗中药材,具有很好的凉散风热、杀菌消炎等功效。其所含的挥发油不仅具有浓烈的芳香气味,而且还有清咽、解热、化痰、平喘等功效,常用于医药、化妆、香料、食品等工业。在中药制剂的研制和生产中,提取和保留挥发油成分是保障药物疗效的重要步骤,对挥发油的提取与分离技术的研究对于新药研发和中医药现代化具有重要意义。中药挥发油提取方法包括传统的压榨法、溶剂提取法、水蒸气蒸馏法等和一些新的提取技术,比如超声波提取法、微波萃取法、微胶囊双水相法、固相微提取法、酶法提取、超临界CO_2萃取法和分子蒸馏等方法。本研究选择共水蒸馏法与超临界CO_2萃取技术提取金银花挥发油,并对2种提取工艺进行比较,同时对提取产物进行成分分析,比较2种产物的成分差异,为工业化提取金银花挥发油和挥发油质量控制提供技术理论依据。

1 材料与方法

1.1 材料

金银花花蕾(大毛花,购于河南封丘金银花种植专业合作社);食盐;液体CO_2(纯度99.5%);无水硫酸钠、乙醚均为分析纯。

1.2 仪器设备

ZNHW恒温电加热套(上海恬恒仪器有限公司);SFE-Ⅱ型超临界萃取仪(美国Applied Separations公司生产);Agilent6890/5973型气相色谱-质谱联用系统:Agilent7683型自动进样器,Nist98标准质谱谱库(美国Agilent公司)。

1.3 试验方法

1.3.1 共水蒸馏提取金银花挥发油

金银花粉碎约20目,取250 g置于5000 mL圆底烧瓶中,加入2500 mL质量分数5%氯化钠溶液,浸泡28 h,连接挥发油测定器,在测定器中加去离子水至溢流入烧瓶为止,加热圆底烧瓶至溶液沸腾,提取42 h,关闭电加热套,溶液放凉之后,取下挥发油测定器,测定所得挥发油质量(提取方法为前期做单因素试验与正交试验得到的最佳工艺)。

3.2 超临界CO_2萃取金银花挥发油

金银花粉碎,取80~100目部分17 g放入50 mL萃取釜中,通入CO_2,设定温度45℃,对萃取釜进行加热,当温度达到时,设定萃取压力45MPa,打开气动泵进行加压,在温度和压力全部到达之后,静态萃取0.5 h,慢慢打开收集阀,以CO_2流量4 L/min动态萃取1 h,即得金银花挥发油,测定所得挥发油质量(该工艺条件为前期做单因素和正交试验得到的最佳工艺)。

1.3.3 金银花挥发油GC-MS分析

取共水蒸馏法和超临界CO_2萃取产物适量,溶于乙醚溶液中,再加入适量无水硫酸钠进行脱水处理,过0.45 μm滤膜。

色谱条件:色谱柱HP-5MS:5%Phenyl MethylSiloxane Capillary,30.0 m × 250 μm × 0.25 μm nominal;载气:高纯氦气He;流速:0.6 mL/min;不分流进样;进样量:1.0 μL;柱温:初始温度80℃,8℃/min升至120℃,保留20 min,5℃/min升至250℃,保留25 min。

[基金项目]河南省产学研合作项目(142107000078);河南省重点科技攻关项目(152102210287);河南省企业技术创新引导专项项目(172107000031);新乡市科技攻关计划项目(CXGG16005)。

质谱条件：进样口温度：200℃；辅助线温度：280℃；离子源温度：230℃；4级杆：160℃；电离方式：EI；电子能量：70eV，电子倍增管电压：1.89kV；扫描质量范围：15.00~550.00amu；采用Nist98标准谱库对采集到的各个成分质谱图进行检索。

2 结果与分析

2.1 两种工艺得率与产物外观比较

共水蒸馏得到金银花挥发油为黄色蜡状固体，脂蜡味厚重，香气比较冲，得率为0.17%；超临界CO_2萃取金银花挥发油产物为淡黄色至淡绿色浸膏，

有淡淡清香味道，稍带甜味，得率为2.07%。

2.2 2种工艺产物分析

对所得挥发油产物进行GC-MS分析，得到2种提取工艺金银花挥发油总离子流色谱图，见图1与图2。对图1与图2挥发油成分进行Nist98质谱库检索，外标法计算各个物质的峰面积，并对色谱图中的各峰面积进行归一化，得到各组分的相对含量，结果见表1。

由图1和表1可知，用共水蒸馏法提取的金银花挥发油成分种类较多，鉴定成分79种，鉴定部

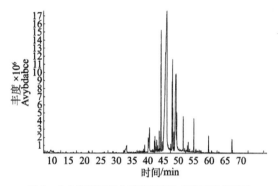

图1 共水蒸馏提取金银花挥发油总离子流色谱图

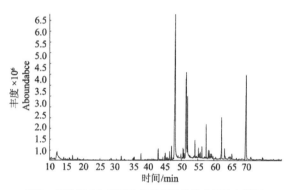

图2 超临界CO_2萃取金银花挥发油总离子流色谱图

表1 金银花挥发油成分比较

序号	物质成分	超临界萃取物含量/%	共水蒸馏物含量%
1	芳樟醇 1, 6-Octadien-3-ol, 3, 7-dimethyl-		0.17
2	苯乙醇 Phenylethyl alcohol	0.11	
3	辛酸甲酯 Octanoic acid, methyl ester		0.04
4	正辛酸 Octanoic acid	3.16	0.77
5	Alpha- 松油醇 (+) -.alpha.-Terpineol		0.24
6	2(5H) -Furanone, 5-methyl-		0.04
7	3, 7-二甲基-2, 6-辛二烯-1-醇 2, 6-Octadien-1-ol, 3, 7-dimethyl...		0.04
8	反式-2, 4-癸二烯醛-2, 4-Decadienal, (E, E)	0.75	0.17
9	2-Buten-1-ol, 2-methyl-	0.08	
10	环丁醇 Cyclobutanol	0.07	
11	癸酸；正癸酸 n-Decanoic acid		0.10
12	δ-大马酮 2-Buten-1-one, 1-(2, 6, 6-trimeth...		0.03
13	Benzenemethanol, .alpha.-(1-ami…	0.07	
14	9-氧代壬酸甲酯 Nonanoic acid, 9-oxo-, methyl e...		0.27
15	9-醛基壬酸 9-Oxononanoic acid	0.45	
16	Beta- 紫罗酮 3-Buten-2-one, 4-(2, 6, 6-trimeth...		0.20
17	2- 十五醇 2-Pentadecanol		0.40
18	2, 6-二叔丁基对甲酚；抗氧剂 264 ButylatedHydroxytoluene	0.50	0.16
19	二氢猕猴桃内脂 2(4H) -Benzofuranone, 5, 6, 7, 7a-t...	0.17	
20	10-甲基十一烷酸 Undecanoic acid, 10-methyl-, me...		0.06
21	1- 石竹烯 Caryophyllene		0.16
22	月桂酸 Dodecanoic acid	0.23	1.59
23	3-十八烯 -3-Octadecene, (E)		0.04
24	α-法尼烯 alpha.-Farnesene		0.04
25	十六烷 Hexadecane	0.05	0.12

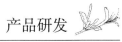

26	3, 5-二叔丁基-4-羟基苯甲醛 3, 5-di-tert-Butyl-4-hydroxybenz...		0.02
27	α-蒎烯, 可巴烯 Copaene		0.03
28	Longifolenaldehyde		0.03
29	2-Furanmethanol, tetrahydro-.al...		0.14
30	十七烯 1-Heptadecene		0.03
31	2-甲基芴 9H-Fluorene, 2-methyl-		0.02
32	十七烷 Heptadecane	0.06	
33	2, 6, 10, 14-四甲基十五烷 Pentadecane, 2, 6, 10, 14-tetramet...	0.03	
34	2, 6, 11-三甲基葵烷 Dodecane, 2, 6, 11-trimethyl-		0.04
35	E-15-十七烷酮 E-15-Heptadecenal	0.06	
36	肉豆蔻醛 Tetradecanal		0.14
37	十四酸甲酯 Methyl tetradecanoate	0.04	0.25
38	环十四烷 Cyclotetradecane		0.01
39	苯甲酸苄酯 Benzyl benzoate		0.54
40	十四烷酸 Tetradecanoic acid	1.03	
41	菲 Phenanthrene		0.68
42	1-十八烯 1-Octadecene	0.74	
43	肉豆蔻酸, 十四酸 Tetradecanoic acid		2.80
44	十八烷; 正十八烷 Octadecane	0.06	0.09
45	全氢芴 1H-Fluorene, dodecahydro-		0.11
46	十六醛 Hexadecanal		0.09
47	十五烷酸甲酯 Pentadecanoic acid, methyl ester		0.07
48	蒎烷 Bicyclo[3.1.1]heptane, 2, 6, 6-tr...	0.18	
49	9-十八炔 9-Octadecyne		0.33
50	6, 10, 14-三甲基-2-十五烷酮植酮 2-Pentadecanone, 6, 10, 14-trimet...	0.36	0.53
51	8-甲基-9-十四烯酸 Z-8-Methyl-9-tetradecenoic acid		0.27
52	正十五酸 Pentadecanoic acid	0.15	0.17
53	邻苯二甲酸二丁酯 Dibutyl phthalate	0.16	1.32
54	1, 4-二十烯 1, 4-Eicosadiene		0.25
55	2-甲基蒽 Anthracene, 9-methyl-	0.04	0.25
56	十七烷酮; 2-Heptadecanone	0.39	0.84
57	9-十六烯酸甲酯 9-Hexadecenoic acid, methyl est...		0.15
58	法尼基丙酮 5, 9, 13-Pentadecatrien-2-one, 6, ...		0.17
59	十六烷酸甲酯 Hexadecanoic acid, methyl ester	0.67	6.02
60	植醇 Phytol	0.37	0.51
61	棕榈酸; 十六酸、n-Hexadecanoic acid	26.3	46.42
62	十七酸 Heptadecanoic acid	0.69	
63	环十六烷 Cyclohexadecane	0.44	
64	(Z, Z)-9, 12-十八烷二烯酸甲酯 9, 12-Octadecadienoic acid (Z, Z)...	0.49	3.19
65	亚麻酸甲酯 9, 12, 15-Octadecatrienoic acid, ...	0.73	4.45
66	3, 7, 11, 15-四甲基-2-十六碳烯-1-醇 3, 7, 11, 15-Tetramethyl-2-hexadec...	0.36	
67	3-二十烯 3-Eicosene, (E)-		0.26
68	十八烷酸甲酯 Octadecanoic acid, methyl ester	0.28	0.62
69	亚油酸 9, 12-Octadecadienoic acid (Z, Z)-	16.16	14.32
70	十八酸 Octadecanoic acid	5.08	2.66
71	(Z, Z, Z)-9, 12, 15-十八烷三烯酸乙酯 9, 12, 15-Octadecatrienoic acid, ...		0.76
72	二十二烷 Docosane		0.26
73	2-辛基环丙烷辛醛 Cyclopropaneoctanal, 2-octyl-		0.09
74	十六烷酸-三甲基丁酯 3-Methylbutyl hexadecanoate		0.06
75	Z, Z-8, 10-十八碳二烯-1-醇醋酸酯 Z, Z-8, 10-Hexadecadien-1-ol acetate	0.41	
76	二十三烷 Tricosane	1.25	1.03
77	9, 17-十八碳二烯醛 9, 17-Octadecadienal, (Z)-	0.24	
78	溴代十二烷 Dodecane, 1-bromo-		0.05
79	二十酸甲酯; 花生酸甲酯 Eicosanoic acid, methyl ester	0.69	0.13
80	4, 8, 12, 16-四甲基十七烷 4, 8, 12, 16-Tetramethylheptadecan...		0.10

81	二十烷酸 Eicosanoic acid	0.86	
82	十八醛 Octadecanal	0.49	0.04
83	十五烷基环己烷 n-Pentadecylcyclohexane		0.20
84	二十四烷 Tetracosane	0.59	0.29
85	2-辛基环丙烷辛醛 Cyclopropaneoctanal, 2-octyl-	0.16	
86	7-十五炔 7-Pentadecyne		0.03
87	6-(1, ...2, 2′-亚甲基双-(4-甲基-6-叔丁基苯酚) Phenol, 2, 2′-methylenebis	0.83	0.11
88	合金欢醇 2, 6, 10-Dodecatrien-1-ol, 3, 7, 11...		0.02
89	环十二烷 Cyclodecanol		0.06
90	二十五烷 Pentacosane	1.77	1.08
91	二十二烷酸甲酯 Docosanoic acid, methyl ester		0.06
92	2-乙基-3-甲氧基-2-环戊烯酮 2-Ethyl-3-methoxy-2-cyclopentenone	1.15	0.12
93	11, 14, 17-顺-二十碳三烯酸甲酯 11, 14, 17-Eicosatrienoic acid, m...		0.06
94	二十二烷酸 Docosanoic acid	0.62	
95	二十六烷 Hexacosane	0.50	
96	二十二烷 Docosane		0.07
97	二十四醛 Tetracosanal		0.03
98	二十四烷酸甲酯 Tetracosanoic acid, methyl ester	0.96	0.10
99	十二烷酸-十六脂 Dodecanoic acid, hexadecyl ester	0.24	
100	芥酸 Erucic acid	0.7	
101	十九烷；正十九烷 Nonadecane	13.6	0.06
102	1-二十烯 1-Docosene	0.17	
103	15-十八醛 15-Octadecenal	0.31	
104	二十七烷 Heptacosane	3.31	1.87
105	二十六酸-甲酯 Hexacosanoic acid, methyl ester	0.45	
总物质 Total item		56.00	79.00
总含量 Total content		89.81	99.14

分占总成分的99.14%，其中脂肪酸类成分9种占69.10%，脂类成分17种占16.83%，烷烃类成分15种占5.37%，酮类成分6种占1.89%，萜类成分9种占1.24%，烯烃类成分4种占0.58%，醛类成分6种占0.49%，炔烃类成分2种占0.36%，醇类成分1种占0.4%，其他成分10种占2.88%。含量较高的单体成分有：n-Hexadecanoic acid（正十六酸）46.42%；9，12-Octadecadienoic acid（Z, Z）-（9, 12-十八碳二烯酸）14.32%；Hexadecanoic acid, methyl ester（十六烷酸甲酯）6.02%；9, 12, 15-Octadecatrienoic acid, ···（9, 12, 15-十八烷三烯酸甲酯）4.45%；9, 12-Octadecadienoic acid（Z, Z）···（亚油酸甲酯）3.19%；Octadecanoic acid（十八烷酸）2.66%；Heptacosane（二十七烷）1.87%；Dodecanoic acid（月桂酸）1.58%；Dibutyl phthalate（邻苯二甲酸二丁酯）1.32%；Pentacosane（二十五烷）1.08%；Nonadecane（十九烷）1.03%等，含量较高的单体成分也为脂肪酸、脂类和烷烃类物质。

由图2和表1可知，用SFE制备的金银花挥发油成分种类多，鉴定成分56种，鉴定部分占总成分的89.81%。其中，脂肪酸类成分13种占55.59%，烷烃类成分11种占21.66%，脂类成分11种占5.13%，酮类

成分4种占1.96%，醛类成分5种占1.95%，烯烃类3种占1.27%，萜类成分2种占0.55%，醇类成分4种占0.33%，其他成分3种占1.37%。含量较高的单体成分有：n-Hexa-decanoic acid（正十六酸）26.3%；9, 12-Octadeca-dienoic acid（Z, Z）-（9, 12-十八碳二烯酸）16.16%；Heneicosane（二十一烷）13.6%；Heptaco-sane（二十七烷）3.31%；Octanoic Acid（辛酸）3.16%；Eicosane（二十烷）1.25%；Tetradecanoic acid（十四烷酸）1.03%，含量较高的单体成分均为脂肪酸和烷烃类物质。

3 结论与讨论

水蒸气蒸馏法是大生产中提取挥发油最常使用的方法，该法可使挥发油的提取和药材煎煮同时进行，节约时间和能源。研究表明，共水蒸馏法提取金银花挥发油效果好。超临界CO_2流体萃取技术近年来在中草药有效成分萃取领域发展迅速，具有萃取温度低、传质速度快、效率高、不残留有机溶剂等诸多优点，在中药挥发油萃取领域得到广泛应用。所以在本研究中对共水蒸馏法与超临界萃取金银花挥发油工艺进行比较研究。

本研究通过单因素和正交试验获得共水蒸馏

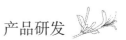

法最佳工艺条件：5%氯化钠溶液浸泡28 h，料液比1:10(g:mL)，提取42 h，提取率为0.17%；何文全等通过正交试验得到金银花挥发油蒸馏法提取的最佳提取工艺为：浸泡2 h，提取时间5 h，加水量8倍，得率为0.056%。本研究工艺挥发油提取率较高。

本研究通过单因素和正交试验获得超临界萃取最佳工艺条件为：粉碎度80~100目，50 mL萃取釜加入金银花量为17 g，萃取温度45℃，萃取压力45MPa，静态萃取0.5h，以CO_2流量4L/min动态萃取1 h，得率2.07%。王岱杰通过正交试验获得超临界萃取最佳工艺为金银花粉碎度40~60目，萃取压力30MPa，萃取温度40℃，在静态萃取1 h，动态萃取8 h条件下，得率1.07%。本研究萃取时间较短，CO_2流量较低，消耗量较少，萃取率较高。

在成分检测进程中，通过提高检测样品质量浓度(样品质量浓度8 g/L)，减慢气相色谱升温速率(初始温度80℃，升温速率：8℃/min升至120℃，保留20 min，5℃/min升至250℃，保留25 min)等方法，优化了检测条件，检测到2种金银花挥发油79种和56种成分，检出成分较多。

通过工艺优化，超临界萃取金银花挥发油比共水蒸馏得率高12倍，提取时间缩短26倍以上，效率较高。共水蒸馏法提取产物为黄色蜡状固体，脂蜡味较厚重，香味稍冲；超临界萃取产物为淡黄色至淡绿色膏状物，味道较柔和清香。2种提取工艺得到的挥发油外观颜色不同，味道也有差异，这与2种工艺提取产物的成分有关。通过GC-MS测定挥发油成分，共水蒸馏法提取的金银花挥发油有79种成分，SFE制备的金银花挥发油有56种成分，2种工艺得到的挥发油中有30种相同物质。共水蒸馏提取挥发油脂肪酸、脂类和烷烃类成分含量达91.29%以上，这些物质是厚重的脂蜡气味的来源。共水蒸馏提取的醛类、萜类、醇类等成分较超临界萃取少，这些物质是挥发油清香、甜香、花香和果香等香味的主要来源。综合比较，采用超临界萃取得到金银花挥发油味道清香，工艺用时短、得率高、不残留有机溶剂，是较优的提取技术。本研究通过对2种金银花挥发油提取工艺的比较与产物成分分析，以期为工业化提取金银花挥发油和挥发油质量控制提供技术理论支撑。

参考文献　略

金银花发酵产物的制备及护肤功效研究

梁嘉亮　　胡浩　　张齐　　张勇军　　黄亚东

肽源(广州)生物科技有限公司，广东广州　511400

[摘要] **目的** 制备金银花发酵产物，并检测其护肤功效。**方法** 利用乳酸菌厌氧发酵和酵母菌好氧发酵先后对金银花进行活性成分提取和转化，制备金银花发酵产物，测定其抗氧化、美白、抗敏功效，并与未发酵的金银花水提液、市场上的金银花提取物比较。**结果** 金银花发酵产物在抗氧化、美白、抗敏、抗皱、抑菌等方面的功效都优于一般的金银花水提液。

[关键词] 金银花；发酵；抗氧化；抗敏；抗皱

金银花，正名为忍冬(*Lonicera japonica* Thunb.)。药材金银花为忍冬科忍冬属忍冬及同属植物干燥花蕾或初开的花。金银花自古被誉为清热解毒的良药，可泡茶内服可外用洗身，用于各种热性病，如发疹、热毒疮痈、咽喉肿痛等症效果显著。现代医学研究证明，金银花含有绿原酸、木犀草苷等药理活性成分，对溶血链球菌、金黄色葡萄球菌等多种致病菌及上呼吸道感染致病病毒等有较强的抑制效

果，还可增强免疫力、抗肿瘤、消炎、解热，临床用途广泛。在广西山区，人们常用金银花煮水给婴儿洗澡，对小儿湿疹等皮肤瘙痒有很好的治疗作用，这属于金银花抗炎抗敏护肤功效的临床依据。

微生物发酵提取法是提取植物活性成分并进行生物转化的一种工艺，具有活性成分得率高、功效多样、避免植物活性成分被破坏、活性成分生物利用度高等优点。

（1）活性成分得率高。微生物含有丰富且强大的酶系，在发酵植物的过程中可以有效破坏植物细胞的细胞壁，释放被束缚的营养物质和活性物质；同时，由于糖基转移酶系的作用，一些难溶于水的活性成分（如黄酮类化合物）与糖基结合成为糖苷，提高了这些成分的水溶性。因此，发酵提取法对植物中多种活性成分有较高的提取率。鲁青等（2019，江西省食品发酵研究所）用微生物发酵法同步提取青钱柳多糖和黄酮，最终青钱柳多糖得率为7.57%、黄酮得率为6.98%，远高于XIE等（2012）用超声波提取法提取青钱柳多糖（得率4.91%）和郝翻（2011）采用有机溶剂提取法提取青钱柳黄酮（得率3.055%）。张琴等（2009，塔里木大学）用微生物发酵法提取甘草渣中黄酮类物质，黄酮得率达到1.32%，与乙醇直接提取法相比，提高了100%。

（2）功效多样。微生物（特别是植物乳杆菌）具有转化多酚的能力，利用微生物发酵植物可以改变其多酚的组成、提高其抗氧化活性、改善其酚类生物利用度。黄酮糖苷类天然产物（flavonoid glycosides）是植物中黄酮类化合物的主要存在形式，通过糖基化修饰，可以改变黄酮的水溶性、稳定性，并且产生更多新的生物活性，使功效提高或更加多样化。依据代谢工程以及合成生物学技术，可以在发酵过程中利用微生物的糖基转移酶系对植物黄酮类物质进行修饰。李瑜等（2018，江南大学）利用益生菌对复方中药（红景天、绿茶叶、覆盆子、丁香）进行全植物发酵，并比较了复方中药发酵液与水提液的成分和功效。研究发现，与水提液相比，发酵液的黄酮类物质、蛋白质、氨基酸、多糖含量显著较高，多酚类物质含量较低；发酵液的总还原力、DPPH自由基清除率和酪氨酸酶抑制率显著高于水提液。

（3）避免植物活性成分被破坏。微生物发酵提取法以水为溶剂、提取条件温和，避免了高温、强酸强碱破坏植物活性成分。可以用植物中的稳定性较差的花青素/花色苷作为指示剂，由于花青素/花色苷的高活性，温度、pH、光、金属离子、氧等外在因素都会对它的结构产生影响。通过比较不同pH的颜色来指示产品中是否含有花青素/花色苷，进而定性判断植物活性成分被破坏的程度。

采用微生物发酵法提取并转化金银花中的植物活性成分，其产物作为一种护肤功效的化妆品原料具有可观的市场应用前景。

作者在对金银花发酵提取工艺做了大量试验之后，设计了乳酸菌-酵母菌顺序发酵提取工艺，能高效地转化植物中的黄酮类物质和多酚类物质以提升活性、降低毒性。本文介绍其工艺，并体外分析方法测试金银花发酵产物的护肤功效。

1 材料与方法

1.1 材料

1.1.1 药物与试剂

金银花（产地广西，广州市清平中药材批发市场），葡萄糖，低聚果糖，溶菌酶，氢氧化钠，植物乳杆菌，酿酒酵母。

1.1.2 仪器设备

JA2003N型电子天平，紫外可见分光光度计，雷磁pH计，高速离心机，10L机械搅拌通风式发酵罐，药材粉碎机，袋式过滤器，管式离心机。

1.2 方法

1.2.1 样品制备

工艺流程：配料—消毒—乳酸菌发酵—酵母菌发酵—调pH至—溶胞—过滤—离心。

配料：金银花120 g打碎过100目，葡萄糖60 g，低聚果糖30 g，纯水6 L。

消毒：升温至90T，保温30s后降温冷却。

乳酸菌发酵：接种植物乳杆菌种子液4%，36℃厌氧培养18 h。

酵母菌发酵：接种酿酒酵母种子液2%，28℃好氧培养2 h。

调pH：用氢氧化钠调pH至5。

溶胞：加溶菌酶18 g，40t溶胞3 h，在50℃溶胞1 h。

过滤：200目、400目两级袋式过滤器过滤。离心：5000 g离心力离心l0 min，取上清液。

1.2.2 抗氧化功效测定

用DPPH自由基清除率表征抗氧化功效，测定方法依照行业标准《T-SHRH006-2018化妆品-自由基(DPPH)清除实验方法》。

1.2.3 美白功效测定

用酪氨酸酶抑制率表征美白功效，测定方法依照行业标准《T-SHRH015-2018化妆品-酪氨酸酶活性抑制实验方法》。

1.2.4 抗敏功效测定

以0.025 mg/mL SDS为刺激物，用溶血抑制率表征抗敏功效。溶血抑制率的测定方法根据欧洲替代方案确认中心(EURLECVAM)公布的红细胞溶血试验文件《EURL ECVAM DB-ALM Method Summary

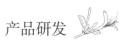

37 ℃：Red Blood Cell (RBC) Test –Summary.》《EURL ECVAM DB–ALM Protocol 37℃：Red Blood Cell (RBC) Test System.》而设计：

按照表1从上到下顺序添加试剂和执行操作。

表1 溶血抑制率测定操作步骤

	阴性对照N	刺激对照IB	刺激组I	试验对照TB	试验组T
刺激物(μL)	0	100	100	100	100
样品(μL)	0	0	0	100	100
PBS或生理盐水(μL)	900	900	800	800	700
12.5%无菌羊血(μL)	100	0	100	0	100
混合，反应10 min。每组做2个平行，在离心管中反应。					
12 000 rpm 离心 2 min。					
合并上清液，测560 nm吸光度。					

计算溶血抑制率：

$$haemolysis\ Inhibition = \frac{Haemolysis_{Imitant} - Haemolysis_{Test}}{Haemolysis_{Imitant}}$$
$$= \frac{(I-IB)-(T-TB)}{I-IB-N}。$$

测出来的溶血抑制率是对应特定的刺激物的。

1.2.5 抗皱功效测定

以弹性蛋白酶抑制率表征抗皱功效。弹性蛋白酶抑制率的测定方法根据化学药部颁标准弹性酶章节中的弹性蛋白酶活性测定方法而设计。

按照表2从上到下顺序添加试剂和执行操作。

表2 弹性蛋白酶抑制率测定操作步骤

	T–样品	To–样品本底	C–空白	Co–空白本底	
刚果红–弹性蛋白(mg)	20.0	20.0	20.0	20.0	
pH8.8硼酸盐缓冲液(mL)	3.0	5.0	5.0	7.0	
		37 ℃ 预热 10 min			
样品(mL)	2.0	2.0	2.0	2.0	在具塞三角瓶中反应
酶液(mL)	2.0	0	2.0	0	
		37℃、120 fpm 反应 20 min			
pH6.0磷酸盐缓冲液 mL	50	5.0	5.0	5.0	
		5000rpm 离心 15 min，取上清 2 mL			
缓冲液混合液	2.0	2.0	2.0	2.0	柱试管中反应
		混匀			
		测 495 nm 吸光度			

计算弹性蛋白酶抑制率：

$$性蛋白酶抑制率 = \left(1 - \frac{T - T_0}{C - C_0}\right) \times 100\%$$

1.2.6 抑菌功效测定

测定方法依照国家卫生行业标准《WS/T650–2019抗菌和抑菌效果评价方法》中的5.1悬液定量抑菌试验，样品与菌悬液作用时间10 min。以金黄色葡萄球菌做试验菌，菌悬液浓度$4.6 \times 10^6 CFU/mL$。

2 结果

2.1 样品制备

制备得到的金银花发酵产物样品为黄色澄清液体(图1)，有明显的香甜花香。调样品pH值至5、9，颜色分别为黄、褐、绿，说明金银花发酵产物中含有活性花色苷。

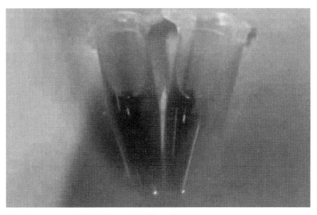

图1 金银花发酵产物样品

2.2 抗氧化功效

由图2可见，金银花发酵产物与从市场购买的某品牌金银花提取物相比，抗氧化活性较高。

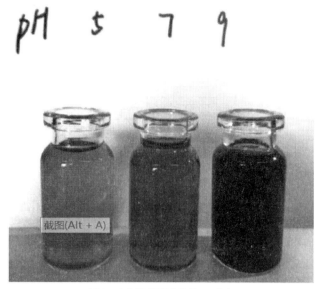

图2 金银花发酵产物随pH变色

2.3 美白功效

由图3可见，金银花发酵产物(1%)与377(0.005%)复配后酪氨酸酶抑制率高达94.09%，两者复配对酪氨酸酶抑制活性有协同增效作用。

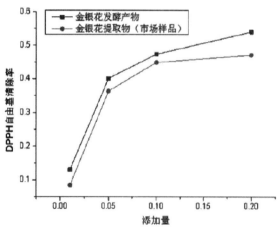

图3 抗氧化活性量曲线

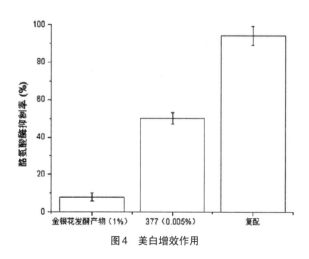

图4 美白增效作用

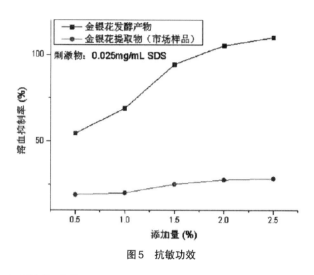

图5 抗敏功效

2.4 抗敏功效
2.5 抗皱功效

金银花发酵后弹性蛋白酶抑制率提高，抗皱活性增加，由图6可见。

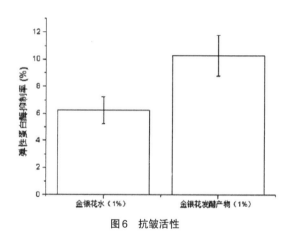

图6 抗皱活性

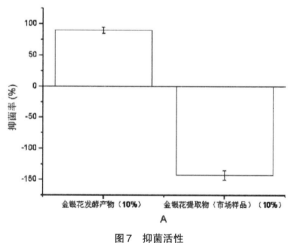

图7 抑菌活性

2.6 抑菌率

金银花发酵产物10%稀释液与金黄色葡萄球菌仅接触10 min，抑菌率就高达89.72%，抑菌活

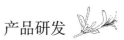

性很强。相反，市场购买的金银花提取物样品抑菌率-143.44%，说明该金银花提取物不但没有抑菌活性，而且样品自身已经染菌。

3 讨论

由实验结果可知，金银花经过乳酸菌-酵母菌顺序发酵提取工艺后，稳定性较差的花色苷仍然保持活性，植物活性成分不被破坏。而且，金银花发酵产物在抗氧化、美白、抗敏、抗皱、抑菌等方面的功效都优于一般的金银花水提液。金银花发酵产物是一种功效多样的化妆品护肤原料，具有很大的市场前景。

参考文献 略

金银花、菊花、木糖醇复合保健饮料的研究

张 浩 赵 影 郑欣瑶 郑铭媚 曹丽鑫 任建军

沈阳师范大学粮食学院，辽宁沈阳 110034

[摘要] 以金银花、菊花、木糖醇为主要原料研究开发一种复合保健饮料，此饮料适应面广，特别对于糖尿病人、肥胖病人、咽喉不适人群具有很好的保健效果。结果表明，菊花提取液添加量5%，金银花提取液添加量20%，木糖醇添加量0.006%，柠檬酸添加量0.000 6%。在此工艺及配方制成的金银花、菊花、木糖醇复合保健饮料质地均匀、澄清透明、香味宜人、酸甜适度、协调柔和、口感清爽，具有金银花和菊花茶特有的色泽与风味。

[关键词] 金银花；菊花；木糖醇；保健；饮料

金银花是药食同源植物，性寒而香，善解热毒，消塞滞，凉血热，止泻痢，《神农本草经》和《本草纲目》定论金银花久服轻身长寿，且具有广谱抗菌、抗炎解热、保肝、止血、抗氧化、免疫调节、降血脂等作用。菊花味甘、带苦味、性微寒、无毒，有散风清热、平肝明目、镇咳祛痰、消炎解毒之功效。木糖醇是功能性甜味剂，不会引起血糖值升高，其防龋齿特性在甜味剂中效果最好，并能降低胆固醇、改善肝功能和抗脂肪肝。

1 材料与方法

1.1 材料

菊花，购于沈阳福瑞家超市；金银花，购于沈阳成大方圆药店；柠檬酸，购于天猫山家人旗舰店；木糖醇，购于淘宝禾甘旗舰店；蒸馏水，实验室自制。

1.2 设备

YP2000-2型电子天平，上海佑科仪器仪表有限公司产品；DK-S26型恒温水浴锅，上海精宏

[基金项目] 沈阳师范大学"大学生创新创业训练计划"创新训练项目 (201710166257)。

[作者简介] 张浩 (1994-)，女，研究方向为食品科学与工程。

[通讯作者] 任建军 (1966-)，女，硕士，研究方向为食品添加剂及食品工艺。

实验设备有限公司产品；LDZX-50KBS型立式压力蒸汽灭菌锅，北京博劢行仪器有限公司产品；T25basic型分散均质机，广州仪科实验室技术有限公司产品；烧杯、容量瓶、纱布、铁架台、玻璃棒、电炉等。

1.3 方法

1.3.1 感官评定

感官品质评价标准见表1。

表1 感官品质评价标准

项目	评分标准	评分/分
色泽（满分30分）	黄绿色略显红褐	25~30
	黄绿色或红褐色	15~24
	颜色过浅或过深，色泽单调	0~14
组织形态	澄清透明，晶莹剔透	25~30
	清澈，较透明	15~24
（满分30分）	较清澈，略有肉眼可见小微粒	0~14
	酸甜适度，口感柔和，略有金银花苦	30~40
滋味气味	和菊花清香	
（满分40分）	酸甜略微过度，有苦味	20~29
	酸度或甜度过高，有明显苦味	0~20

1.3.2 单因素试验方法

（1）菊花提取液添加量的研究。菊花提取液的添加量为3%、4%、5%、6%、7%时，对饮料进行感官

评价,确定菊花提取液最佳添加量。

(2)金银花提取液添加量的研究。金银花提取液添加量为10%、15%、20%、25%、30%时,对饮料进行感官评价,确定金银花提取液最佳添加量。

(3)木糖醇的添加量的研究。木糖醇的添加量为0.002%、0.004%、0.006%、0.008%、0.010%时,对饮料进行感官评价,确定木糖醇最佳添加量。

(4)柠檬酸添加量的研究。柠檬酸添加量为0.0004%、0.0005%、0.0006%、0.0007%、0.0008%时,对饮料进行感官评价,确定柠檬酸最佳添加量。

1.4 工艺流程及操作要点

1.4.1 工艺流程

①菊花→清洗→浸提→滤液;

②木糖醇→柠檬酸;

③金银花→清洗→浸提→滤液;

①+②+③→调配→精滤→灌装→灭菌→检验→成品。

1.4.2 操作要点

(1)金银花浸提。取一定质量的金银花,加入40倍热水(90℃)浸泡30min后过滤,得到一定可溶性固形物浓度的金银花浸提液。

(2)菊花浸提。取一定质量的菊花,加入60倍热水(90℃)浸泡30min后过滤,得到一定可溶性固形物浓度的菊花浸提液。

(3)称取一定量的金银花汁、菊花汁、木糖醇和柠檬酸,按一定比例调配,搅拌均匀。

(4)均质、杀菌、冷却。接通均质机电源,调档,转速为9500r/min,将均质机的杆插入烧杯中,用手转动烧杯。均质4~5min,得到均匀细腻的饮料。均质的主要目的是将饮料体系中比较大的颗粒,分散、破裂为更微小的粒子,从而提高饮料的稳定性,均质后立即灌装、杀菌、冷却。

2 结果与分析

2.1 单因素试验

2.1.1 不同菊花提取液添加量对饮料感官评价的影响

菊花提取液添加量对饮料感官评价的影响见图1。

由图1可知,菊花提取液添加量在3%~5%时,感官评分随添加量的增加而提高,当添加量在5%时感官评分最高为94分。而在添加量超过5%时感官

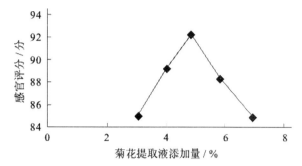

图1 菊花提取液添加量对饮料感官评价的影响

评分呈下降趋势。选择感官评分最高的菊花提取液添加量为5%。

2.1.2 不同金银花提取液添加量对饮料感官评价的影响

金银花提取液添加量对饮料感官评价的影响见图2。

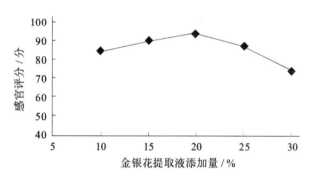

图2 金银花提取液添加量对饮料感官评价的影响

由图2可知,金银花提取液添加量为10%~20%时,感官评分随其添加量增加而提高,当添加量在20%时评分最高为95分,而添加量在20%~30%时,感官评分逐渐降低,只是因添加量过多,使味道过浓,显色偏深。由此确定金银花提取液添加量为20%。

2.1.3 不同木糖醇添加量对饮料感官评价的影响

木糖醇添加量对饮料感官评价的影响见图3。

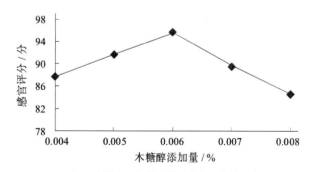

图3 木糖醇添加量对饮料感官评价的影响

由图3可知，木糖醇添加量为0.004%~0.006%时，感官评分随其增加而提高，在添加量为0.006%时感官评分最高为96分，当添加量为0.006%~0.008%时，感官评分逐渐降低，这是因木糖醇添加量过多时会掩盖饮料的独特风味，失去最适糖酸比例，不受欢迎，由此，复合饮料木糖醇添加量为0.006%。

2.1.4 不同柠檬酸添加量对饮料感官评价的影响

柠檬酸添加量对饮料感官评价的影响见图4。

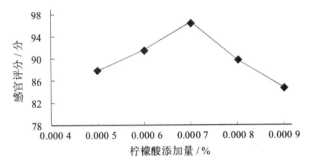

图4 柠檬酸添加量对饮料的影响

由图4可知，柠檬酸添加量为0.000 4%~0.000 6%时，感官评分随其添加量的增加而提高，当添加量在0.000 6%时感官评分最高为97分，而添加量在0.000 6%~0.000 9%时，感官评分逐渐降低，因为添加量过多，使味道过浓，由此可以确定柠檬酸添加量为0.000 6%。

2.2 正交试验

正交试验可以在经单因素试验确定单个影响因素的最优选项后，对试验数据进行更为合理的搭配，选出制作最好的配方数据。由于影响金银花、菊花、木糖醇复合保健饮料品质的因素较多，故在正交试验中选出最重要的4个因素进行四因素三水平正交试验。金银花、菊花、木糖醇复合保健饮料影响因素正交试验结果见表2。

由表2可知，金银花、菊花、木糖醇复合保健饮料影响因素正交试验和极差分析可知，$R_B > R_D > R_C > R_A$影响金银花菊花木糖醇复合保健饮料风味的主次因素依次为$B > D > C > A$，即金银花提取液添加量>柠檬酸添加量>木糖醇添加量>菊花提取液添加量。金银花提取液添加量是影响口感最为重要的因素，利用感官评价确定金银花提取液的添加量，同时考虑到消费者对健康和保健的重视，故在保证饮料具有良好口感的同时菊花提取液添加量在合理健康的范围内，选择金银花提取液添加量15%，菊花提取液添加量5%，木糖醇添加量0.006%，柠檬酸添加量0.000 6%，即$A_1B_2C_2D_2$为最佳添加量。

由表2可知，理论上该饮料的最佳工艺条件组合为$A_1B_2C_2D_2$，由于实际最佳组合与理论不一样，需要进行验证试验。按实际最佳工艺条件$A_1B_3C_2D_2$，配制的复合饮料感官评价为92分，高于理论最佳组合$A_1B_2C_2D_2$条件下配制的复合饮料感官评价88分。因此，金银花、菊花、木糖醇复合保健饮料配方最佳工艺组合为$A_1B_3C_2D_2$。

表2 金银花、菊花、木糖醇复合保健饮料影响因素正交试验结果

试验号	A 菊花提取液添加量	B 金银花提取液添加量	C 木糖醇添加量	D 柠檬酸添加量	感官评分/分
1	1	1	1	1	75
2	1	2	2	2	88
3	1	3	3	3	72
4	2	1	2	3	71
5	2	2	3	1	82
6	2	3	1	2	77
7	3	1	3	2	69
8	3	2	1	3	72
9	3	3	2	1	80
$K1$	78.33	71.67	74.67	79.00	
$K2$	76.67	80.67	79.67	78.00	
$K3$	73.67	75.33	74.33	71.67	
R	4.66	9.00	5.34	7.33	

3 结论

金银花、菊花、木糖醇复合保健饮料的最佳配方为菊花提取液添加量5%，金银花提取液添加量20%，木糖醇添加量0.006%，柠檬酸添加量0.000 6%。根据试验所研究的加工工艺及配方制成的金银花、菊花、木糖醇复合保健饮料澄清透明，黄色的主色调中略显红褐色，且香味宜人、酸甜适度、协调柔和、口感清爽，具有金银花和菊花茶特有的色泽与风味，是一种集营养保健功能于一体的保健饮料。

参考文献 略

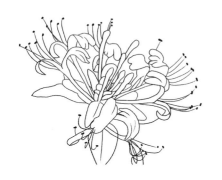

工艺技术

金银花提取物制备工艺优化及其质量标准初探

赵佳鑫[1]　　王浩兵[1]　　邓　力[1]　　李垚村[1]　　尹春萍[1]　　马元春[2]

1.华中科技大学同济医学院药学院，武汉　430030；2.加拿大天然药业集团

[摘要] 目的 优化金银花提取物的制备工艺，并建立其质量控制方法。**方法** 在单因素试验基础上，采用Box-Behnken响应面法优化金银花提取工艺，再利用大孔吸附树脂分离纯化得到金银花提取物，并采用UPLC法同时测定金银花提取物中的新绿原酸、绿原酸、隐绿原酸、木犀草苷、异绿原酸B、异绿原酸A及异绿原酸C等7种成分的含量。**结果** 金银花最佳的制备工艺为：以料液比为 1∶30、H为3的65%乙醇为提取溶剂90℃回流提取两次、每次1 h。并采用HPD-100型大孔吸附树脂以1∶2.86的物料比上样，以60%乙醇洗脱。所建立的方法线性关系良好(0.9976~0.9999)，平均加样回收率100.81%~102.15%，RSD均小于2%(n=9)。**结论** 该提取纯化工艺可行，所建立UPLC分析方法可用于金银花提取物中有效成分的质量控制。

[关键词] 该金银花提取物；Box-Behnken响应面法；提取工艺；纯化工艺；超高效液相色谱法

金银花为忍冬科植物忍冬 *Lonicera japonica* Thunb. 的干燥花蕾或带初开的花。具有清热解毒、疏散风热之功效。目前，金银花的提取工艺主要有水提法、醇提法、水提醇沉法、超滤法、石硫法、改良石硫法、水提过大孔吸附树脂法、水醇调pH法等，纯化工艺主要有沉淀法、萃取法和大孔树脂法等，多以绿原酸提取率作为评价指标。研究表明，金银花中绿原酸具有抗菌抗病毒、抗氧化、抗高血压、降血脂血糖等作用，木犀草苷对呼吸系统、心血管系统、中枢神经系统有显著作用。此外，金银花中含有大量异绿原酸类成分，其中异绿原酸A含量仅次于绿原酸，且具有抗菌，抗炎保肝和神经保护作用。另外，在提取纯化的过程中金银花中的主要成分绿原酸易于异构化形成新绿原酸和隐绿原酸，异绿原酸A易于异构化形成异绿原酸B和异绿原酸C，本试验对于此现象进行了合理控制。

1 仪器与材料

1.1 仪器

Agilent1290系列超高效液相色谱仪(美国Agilent公司)，含G4202A型四元泵、G4226A型高性能自动进样器、G4212A型DAD检测器、G4260B型 1260InfinityELSD、G1316C型柱温箱、Agilent ChemStation色谱工作站，AL204电子天平(梅特勒托利多科学仪器有限公司)，SK250HP超声仪(上海利导超声仪器有限公司)，HH-4数显恒温水浴锅 (常州国华电器有限公司)，TDL80-2B台式离心机(上海安亭科学仪器厂)。

[基金项目] 湖北省科技支撑计划项目(编号:2015BCA274)。

[通讯作者] 尹春萍，E-mail: cpyin888@ 163.com。

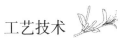

1.2 试药

　　金银花药材产自河南商丘，经华中科技大学同济医学院尹春萍副教授鉴定为忍冬科植物忍冬 Lonicera japonica Thunb. 的干燥花蕾，干燥，粉碎过20目筛，置干燥器内保存备用；绿原酸对照品(中国食品药品检定研究院，纯度96.2%，批号：Q6QPGDOM)；木犀草苷、新绿原酸、隐绿原酸、异绿原酸A、B、C对照品采购自成都普瑞法科技开发有限公司(批号：15081508、15012903、15020203、15042210、15041720、15062011，纯度均为98%)，乙腈(德国Merck色谱试剂)，甲酸(分析纯，纯度88%，西陇化工股份有限公司)，乙醇，盐酸(分析纯，纯度36%~38%，国药集团化学试剂有限公司)，水为超纯水。各类型大孔吸附树脂(河北省沧州市宝恩吸附材料科技有限公司)，从全国不同厂家购买的金银花提取物(1 : 10)共2批分别命名为提取物A，提取物B。

2 方法与结果

2.1 金银花的提取工艺考察

2.1.1 供试品溶液的制备

　　取药材粉末于100 mL圆底烧瓶中，加入提取溶剂，按相应条件加热回流，$1006.2 \times g$离心取上清液，定容至50 mL，摇匀，即得。

2.1.2 单因素影响试验

　　首先对酸醇回流提取金银花工艺的提取溶剂及pH、提取溶剂浓度、提取温度、物料比、提取时间、提取次数等因素进行了考察研究。以总酚酸提取量(mg/g)为评价指标。确定了提取条件pH为3、乙醇体积分数为60%、提取温度为90℃、料液比为1：30、提取时间为2.0h、提取次数为2次时，总酚酸提取量最大。

2.1.3 响应面法优化金银花中总酚酸的提取最佳工艺条件

2.1.3.1 响应面法优化试验方案及结果

在单因素试验的基础上，根据Box-Behnken中心组合试验设计原理对提取条件进行优化，设计3因素3水平的响应分析试验，选择乙醇体积分数、提取时间、料液比3个因素，分别以X_1、X_2、X_3表示，每一个自变量分为低、中、高试验水平，以总酚酸提取量为响应值，试验方案及试验结果见表1。

2.1.3.2 拟合回归方程的建立

采用Design-Expert8.0.6版软件对优化试验得到的结果进行分析，结果见表2。按照各因素对试验结果的影响进行二次方程拟合，得到下式：总酚酸提取量(mg/g) = $58.57+2.39X_1-0.47X_2+0.71X_3-0.82X_1X_2+0.34X_1X_3-X_3-6.nX_1^2+1.93X_2^2-0.22X_3^2(R^2=0.9150)$。分析结果如下，回归方程的$F=8.37$，$P=0.0053$，说明拟合得到的试验模型显著性高；方程的

表1　响应面法分析试验设计及结果

编号	X_1 乙醇体积分数 (%)	X_2 提取时间 (h)	X_3 料液比	总酚酸提取量 (mg/g)
1	45	1	1：20	51.170
2	60	2	1：20	60.392
3	75	2	1：10	53.992
4	45	2	1：30	58.639
5	60	1	1：30	57.707
6	75	2	1：20	62.174
7	60	2	1：20	59.981
8	60	1	1：10	57.846
9	45	3	1：20	50.377
10	60	2	1：20	52.950
11	75	2	1：30	51.310
12	60	2	1：20	55.808
13	75	2	1：30	58.472
14	45	2	1：10	60.852
15	60	2	1：20	57.916
16	60	3	1：30	50.851
17	60	3	1：10	60.038

表2　三因素三水平正交试验安排表

序号	A上样浓度	B上样速度 (BV·h-1)	C层析柱内径 (cm)	试验设计	总绿原酸含量 (mg/g)
1	稀释4倍	6	1	A3B3C1	21.56
2	不稀释	4	2	A1B2C3	36.50
3	稀释4倍	2	2	A3B1C3	25.15
4	不稀释	6	1.5	A1B3C2	29.41
5	稀释2倍	6	2	A2B3C3	11.20
6	稀释4倍	4	1.5	A3B2C2	28.70
7	稀释2倍	4	1	A2B2C1	40.20
8	稀释2倍	2	1.5	A2B1C2	26.12
9	不稀释	2	1	A1B1C1	13.22

失拟误差为0.034 9，表明该方程对试验拟合很好，试验误差较小；用该模型来评估各相关因素真实可靠。因此，可用该回归方程代替试验真实点对试验结果进行分析。一次项X_1(乙醇体积分数)$P=0.006 1$，影响显著，二次项X_1(乙醇体积分数)的平方项$P=0.000 2$，影响极显著，说明影响最大的是乙醇体积分数。

2.1.3.3 预测及验证

预测总酚酸总提取量可达到62.965 0 mg/g。提取的最佳工艺条件为提取温度为乙醇提取分数为65%、提取时间为1 h、料液比为1：30，乙醇pH为3，提取温度为90℃提取为宜。平行3次试验进行验证，总酚酸提取量分别为62.211 0，61.145 0，61.792 0 mg/g，与预测值接近，偏差较小，表明建立的回归模型具有较好的预测性。

2.2 金银花的纯化工艺考察

2.2.1 粗提取液的制备

　　由"2.1.3.3"项预测的最佳条件来制备，取50 g

药材粉末，加入 pH 为 3 的 65% 乙醇 1 500 mL；90℃加热回流提取 2 次，每次 1 h，过滤，60℃减压蒸馏至干燥，用一定量纯化水超声溶解，定容至 500 mL，制成每毫升含有 0.1 g 药材的粗提取液。

2.2.2 大孔吸附树脂的预处理

取适量 HPD-100，HP-20，D101，NKA-9 型 4 种试验用大孔吸附树脂，在 95% 乙醇中浸泡 24 h；用 95% 乙醇和蒸馏水循环、反复冲洗至溶液不出现白色浑浊；最后用蒸馏水洗至上清液无醇味，抽滤至干即得。

2.2.3 大孔吸附树脂的选择

分别称取 3 g 上述 4 种经预处理的大孔树脂，置于 50 mL 锥形瓶中，各加入 20 mL 粗提取液。在振荡器振摇 24 h，充分吸附。静置 10 min 后分别取上清液及取粗提取液稀释，用 0.22 μm 滤膜过滤，取 1 μL 进样。测定其中绿原酸的含量，计算各吸附量。把吸附后的树脂过滤、抽干，并加入 70% 乙醇解吸液于振荡器上振摇 2 h，解除吸附。取解吸液 1 μL 进样。测定其中绿原酸含量，并计算解吸附率。试验结果如下，大孔树脂 D101、HP-20、HPD-100、NKA-9 的吸附量分别为 8.570 0、10.710 0、13.400 0、11.850 0 mg/g，4 种树脂解吸率分别为 88.9%、100.0%、100.0%、100.0%，由此可见，大孔树脂 D101 不仅吸附量少，而且解吸附率低；HP-20、NKA-9 虽然解吸率高，但吸附能力较弱不太适合做金银花绿原酸的吸附剂；HPD-100 大孔树脂具有最好的静态吸附率、静态解吸附率，故选其为纯化用大孔树脂。

2.2.4 上样量的考察

称量预处理好后的 HPD-100 大孔树脂 10 g，湿法装柱至 r=1cm 的层析柱中。上样粗提液 60 mL，调整流速为 2BV/h，每 0.5BV（4 mL）收集一次流出液。过滤，进样 1 μL，分别测定流出液的绿原酸含量。当收集液体积为 20 mL 时，绿原酸逐渐开始泄漏且在此后 32~36 mL 时泄漏量急剧增加。由此确定上样量为 35 mL。此时，药材量为 3.5 g，药材量和树脂量之比为 1：2.86。

2.2.5 正交吸附试验

对药液稀释倍数、上样速率和径高比进行考察，采用正交试验，试验设计表（三因素用 A、B、C 表示）见表 2。

称量大孔树脂 10 g，共 9 份。取 20 mL 粗提取液，按相应倍数（不稀释、稀释 2 倍和稀释 4 倍）稀释后以一定上样速率（2，4，6BV/h）上样至不同内径层析柱（r=1 cm、r=1.5 cm 和 r=2 cm）。上柱完成后，用 50 mL 纯化水洗脱，再加入 70% 乙醇 50 mL 进行洗脱。过滤，以所测总酚酸含量（mg/g，见表 4）作为评价指标。

利用 SPSS19.0 软件进行方差分析，期间不考虑交互作用，只考察各因素的主效应。试验结果表明，各因素不同水平的差异没有统计学意义（P>0.05）。各考察因素对总酚酸吸附无影响，即可不限于某种内径层析柱。上样液可不进行稀释直接上样，此时上样液浓度为 0.1g/mL，上样速度定为 3BV/h。

2.2.6 洗脱用乙醇浓度及用量考察

称量大孔树脂 10 g，共 3 份。湿法装柱至 r=1.5 cm 的层析柱中。上样粗提液 35 mL，调整流速为 4BV/h，上样完成后用 6BV 纯化水洗脱，弃掉。分别用 50%、60%、70% 乙醇洗脱，每隔 1BV 收集流出液，过滤，进样 1 μL，分别测定流出液含量。60% 乙醇做洗脱液时洗脱效果最好，并且在收集液 7BV 时已基本检测不到绿原酸。说明在洗脱液体积在 6BV 时，绿原酸已基本洗脱完全，故将洗脱液定为 60% 乙醇 6BV。

2.2.7 金银花提取物的制备

取金银花药材粉末 25g，按下述条件提取：加入 30 倍量的 pH 为 3 的 65% 乙醇在 90℃加热回流提取 2 次，每次 1 h，过滤，旋蒸，加纯化水至 250mL 超声溶解，即得纯化用溶液。称量大孔树脂（HPD-100）71.5g，湿法装柱。以 4BV/h 上样；6BV 纯化水洗脱；6BV 60% 乙醇解析。收集 60% 乙醇洗脱液，旋转蒸发掉乙醇后，5T 真空干燥，即得金银花提取物标准品，共 3.6 g。

2.3 金银花提取物的含量测定

2.3.1 色谱条件

采用色谱柱 LunaC$_{18}$-HST（100mm×3.0mm，2.5μm）；流动相：流动相 A（H$_2$O+0.1%HCOOH）-流动相 D（CH$_3$CN+0.1%HCOOH），梯度洗脱；洗脱比例 0~1min，92%~90%A；1~2min，90%~82%A；2~4min，82%~74%A；4~7min，74%~60%A；7~8min，60%~0%A；检测波长：327nm（0~3min）、350nm（3~5min）；柱温：40℃；流速：1.0 mL/min；进样量：1 μL；分析时间：8 min，色谱图见图 1。

2.3.2 对照品溶液的制备

取新绿原酸、绿原酸、隐绿原酸、木犀草苷、异绿原酸 B、异绿原酸 A 及异绿原酸 C 对照品适量，精密称定，用甲醇超声溶解并稀释至刻度，制成浓度分别为新绿原酸 0.8860 mg/mL、绿原酸 1.026 0 mg/mL、隐绿原酸 1.696 0 mg/mL、木犀草苷 0.634 0 mg/mL、异绿原酸 B1.136 0 mg/mL、异绿原酸 A0.850 0 mg/mL、异绿原酸 C0.828 0 mg/mL 的混合对照品溶液储备液，备用。

2.3.3 供试品溶液的制备

取 "2.2.7" 制备的金银花提取物约 0.10 g，加

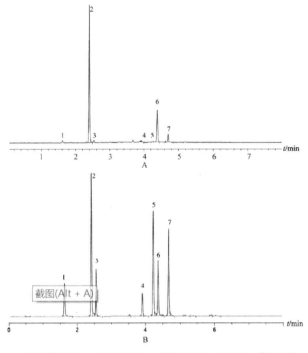

A.金银花供试品 B.混合对照品 1.新绿原酸 2.绿原酸 3.隐绿原酸 4.木犀草苷 5.异绿原酸B 6.异绿原酸A 7.异绿原酸C

图1 UPLC色谱图

入70%甲醇10 mL,称重,超声(250W,53kHz)处理15 min,用70%甲醇补足至原重。用0.22 pm滤膜过滤,得到供试品溶液。

2.3.4 标准曲线的绘制

取对照品储备液溶液,用甲醇稀释2倍、5倍、10倍、25倍、50倍、125倍、250倍,摇匀,用0.22 μm滤膜过滤,即得。按"2.3.1"项下色谱条件进行分析,以质量浓度为横坐标(X,μg/mL),以峰面积(Y)为纵坐标,得到各分析物质的线性方程、定量限(LOQ)和检测限(LOD),如表3。

2.3.5 精密度试验

取混合对照品溶液1 μL,连续进样6次,记录新绿原酸、绿原酸、隐绿原酸、木犀草苷、异绿原酸B、异绿原酸A及异绿原酸C的峰面积并计算得峰面积RSD分别为1.54%,0.75%,1.19%,1.54%,0.89%,0.41%,0.59%(n=6),表明仪器精密良好。

2.3.6 重复性考察

取6份上述制备的金银花提取物,按"2.3.3"项方法制备供试品溶液,稀释两倍后分别进样

表3 各成分线性关系、检测限和定量限

分析物	线性关系	r	线性范围(pg/mL)	LOD(pg/mL)	LOQ(pg/mL)
新绿原酸	$Y=1.8778X-5.7140$	0.9998	1.418 – 443.000	0.325	1.418
绿原酸	$Y=2.3266X+6.1907$	0.9999	4.104 – 1026.000	0.161	0.538
隐绿原酸	$Y=1.9739X-11.4090$	0.9998	2.714 – 848.000	0.375	1.357
木犀草苷	$Y=0.9432X+2.9684$	0.9999	1.014 – 634.000	0.337	1.014
异绿原酸B	$Y=1.2109X+3.0913$	0.9999	1.818 – 568.000	0.381	1.269
异绿原酸A	$Y=1.4750X+0.3456$	0.9998	1.360 – 425.000	0.411	1.360
异绿原酸C	$Y=1.6005X+0.2702$	0.9999	1.325 – 828.000	0.379	1.264

1 μL,测定峰面积,计算得新绿原酸、绿原酸、隐绿原酸、木犀草苷、异绿原酸B、异绿原酸A及异绿原酸C峰面积的RSD分别为1.19%,0.60%,1.38%,1.68%,0.73%,0.43%,0.73%(n=6),表明方法重复性良好。

2.3.7 稳定性考察

取供试品溶液,按"2.3.1"项下的方法,分别于0,1,2,4,8,10,12,24 h测定,计算得新绿原酸、绿原酸、隐绿原酸、木犀草苷、异绿原酸B、异绿原酸A及异绿原酸C峰面积RSD分别为1.12%,0.56%,1.27%,1.56%,0.68%,0.40%,0.67%(n=6),表明供试品溶液在24 h内稳定。

2.3.8 加样回收率考察

取金银花提取物0.05g 9份,分别精密加入各对照品溶液适量,按"2.3.1"色谱条件下进行测定,

计算得新绿原酸、绿原酸、隐绿原酸、木犀草苷、异绿原酸B、异绿原酸A及异绿原酸C的平均加样回收率分别为100.81%,101.80%,101.18%,102.15%,101.43%,101.32%,101.80%,RSD分别为1.37%,1.59%,1.10%,1.85%,1.45%,1.86%,0.80%(n=9),表明本法准确度良好。

2.3.9 样品含量测定

取2批购买的金银花提取物和自制的提取物以及原药材粉末,分别按照"2.3.3"项下步骤制备供试液,平行3份。稀释两倍后分别取1 μL进样,记录色谱图。含量测定结果见表4。

3 讨论

本试验采用UPLC法对金银花中7种主要成分新绿原酸、绿原酸、隐绿原酸、木犀草苷、异绿原酸B、异绿原酸A及异绿原酸C同时进行了测定,所建立的

表4 样品的含量测定结果(mg/g, n=3)

样品	新绿原酸	绿原酸	隐绿原酸	木犀草苷	异绿原酸B	异绿原酸A	异绿原酸C	总酚酸提取量
提取物A	15.1970	63.3580	17.8010	12.3610	1.6760	1.9550	4.3140	116.6610
提取物B	1.1500	–	1.2570	1.7040	0.1990	–	0.3410	4.6510
标提物	5.2280	166.0690	4.7010	6.3260	1.6000	70.9980	16.7700	271.6920
金银花药材	1.2470	37.5040	1.1720	7.2800	0.3370	17.2680	2.2950	67.1030

注：“-”表示检测时低于检测限

UPLC法能在8 min内，快速检测出7种成分，分离效果好，方法简便快速。

多年来，一直以绿原酸含量来评价金银花提取工艺，《中国药典》2005年版增加了木犀草苷作为金银花评价指标后，多采用正交试验来优化金银花中绿原酸和木犀草苷的提取工艺。随着响应面法的广泛应用，杨彬等通过响应面法以绿原酸和木犀草苷得率为指标优化了金银花的提取工艺。但从UHPLC色谱图可以看出，金银花中还含有大量异绿原酸类成分，且异绿原酸类成分也具有较强药理活性，其中异绿原酸A含量仅次于绿原酸，因此，有必要增加异绿原酸A以多指标成分综合评价金银花提取工艺。

本研究以酸醇为提取溶剂，回流提取金银花中有效成分，得率明显提高，这是因为绿原酸和异绿原酸A在提取过程中易发生异构化，酸醇回流提取对异构化有一定的抑制作用。

本研究所制备的金银花提取物中绿原酸的含量是原药材中的4.5倍，高达166.069 0 mg/g生药材，异绿原酸A为原药材的4.17倍，高达70.998 0 mg/g生药材，其他成分含量均理想。与其他购买的提取物中的有效成分比较可见，本研究制备的提取物比较符合金银花药材中的有效成分含量比例，异构化成分也得到了有效控制，而某些厂家可能在进行药材提取的过程中加入不同产地的金银花，甚至可能加入山银花。本研究制备的提取物相对标准、稳定、安全、可靠，可进一步投入工业生产中。

参考文献 略

响应面法优化忍冬器官中四种成分的超声提取工艺

胡玉涛[1]   李天雪[1]   许天罡[2]

1.江苏省连云港中医药高等职业技术学校药物研发中心, 江苏连云港 222007；

2.淄博维希尔生物技术有限公司, 山东淄博 256302

[摘要] 采用响应面法优化盐碱地栽培忍冬(*Lonicera japonica* Thunb.)器官综合物中咖啡酸、绿原酸、木犀草苷、多糖4种成分同时超声提取的最佳条件。以咖啡酸、绿原酸、木犀草苷、多糖4种成分总含量为响应值，通过Box-Behnken响应面法对提取时间、温度、料液比、乙醇体积分数这4个主要因素进行考察。结果表明，最优提取条件为提取时间1 h，温度75℃，料液比1∶40(g∶mL)，乙醇体积分数为45%。应用超声提取技术能够在盐碱地栽培的忍冬器官综合物中同时获得一定含量的绿原酸、多糖、咖啡酸、木犀草苷等产物，具有提取效率高、节约资源等优势。

[关键词] 忍冬(*Lonicera japonica* Thunb.)；响应面；咖啡酸；绿原酸；木犀草苷；多糖；超声提取

[基金项目] 连云港市科技计划农业攻关项目(CN1406)；连云港市“521工程”科研项目资助计划(2016)；江苏省中医药局科技项目(YB2017068)。

[作者简介] 胡玉涛(1976-)，男，辽宁凤城人，副教授，硕士，主要从事中药资源研究，电子信箱：tomhu915@sohu.com。

忍冬科植物忍冬(*Lonicera japonica* Thunb.)的花蕾入药，具有清热解毒、凉风散热、抗病毒、保肝利胆的作用。茎藤入药，具有清热解毒、通络的作用。忍冬的花及其茎、叶等器官富含挥发油、有机酸、黄酮、三萜、多糖等多种活性成分。忍冬器官中的绿原酸、咖啡酸、多糖、木犀草苷等成分具有抗菌、抗病

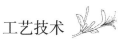

毒、免疫调节、抗肿瘤、抗辐射、延缓衰老及抗感染等多种作用。忍冬作为药食同源植物，在医药、食品、动物养殖等领域具有良好的应用前景。本研究采用Box-Behnken响应面法进行工艺优化，分析了提取时间、温度、料液比、乙醇体积分数4种变量因素对盐碱地栽培忍冬器官综合物中咖啡酸、绿原酸、木犀草苷和多糖总量的影响，以期获取最优的提取条件。

1 材料与方法

1.1 材料、试剂和仪器

材料：忍冬器官综合物，为2017年5月下旬采自连云港市青口金银花种植基地，土壤pH为8.16，含盐量为0.33%，单位器官综合物中花、茎、叶的平均含量分别为5.4%、41.4%和53.2%。

试剂：绿原酸、咖啡酸、木犀草苷均由南京泽朗生物科技有限公司提供，2种对照品经HPLC峰面积归一化法检测质量分数均在98%以上；甲醇、乙腈为色谱纯(Merk公司)；去离子水经过Milli-Q系统纯化制备；其余试剂均为分析纯，购自国药集团。

仪器：1290HPLC型高效液相色谱仪(安捷伦公司)，配有四元低压梯度泵；AB135-S型十万分之一电子分析天平(Mettler Toledo公司)；UV-1800型紫外-可见光分光光度计(日本岛津制作所)。

1.2 方法

1.2.1 溶液的制备

精密称取对照品各10mg，单独以甲醇溶解并定容，制成质量浓度分别为1.0mg/mL的对照品储备液；分别精密量取适量储备液混合置于容量瓶中，以甲醇稀释至刻度，制得系列混合对照品溶液：1.0、2.5、5.0、10.0、20.0、100.0、500.0 μg/mL绿原酸，0.2、0.5、1.0、5.0、20.0、50.0、100.0 μg/mL咖啡酸，0.10、0.25、0.50、1.00、5.00、20.00、50.00 μg/mL木犀草苷，避光保存。

1.2.2 色谱条件及方法学考察

色谱柱为Zorbox SB-C18柱(250mm×4.6mm，5μm)；流动相为0.2%甲酸水溶液-乙腈，梯度洗脱：0~6min，10%乙腈；6~15 min，10%~30%乙腈；15~30min，30%~60%乙腈；30~40 min，60%~100%乙腈；体积流量1.0 mL/min；检测波长327 nm；柱温30℃；进样量10μL。以忍冬提取物浓度为横坐标(x)、峰面积为纵坐标(y)进行线性回归分析。

1.2.3 多糖含量测定

采用苯酚-硫酸法测定忍冬提取物中总糖含量。以葡萄糖为标准样品，分别取标准溶液(质量浓度为0.8 mg/mL)0.2、0.3、0.4、0.5、0.6、0.7、0.8 mL依次加去离子水补至2 mL，另取去离子水2 mL作空白试验。每支试管加6%苯酚溶液1 mL，摇匀，然后每支试管中缓慢加入浓硫酸5 mL，摇匀并放入冷水中冷却。在490 nm下比色测定，以葡萄糖质量浓度C为横坐标，吸光度A为纵坐标，制作标准曲线，得到方程为$A=0.1263C+0.008$，$R^2=0.9961$。

1.2.4 工艺流程

采摘的忍冬器官综合物自然干燥后，粉碎过筛，精密称取20 g，超声提取两次，两次提取液合并后离心得到上清液。一份上清液测定咖啡酸、绿原酸和木犀草苷含量；另一份上清液加入无水乙醇使最终醇体积分数达到95%后于常温沉淀2.5 h，沉淀干燥后得到忍冬粗多糖，将上述干燥的粗多糖缓慢用去离子水溶解，并将此多糖溶液通过已活化的D101大孔树脂柱去除小极性杂质，流速8 mL/min，洗脱使用3倍柱体积的去离子水，流速10 mL/min，将此多糖洗脱溶液冷冻干燥后于4℃保存待用。

1.3 Box-Behnken 响应面法

根据预试验结果，选择显著影响咖啡酸、绿原酸、木犀草苷和多糖总含量的4个因素，即提取时间(X_1，min)，温度(X_2，℃)，料液比(X_3)和乙醇体积分数(X_4，%)，以产物咖啡酸、绿原酸、木犀草苷和多糖总含量(Y，%)为响应值，采用Box-Behnken响应面法设计试验方案，其他操作条件同"1.2.4"，共设计29组试验。

2 结果与分析

2.1 忍冬3种化合物色谱分析

以化合物浓度为横坐标(x)、峰面积为纵坐标(y)进行线性回归分析，分别得到绿原酸、咖啡酸和木犀草苷回归方程为$y=8604x-27048(r=0.9995)$、$y=3349.5x-18397(r=0.9996)$和$y=57785x-2044(r=0.9996)$，表明各化合物在范围内线性关系良好。按照方法学相关要求进行操作，结果表明，专属性中供试品3种待测成分色谱峰的分离度均大于1.5，其他杂质峰及空白对照溶液对待测成分均无干扰，方法专属性良好(图1)。在重复性试验中($n=6$)，绿原酸、咖啡酸和木犀草苷峰面积的RSD分别为2.2%、1.7%和1.3%，在稳定性试验中($n=6$)3种化合物峰面积RSD均小于1.4%，在精密度试验中($n=6$)，3种化合物峰面积RSD均小于0.9%，表明重复性、稳定性和精密度均良好；加样回收率为98.2%~103.7%($RSD=2.4$，$n=5$)，表明准确度较好。

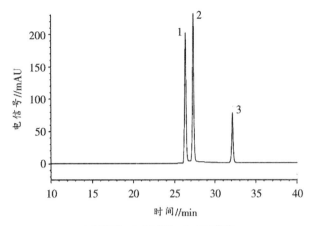

1.绿原酸；2.咖啡酸；3.木犀草苷
图1 忍冬3种化合物对照品的色谱图

2.2 响应面试验

Box-Behnken响应面设计与结果见表1。利用Design Expert7.1.3软件对表1中的数据进行二次多元回归拟合并对回归模型进行方差分析,结果见表2。

表1 Box-Behnken试验设计与结果

编号	提取时间 (X_1)//min	温度 (X_2)//℃	料液比 (X_3)	乙醇体积分数 (X_4)//%	多糖总含量 (Y)//%
1	20	55	50	40	7.02
2	60	55	30	0	3.35
3	40	75	50	40	12.50
4	20	55	30	0	3.16
5	20	55	10	40	4.36
6	40	35	30	0	3.08
7	40	55	50	0	3.96
8	40	55	10	0	2.90
9	40	35	30	80	2.58
10	40	55	30	40	8.02
11	20	35	30	40	5.46
12	60	55	50	40	10.22
13	40	35	10	40	4.22
14	60	55	10	40	5.90
15	40	75	10	40	6.18
16	40	55	10	80	2.18
17	40	55	30	40	9.08
18	40	55	30	40	9.08
19	40	55	30	40	9.08
20	40	35	50	40	5.14
21	60	75	30	40	12.34
22	20	75	30	40	9.48
23	60	55	30	80	4.20
24	20	55	30	80	4.89
25	60	35	30	40	6.16
26	40	75	30	0	4.10
27	40	75	30	80	6.14
28	40	55	50	80	6.84
29	40	55	30	40	8.14

由表2可以看出,模型方程的F值是16.33,且

$P=0.0001<0.01$,说明模型方程极显著,该试验方法可靠。模型方程失拟项的$P=0.1168>0.05$,为不显著,表明未知因素对试验结果干扰很小。试验值与模型方程预测值的校正决定系数为0.9616,表明该模型能解释96.16%响应值随响应因素的变化,模型拟合程度较好。对方程中各项进行显著性分析,一次项、平方项和交互作用项的P均小于0.05,说明这4个因素以及因素之间的相互作用对响应值的影响都是显著的,其中乙醇体积分数和4个有效成分的总产量的相互作用极显著($P<0.0001$)。因此,所得模型方程能够很好地预测产物总量随各响应因素的变化。

表2 回归方程的方差分析结果

变量	平方和	Df	均方	F	P	显著性
模型	53.85	14	3.85	16.33	<0.000 1	极显著
X_1	0.65	1	0.65	2.77	0.018 4	显著
X_2	9.55	1	9.55	40.54	0.036 0	显著
X_3	4.38	1	4.38	18.58	0.000 7	显著
X_4	0.36	1	0.36	1.53	< 0.000 1	极显著
X_1X_2	0.26	1	0.26	1.12	0.027 2	显著
X_1X_3	0.17	1	0.17	0.74	0.035 3	显著
X_1X_4	0.04	1	0.04	0.18	0.009 6	极显著
X_2X_3	1.84	1	1.84	7.82	0.014 3	显著
X_2X_4	0.47	1	0.47	1.99	0.003 7	极显著
X_3X_4	0.84	1	0.84	3.59	0.009 1	极显著
X_1^2	0.32	1	0.32	1.35	0.045 3	显著
X_2^2	0.22	1	0.22	0.93	0.032 2	显著
X_3^2	1.94	1	1.94	8.22	0.012 4	显著
X_4^2	27.47	1	27.47	116.63	< 0.000 1	极显著
失拟项	2.96	10	0.30	3.55	0.116 8	

注:相关系数为0.9823,校正决定数0.9616;$P<0.01$为极显著,$P<0.05$为显著

通过软件绘制出能够反映影响产物总量的4个因素交互作用的三维响应面图,结果见图2。由图2可知,若等高线图呈椭圆形则表明两个因素交互作用显著,若呈圆形则表明交互作用不显著。乙醇体积分数X_4和另外3个因素呈椭圆形的等高线图,表明乙醇体积分数的作用显著。

利用软件中的优化模块得到最优组合,即提取时间为1 h,温度为75 ℃,料液比1：40(g：mL),乙醇体积分数为45%。相应总产量的模型预测值为3.05%。在最优条件下进行验证试验,操作同"1.2.4"项下,测得提取物中咖啡酸、绿原酸、木犀草苷和多糖总含量为12.98%($RSD=2.06\%$,$n=3$),其中咖啡酸含量0.91%、绿原酸含量5.0%、木犀草苷含量0.05%、多糖含量7.02%,表明响应面设计得到的工艺条件是有效、可行的。

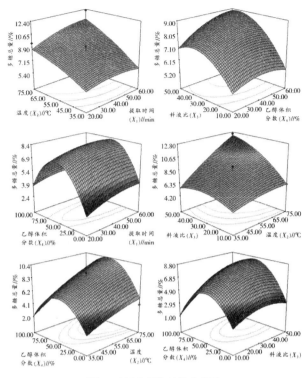

图2 交互作用和三维响应面

3 讨论

应用超声技术同时提取忍冬器官综合物中多种成分,具有提取效率高、节约资源等优势,合适的水醇比是其关键因素。随着乙醇体积分数逐渐升高,产物的总量呈先增加后降低的趋势。绿原酸、咖啡酸和木犀草苷在乙醇中的溶解度强于在纯水中,乙醇体积分数上升使得3种化合物的提取率上升,而金银花多糖溶于水,难溶于有机溶剂,乙醇体积分数太高,则会导致多糖沉淀。经优化应用45%的乙醇提取,绿原酸、咖啡酸、木犀草苷和多糖的综合提取率最佳。在含量检测过程中以甲醇为系统各成分的分离效果并不理想,乙腈的黏度小,洗脱力大,经优化后的乙腈-甲酸水系统各成分的分离效果较好。应用超声提取技术能够在盐碱地栽培的忍冬器官综合物中同时获得一定含量的咖啡酸、绿原酸、木犀草苷、多糖等产物,而以器官综合物为收获目标则更易于实施机械化采收,这将为实现忍冬的工厂化生产及其天然产物的深度开发提供参考。

参考文献 略

液－液萃取法从金银花中分离纯化绿原酸

崔春雨　　杨宇婷　　肖丽　　李青

河南师范大学化学化工学院实验教学示范中心, 河南新乡　453007

[摘要] 为了克服传统柱色谱法的缺点,达到从金银花中分离富集绿原酸的目的,利用V(乙醇):V(乙酸乙酯)=9:91混合有机溶剂选择性萃取方法,从金银花浸膏中富集得到绿原酸萃取液,经过简单活性炭吸附除杂、减压蒸馏浓缩和重结晶得到绿原酸晶体。绿原酸的萃取率约为36.63%,纯度达98.63%。这为分离纯化绿原酸提供了一种简单高效的液－液萃取方法。

[关键词] 液－液萃取;绿原酸;金银花;分离纯化

绿原酸具有多种生物活性,是众多中药药材、饮片以及中成药的主要有效成分,有很大的市场需求和药用前景。绿原酸在多种植物中存在,但其在忍冬科忍冬属(Lonicera)中含量较多。绿原酸是判断金银花质量的重要指标之一。绿原酸的提取方法有很多,目前主要有石硫醇法、大孔树脂吸附、双水相萃取法、超临界流体萃取法等多种方法。绿原酸化学性质较不稳定,目前其分离纯化工艺主要是柱层析法,存在着工艺复杂、能耗大、提取率低等问题。因此,寻找成本较低、操作简单、可工业化生产的绿原酸分离纯化工艺具有很大的价值。

1 实验部分

1.1 材料和仪器

主要仪器:Watersb 600高效液相色谱仪,Waters 2487检测器,C18色谱柱(安捷伦,4.6mm×250mm,5μm)。

试剂：甲醇、乙腈（色谱纯，天津四友公司）；乙酸乙酯、乙醇、硫酸铵（分析纯，西陇化工股份有限公司）；绿原酸标准品（上海晶纯试剂有限公司，产品批号1313098）。

1.2 实验过程

1.2.1 金银花浸膏水溶液的制备

称取1000g的金银花，粉碎后加入4000mL乙醇水溶液（乙醇体积百分比为60%），加10%盐酸调节pH值=5左右，超声波辅助浸提3次，每次时间为1h，合并浸提液，减压蒸馏浓缩成浸膏，加去离子水制成500mL金银花浸膏水溶液，备用。

1.2.2 绿原酸的富集

采用液液萃取方法，用有机溶剂选择性萃取以实现绿原酸的初步富集。乙酸乙酯可以从金银花浸膏水溶液中萃取出少量绿原酸，通过多次萃取，大部分绿原酸还是分配于水相中，因此，金银花浸膏水溶液通过乙酸乙酯萃取除去极性小于绿原酸的杂质。然后，乙醇中加入恰当比例的乙酸乙酯降低其极性，作为混合有机溶剂选择性萃取绿原酸。利用无机盐/亲水有机溶剂双水相体系萃取原理。浸膏水溶液中加入适量硫酸铵，促使乙醇与浸膏水溶液相分层。本实验在金银花浸膏水溶液中加入硫酸铵固体，通过V（乙醇）:V（乙酸乙酯）=9:91选择性萃取富集绿原酸。

取50mL金银花浸膏水溶液，加入4g硫酸铵固体，搅拌溶解，用等体积的体积百分数为9%的乙醇-乙酸乙酯萃取8次即可将大部分绿原酸萃出，合并8次萃取液成400mL，分成4等份，每份100mL。分别将为2、3、4、5g的活性炭装入层析柱，在常温常压条件下，将4份萃取液过活性炭柱进行吸附脱色。

1.2.3 绿原酸的分离纯化

经活性炭吸附后的乙醇-乙酸乙酯萃取液经减压蒸馏浓缩得到绿原酸粗品。绿原酸粗品经混合溶剂V（乙酸乙酯）:V（甲醇）=3:2进行重结晶，得到绿原酸白色粉末状晶体。

1.3 高效液相色谱法测定绿原酸含量

1.3.1 色谱条件

柱温：30℃；流动相：乙腈:0.4%磷酸溶液（11:89）；流速：1.0mL/min；检测波长326nm。

1.3.2 线性关系的考察

精密称取绿原酸对照品，加30%甲醇稀释溶解配制为浓度为0.02、0.04、0.06、0.08、0.1、0.12、0.14mg/mL溶液。分别吸取以上对照品浓度各10pX注入液相色谱仪。以峰面积值为纵坐标，对照品浓度为横坐标，得回归方程为$Y=5x107X+32076$，相关系数$R^2=0.9996$。结果表明，绿原酸进样量在0.02~0.14mg/mL范围内，峰面积跟浓度线性关系良好。

1.3.3 测定供试品绿原酸含量

取萃取后上下相溶液各1mL用流动相稀释定容至100mL，然后再取上述溶液1mL用流动相稀释至100mL，用高效液相色谱仪测定时进样量为10L，测定峰面积值。

2 结果和讨论

2.1 萃取体系的选择

考察硫酸铵水溶液与乙醇-乙酸乙酯混合溶剂形成液-液双相平衡体系的质量浓度。混合溶剂乙酸乙酯和乙醇的比例决定了硫酸铵的质量浓度，见表1。

表1 不同体积比乙醇-乙酸乙酯跟等体积水分层所需硫酸铵用量

V（乙醇）:V（乙酸乙酯）	3:97	6:94	9:91	12:88	15:85	18:82
硫酸铵质量分数/%	5	6	8	10	13	15

2.2 混合萃取溶剂乙醇-乙酸乙酯比例的确定

取350mL金银花浸膏水溶液，先用乙酸乙酯等体积萃取6次去除极性小于绿原酸的杂质，再将浸膏水溶液分成7份，每份50mL，加入硫酸铵固体，使浸膏水溶液中硫酸铵质量分数为5%、6%、8%、10%、13%、15%，再依照顺序用体积比为3:97、6:94、9:91、12:88、15:85、18:82的乙醇-乙酸乙酯混合溶剂对金银花浸膏水溶液进行萃取，其中乙醇-乙酸乙酯(18:82)作为萃取剂时，上相萃取液经薄层色谱法检测可知含有部分紫外不显色、极性大于绿原酸的杂质，这些杂质影响绿原酸的纯化结晶，所以该体积比乙醇-乙酸乙酯不做具体考察。通过高效液相色谱法"1.3.3"节检测分析萃取体系上下

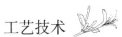

表2 不同体积比的乙醇−乙酸乙酯对绿原酸萃取效果

V(乙醇)：V(乙酸乙酯)	绿原酸峰面积(上相)	绿原酸峰面积(下相)	绿原酸面积比(上相/下相)/%	杂质1峰面积比(上相/下相)/%	杂质2峰面积比(上相/下相)/%
3：97	209522	5534085	3.8	2.0	0.9
6：94	403779	5485503	7.4	9.9	9.0
9：91	719490	5464885	13.2	10.9	16.8
12：88	1080338	5362387	20.1	20.9	26.1
15：85	1262328	5027174	25.1	25.6	46.3
18：82	1932245	4924193	39.2	65.0	63.4

相中绿原酸峰面积、杂质分配情况、萃取率等，实验结果如表2。

根据表2可知：随着乙醇−乙酸乙酯中乙醇体积比的增加，绿原酸在有机相中的含量逐渐增大。同时，杂质在上下相中的比例也在不断增大。以杂质1和杂质2为例，当乙醇−乙酸乙酯体积比为12：88和15：85时，杂质1和杂质2在上相中增幅较大。大量杂质会对绿原酸的纯化结晶过程造成较大影响。因此，选择乙醇−乙酸乙酯(9：91)做萃取溶剂。等体积萃取8次时，绿原酸在上下相中达到平衡。在常温常压条件下，合并8次萃取液共400mL，分成4等份，分别通过2、3、4、5g的活性炭吸附脱色。

综合考虑脱色效果及对绿原酸的吸附量，活性炭用量为0.03g/mL时效果较好。脱色后的乙醇−乙酸乙酯萃取液经减压蒸馏浓缩得到绿原酸粗品，再用V(乙酸乙酯)：V(甲醇)=3：2混合溶剂重结晶得到白色粉末状绿原酸晶体。

2.3 重复试验

取100mL金银花浸膏水溶液，用等体积乙酸乙酯萃取6次以去除杂质，于金银花浸膏水溶液中加入8g硫酸铵，搅拌至溶解，再用等体积V(乙醇)：V(乙酸乙酯)=9：91萃取8次，合并8次萃取液共800mL，通过装入量为24g的活性炭柱吸附脱色，脱色后萃取液经减压蒸馏得绿原酸粗品约2.95g，经V(乙酸乙酯)：V(甲醇)=3：2溶剂重结晶得2.05g绿原酸晶体，最终产物纯度为98.63%，金银花浸膏

水溶液中绿原酸含量为2.8%，萃取率为36.63%。

2.4 结构鉴定

分离得到白色结晶，其MS、IR、1HNMR、CNMR等各项数据如下：

mp：208~209℃，分子式为$C_{16}H_{18}O_9$，分子量为354。IR(KBr)v/cm：3355，2954，2925，2985，2360，2341，1727，1704，1687，1639，1384，1288，1186，1085，816。^{1}HNMR（DMSO-d_6，300 MHz），δ：7.45(1H，d，J=15.6Hz，H−β)，7.04(1H，d，J=1.8Hz，H-2')，6.98(1H，dd，J=8.4，1.8Hz，H-6')，6.77(1H，d，J=8.4Hz，H-5')，6.15(1H，d，J=15.6Hz，H−α)，5.07(1H，m，H-3)，4.78(1H，m，H-5)，3.56(1H，dd，J=8.4，3.0Hz，H-4)，2.06-1.757(4H，m，H-2.6)。^{13}CNMR(DMSO-d_6，300MHz)，δ：175.4(COOH)，166.2(C=O)，148.8(C−β)，114.73(C−α)，126.0(C-1')，121.8(C-2')，145.4(C-3')，148.8(C-4')，115.2(C-5')，121.8(C-2')，73.92(C-1)，37.6(C-2)，71.3(C-3)，70.8(C-4)，68.5(C-5)，36.7(C-6)。

3 结语

通过乙醇−乙酸乙酯混合有机溶剂选择性萃取技术替代传统的柱层析分离方法，达到了富集绿原酸的目的，然后再通过活性炭吸附除杂和重结晶即得到了绿原酸，其纯度达到98.63%，且萃取率为36.63%。此方法建立一种液液萃取法分离高效分离绿原酸的方法，与传统柱色谱法相比，生产成本低、工艺简单，有利于工业生产。

参考文献 略

HPLC 法测定金银花炒炭前后芦丁等 6 种有效成分的含量变化

邵 琼　　张广琴　　严敢意　　洪 琳　　王艳梅

鄂州市中心医院药学部, 湖北鄂州　436000

[摘要]目的 探讨高效液相色谱法(HPLC)测定金银花炒炭前后芦丁等6种有效成分的含量变化。方法 取适量金银花药材, 将其均分为6份, 每份200g, 270℃炒至焦褐色, 炒炭细粉过筛后加入50%甲醇, 超声1小时, 采用0.45μm滤膜过滤后待检。同时制备对照品溶液。采用HPLC法, 色谱柱为Aglient phenyl柱(250mm×4.6mm, 5μm), 以乙腈(A)-0.5%醋酸(B)溶液流动相进行梯度洗脱操作, 以355nm为检测波长, 柱温26℃, 检测金银花炒炭前后芦丁、咖啡酸、绿原酸、槲皮素、木犀草苷、金丝桃苷等6种有效成分含量变化。结果 芦丁、咖啡酸、绿原酸、槲皮素、木犀草苷、金丝桃苷检测进样量成良好线性关系, 线性范围分别为: 0.0022~0.83μg(r=0.9996)、0.0020~0.85μg(r=0.9997)、0.0014~9.73μg(r=0.9996)、0.0021~0.84μg(r=0.9995)、0.0024~0.87μg(r=0.9994)、0.0020~0.93μg(r=0.9998)。稳定性、精密性及重复性试验R SD<2.30%, 稳定性、精密性及重复性良好。6种有效成分平均加样回收率分别为97.78%、97.76%、96.88%、98.31%、98.85%、99.54%。与炒炭前比较, 炒炭后金银花中芦丁含量明显增加, 咖啡酸、绿原酸含量明显下降, 槲皮素、木犀草苷、金丝桃苷含量无明显变化。结论 金银花炒炭前后6种有效成分存在一定变化, HPLC法可有效检测金银花6种有效成分, 且操作简单、稳定性、精密性及重复性好。

[关键词] 高效液相色谱法; 炒炭; 金银花; 有效成分; 变化

金银花是忍冬科植物红腺忍冬、忍冬、毛花柱忍冬或者山银花的干燥花蕾或者带初开花, 其主要有效成分为芦丁、咖啡酸、绿原酸、槲皮素、木犀草苷、金丝桃苷等, 具有广谱抗菌、抗病毒、解热、护肝、抗氧化、止血、消炎等多种作用功效。金银花经炒炭后药物原本寒性减弱, 且并具涩性、收敛、止血等作用, 可用于血痢、吐血、崩漏等症状。高效液相色谱法(High Performance Liquid Chromatography, HPLC)是检测金银花等中药有效成分的主要方法, 目前, 临床有关HPLC检测金银花炒炭前后芦丁、咖啡酸、绿原酸、槲皮素、木犀草苷、金丝桃苷等有效成分含量变化报道甚少。本研究旨在探讨HPLC测定金银花炒炭前后芦丁等6种有效成分的含量变化, 试图为阐明其炮制机制提供一定理论依据。现报道如下。

1 材料

1.1 药材

金银花药材, 购自湖北金贵中药饮片有限公司, 批号: 6949907600033。经河南中医药大学董诚明教授鉴定为金银花: 忍冬干燥花蕾或者带初开花。

1.2 主要仪器与试剂

FA2004B电子分析天平, 购自上海精科天美科学仪器公司; LC-10Atvp型高效液相色谱仪, 购自日本岛津公司; KQ5200DE数控超声清洗仪, 购自昆山超声仪器有限公司。芦丁对照品(批号: 100080-200306)、咖啡酸对照品(批号: 110885-200102)、绿原酸对照品(批号: 753-9003)、槲皮素对照品(批号: 081-9903)、木犀草苷对照品(批号: 111720-200501)、金丝桃苷对照品(批号: 111521-201004), 均购自中国食品药品检定研究院, 纯度>97%; 色谱乙腈(批号: 120714), 购自德国Merck公司。

2 方法与结果

2.1 制备金银花炒炭供试样品

取适量金银花药材, 将其均分为6份, 每份200g, 将6份金银花分别置于干净炒锅中, 270℃炒至焦褐色, 时间约为9分钟, 待金银花外表炒至焦褐色, 内部呈焦黄色即可取出, 晾干后备用。

6份炒炭金银花细粉经4号筛过筛后, 精密称定0.25g, 置于具塞的150ml锥形瓶中, 加入30ml50%甲醇后超声处理1小时, 随后加入50%甲醇至原剂量。制备好的金银花炒炭供试样品, 采用0.45μm滤膜过滤后待检。

2.2 制备混合对照品

利用FA2004B电子分析天平精确称取适量芦丁、咖啡酸、绿原酸、槲皮素、木犀草苷、金丝桃苷对照品, 加入50%甲醇分别定容至0.042、0.041、0.129、0.038、0.044、0.046μg/ml制备混合对照品溶液, 避光保存于2℃冰箱待检。

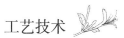

2.3 色谱条件

采用HPLC法，色谱柱为Aglientphenyl柱(250mm×4.6mm，5μm)，以乙腈(A)-0.5%醋酸(B)溶液流动相进行梯度洗脱操作，0.2ml/min流速，以355nm为检测波长，柱温26℃，进样量为1μl，检测金银花炒炭前后芦丁、咖啡酸、绿原酸、槲皮素、木犀草苷、金丝桃苷等6种有效成分含量变化。

2.4 线性关系考察

分别取制备好的混合对照品溶液2.0μl、4.0μl、6.0μl、8.0μl、10.0μl、12.0μl，采用HPLC法，按照2.3中测定条件，检测芦丁、咖啡酸、绿原酸、槲皮素、木犀草苷、金丝桃苷等6种峰面积，以各成分质量浓度为横坐标，峰面积作为纵坐标，绘制标准回归曲线。各成分回归方程及线性范围见表1。

表1　金银花6种有效成分回归方程

成分	回归方程	相关系数(r)	线性范围
芦丁	$y=1.79×10^6x-26\ 987$	0.999 6	0.002 2~0.83μg
咖啡酸	$y=5.71×10^6x-93\ 052$	0.999 7	0.002 0~0.85μg
绿原酸	$y=4.49×10^6x-23\ 906$	0.999 6	0.001 4~9.73μg
槲皮素	$y=2.50×10^6x-38\ 060$	0.999 5	0.002 1~0.84μg
木犀草苷	$y=2.09×10^6x-17\ 208$	0.999 4	0.002 4~0.87μg
金丝桃苷	$y=2.33×10^6x-40\ 127$	0.999 8	0.002 0~0.93μg

2.5 精密度试验

精确称量10μl芦丁、咖啡酸、绿原酸、槲皮素、木犀草苷、金丝桃苷对照品，按照2.3中测定条件，连续6次进样，结果显示，芦丁、咖啡酸、绿原酸、槲皮素、木犀草苷、金丝桃苷峰面积RSD分别为1.47%、1.45%、1.68%、2.26%、1.66%、1.36%，提示该条件仪器检测金银花6种有效成分精密度良好。

2.6 稳定性试验

精确称取适量金银花炒炭供试品溶液，置于26℃分别放置0小时、2小时、4小时、6小时、8小时、12小时，按照2.3中测定条件进行检测，记录各样品峰面积，结果显示，芦丁、咖啡酸、绿原酸、槲皮素、木犀草苷、金丝桃苷峰面积RSD分别为2.16%、2.28%、1.72%、1.96%、2.07%、2.15%，提示该条件仪器检测金银花6种有效成分稳定性良好。

2.7 重复性试验

精确称取适量同一批次金银花炒炭样品，按照2.1方法制备6份金银花炒炭供试样品溶液，按照2.3中测定条件检测芦丁、咖啡酸、绿原酸、槲皮素、木犀草苷、金丝桃苷峰面积。结果显示，芦丁、咖啡酸、绿原酸、槲皮素、木犀草苷、金丝桃苷峰面积RSD分别为1.25%、1.36%、0.96%、1.43%、1.68%、1.73%。提示该条件仪器检测金银花6种有效成分重复性良好。

2.8 加样回收率试验

精确称取6份含量已知的金银花炒炭样品，分别精密加入芦丁、咖啡酸、绿原酸、槲皮素、木犀草苷、金丝桃苷对照品，按照2.3中测定条件进行检测，并计算各成分回收率。结果显示，芦丁、咖啡酸、绿原酸、槲皮素、木犀草苷、金丝桃苷平均加样回收率分别为：97.78%、97.76%、96.88%、98.31%、98.85%、99.54%。见表2。

表2　金银花6种有效成分加样回收率试验结果(n=6)

待检样品	加入量(μg/ml)	测得量(μg/ml)	回收率(%)	平均回收率(%)	平均RSD(%)
芦丁	3.37	3.21	95.25	97.78	0.21
	8.42	8.26	98.10		
	14.60	14.27	97.74		
	30.28	29.87	98.65		
	75.53	74.15	98.17		
	129.63	128.04	98.77		
咖啡酸	8.25	8.03	97.33	97.76	0.18
	17.36	16.76	96.54		
	36.52	36.11	98.88		
	85.70	84.07	98.10		
	145.88	142.06	97.38		
	207.39	203.89	98.31		
绿原酸	4.10	3.96	96.59	96.88	0.23
	15.37	14.85	96.62		
	21.55	21.01	97.49		
	76.85	74.29	96.67		
	167.31	162.56	97.16		
	220.45	213.30	96.76		
槲皮素	5.31	5.24	98.68	98.31	0.47
	12.69	12.51	98.58		
	27.45	27.03	98.47		
	45.68	44.72	97.90		
	96.54	94.77	98.17		
	172.38	169.04	98.06		
木犀草苷	2.45	2.42	98.78	98.85	0.52
	6.30	6.25	99.21		
	17.28	17.01	98.44		
	36.48	36.02	98.74		
	79.03	78.45	99.27		
	150.26	148.25	98.66		
金丝桃苷	10.26	10.21	99.51	99.54	0.36
	35.42	35.30	99.66		
	80.30	80.06	99.70		
	124.35	124.03	99.74		
	179.58	178.46	99.38		
	227.80	226.06	99.24		

2.9 金银花炒炭前后6种有效成分含量变化测定

金银花芦丁、咖啡酸、绿原酸、槲皮素、木犀草苷、金丝桃苷6种有效成分与炒炭前比较，炒炭后金银花中芦丁含量明显增加，咖啡酸、绿原酸含量明显下降，槲皮素、木犀草苷、金丝桃苷含量无明显变化。见表3。

表3　金银花炒炭前后6种有效成分含量变化测定(n=6，μg/mL)

样品	芦丁	咖啡酸	绿原酸	槲皮素	木犀草苷	金丝桃苷
生药	0.824	3.425	23.489	6.282	2.396	0.360
炒炭药	1.072	1.256	12.437	6.197	2.285	0.289

3 讨论

金银花是临床中医常用药，其味甘、性寒，具有凉风散热、清热解毒之功效，广泛应用于临床急热病症以及外科感染等。药理学研究表明，金银花因其具有木犀草苷、绿原酸等有效药理活性成分，对于金黄色葡萄球菌、溶血性链球菌等多种致病菌具有较强抑制能力，且具有增强机体免疫力、消炎、止血、解热、护肝、抗氧化等作用。临床研究证实，金银花对于多汗烦闷、头昏头晕、口干作渴、菌痢、肠炎、乙脑、肺炎、麻疹、阑尾炎、败血症、急性乳腺炎、皮肤感染、化脓性扁桃体炎、腮腺炎等多种病症均有一定疗效，具有较高临床应用价值。

炒炭是祖国医学中药炮制手段之一，其目的为增强中药药理学活性或者使其产生止血作用。2010年版《中国药典》规定金银花可采用炒炭进行炮制以供临床应用。肖桂秀等研究表明，不同炮制方法对于金银花药理学成分影响较大，其中金银花炒黄品的指纹图谱色谱峰面积明显高于生品，有利于有效成分析出。HPLC因其具有高灵敏性等优点，是目前复杂体系分离分析研究中最为常用的手段之一，在中药活性成分分离纯化、中药质量监控、中药成分定量定性分析等方面应用极为广泛。付小梅等应用HPLC法同时检测栀子类药材中去乙酰基车叶草苷、鸡矢藤次苷甲酯、羟基栀子苷、京尼平龙胆双糖苷、对香豆酰京尼平龙胆双糖苷、京尼平苷等有效成分含量。曾雪等采用HPLC法检测金银花中槲皮素、木犀草苷及金丝桃苷水平含量。陈芳等采用HPLC法同时检测金芪降糖片及金银花中9种有效

成分含量。目前，国内有关金银花炒炭前后芦丁、咖啡酸、绿原酸、槲皮素、木犀草苷、金丝桃苷等有效成分含量变化研究甚少。基于此，本研究旨在探讨HPLC测定金银花炒炭前后芦丁等6种有效成分的含量变化，试图为阐明其炮制机制提供一定理论依据。

本试验分别采用50%甲醇、50%乙醇、70%甲醇、70%乙醇提取金银花有效成分，通过单因素考察结果显示，50%甲醇所提取金银花芦丁、咖啡酸、绿原酸、槲皮素、木犀草苷、金丝桃苷等有效成分含量较高，与刘敏彦等研究结果一致。因金银花成分较为复杂，采用单一流动相很难达到良好分离效果，因此本研究采用梯度洗脱进行分离，确保整个分析时间内各成分色谱峰均达到良好分离效果，且保留时间相对稳定。李聪等采用乙腈-0.4%磷酸溶液流动相系统洗脱。王伟影等采用乙腈-0.1%磷酸溶液为流动相。本研究综合考虑金银花6种有效成分峰型及分离度，最终选用乙腈(A)-0.5%醋酸(B)溶液流动相进行梯度洗脱操作，金银花6种有效成分均可达到良好分离。对金银花6种有效成分最大吸收波长进行考察，结果显示，与波长355nm处金银花芦丁、咖啡酸、绿原酸、槲皮素、木犀草苷、金丝桃苷等有效成分有较好吸收，因此本研究选择355nm为检测波长。本研究结果显示，炒炭后金银花中芦丁含量明显增加，咖啡酸、绿原酸含量明显下降，槲皮素、木犀草苷、金丝桃苷含量无明显变化，金银花炒炭前后6种有效成分含量变化是否与其抑菌能力下降、止血功能增强有关，后续研究将进一步深入阐明。

综上所述，本研究采用HPLC法，色谱柱为Aglient phenyl柱(250mm×4.6mm，5μm)，以乙腈(A)-0.5%醋酸(B)溶液流动相进行梯度洗脱操作，以355nm为检测波长，柱温26℃，检测金银花炒炭前后芦丁、咖啡酸、绿原酸、槲皮素、木犀草苷、金丝桃苷等6种有效成分含量变化，结果显示HPLC法可有效检测金银花6种有效成分，且操作简单、稳定性、精密性及重复性好，炒炭后金银花中芦丁含量明显增加，咖啡酸、绿原酸含量明显下降，槲皮素、木犀草苷、金丝桃苷含量无明显变化。

参考文献　略

乙醇法提取金银花总黄酮工艺研究

张君[1]　　朱金艳[2]　　祝军[1]

1.沈阳食品检验所,辽宁沈阳　110136；2.庄河市食品检验监测中心,辽宁庄河　116400

[摘要]黄酮类化合物是金银花中含量较多的次生代谢产物,具有多种生物学功效,以乙醇为溶剂,对提取工艺进行研究,结果表明：乙醇含量为70%、固液比1：19、65℃下浸提3小时为最佳提取条件,样品提取率为3.55%。结果证明采用乙醇提取金银花黄酮是比较有效的途径,且方法操作简单便于推广和普及。

[关键词]乙醇；提取；金银花；总黄酮

黄酮类化合物是天然产物,主要存在于植物中,许多药材的有效成分均为黄酮。总黄酮可以改善人体的血液循环,降低人体胆固醇含量,降低心脑血管疾病的发生。它还是一种很强的抗氧剂,可有效清除体内的自由基,可以阻止细胞的退化、衰老,也可阻止癌症的发生,其药理作用以引起重视。随着社会进步和对健康的追求,研究总黄酮类物质取得了一定进步,通过进一步研究,可以发挥其更大的作用,创造更多的机遇,使其在诸多领域发挥重要作用。

本试验采用乙醇法来提取总黄酮类物质,并通过总黄酮类物质的定性鉴定(颜色反应),确定有机溶剂提取液含有黄酮类物质。再利用单因素通过了不同的提取温度、乙醇浓度、时间、液固比等条件对金银花总黄酮提取率的影响,并通过正交试验设计,对乙醇法提取金银花中黄酮类物质的工艺参数进行优化,为企业规模化生产金银花总黄酮提供理论依据,以达到更加充分、合理地利用金银花资源提高金银花附加值的目的。

1 材料与方法

1.1 材料、试剂与设备

1.1.1 材料　市售金银花。

1.1.2 试剂

芦丁标准样品；90%乙醇、浓硫酸、盐酸、氢氧化钠、亚硝酸钠、硝酸铝、锌粉、硼酸等均为分析纯。

1.1.3 仪器设备

TU-1810紫外分光光度计,北京普析通用仪器有限责任公司；RE-5299旋转蒸发仪,上海亚荣生化仪器厂；AL204-IC电子天平,梅特勒-托利多仪器(上海)有限公司。

1.2 试验方法

1.2.1 黄酮的提取工艺流程

金银花→烘干→粉碎筛选→配制溶液→恒温提取→离心分离→蒸发浓缩。

1.2.2 金银花总黄酮含量测定

(1)芦丁标准溶液的制备。准确称取11.2毫克芦丁标准品,用90%乙醇溶解,定容至50毫升容量瓶中,加入5%亚硝酸钠溶液0.4毫升,摇匀；放置60分钟后加入4%氢氧化钠溶液4毫升,摇匀；最后用60%的乙醇定容,15分钟后于420纳米处测定吸光值。以芦丁浓度为横坐标,吸光值为纵坐标,绘制标准曲线。(2)制作金银花总黄酮浓度标准曲线。取10.0毫升芦丁标准溶液置于50毫升比色管中,加入亚硝酸钠溶液(5%)2毫升,摇匀,并静置7分钟,再加入硝酸铝溶液(5%)2毫升,摇匀,再静置7分钟,加入氢氧化钠溶液(10%)5毫升,以无水乙醇定容至刻度,混匀,静置20分钟。以空白试剂为零点,在420nm波长的范围内测定吸光度。准确吸取标准使用液1.00、2.00、3.00、4.00、5.00毫升分别置于25毫升比色管中,按照上述步骤显色,以空白调零点,在420纳米处测定吸光度。

1.2.3 金银花总黄酮的定性鉴定

量取金银花黄酮提取液80毫升于蒸发仪内浓缩至8毫升,备用。(1)盐酸—锌粉反应。取2毫升样品置于试管中,加少量锌粉,摇匀后,滴加数滴盐酸,当溶液呈粉红色时证明提取液中含有黄酮类物质。(2)硼酸反应。取2毫升样品浓缩液放于试管内,加入少许5%硼酸溶液,摇晃,当溶液无反应时证明提取液中含有黄酮类物质。(3)氢氧化钠反应。取2毫升样品浓缩液放于试管内,加入少许氢氧化钠,摇晃,当溶液呈黄色时证明提取液中含有黄酮类物质。(4)浓硫酸反应。取2毫升样品浓缩液放于试管内，加入少许浓硫酸，摇晃，当溶液呈橙红色时证明提取液中含有黄酮类物质。

1.2.4 单因素试验

(1)固液比对金银花总黄酮提取率的影响。精确称取10克金银花于回流瓶中，分别按1:15、1:17、1:19、1:21、1:23的固液比加入70%的乙醇中，于65℃回流3小时。相同条件提取两次，然后将两次滤液合并，蒸发浓缩至100毫升，测定并计算样品液中总黄酮含量。重复三次取平均值。(2)温度对金银花总黄酮提取率的影响。精确称取10克金银花于回流瓶中，以70%乙醇为提取剂，固液比为1:19，分别在55、60、65、70、75℃回流3小时。常温放置冷却后过滤，滤渣于相同条件下重复提取1次，然后将两次滤液合并，蒸发浓缩至100毫升，测定并计算样品液中总黄酮含量。重复3次取平均值。(3)时间对金银花总黄酮提取率的影响。精确称取10克金银花于回流瓶中，以70%乙醇为提取剂，固液比为1:19，在65℃分别回流1、2、3、4、5小时。相同条件提取两次，然后将两次滤液合并，蒸发浓缩至100毫升，测定并计算样品液中总黄酮含量。重复3次取平均值。(4)乙醇浓度对金银花总黄酮提取率的影响。精确称取10克金银花于回流瓶中，以固液比为1:19，在65℃分别放于乙醇体积分数为50%、60%、70%、80%、90%回流3小时，放置冷却后过滤，滤渣在此条件下重复提取1次，然后将两次滤液合并，蒸浓缩至100毫升，测定并计算样品液中总黄酮含量。重复3次取平均值。

1.2.5 正交试验提取工艺优化

在乙醇法提取金银花黄酮过程中，对液固比、乙醇体积分数、提取时间、提取温度等影响因素进行正交试验。

1.2.6 金银花总黄酮的测定及含量计算

准确称取10毫升的金银花有机提取液置于50毫升容量瓶中，按芦丁显色标准方法测定金银花提取液在420纳米处测定吸光度，计算金银花提取物中总黄酮的含量。

2 结果与分析

2.1 总黄酮标准工作曲线

以芦丁标准溶液浓度为横坐标，以吸光度为纵坐标，绘制总黄酮标准工作曲线（图1），得回

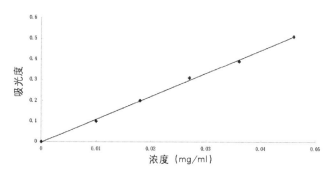

图1　黄酮的标准曲线及其回归方程

归方程：$Y=10.88X+0.0073$，相关系数$R^2=0.996$。结果表明，总黄酮含量在该范围内与吸光度线性良好。

2.2 金银花总黄酮的颜色反应

依据总黄酮的定性鉴定方法，含有黄酮类的物质在与盐酸—锌粉、硼酸溶液、氢氧化钠溶液、浓硫酸中反应，应分别显粉红色、无反应、黄色、橙红色（表1）。本试验金银花提取液的颜色反应结果与定性鉴定的颜色反应结果一致，确认金银花—乙醇的浓缩提取液中含有黄酮类物质。

表1　黄酮定性鉴定结果

序号	1	2	3	4
试剂	盐酸—锌粉	硼酸溶液	氢氧化钠溶液	浓硫酸
结果	粉红色	无反应	黄色	橙红色

2.3 单因素试验结果分析

由单因素试验结果分析发现各因素对金银花总黄酮含量影响程度不同。

2.3.1 固液比对金银花总黄酮提取率结果分析

由表2可知，固液比对金银花总黄酮提取率的影响，当用70%乙醇为有机溶剂提取金银花总黄酮时：随着固液比的增加，金银花中总黄酮的提取率先增加后下降，当固液比在1:19时，金银花中总黄酮的提取率最佳，所以在该试验条件下固液比1:19最为合适。

表2　固液比对金银花总黄酮提取率结果

序号	1	2	3	4	5
固液比	1:15	1:17	1:19	1:21	1:23
提取率/%	2.82	3.48	3.55	3.53	3.51

2.3.2 温度对金银花总黄酮提取率结果分析

提取温度对黄酮得率的影响如表3，在该试验

条件下温度对金银花总黄酮的提取率先增加后减少，在65℃时金银花中总黄酮的提取率最高。

表3　温度对金银花总黄酮提取率的结果

序号	1	2	3	4	5
温度/℃	55	60	65	70	75
提取率/%	3.23	3.34	3.55	3.53	3.46

2.3.3 时间对金银花总黄酮提取率结果分析

其他条件不变的情况下，提取时间对金银花总黄酮提取率的影响结果见表4，提取时间在0~3小时时提取液中总黄酮类物质的浓度随时间增加而升高，在3小时时达到最高，即使增加时间浓度也不会提高，所以3小时是最佳的提取时间。

表4　时间对金银花总黄酮提取率的结果

序列	1	2	3	4	5
时间/小时	1	2	3	4	5
提取率/%	2.62	2.9	3.55	3.55	3.56

2.3.4 乙醇浓度对金银花总黄酮提取率结果分析

乙醇浓度对金银花总黄酮提取率的结果如表5，体积分数在70%之内随分数增加而增加，在70%达到最大浓度3.55%，体积分数超过70%以后即使增加浓度提取率也不会增加，所以在该试验条件下70%乙醇体积分数为最佳体积分数。

表5　乙醇浓度对金银花总黄酮提取率的结果

序号	1	2	3	4	5
乙醇浓度	50	60	70	80	90
提取率/%	2.86	3.45	3.55	3.55	3.55

2.4 正交试验结果与分析

本试验对液固比A、乙醇浓度B、时间C、温度D均不同的正交试验，见表6和表7。

表6　正交试验因素水平

方法	A液固比	B乙醇浓度	C时间/小时	D温度/℃
1	21	75	2.5	65
2	19	70	2.75	68
3	17	65	3	70

表7　金银花总黄酮提取率正交试验结果

试验号	A液固比	B乙醇浓度/%	C时间/小时	D温度/℃	提取率/%
1	1	1	1	1	3.15
2	1	2	2	2	3.45
3	1	3	3	3	3.02
4	2	1	2	3	3.52
5	2	2	3	1	3.55
6	2	3	1	2	3.33
7	3	1	3	2	3.52
8	3	2	1	3	3.45
9	3	3	2	1	3.54
k1	3.21	3.52	3.31	3.38	-
k2	3.47	3.48	3.50	3.43	-
k3	3.50	3.30	3.36	3.33	-
R	0.29	0.22	0.19	0.10	-

由表7正交试验结果可知，各种因素对金银花总黄酮含量提取率影响程度依次为A>B>C>D。依实验结果可看出，溶剂越多，提取率越高，但由于结果相近，越多的溶剂会造成资源的大量浪费。提取时间对提取率也有一定的影响，时间过短提取不充分，时间过长使得提取周期延长，而且长期处于高温状态可能造成黄酮被高温破坏，反而降低黄酮的提取率。所以由表分析结果中数据4种因素水平在A_2、B_2、C_3、D_1组合时为最佳提取条件，在该条件下提取液中黄酮含量最高，黄酮含量达到3.55%。

3 结论与讨论

用乙醇提取金银花总黄酮最佳提取条件为，固液比1:19，乙醇体积分数70%，提取时间为3小时，提取温度为65℃，在该工艺条件下金银花黄酮含量为3.55%。在这些条件下，该有机溶剂提取工艺最优化，费用最低，提取溶剂使用量最少，提取物易收集，无污染，可实现工厂化生产，是提取金银花总黄酮的一种非常有效的方法。

目前对黄酮提取的研究基本技术有3种：水提法；溶剂提取法；超声波辅助法。如何将几种简单的方法配合使用获得更高的提取率是未来金银花黄酮类物质提取的研究方向。

参考文献　略

金银花药渣中总黄酮的微波辅助提取工艺优化

贺 云　　汲广博　　叶礼卉　　刘 健　　屈 玮　　汪 璐

合肥工业大学食品与生物工程学院，安徽合肥　230601

[摘要]文章在单因素试验结果的基础上采用响应曲面法(response surface methodology, RSM)对微波提取的条件进行优化，分析了乙醇体积分数、微波功率、提取时间和提取温度对金银花药渣总黄酮提取率的影响，并用高效液相色谱法(high performance liquid chromatography, HPLC)检测药渣中绿原酸、木樨草素、槲皮素和芦丁的质量分数。发现在乙醇体积分数60%、微波功率300W、提取温度54℃、提取时间23min条件下其总黄酮的提取率为14.24%，药渣中绿原酸、木樨草素、槲皮素、芦丁的质量分数分别为2.98%、95%、0.51%，0.70%。该试验结果为药渣的再利用提供了依据。

[关键词]金银花药渣；响应曲面法(RSM)；微波辅助提取；黄酮

金银花(Honeysuckle)为忍冬科植物的干燥花蕾，是一味传统的中药，据报道金银花中含有绿原酸、异绿原酸、木樨草素、皂苷类、挥发油类等许多功能活性成分，具有许多生物药理作用，如抗病菌、抗氧化、抗炎性、清除自由基和清热解毒等功效。

中草药在生产成中成药的进程中以及对中药饮片加工过程都会产生大量的药渣。早期常见的处理方式有焚烧、堆放等，这不仅对环境造成了污染，而且造成了浪费，植物类药材经过提取后剩下的药渣依然含有丰富的活性成分，经过一些相应的热解技术可以变废为宝，提升其经济价值。如今提倡绿色可持续发展的理念，工农业生产过程中产生的中药药渣都将广泛应用于培养食用菌，用于畜禽动物饲料和饲料添加剂，用于发酵生产以及作为生物质能源等领域。

目前有文献报道经常用于黄酮提取的方法有传统的热回流提取(heat reflux extraction, HRE)和超声波提取(ultrasound extraction, UE)，而这会耗费更多的时间且回收率不好。微波辅助提取(microwave assisted extraction, MAE)是指使用适合的溶剂在微波反应器中从天然药用植物、矿物、动物组织中提取各种化学成分的技术和方法，其能够快速升温和破坏植物的细胞膜。

[基金项目]安徽省自然科学基金资助项目(1708085QC66)合肥工业大学博士学位人员专项基金资助项目(Z2016HGBZ0788)。

[作者简介]贺云(1991-)，女，安徽安庆人，合肥工业大学硕士生；刘健(1970-)，男，安徽合肥人，博士，合肥工业大学教授，博士生导师；汪璐(1984-)，女，安徽舒城人，博士，合肥工业大学讲师，硕士生导师，通讯作者，E-mail：wanglu@hfut.edu.cn。

本文采用响应曲面优化法(response surface methodology, RSM)对金银花药渣总黄酮提取工艺条件进行优化，期望进一步地开发利用金银花药渣的经济价值。

1材料与方法

1.1仪器与试剂

金银花(安徽省邦泰医药有限公司)甲醇(优级纯)、芦丁、木樨草素、槲皮素、绿原酸(美国Sigma公司)、无水乙醇、95%乙醇、A1NO₃、NaNO₂、NaOH均为分析纯，购于国药集团化学试剂有限公司。微波装置(上海新沂微波化学科技有限公司)，酶标仪(美国Bio-Red公司)，超声波清洗器(上海科导超声仪器有限公司)高速粉碎机(上海顶帅电器有限公司)冷冻干燥机(北京博医康实验仪器有限公司)旋转蒸发仪(北京博医康实验仪器有限公司)台式吸引器(绍兴卫星医疗设备公司)，纯水仪(英国ELGA公司)，液相色谱仪(安捷伦公司)。

1.2实验方法

1.2.1金银花药渣中总黄酮的测定方法

本实验采用亚硝酸钠-硝酸铝法检测总黄酮的量，以芦丁作为标准品。

1.2.2金银花药渣总黄酮提取工艺流程

称取烘干粉碎的金银花10.0g，甩滤纸包好后置于索氏提取器中，水浴加热，以70%乙醇作为提取液，80℃下提取6h，将提取后的药渣置于40℃烘箱烘干备用。准确称取烘干后的金银花药渣5.00g，进行乙醇-微波提取，将提取后的滤液旋转蒸发后进行冷冻干燥。

1.2.3标准曲线的制作

准确称取芦丁10mg用75%乙醇溶解并定容

至10mL。分别取0、0.2、0.4、0.6、0.8、1.0、12mL于10mL比色管中，分别于各管中加入5%NaNO₂0.4mL，静置6min，再加入10%Al(NO₃)₃0.4mL静置6min，最后加入5%NaOH4mL，用乙醇定容静置15min。以空白液做参比，然后吸取200 mL于酶标仪中，在510nm检测OD值。以芦丁质量浓度为横坐标，OD值为纵坐标，绘制芦丁标准曲线。标准曲线方程为：

$$Y=0.0025X+0.0258, R^2=0.9994。$$

1.2.4 金银花药渣总黄酮提取率测定

准确称取冷冻干燥后的黄酮提取物0.1g用75%乙醇定容于5mL，于510nm检测OD值得出黄酮质量浓度，然后根据公式$X=\rho VF/m$计算总黄酮提取率。其中，ρ为总黄酮质量浓度；V为待测液体积；F为稀释倍数；m为原料质量。

1.3 金银花药渣总黄酮提取条件单因素试验

以总黄酮的提取率为考察指标，分别选取料液比（1:10、1:15、1:20、1:25、1:30）、乙醇体积分数（40%、50%、60%、70%、80%）、提取温度（30、40、50、60、70℃）、微波功率（100、200、300、400、500W）作为单因素进行试验，考察其对金银花药渣总黄酮提取率的影响。

1.4 响应曲面优化试验

根据单因素实验的结果，确定优化因素及其范围如下：乙醇体积分数（A）为50%~70%；微波功率（B）为200~400W；提取温度（C）为40~60℃；提取时间（D）为15~25min。根据以上数据，采用Box–Behnken设计软件设计优化实验，实验设计见表1所列。

表1 响应曲面实验设计表

自变量	A乙醇体积分数 / %	B微波功率 / W	C提取温度 / ℃	D提取时间 / min
-1	50	200	40	15
0	60	300	50	20
1	70	400	60	25

1.5 HPLC检测

本文采用高效液相色谱法（high performance liquid chromatography, HPLC）检测药渣中各成分的质量分数。液相条件：SB-C18柱子，流动相为甲醇和水（体积比为65:35），检测波长为350nm，流速为1mL/min，柱温为25℃，上样量为20μL。标准曲线的绘制：分别配制1.0mg/mL的绿原酸、木樨草素、槲皮素和芦丁的储备液，然后稀释配置梯度质量浓度的工作液5、10、20、40、80μm/mL。绘制相应的质量

浓度与面积的标准曲线如下：

$$Y_{绿}=35.18X-26.782, R^2=0.999；$$
$$Y_{木}=92.037X-107.93, R^2=0.9993；$$
$$Y_{槲}=46.684X+89.139, R^2=0.9980；$$
$$Y_{芦}=25.78X+21.712, R^2=0.999。$$

通过标准曲线计算出相应产物的质量分数。

2 结果与分析

2.1 单因素试验结果分析

2.1.1 提取时间对药渣总黄酮提取率的影响

准确称取500g的金银花药渣粉，用体积分数为50%的乙醇溶液溶解，按料液比1:20，微波功率400W，温度50℃提取。测定药渣总黄酮的提取率，结果如图1所示。

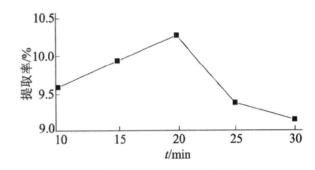

图1 提取时间对总黄酮提取率的影响

由图1可知，总黄酮提取率随着提取时间的延长先增大后减小，在20min时其提取率最大这是由于提取时间太短，黄酮不能充分被浸提出来，而微波加热时间太长会破坏黄酮的结构，使黄酮分解为其他副产物，从而导致其提取率降低。

2.1.2 乙醇体积分数对药渣总黄酮提取率的影响

按1:20的料液比称取500g的金银花药渣粉末，分别加入40%、50%、60%、70%、80%的乙醇溶液，微波功率400W，在50℃下进行提取20min。测定药渣中总黄酮的提取率，结果如图2所示。

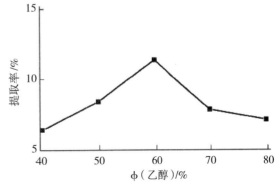

图2 乙醇体积分数对总黄酮提取率的影响

由图2可知,随着乙醇体积分数的增大,药渣黄酮的提取率随之呈现先增大后减小的趋势,当乙醇体积分数达到60%时,其提取率达到最大值。造成这种现象的原因是在植物体内黄酮类化合物常与蛋白质等大分子以氢键和疏水键形式结合,而有机溶剂能够破坏这些键的结合,溶剂对物料的渗透性和对细胞膜的破坏性增大了,因此随着乙醇体积分数的增大黄酮提取率也提高,但是当乙醇体积分数太大时,会导致乙醇不能够向金银花细胞内渗入,从而影响提取率。

2.1.3 提取温度对药渣总黄酮提取率的影响

按料液比为1:20,称取5.00g的药渣粉末于三口烧瓶中,然后加入50%的乙醇溶液,分别用30、40、50、60、70℃的温度在400W微波功率下进行提取20min。测定药渣中总黄酮的提取率,结果如图3所示。

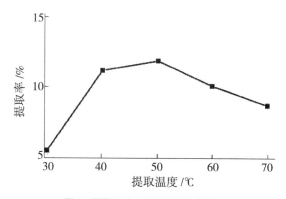

图3 提取温度对总黄酮提取率的影响

由图3可知,随着微波提取温度的升高,总黄酮提取率先增大后减小,温度为50℃时总黄酮的提取率最大。造成这种情况的原因是温度的高低会影响黄酮向溶剂的传质过程,随着温度的升高传质速率增大,有利于黄酮的浸出。但温度过高会促进部分受热不均匀的黄酮分解,因此提取温度为50℃左右为宜。

2.1.4 微波功率对药渣总黄酮提取率的影响

按料液比为1:20,准确称取500g的药渣粉末于三口烧瓶中,然后加入50%的乙醇溶液分别用功率为100、200、300、400、500W的微波装置,在50℃下提取20min。测定药渣中总黄酮的提取率,结果如图4所示。

从图4可以看出,药渣总黄酮的提取率随着微波功率的增大先增大后减小,提取功率达到300W时黄酮的提取率最大。这是由于微波提取功率主要是影

响了升温的速率,功率越大,升温速率越大,越能促进黄酮类化合物的浸出;但功率过大反而会导致药渣中活性成分的降低,致使提取率下降。

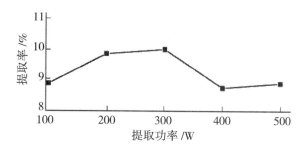

图4 提取功率对总黄酮提取率的影响

2.2 响应面优化试验结果分析

2.2.1 响应曲面优化实验模型

根据Box-Behnken方法设计的结果,使用Design-Expert11.0软件设计优化试验,试验结果见表2所列。

根据表2进行二次回归响应曲面分析,并建立如下模型:

表2 响应曲面优化结果

试验序列	A	B	C	D	提取率 / %
1	0	0	0	0	1449
2	0	0	1	1	1546
3	0	0	−1	−1	1295
4	−1	1	0	0	1015
5	0	0	0	0	1343
6	0	1	0	1	1269
7	1	−1	0	0	957
8	0	−1	0	1	1223
9	0	1	0	−1	1055
10	1	0	1	0	1134
11	1	0	0	−1	1175
12	0	−1	1	0	909
13	0	1	−1	0	1152
14	0	0	0	0	1455
15	0	0	0	0	1535
16	−1	0	0	1	1077
17	0	−1	−1	0	952
18	0	0	−1	1	843
19	−1	−1	0	0	977
20	−1	0	−1	0	1080
21	0	0	1	0	1029
22	0	0	1	−1	1297
23	1	0	0	1	1008
24	−1	0	0	−1	1183
25	1	0	−1	0	1043
26	0	0	0	0	1380
27	0	−1	0	−1	1046
28	0	0	0	0	932
29	1	1	0	0	1332

$Y=14.3200+0.2400A+0.5758B+0.4017C-0.0708D+0.8425AB+0.3550AC-0.1525AD-0.4425BC+0.0925BD+1.7500CD-1.9500A^2-2.1900B^2-17000C^2-0.6945D^2$。

其金银花药渣总黄酮提取方差分析见表3所列，而相对应的药渣总黄酮提取回归模型系数显著性检验结果见表4所列。

表3　金银花药渣总黄酮提取方差分析

方差来源	离均差平方和	自由度	均方差	F值	P值
模型	63.43	14	4.53	2.68	0.0378
残差	23.68	14	1.69		
失拟项	21.00	10	2.10	3.14	0.1405
误差	2.67	4	0.67		
总高度	87.11	28			

表4　金银花药渣总黄酮提取回归模型系数显著性检验结果

系数项	回归系数	标准误差	95%置信下限	下限	P值
参差	14.3200	1	12.9400	15.7100	
A	0.2400	1	-0.6557	1.1400	0.6828
B	0.5758	1	-0.3199	1.4700	0.2941
C	0.4017	1	-0.4940	1.3000	0.8582
D	-0.0708	1	-0.9665	0.8249	0.3725
AB	0.8425	1	-0.7089	2.3900	0.2160
AC	0.3550	1	-1.2000	1.9100	0.3679
AD	-0.1525	1	-1.7000	1.4000	0.8180
BC	-0.4425	1	-1.9900	1.1100	0.0492
BD	0.0925	1	-1.4600	1.6400	0.9001
CD	1.7500	1	0.2011	3.3000	0.0295
A^2	-1.9500	1	-3.1700	-0.7350	0.0040
B^2	-2.1900	1	-3.4100	-0.9737	0.0017
C^2	-1.7000	1	-2.9200	-0.4825	0.0096
D^2	-0.6945	1	-1.9100	0.5238	0.2416

从表3的结果可以看出，该模型$P<0.05$，表明其具有显著性；从失拟项可以看出该模型的失拟度不显著，因此可用此模型对金银花药渣总黄酮提取工艺进行优化与预测。

从表4可以看出该模型的一次项不显著，交互项BC和CD最为显著，二次项A^2、B^2、C^2、D^2极显著，表明在微波提取条件下各因素对药渣总黄酮提取率的作用是更为复杂的非线性影响。

2.2.2 响应面优化与预测

根据已确定的方程为模型，绘制三维曲面图和对应的等高线图，结果如图5所示。从图5可以看出，乙醇体积分数和微波功率对总黄酮提取率的影响效果相近，响应曲面较为平缓，等高线均匀（图5a）；

同样乙醇体积分数和提取温度的效果类似（图5b）；微波功率和提取时间相比，其对药渣总黄酮提取率影响更显著，曲面较陡，提取时间相对较小，曲面比较平缓，两者的交互作用显著其等高线近乎椭圆形（图5c）乙醇体积分数和提取时间交互的等高线呈椭圆形，交互作用较强（图5d）；微波功率显著影响其提取率，提取温度作用较小，曲面较缓（图5e）提取温度和提取时间对药渣总黄酮提取率影响显著，曲面较陡，等高线呈椭圆形（图5f）通过方差分析显示，微波功率对提取率的影响最大，提取时间次之，然后是乙醇体积分数，提取温度对提取率的影响最小。

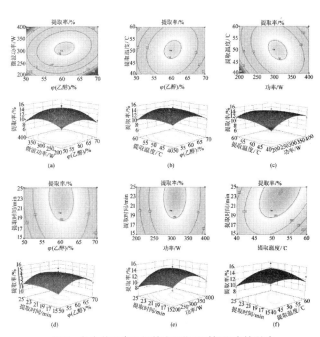

图5　各个单因素之间的交互作用对提取率的影响

通过Design-Expert11.0分析，可以看出金银花药渣总黄酮提取工艺的最优条件如下：乙醇体积分数为6112%，微波功率为31259W，提取温度为54.40℃，提取时间为22.93min。考虑到实际操作选取最优条件为乙醇体积分数60%，微波功率300W，提取温度54℃，提取时间23min。在此最优条件下药渣总黄酮提取率的预测值为14.41%。

2.3 验证试验

为考察响应曲面优化试验的稳定可行性，按料液比为1∶20准确称取500g冻干的金银花药渣粉末于三口烧瓶中，按照上述的微波提取优化的条件（乙醇体积分数60%，微波功率300W，提取温度54℃，提取时间23min）进行微波提取，重复3次。按2.1.4节检测黄酮提取率，得到最终提取率为14.24%。说明响应面法适用于金银花药渣总黄酮的微波－乙醇提取工艺进行回归分析和参数优化。

2.4 金银花药渣提取物中有效成分分析

在最优化的微波提取条件下，根据HPLC的检测结果可以发现，药渣提取物中还有绿原酸、木樨草素、槲皮素和芦丁等有效成分，其质量分数分别为2.98%、0.95%、0.51%和0.70%。

3 结论

本文选取了微波辅助法提取金银花药渣中的总黄酮，采用Box-Behnken设计方法经过响应面回归模型和方差分析可知，乙醇体积分数、微波功率、提取时间和提取温度这4种因素的交互作用对黄酮的提取率有显著影响，且建立的模型 $P<0.05$，说明二次方程拟合显著，其中失拟项 $P>0.05$，即失拟项差异不显著，该方程对试验的结果有较好的拟合性。验证性试验的结果也表明微波辅助提取金银花药渣总黄酮的提取率达到14.24%。因此乙醇体积分数60%，微波功率300W，提取温度54℃，提取时间23 min是金银花药渣总黄酮提取工艺的最优条件。而且在该条件下所提取的绿原酸、木樨草素、槲皮素和芦丁的质量分数分别为2.98%、0.95%、0.51%和0.70%。本文研究也为金银花药渣的再利用提供了依据。

参考文献 略

低共熔溶剂提取金银花中氯原酸的研究

周惠燕[1]　　陈珏[2]　　张利飞[1]　　计竹娃[1]　　夏晓静[1]

1.浙江医药高等专科学校生物与制药学院，宁波　315100；2.浙江大学宁波理工学院，宁波　315100

[摘要] **目的** 建立以氯化胆碱/尿素低共熔溶剂提取金银花中绿原酸的新方法。**方法** 通过单因素试验考察了固液比、提取温度、提取时间、水、酸、碱对提取效率的影响。在此基础上，选择固液比、提取温度、提取时间进行 $L_9(3^3)$ 正交试验。**结果** 绿原酸提取的最佳工艺为料液比为1:25，水浴温度70℃，提取60 min，比在同等条件下用水或者60%乙醇提取的提取率分别提高了58%和16%。**结论** 该提取方法高效、绿色、环保。

[关键词] 低共熔溶剂；绿原酸；提取；金银花

绿原酸为金银花中的主要活性成分，具有抗菌作用、降脂降糖作用、免疫调节作用等，近多种药理作用，如：心血管保护作用、抗氧化作年来还发现绿原酸具有抗艾滋病的作用。因此用、抗紫外及抗辐射作用、抗诱变及抗癌作用、在医药化工和食品等领域都具有广泛的应用。如何高效、环保地从金银花中提取绿原酸一直备受关注。

2003年Abbott等首次发现了一种新的溶剂——低共熔溶剂（Deep Eutectic Solvents），它是由一定化学计量比的季铵盐和氢键给体（如酰胺、羧酸和多元醇等化合物）组合而成的低共熔混合物。这种新溶剂不挥发、不易燃易爆、可生物降解、没有毒性；而且它的制备原料成本低廉、制备过程非常简单、制备过程中不产生三废问题，因此低共熔溶剂是一种新型的绿色溶剂。由于研究领域和分析问题的角度不同，现有文献中对此类物质有"配位离子液体""低共熔混合物""低共熔溶剂""离子液体类似物""低共熔离子液体"等不同名称。目前的研究表明，低共熔溶剂具备很多独特和新奇的物理化学性质，在有机合成、纳米材料的制备、用作色谱流动相改性剂、生物柴油纯化等领域已经显示出非常好的应用前景。而将低共熔溶剂替代传统的有机溶剂应用于植物活性成分的提取也已经显示出更高的提取率，如用低共熔溶剂替代传统溶剂对沙棘籽粕多酚、夏枯草中总黄酮、千斤拔多糖、薏米叶总黄酮、玉竹总黄酮等这些极性化合物的提取研究均表明低共熔溶剂对这些物质的提取率均明显优于传统溶剂。而以低共熔溶剂用于金银花中的极性化合物绿原酸的提取尚未有研究报道。

本研究以低共熔溶剂为提取溶剂提取金银花中

[基金项目] 浙江省教育厅高校科研项目（Y201330228）；宁波市自然科学基金项目（2018A610433）。
[作者简介] 周惠燕(1978-)，女，汉族，浙江金华，硕士，研究方向：天然药物的提取和检测。

的绿原酸，先用单因素试验法考察了固液比、提取温度、提取时间、水、碱、酸对提取率的影响；后用正交试验法优化得到提取绿原酸的最佳工艺；并且和传统提取方法进行了比较。本研究为低共熔溶剂在植物活性成分领域的应用以及金银花中绿原酸的绿色、高效提取提供新思路及新方法。

1 材料与方法

1.1 仪器与试药

LC-2010AHT高效液相色谱仪，日本岛津公司；DiamonsilC$_{18}$色谱柱（250mm×4.6mm，5μm）迪马公司；高速冷冻离心机，sigma公司；S10-2恒温磁力搅拌器，上海司乐仪器有限公司；YP-B5002电子天平，上海光正医疗仪器。

绿原酸标准物质（纯度大于99%），贵州迪大生物科技有限公司；氯化胆碱（分析纯），国药集团化学试剂有限公司；尿素（分析纯），广东光华化学厂有限公司；甲醇（分析纯），杭州化学试剂有限公司；乙腈（色谱纯），河北四友卓越有限公司；乙酸（分析纯）、三乙胺（分析纯），中国医药集团上海化学试剂公司。

1.2 方法

本实验主要以低共熔溶剂为提取溶剂提取金银花中的绿原酸，先用单因素试验法考察料液比、提取温度、提取时间、提取溶剂中加入水、提取溶剂中加入碱、提取溶剂中加入酸对提取率的影响；在上述单因素试验基础上进行正交试验，对氯化胆碱/尿素低共熔溶剂提取金银花中绿原酸的工艺条件料液比、水浴时间、水浴温度进行优化，得到提取绿原酸的最佳工艺；最后和传统提取方法进行比较。

1.2.1 绿原酸标准曲线

精密称取10.25mg绿原酸标准品，用甲醇（分析纯）定容至10mL。分别取0.1、0.2、0.4、0.6、0.8、1.0mL定容至10mL，得到一系列对照品溶液，HPLC测定峰面积，以峰面积对浓度作图则得到标准曲线y=46078x-28.447（r^2=0.998）。色谱条件为：流动相乙腈：水=17：83；检测波长365nm；流速：1mL/min；柱温20℃；进样量20μL。

1.2.2 低共熔溶剂的制备

将氯化胆碱与尿素按照摩尔比1：2混合，60℃~80℃下水浴加热搅拌至透明液体，即得到低共熔溶剂，密封保存备用。

1.2.3 绿原酸的提取

分别精密称取5g金银花粉末5份置于圆底烧瓶中，加入一定量的氯化胆碱/尿素低共熔溶剂，在一定水浴温度下提取一定时间，提取液体经过离心，取上层清液用乙腈：水=17：83的溶剂定容至200mL，后进行HPLC测定，并计算氯霉素的提取率。

2 结果与分析

2.1 单因素试验

2.1.1 料液比对提取率的影响

分别精密称取5g金银花粉末5份置于圆底烧瓶中，加入一定量的氯化胆碱/尿素低共熔溶剂，在水浴温度60℃，水浴时间40min的条件下考察料液比(g/mL)为1：10、1：15、1：20、1：25、1：30对绿原酸提取率的影响。

从图1可以发现，绿原酸提取率随着料液比的增加先增大后降低，料液比在1：10~1：20(g/mL)范围时，绿原酸得率逐渐增高；当料液比达到1：20时提取率最高；料液比在1：20~1：30(g/mL)范围时，绿原酸得率呈下降趋势。在提取过程中，液料比的提高必然会在较大程度上提高传质推动力，有利于绿原酸得率的增加。然而，当液料比增加到一定程度后，溶剂已将绿原酸充分提出，再单纯加大溶剂比例对绿原酸的提取作用不明显，反而使得已吸附的绿原酸脱附重新回到待提取物中，导致得率出现下降。因此，应选择1：20作为绿原酸最佳提取料液比。

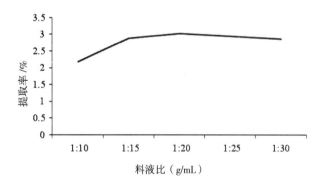

图1 料液比对绿原酸提取的影响

2.1.2 提取温度对提取率的影响

分别精密称取5g金银花粉末5份置于圆底烧瓶中，在100mL氯化胆碱/尿素低共熔溶剂，水浴时间40min的条件下考察水浴温度40、50、60、70、80℃对绿原酸提取率的影响。

如图2可以发现，绿原酸提取率随着水浴温度的增加先增大后降低，提取温度在40~70℃范围时，绿原酸得率逐渐增高；当提取温度达到70℃时提取率最高；提取温度在70~80℃范围时，绿原酸得率呈下降趋势。提取介质的温度升高可使溶剂的扩散率提高，并提高化合物的解吸率和溶解性，从而促进成分的溶出。而温度继续升高，可能导致部分热敏性的绿原酸结构改变，因而得率降低问。因此，选择70℃作为绿原酸最佳提取温度。

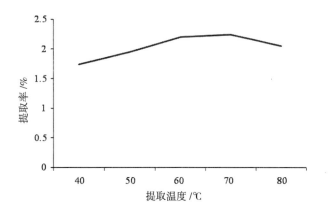

图2　提取温度对绿原酸提取的影响

2.1.3 提取时间对提取率的影响

分别精密称取5g金银花粉末5份置于圆底烧瓶中，在100mL氯化胆碱/尿素低共熔溶剂，水浴温度60℃的条件下考察水浴时间30min、40min、50min、60min、70min对绿原酸提取率的影响。

如图3可发现，绿原酸提取率随着水浴时间的增加而增大，当水浴时间在30~60min范围时绿原酸的提取率随水浴时间的增长而增长很快；当水浴时间达到60min之后绿原酸提取率基本不增长。说明水浴时间达到60min之后绿原酸在提取溶剂中基本达到解吸平衡和溶解平衡，再延长水浴时间对提高绿原酸的提取率意义不大，因此选择60min作为绿原酸最佳提取时间。

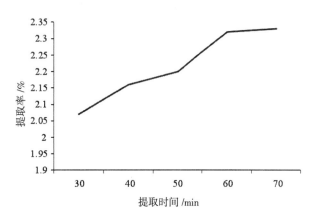

图3　提取时间对绿原酸提取的影响

2.1.4 水的影响

分别精密称取5g金银花粉末4份置于圆底烧瓶中，在100mL氯化胆碱/尿素低共熔溶剂、水浴温度70℃、水浴时间60min的条件下考察加水1、3、5、7mL对绿原酸提取率的影响。

如图4可发现，绿原酸的提取率随着低共熔溶剂中加入水量的增加而迅速降低。可能是由于加入水之后削弱了低共熔溶剂与绿原酸之间的相互作用力，使得绿原酸提取率降低。因此，选择不含水的低共熔溶剂作为后续的实验的提取溶剂。

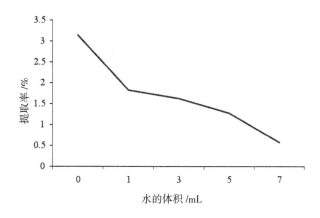

图4　水的体积对绿原酸提取的影响

2.1.5 碱的影响

分别精密称取5g金银花粉末4份置于圆底烧瓶中，在100mL氯化胆碱/尿素低共熔溶剂、水浴温度70℃、水浴时间60min的条件下考察加三乙胺1、3、5、7mL对绿原酸提取率的影响。

如图5可发现，绿原酸的提取率随着低共熔溶剂中加入三乙胺量的增加而迅速降低，可能是由于加入三乙胺之后削弱了低共熔溶剂与绿原酸之间的相互作用力，使得绿原酸提取率降低。因此，选择不含碱的低共熔溶剂作为后续的实验的提取溶剂。

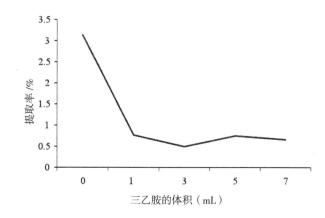

图5　三乙胺对绿原酸提取的影响

2.1.6 酸的影响

分别精密称取5g金银花粉末4份置于圆底烧瓶中，在100mL氯化胆碱/尿素低共熔溶剂、水浴温度70℃、水浴时间60min的条件下考察加乙酸0.1、0.3、0.5、0.7、1mL对绿原酸提取率的影响。

结果如图6，表明提取率随着加乙酸量的增加而迅速降低，可能是由于加入酸之后削弱了低共熔溶剂与绿原酸之间的相互作用力，使得绿原酸提取率降低。因此，选择不含酸的低共熔溶剂作为后续实验的提取溶剂。

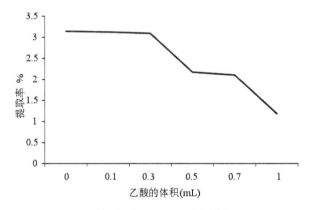

图6 乙酸对绿原酸提取的影响

2.2 正交试验

在上述单因素试验基础上进行正交试验，对氯化胆碱/尿素低共熔溶剂提取金银花中绿原酸的工艺条件料液比、水浴时间、水浴温度进行优化，结果见表1。

从表1可知，影响低共熔溶剂提取金银花中绿原酸的3个因素影响大小次序为：料液比>提取时间>水浴温度，最佳提取工艺为：料液比为1∶25，水浴温度70℃，提取60min。

2.3 传统的提取方法

在料液比为1∶25，水浴温度70℃，提取60min的条件下，分别以水和60%乙醇代替氯化胆碱/尿素低共熔溶剂进行金银花中绿原酸的提取，每个试验重复3次，结果水的平均提取率为1.32%，60%乙醇

表1 正交试验结果

试验号	试验因素			提取率(%)
	A料液比(g/mL)	B水浴时间(min)	C水浴温度(℃)	
1	1:15	40	60	2.41
2	1:15	50	70	2.60
3	1:15	60	80	2.54
4	1:20	40	70	2.66
5	1:20	50	80	2.80
6	1:20	60	60	3.04
7	1:25	40	80	2.57
8	1:25	50	60	2.93
9	1:25	60	70	3.14
K1	7.55	7.64	8.38	
K2	8.50	8.33	8.40	
K3	8.64	8.72	7.91	
k_1	2.52	2.55	2.79	
k_2	2.83	2.78	2.80	
k_a	2.88	2.90	2.64	
R	0.36	0.35	0.16	

的平均提取率为2.63%。

3 结论

本研究首先通过单因素试验考察了料液液比、提取温度、提取时间、水、酸、碱对提取效率的影响。结果显示，氯化胆碱/尿素低共熔溶剂在分别加入水、乙酸、三乙胺之后绿原酸的提取率总体均呈大幅度降低趋势。在单因素试验基础上，选择料液比、提取温度、提取时间进行$L_9(3^3)$正交试验，得到绿原酸提取的最佳工艺为料液比为1∶25，水浴温度70℃，提取60min，比在同等条件下用水或者60%乙醇提取的提取率分别提高了58%、16%。结果提示，该低共熔溶剂比传统的提取溶剂在同等条件下有更高的提取效率，除了相似相容的原理外，还可能是因为低共熔溶剂与被提取物绿原酸发生了强相互作用，如离子交换、氢键作用力等。结果表明，低共熔溶剂提取绿原酸具有绿色、环保、成本低、提取高效、操作简单的特点。本研究建立了以氯化胆碱/尿素低共熔溶剂提取金银花中绿原酸的新方法。为低共熔溶剂在植物化学成分提取领域的应用以及绿原酸提取的新方法提供一定的依据。

参考文献 略

多指标综合评分法优化金银花枝叶的提取工艺研究

许丹丹　　王晓君　　陈　宇

浙江省立同德医院, 浙江杭州　310012

[关键词] 多指标综合评分法；金银花枝叶；提取工艺

金银花为忍冬科忍冬属植物忍冬的干燥花蕾或带初开的花, 具有清热解毒、消炎消肿、防癌抗癌、凉血止痢等医疗与保健功能。有研究发现, 绿原酸和异绿原酸以叶中的含量较高, 而枝中咖啡酸含量高, 不同时期的金银花修剪枝的各部位均含有黄酮, 且都是节部和叶片含量最高, 花中次之, 茎含量较低。金银花枝叶中绿原酸和咖啡酸具有抗菌、抗病毒作用。相比金银花, 其枝叶的药用资源更为丰富, 成本更为低廉。本实验希望明确金银花枝叶的提取工艺, 有利于进一步研究其药理作用以及抗菌抑菌活性, 为其合理利用提供实验依据。

1 材料

1.1 仪器

岛津 LC-20A vp 高效液相色谱仪（日本岛津）；岛津 SPD-10A UV 检测器（日本岛津）；METELLER 电子分析天平（瑞士梅特勒。UV-245 紫外分光光度计（日本岛津）；METELLER 电子分析天平（瑞士梅特勒）。

1.2 试剂

绿原酸对照品（批号：MUST-15082402, 北京恒元启天化工技术研究院, 北京世纪奥科生物技术有限公司联合研制）；芦丁对照品（批号：MUST-15092503, 北京恒元启天化工技术研究院, 北京世纪奥科生物技术有限公司联合研制）；乙腈为色谱纯, 水为去离子水；其余均为分析纯或药用规格。

2 方法

2.1 单因素试验

将绿原酸和总黄酮含量作为评价指标, 分别考察乙醇浓度、液料比、提取时间、提取次数对上述两种成分的影响情况, 从而进一步开展金银花枝叶的正交优化试验。

2.2 正交试验法优化金银花枝叶提取工艺研究

在提取方法比较试验和单因素试验的基础上, 采用回流法作为其最佳提取方法, 考察乙醇浓度、液料比、提取时间、提取次数等4个因素, 每因素取3个水平, 作 $L_9(3^4)$ 正交试验设计。

2.3 绿原酸含量测定

分述如下。

2.3.1 色谱条件

资生堂 Capcell Pak C18 柱（4.6mm×250mm, 5μm）色谱柱；流动相：乙腈-0.4%磷酸溶液（13:87）；检测波长：327nm。

2.3.2 对照品溶液的制备

取绿原酸对照品适量, 精密称定, 置棕色瓶中, 加50%甲醇制成每1mL含47μg的溶液, 即得。

2.4 总黄酮含量测定

分述如下。

2.4.1 对照品溶液的制备

精密称取芦丁对照品10mg置50mL容量瓶中, 加60%乙醇溶解并定容至50mL, 制备浓度为0.2mg/mL的溶液。

2.4.2 标准曲线制备

分别精密吸取上述溶液0、0.5、1.0、2.0、3.0、4.0 mL于10mL容量瓶中, 加入5%亚硝酸钠和10%硝酸铝各0.3mL, 摇匀, 放置6min, 分别加入4%氢氧化钠4mL, 用60%乙醇定容至刻度, 摇匀, 放置12min, 在510nm处测定吸光度值。以吸光度为纵坐标（y）, 芦丁标准溶液浓度为横坐标（x）, 绘制标准曲线, 得到回归方程为：$y=0.0102x+0.0121$, 其中 x 为芦丁浓度, 单位为 mg/L, y 为吸光度, $R^2=0.9989$。

2.4.3 测定法

分别精密吸取上述不同液料比提取液各0.5mL至10mL容量瓶中, 加入5%亚硝酸钠和10%硝酸铝各0.3mL, 摇匀, 放置6min, 分别加入4%氢氧化钠4mL, 用60%乙醇定容至刻度, 摇匀, 放置12min, 在510nm处测定吸光度值。

2.5 正交试验优化金银花枝叶提取工艺

分别取金银花枝叶（粉碎过三号筛）1g, 精密称定, 按照上述 $L_9(3^4)$ 正交表进行正交试验, 提取结束后, 放冷, 过滤, 滤液分别用相应的乙醇溶液定容至100mL, 备用, 每个浓度各重复3次（$n=3$）。以绿原酸含量、总黄酮含量为指标, 采用综合评分法, 并以绿原酸含量最高为50分,依次类推;以总黄酮含量最高为50分,依次类推。通过正交试验表统计分析软件计算试验结果,确定最佳工艺。

3 结果

3.1 不同乙醇浓度对绿原酸、总黄酮含量的影响

取金银花枝叶5份(粉碎过三号筛),分别精密称取1g,按液料比14:1分别加入乙醇浓度为25%、40%、55%、70%、85%的乙醇溶液,各提取2次,每次1.5h,提取结束后,放冷,过滤,滤液分别用25%、40%、55%、70%、85%的乙醇定容至100mL,备用,每个浓度各重复3次(n=3)。精密吸取2.3.2项下绿原酸对照品溶液,不同乙醇浓度供试品溶液各5μl,注入液相色谱中,按上述色谱条件测定峰面积,测定绿原酸含量。总黄酮按照2.4.3项下测定方法测定,结果见图1。

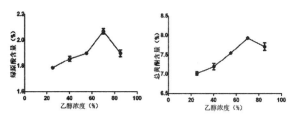

图1 乙醇浓度对绿原酸和总黄酮含量的影响

3.2 不同液料比对绿原酸、总黄酮含量的影响

取金银花枝叶5份(粉碎过三号筛),分别精密称取1g,按液料比6:1、10:1、14:1、18:1分别加入乙醇浓度为70%的乙醇溶液,各提取2次,每次1.5h,提取结束后,放冷,过滤,滤液分别用70%的乙醇定容至100mL,备用,每个液料比各重复3次(n=3)。精密吸取2.3.2项下绿原酸对照品溶液,不同液料比供试品溶液各5μl,注入液相色谱中,按上述色谱条件测定峰面积,测定绿原酸含量。总黄酮按照2.4.3项下测定方法测定,结果见图2。

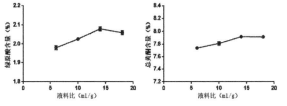

图2 液料比对绿原酸和总黄酮含量的影响

3.3 提取时间对绿原酸、总黄酮含量的影响

取金银花枝叶5份(粉碎过三号筛),分别精密

称取1g,按液料比14:1分别加入浓度为70%的乙醇溶液,分别提取2次,每次0.5、1.0、1.5、2.0h,提取结束后,放冷,过滤,滤液分别用70%的乙醇定容至100mL,备用,每个不同提取时间各重复3次(n=3)。精密吸取2.3.2项下绿原酸对照品溶液,不同提取时间供试品溶液各5μl,注入液相色谱中,按上述色谱条件测定峰面积,测定绿原酸含量。总黄酮按照2.4.3项下测定方法测定,结果见图3。

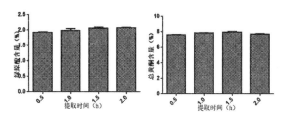

图3 提取时间对绿原酸和总黄酮含量的影响

3.4 提取次数对绿原酸、总黄酮含量的影响

取金银花枝叶5份(粉碎过三号筛),分别精密称取1g,按液料比14:1分别加入浓度为70%的乙醇溶液,分别提取1、2、3、4次,每次1.5h,提取结束后,放冷,过滤,滤液分别用70%的乙醇定容至100mL,备用,每个不同提取次数试验各重复3次(n=3),精密吸取2.3.2项下绿原酸对照品溶液,不同提取时间供试品溶液各5μl,注入液相色谱中,按上述色谱条件测定峰面积,测定绿原酸含量。总黄酮按照2.4.3项下测定方法测定,结果见图4。

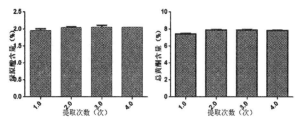

图4 提取次数对绿原酸和总黄酮含量的影响

3.5 正交试验结果

由极差分析、方差分析结果显示:因素影响乙醇浓度>液料比>提取时间>提取次数。最终确定最佳提取工艺为按液料比14:1加入70%浓度的乙醇溶液,分2次提取,每次提取1.5h。按照正交试验优化所得最佳提取工艺,重复3次作为验证试验,结果绿原酸含量分别为2.09%、2.11%、2.08%;总黄酮含量分别为8.02%、8.06%、8.05%,高于正交试验中的绿原酸和总黄酮含量,证明此方法确实可行。

4 讨论

本实验是在单因素考察的基础上，确定正交试验条件，再进一步明确金银花枝叶提取工艺。单因素试验结果显示在一定范围内，随着乙醇浓度的提高，金银花枝叶中绿原酸的提取量和总黄酮提取率均显著增加，当乙醇浓度超过70%时，二者均降低，这可能是过高的有机溶剂浓度导致细胞膜变性，通透性降低，阻碍了绿原酸的溶出，同时高浓度的乙醇限制了某些黄酮类物质的溶出。当液料比大于14∶1时，绿原酸提取量反而呈下降趋势，总黄酮的提取率基本没什么变化，考虑到溶剂用量及下一步

浓缩工艺的负荷，选择14∶1比较合理。绿原酸的提取量和总黄酮提取率随时间的延长相应增加，在1.5h左右，绿原酸的提取量趋于平衡，可能因为时间的过度延长会导致杂质成分的溶解也随之增加；总黄酮提取率反而有所下降，可能由于黄酮长时间暴露，部分被氧化。随着提取次数的增加，绿原酸的含量有所增加，但当提取次数超过2次后增加不是很明显；总黄酮含量2次提取量比1次略高，但和3次、4次比较没差异，考虑能耗和提取效率，选择2次比较合理。

参考文献 略

金银花中绿原酸超声提取工艺的优化

赵惠茹　　路荣荣　　靖　会　　刘少静　　徐小静　　闫鱼青

西安医学院药学院，陕西西安　710021

[摘要]建立高效液相色谱测定金银花中w(绿原酸)的方法，考察ϕ(乙醇)、m(药材)∶V(提取溶剂)(以下简称"料液比")和提取时间对绿原酸提取率的影响，采用正交实验方法优化提取条件。结果表明，在Agilent HC-C18色谱柱(250mm×4.6mm5μm)V(乙腈)∶V(磷酸)=15∶85[ρ(磷酸)=0.1g/mL]为流动相，流速为1.0mL/min，检测波长为327nm的色谱条件下，正交实验筛选出绿原酸超声提取的最佳工艺参数为采用料液比35g/mL，提取溶剂$\phi_{(乙醇)}$=60%，超声(200W，40kHz)时间30min。优化的提取工艺操作稳定，结果准确，重复性好。

[关键词]金银花；绿原酸；正交设计；提取工艺

金银花为忍冬科植物忍冬(*Lonicera japonica* Thunb.)干燥的花蕾或者初开的花。研究表明金银花含有挥发油、有机酸、黄酮类、三萜皂苷和微量元素等成分具有广谱抗菌、抗炎及解热作用。作为有机酸主要成分的绿原酸具有抗菌、抗病毒、保肝利胆、抗肿瘤、降血压及兴奋中枢神经系统等多种药理作用因此绿原酸常被作为金银花质量控制的指标之一。从金银花中提取绿原酸常用回流提取法、超声波提取法、微波提取法、酶解醇提法等其中超声提取法提取时间短、提取效率高但是应用超声提取结合HPLC对金银花中绿原酸含量测定的研究较少并且研究不

够全面。作者拟在考察影响绿原酸提取率单因素实验的基础上采用正交设计进一步优化提取工艺为金银花的综合利用提供依据。

1 实验部分

1.1 试剂与仪器

绿原酸对照品：批号为B20782，上海源叶生物科技有限公司；金银花：购于西安市万寿路药材市场，由西安医学院魏彩霞高级实验师鉴定为*Lonicera japonica* Thunb.的花蕾；乙腈：色谱纯甲醇：色谱纯，德国默克公司；娃哈哈饮用矿泉水，市售；实验所用其他试剂均为分析纯，市售。

高效液相色谱仪(配备Agilent HC-C18色谱柱 G1311C 1260 Quat Pump VL四元泵 G1329B 1260 ALS自动进样器，G1316A 1260 TCC柱温器，G1314F 1260 VWD紫外检测器)：Agilent-1260，美国安捷伦仪器公司；超声波清洗器：KQ5200B昆山超声仪器有限公司；电子天平：FA1004B上海越平科学仪器有限公司。

[基金项目]陕西省教育厅大学生创新训练计划项目(2348)；西安医学院药学省级重点学科建设项目(2016YXXK04)；西安医学院配套基金项目(2016PT13016PT15)。

[作者简介]赵惠茹(1972-)，女，陕西西安人，西安医学院教授，主要从事天然药物研究与开发。

1.2 w（绿原酸）测定方法的建立

1.2.1 色谱条件

色谱柱：Agilent HC–C18色谱柱（250mm×4.6mm，μm）；流动相：V（乙腈）:V（磷酸）=15:85 ρ（磷酸）=0.1g/mL；流速：1.0mL/min；检测波长：27nm；进样量：5μL；柱温：25℃。

1.2.2 对照品溶液和供试品溶液的制备

精密称取绿原酸对照品10.7mg置10mL棕色量瓶中，加ϕ（乙醇）=70%，200W，40kHz超声5min使其完全溶解，稀释至刻度并摇匀，以0.45μm滤膜过滤制成质量浓度为1.07mg/mL的对照品溶液备用。另取石油醚脱脂后的金银花粗粉0.5004g置具塞三角瓶中，加ϕ（乙醇）=70%溶液25mL，称质量，200W，40kHz超声1h，放冷，用ϕ（乙醇）=70%溶液补足减失的质量，摇匀，用0.45μm滤膜过滤后备用。

1.2.3 标准曲线的绘制

按1.2.1色谱条件，自动进样器分别精密吸取对照品溶液1、2、3、4、5μL，测得绿原酸峰面积，并以峰面积（A）值对对照品质量（m）进行回归，得线性回归方程A=2447.4m−7.1143，γ=0.9999，可见绿原酸对照品质量在1.07~5.23μg与峰面积有良好的线性关系。

1.2.4 精密度实验

将绿原酸对照品溶液在1.2.1色谱条件下重复进样6次，记录峰面积。计算其RSD为0.20%，表明该法精密度良好。

1.2.5 稳定性实验

取供试品溶液在1.2.1色谱条件下，分别于0、3、6、9和12h进样测定，记录峰面积并计算其RSD为0.30%，表明金银花供试品溶液在12h内稳定。

1.2.6 重现性实验

取同一批脱脂后的金银花粗粉6份，按照1.2.2方法制备供试品溶液，在1.2.1色谱条件下分别进样5gL计算w（绿原酸）的RSD为0.44%，表明该法测定金银花中w（绿原酸）的重现性良好。

1.2.7 回收率实验

精密吸取9份已知w（绿原酸）的样品溶液1.0mL，置于50mL容量瓶中，分别精密加入0.535mg/mL绿原酸对照品溶液1.5、1.9、3mL各3份。加ϕ（乙醇）=70%溶液稀释并定容至刻度，超声混匀，制得低、中、高质量浓度的绿原酸供试品溶液，在1.2.1色谱条件下测定峰面积，计算不同质量浓度的平均回收率依次为97.28%、99.89%、98.82%，RSD

分别为1.11%、0.16%、0.63%，表明方法准确度好。

1.3 绿原酸提取工艺优化

由预实验可知，提取溶剂ϕ（乙醇）、m（药材）:V（提取溶剂）（以下简称"料液比"）和提取时间对金银花中w（绿原酸）有较大影响，为了考察上述各因素对结果的影响程度和变化趋势，选用单因素实验进行研究。

1.4 正交实验筛选最佳提取工艺

在单因素实验的基础上，选取ϕ（乙醇）、料液比、超声时间对提取工艺进一步优化，以w（绿原酸）为指标，采用$L_9(3^4)$正交表设计实验并进行方差分析。

2 结果与讨论

2.1 对照品和供试品的高效液相色谱分析

按照1.2.1色谱条件对对照品和供试品进行分析，结果见图1。

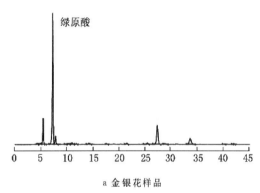

a 金银花样品

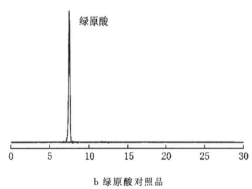

b 绿原酸对照品

图1 金银花样品和绿原酸对照品的HPLC图

由图1可见，供试品与绿原酸对照品在同一保留时间处有色谱峰出现，保留时间为73min。供试品中其余组分对w（绿原酸）测定没有影响。

2.2 绿原酸提取工艺优化的单因素实验

2.2.1 ϕ（乙醇）对绿原酸提取率的影响

精密称取金银花粗粉约0.5g分置于5只锥形瓶

中，分别加入料液比为30g/mL、ϕ（乙醇）=60%、70%、80%、90%、100%溶液，称量。在室温下200W、40kHz超声提取30min后，用相应乙醇补足减失的质量，过滤，按1.2.1色谱条件进样分析，测定样品中w（绿原酸），分析ϕ（乙醇）对w（绿原酸）的影响，结果见图2。

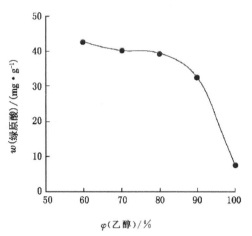

图2　ϕ（乙醇）对w（绿原酸）的影响

由图2可见，w（绿原酸）随ϕ（乙醇）的增大而降低。可能是因为随着ϕ（乙醇）的增加，极性大的绿原酸不易被高浓度的乙醇溶解，一些脂溶性杂质溶出增多，使绿原酸提取率有所降低。

2.2.2 料液比对绿原酸提取率的影响

精密称取金银花粗粉约0.5g分置于6只锥形瓶中，分别加入5、10、15、20、25、30mL ϕ（乙醇）=60%溶液，在室温下200W，40kHz超声提取30min后，用相应乙醇补足减失的质量，过滤，按1.2.1色谱条件进样分析，测定样品中w（绿原酸），分析料液比对w（绿原酸）的影响，结果见图3。

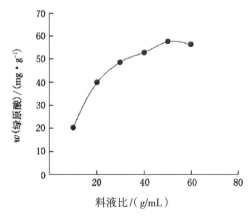

图3　料液比对w（绿原酸）的影响

由图3可见，w（绿原酸）随着料液比的增加而增大，这是因为随着料液比的增加，溶剂与原料充分接触，二者的传质作用增强，绿原酸提取增大。

2.2.3 提取时间对绿原酸提取率的影响

精密称取金银花粗粉约0.5g分置于5只锥形瓶中，加入料液比为30g/mL的ϕ（乙醇）=60%溶液，分别在室温下200W，40kHz超声提取20、30、40、50、60min后，用相应乙醇补足减失的质量，过滤，按121色谱条件进样分析，测定样品中w（绿原酸），分析提取时间对w（绿原酸）的影响，结果见图4。

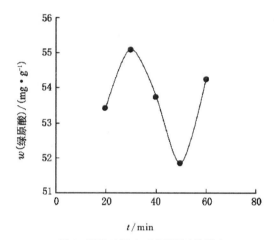

图4　提取时间对w（绿原酸）的影响

由图4可见，w（绿原酸）随提取时间的增加呈现出先增大后降低再增大的趋势，这可能是因为超声时间太短，金银花中的绿原酸不能完全溶出，而超声时间过长，提取液中增加的杂质会吸附部分绿原酸，或者是由于提取液中的绿原酸在超声波作用下发生聚合，使其得率降低。

2.3 正交实验设计及结果

根据单因素实验结果，以w（绿原酸）为考察指标，选择三因素三水平安排正交实验，选择ϕ（乙醇）（A）、料液比（B）、提取时间（C）三个因素，采用$L_9(3^4)$正交表设计实验，正交实验因素水平表见表1。

表1　因素水平表

水平	因素		
	A/%	B/(g/mL)	C/min
1	60	20	20
2	70	35	25
3	80	50	30

由表2和表3综合分析对金银花中绿原酸提取率的影响因素大小顺序依次是A>C>B即ϕ（乙醇）和

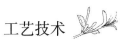
表2 正交实验结果

序号	因素				w(绿原酸)/(mg/g)
	A	B	C	D(空白)	
1	1	1	1	1	5125
2	1	2	2	2	5218
3	1	3	3	3	5805
4	2	1	2	3	5031
5	2	2	3	1	5346
6	2	3	1	2	5303
7	3	1	3	2	5136
8	3	2	1	3	4872
9	3	3	2	1	4931
K_1	53.83	50.97	51.00	51.34	
K_2	52.27	51.45	50.60	52.19	
K_3	49.80	53.46	54.29	52.36	
极值 R	4.03	2.49	3.69	1.02	

表3 方差分析

误差来源	偏差平方和	自由	F比	显著性
A	24775	2	13.825	*
B	10471	2	5.843	
C	24600	2	13.728	*
D	1792	2	1.000	
误差	1790	2		

(1)$F_{0.1(2.2)}$=9.00，* 表示差异在0.10水平上显著

提取时间是显著因素，料液比影响不显者。结合生产实际综合考虑后确定超声提取金银花中绿原酸的最佳工艺条件是：$A_1B_2C_3$，即 ϕ(乙醇)=60%，料液比为35g/mL，提取时间为30min。在此最佳提取工艺条件下，分别精密称取金银花粗粉约0.5g，平行实验3次，测得w(绿原酸)分别为50.05、54.42、52.11mg/g，RSD为0.65%，可见该提取工艺稳定可靠。

3 结论

(1)实验对比了不同比例乙腈-磷酸和不同浓度磷酸作为流动相时各组分的分离度和峰形，结果可见在选用V(乙腈)：V(磷酸)=15：85[ρ(磷酸)=0.1g/mL]为流动相时，各组分分离度大于15，峰形对称无拖尾，故以此作为绿原酸测定的流动相。研究建立的金银花中w(绿原酸)的测定方法操作简单，结果准确，重现性好，专属性强，可用于金银花中绿原酸的定量分析。

(2)通过单因素优化和正交实验筛选，得到金银花中绿原酸的最佳提取工艺为超声功率200W，超声频率40kHz，以料液比为35g/mL的 ϕ(乙醇)=60%溶液为溶剂，室温下超声30min。在此条件下，测得金银花样品中绿原酸的含量符合药典的规定。

参考文献 略

离子液体提取金银花中绿原酸的研究

周惠燕[1]　　陈珏[2]　　徐蓓华[1]

1. 浙江医药高等专科学校制药工程学院, 浙江宁波　315100；2. 浙江大学宁波理工学院, 浙江宁波　315100

[摘要] 目的 建立离子液体提取金银花中绿原酸的最佳方法。方法 分别考察并优化了离子液体微波法和离子液体水浴加热法提取金银花中绿原酸的条件，并进行了比较。结果 优选出最佳提取方法为：$V_{[C4MIN][BF4]}/V_水$ 为4:11的离子液体水溶液、液料比为30、400W微波提取2.5min。在该工艺条件下绿原酸平均得率为3.238%。结论 该方法不仅提取率最高，而且快速、环保、节能。

[关键词] 绿原酸；离子液体；微波法；水浴加热法

离子液体(ionic liquid, IL)是在室温及相邻温度下完全由离子组成的有机液体熔融盐，具有蒸汽压低、挥发性小、溶解能力强、萃取能力好、液态范围宽等独特的物理化学性质。它作为一种可设计的绿色溶剂已经被广泛应用在分散液微萃取、固相微萃取、萃取金属离子等分离科学领域。与传统的有机溶剂相比，离子液体做溶剂具有热稳定性好、不爆炸、不易燃烧、不挥发、便于重复利用的特点，可以减少萃取分离过程中的环境污染。

绿原酸是金银花中的主要活性成分，最近的研究表明绿原酸具有多种药理活性，如基于清除自由基的心血管保护作用、显著的破坏慢性粒细胞白血病细胞K562

[基金项目] 浙江省教育厅高校科研项目(Y201330228)；浙江省宁波市自然科学基金项目(2014A610212)。

[作者简介] 周惠燕，女，硕士，副教授，主要从事药品食品的分析检测研究。

作用、对脑及神经退行性病变的生物活性等。我国目前还无法对医用或色谱纯的绿原酸进行大规模的工业生产，只能高价从国外进口。有鉴于此，本文以离子液体为提取溶剂提取金银花中的绿原酸，分别筛选了微波法和水浴加热法的最佳提取工艺，并进行了比较。

1 材料与方法

1.1 材料

1.1.1 试剂

绿原酸标准物质(纯度大于99%)，贵州迪大生物科技有限公司；1-乙基-3-甲基咪唑四氟硼酸盐、1-丁基-3-甲基咪唑四氟硼酸盐、1-乙基-3-甲基咪唑四氟硼酸盐、1-辛基-3-甲基咪唑四氟硼酸盐，宁波市鄞州铭浩医药化工有限公司；甲醇(分析纯)，杭州化学试剂有限公司；乙腈(色谱纯)，河北四友卓越有限公司。

1.1.2 仪器

依利特Hypersic BOS C_{18}色谱柱(250mm×4.6mm，5μm)，迪马公司；高效液相色谱仪(LC-2010AHT)，日本岛津公司；微电脑微波化学反应器(WBFY-201)，巩义市予华仪器有限责任公司；高速冷冻离心机，德国Sigma公司；电子天平(YP-B5002)，上海光正医疗仪器。

1.2 方法

1.2.1 绿原酸标准曲线

精密称取11.38mg绿原酸标准品，用甲醇(分析纯)定容至10mL。分别吸取母液配置成0.2276、0.4552、0.6826、0.9106、1.138mg/mL的标准溶液，HPLC测定峰面积，以峰面积对浓度作图则得到标准曲线$Y=74.612X+0.2099$($r^2=0.9997$)。色谱条件为：流动相为乙腈:0.2%磷酸水溶液=17:83；检测波长324nm；流速1mL/min；柱温20℃；进样量20μl。

1.2.2 绿原酸的提取

精密称取金银花粉末约5g置于圆底烧瓶中，加入一定量的提取溶剂，在一定微波功率或者水浴温度下提取一定时间，提取液体经过离心，取上层清液用色谱流动相定容至200mL后，进行HPLC测定，并计算绿原酸的提取率。

2 结果与分析

2.1 微波法提取的条件优化

2.1.1 提取溶剂的选择

研究选取如下4种不同碳链长度的1-烷基-3-甲基咪唑基四氟硼酸盐系列离子液体[C_2MIN][BF_4]、[C_4MIN][BF_4]、[C_6MIN][BF_4]、[C_8MIN][BF_4]作为提取溶

剂，从中筛选出提取率最高的离子液体。用上述4种$V_{离子液体}/V_水$为3:12的离子液体水溶液100mL，500W微波功率提取2min其中离子液体[C_4MIN][BF_4]的水溶液的提取率最高，故后续的研究选择[C_4MIN][BF_4]为本研究的提取溶剂。见图1。

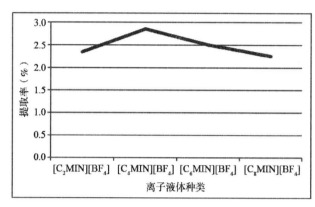

图1 离子液体种类对绿原酸提取效率的影响

2.1.2 离子液体水溶液浓度的选择

分别以$V_{[C4MIN][BF4]}/V_水$为2:13、3:12、4:11、5:10的[C_4MIN][BF_4]水溶液，500W微波功率萃取2min。当$V_{[C4MIN][BF4]}/V_水$从2:13增加到4:11时，绿原酸的提取率随离子液体浓度增加而增加，并在4:11时达到最高值，当再增加离子液体浓度时，可能由于溶液的黏度增大、扩散能力变差，溶液更难渗入到样品基质的内部，导致提取率下降。因此选择$V_{[C4MIN][BF4]}/V_水$为4:11。见图2。

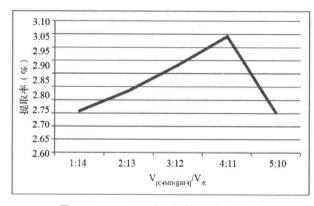

图2 $V_{[C4MIN][BF4]}/V_水$对绿原酸提取效率的影响

2.1.3 微波功率的选择

用$V_{[C4MIN][BF4]}/V_水$为4:11的离子液体水溶液100mL，分别以200、300、400、500、600W微波功率萃取2min，功率从80W增加到400W时，绿原酸提取率随提取功率增加而增加，且在400W时达到最大提

取量。当功率超过400W后，提取率开始下降，可能是由于功率过大破坏了绿原酸的结构导致提取率下降。因此选择提取功率为400W。见图3。

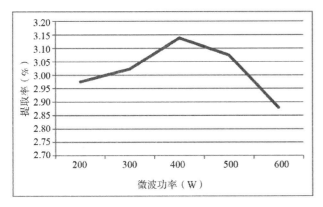

图3 微波功率对绿原酸提取效率的影响

2.1.4 提取时间的选择

用$V_{[C4MIN][BF4]}/V_水$为4:11的离子液体水溶液100mL，在400W微波辅助条件下分别萃取0.5min、1min、1.5min、2min、2.5min、3min、5min、7min、10min，当提取时间从0.5min到2.5min时，绿原酸提取率随提取时间的增加而增加，且在2.5min时达到最大提取效率。当继续增加提取时间时，绿原酸的提取效率反而降低，可能是因为温度过高而破坏了绿原酸的化学结构。因此选择提取时间为2.5min，见图4。

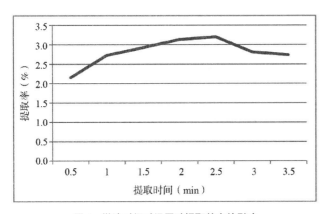

图4 微波时间对绿原酸提取效率的影响

2.1.5 液料比的选择

$V_{[C4MIN][BF4]}/V_水$为4:11的离子液体水溶液分别按照液料比为10、14、20、26、30、36的比例，在400W微波辅助条件下萃取2min，随着萃取液体积的增加，绿原酸的提取率先增加后趋向平衡，在液料比为30时，达到最大提取率，因此，选择液料比为30，即在5g金银花中加入离子液体溶液150mL。见图5。

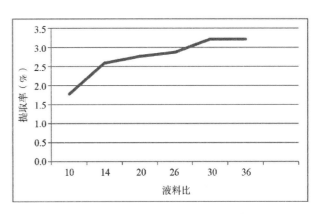

图5 液料比对绿原酸提取效率的影响

2.1.6 验证实验结果

综上所述，确定绿原酸的最佳提取工艺为：$V_{[C4MIN][BF4]}/V_水$为4:11的离子液体水溶液、液料比为30、400W提取2.5min。在该工艺条件下提取绿原酸3次，平均得率为3.238%。

2.2 水浴加热法提取的条件优化

2.2.1 离子液体水溶液浓度的选择

分别以$V_{[C4MIN][BF4]}/V_水$为2:13、3:12、4:11、5:10[C4MIN][BF4]水溶液，70℃水浴提取1h。当$V_{[C4MIN][BF4]}/V_水$为4:11时绿原酸提取率最高，达到2.459%。因此选择$V_{[C4MIN][BF4]}/V_水$为4:11。见图6。

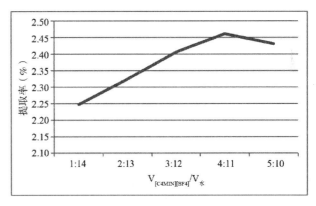

图6 $V_{[C4MIN][BF4]}/V_水$对绿原酸提取效率的影响

2.2.2 液料比的选择

$V_{[C4MIN][BF4]}/V_水$为4:11的离子液体水溶液，分别按照液料比为10、14、20、26、30、36的比例，70℃水浴提取1h。随着萃取液体积的增加，绿原酸的提取率先增加后趋向平衡，在液料比为30时，达到最大提取率，因此，选择液料比为30，即在5g金银花中加入离子液体溶液150mL。见图7。

2.2.3 萃取时间的优化

以$V_{[C4MIN][BF4]}/V_水$为4:11的$[C_4MIN][BF_4]$水溶液，

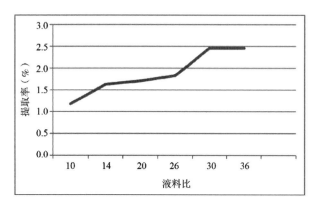

图7 液料比对绿原酸提取效率的影响

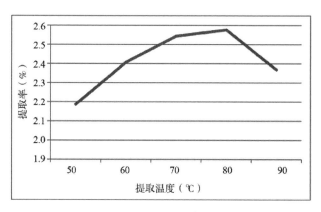

图9 温度对绿原酸提取效率的影响

70℃水浴分别提取1h、1.5h、2h、2.5h、3h,提取时间为2h,绿原酸提取率最高,其得率为2.448%。小于2h绿原酸提取率未完全提取,超过2h,可能由于长时间加热会引起绿原酸的分解,从而使提取率降低,因此选择提取时间2h。见图8。

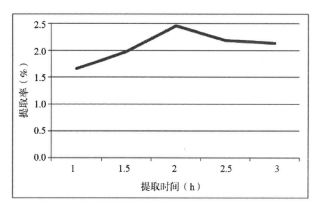

图8 提取时间对绿原酸提取效率的影响

2.2.4 萃取温度的优化

以 $V_{[C4MIN][BF4]}/V_{水}$ 为 4:11 的 [C₄MIN][BF₄] 水溶液,分别在50℃、60℃、70℃、80℃、90℃水浴提取2h。提取温度为80℃时,绿原酸的得率最高,得率为2.569%。从图我们可以看到萃取的温度超过80℃,提取率反而降低,这是因为绿原酸的不稳定性决定的,温度高会引起绿原酸的分解。因此选择最佳提取温度为80℃。见图9。

2.2.5 验证实验结果

综上所述,确定离子液体水浴提取绿原酸的最佳工艺为:$V_{[C4MIN][BF4]}/V_{水}$ 为 4:11 的离子液体水溶液、液料比为30、80℃水浴提取2h。在该工艺条件下提取绿原酸3次,平均得率为2.590%。

2.3 不同方法提取绿原酸的比较

分别选择水、60%乙醇为提取溶剂在微波条件以及水浴条件下提取绿原酸,将实验结果与离子液体提取结果进行比较。

2.3.1 微波提取法

精密称取金银花粉末约5g置于圆底烧瓶中,分别加入水、60%乙醇150mL,400W提取2.5min,提取液体经过离心,取上层清液用色谱流动相定容至200mL后,进行HPLC测定,并计算绿原酸的提取率。在该工艺条件下提取绿原酸3次,水的平均得率为2.187%,60%乙醇的平均得率为2.617%。

2.3.2 水浴提取法

精密称取金银花粉末约5g置于圆底烧瓶中,分别加入水、60%乙醇150mL,80℃水浴提取2h,提取液体经过离心,取上层清液用色谱流动相定容至200mL后,进行HPLC测定,并计算绿原酸的提取率。在该工艺条件下提取绿原酸3次,水的平均得率为1.289%,60%乙醇的平均得率为2.128%。

3讨论

本文研究了离子液体微波提取以及水浴提取绿原酸的最佳工艺,并且各自和传统溶剂水、60%乙醇提取进行了比较。研究表明:在相同的微波提取条件下,以离子液体溶液为提取溶剂的得率大大高于水和60%乙醇;在相同的水浴提取条件下,以离子液体溶液为提取溶剂的得率大大高于水和60%乙醇。其中绿原酸的最佳提取工艺为在微波条件下 $V_{[C4MIN][BF4]}/V_{水}$ 为 4:11 的离子液体水溶液、液料比为30、400W提取2.5min,绿原酸的平均得率为3.238%,高于其他提取方法,而且微波提取时间(2.5min)大大短于水浴提取时间(2h)。本研究表明离子液体微波提取金银花中的绿原酸比传统提取方法更为高效、节能。

参考文献 略

正交试验优选金银花中总黄酮和多糖的微乳提取工艺

赵惠茹　　崔阳　　靖会　　杨阳　　苏慧珊　　张琳

西安医学院药学院,陕西西安　710021

[摘要] **目的** 优选金银花中总黄酮和多糖的微乳提取工艺。**方法** 运用配伍法初步筛选微乳处方,比较浸渍法、超声法、回流法分别应用于微乳处方的提取率,并与70%乙醇提取总黄酮、水提取多糖的得率比较。以料液比、提取时间、微乳稀释倍数为考察因素,总黄酮和多糖含量为指标,采用正交试验法优选金银花的微乳提取工艺并进行验证。**结果** 提取金银花中总黄酮和多糖的最佳工艺为:以油酸乙酯-吐温80-无水乙醇(质量比为4:27:9)为溶剂,料液比1:50、提取时间180 min、微乳加水稀释25倍回流提取,与应用70%乙醇和水作为溶剂相比,提取率分别增加了16.14%和16.30%。**结论** 微乳作为提取溶剂可同时提取金银花中的总黄酮及多糖,工艺流程简单,提取效率高。

[关键词] 正交试验;金银花;总黄酮;多糖;微乳

金银花为忍冬科植物忍冬 (*Lonicera japonica* Thunb.)的干燥花蕾或带初开的花,具有清热解毒、疏散风热的功效。在我国资源分布广泛且所含化学成分复杂,其中黄酮类和多糖类成分均具有抗炎、抗肿瘤、抗病毒、增强免疫力等生物活性。但这两类成分极性差异大,往往需要选用传统溶剂70%乙醇或水分步提取,操作较为复杂。研究报道可见,用微乳作为溶剂可将药理作用相似而极性相差较大的成分同时从天然药物中提取出来。基于此,本研究通过单因素配伍实验和正交试验的方法筛选了最佳微乳处方,并以此为提取溶剂,以金银花中总黄酮和多糖含量为指标对其提取工艺进行优化,为微乳同时提取天然药物中极性相差较大的组分提供研究依据。

1仪器与试药

UV-762型紫外可见分光光度计(上海佑科有限公司)。

油酸(天津市富宇精细化工有限公司);油酸乙酯(天津市富宇精细化工有限公司);聚氧乙烯氢化蓖麻油(RH-40,江苏省海安石油化工厂);吐温80(天津市科密欧化学试剂有限公司)芦丁对照品(中国食品药品检定研究院,批号:00081-201007,纯度≥99%);无水葡萄糖对照品(国药集团化学试剂

[基金项目]西安医学院药学省级重点学科建设项目(2016YXXK04);国家级大学生创新训练计划项目(201825018);西安医学院大学生创新训练计划项目(2018DC-18);西安医学院配套基金项目(2016PT13,2016PT15)。

[作者简介]赵惠茹(1972-),女,硕士,教授,研究方向:天然药物活性成分与新剂型研究。E-mail:1119015403@qq.com。

有限公司,批号:T201200713,纯度≥99%);金银花(购于西安市万寿路药材市场,经西安医学院药学院魏彩霞高级实验师鉴定为忍冬科植物忍冬 *Lonicera japonica* Thunb.的干燥花蕾),水为重蒸水。其他试剂均为分析纯。

2方法与结果

2.1总黄酮和多糖的含量测定

2.1.1总黄酮含量测定

精密称取芦丁对照品12.3mg,置于50mL量瓶中,用适量甲醇溶解并定容。分别吸取芦丁对照品溶液0.0、1.0、1.5、2.0、2.5、3.0、3.5、4.0mL,放入25mL量瓶中,依次加入蒸馏水至6mL,5%亚硝酸钠0.3mL放置6min,10%硝酸铝0.3mL放置6min,4%氢氧化钠4mL并用水定容至刻度,放置15min,在510nm测定吸光度。将芦丁浓度(C)和吸光度(A)进行线性回归,得标准曲线方程为$A=6.0553C-0.0167$, $r=0.9988$,表明芦丁在9.84-39.36mg/mL范围内线性关系良好。

2.1.2多糖含量测定

精密称取无水葡萄糖对照品10.2mg,置于50mL量瓶中,加适量水溶解并定容至刻度。精密吸取葡萄糖对照品溶液0.0、0.2、0.3、0.4、0.5、0.6、0.7、0.8mL于25mL量瓶中,加水至2mL,并加入1mL5%的苯酚试剂,5mL硫酸,并用水定容至刻度,静置10min,在40℃下水浴15min,在490nm测定吸光度。将葡萄糖浓度(C)和吸光度(A)进行线性回归,得标准曲线方程为$A=53.133C+0.0962$, $r=0.9922$,表明葡萄糖在1.63~6.52mg/mL范围内线性关系良好。

2.2微乳处方的筛选

由预实验结果选择油酸、油酸乙酯作为油相,聚氧乙烯氢化蓖麻油(RH-40)、吐温80作为表面活性

剂、无水乙醇、1，2-丙二醇作为助表面活性剂，变换表面活性剂与助表面活性剂的质量比和混合表面活性剂与油相的质量比制备微乳，滴加油到不同比例的助表面活性剂和表面活性剂的混合溶液中，边滴加边用磁力搅拌器搅拌，进行不同比例的微乳配对组合。通过目测法观察溶液澄清度和乳光颜色，加水是否可无限稀释、粒径大小和分布范围等判断是否形成微乳。可形成微乳的处方见表1。

表 1　可形成微乳的处方

微乳处方	微乳组成	表面活性剂与助表面活性剂质量比	混合表面活性剂与油相质量比
a	油酸乙酯－吐温 80－1，2-丙二醇	9∶1	8∶2
b	油酸乙酯－吐温 80－1，2-丙二醇	9∶1	9∶1
c	油酸乙酯－吐温 80－1，2-丙二醇	8∶2	7∶3
d	油酸乙酯－吐温 80－无水乙醇	2∶1	9∶1
e	油酸乙酯－吐温 80－无水乙醇	3∶1	9∶1

2.3 不同溶剂提取金银花中总黄酮及多糖

精密称取经石油醚脱脂、干燥至恒重的金银花药材粗粉约5g，依次采用浸渍法、超声法、回流法分别加入20倍量不同溶剂提取2h，提取液抽滤后离心，取上清液稀释至适宜浓度，按"2.1"项下方法测定样品中总黄酮和多糖的含量，结果见表2。

表 2　提取液中总黄酮及多糖含量的测定结果

提取方法	提取溶剂	金银花质量（g）	黄酮含量（%）	多糖含量（%）
浸渍法	微乳处方a	5.0833	11.51	6.12
	微乳处方b	4.9936	12.05	7.90
	微乳处方c	5.0255	11.37	7.45
	微乳处方d	5.0261	10.84	8.06
	微乳处方e	4.9825	13.69	7.74
	蒸馏水	5.0293	－	5.81
	70%乙醇	4.9892	10.12	－
超声法	微乳处方a	5.0156	12.64	7.41
	微乳处方b	5.0389	14.63	8.27
	微乳处方c	4.9714	11.90	7.58
	微乳处方d	5.0514	14.07	8.33
	微乳处方e	4.9983	14.94	8.95
	蒸馏水	4.9845	－	6.96
	70%乙醇	5.0165	11.95	－
回流法	微乳处方a	4.9872	17.15	9.43
	微乳处方b	5.0129	15.08	9.82
	微乳处方c	5.0124	14.90	10.23
	微乳处方d	5.0385	16.92	9.95
	微乳处方e	4.9948	18.53	10.16
	蒸馏水	5.0743	－	8.30
	70%乙醇	4.9972	13.38	－

由表2可见，无论选用浸渍法、超声法、回流法中的哪一种方法进行提取，五种微乳处方作溶剂对总黄酮的提取率均高于常用溶剂70%乙醇，对多糖的提取率均高于常用溶剂蒸馏水。这就说明以微乳作溶剂时，既能提取脂溶性的总黄酮，同时还能提取水溶性的多糖。比较三种不同的提取方法可见，回流法无论是对总黄酮还是对多糖的提取均优于浸渍法和超声法，微乳处方e提取总黄酮和多糖的含量最高。因此选用回流提取法，以油酸乙酯－吐温 80－无水乙醇（质量比为4∶27∶9）为溶剂系统进一步优化。

2.4 正交试验优选金银花的微乳提取工艺

为了系统研究实验条件对金银花总黄酮和多糖含量的影响，以药材与微乳的用量比例即料液比（A）、提取时间（B）和微乳加水稀释倍数（C）为考察因素，以提取液中总黄酮及多糖的含量为指标，采用 $L_9(3^4)$ 正交设计表，每个因素各选三个水平，采用综合评分＝总黄酮含量/总黄酮含量最大值 × 100 × 0.5 ＋多糖含量/多糖含量最大值 × 100 × 0.5 进行数据分析[12]，因素与水平见表3，正交试验结果及方差分析见表4~5。

表 3　因素与水平

水平	A 料液比（g/mL）	B 提取时间（min）	C 稀释倍数
1	1∶30	60	15
2	1∶40	120	20
3	1∶50	180	25

由表4可见，各因素对微乳提取工艺的影响大小顺序为A>C>B，优选工艺为 $A_3B_3C_3$。方差分析结果显示，药材与微乳的用量比例（料液比）和微乳的稀释倍数对总黄酮及多糖得率均有显著性差异（P<0.01），提取时间对结果也有显著影响（P<0.05），因此用回流提取法，以油酸乙酯－吐温 80－无水乙醇（质量比为4∶27∶9）为溶剂，同时提取金银花中总黄酮和多糖的最佳工艺为：料液比1∶50、提取时间为180min、微乳加水稀释25倍。

为了验证上述提取工艺的可靠性，精密称取经石油醚脱脂、干燥至恒重的金银花药材粗粉约5g，

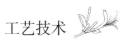

表4 正交试验结果

试验号	A	B	C	D	总黄酮（%）	多糖（%）	综合评分
1	1	1	1	1	15.16	5.95	67.61
2	1	2	2	2	14.61	6.70	69.49
3	1	3	3	3	8.38	11.14	72.60
4	2	1	2	3	16.61	8.38	82.43
5	2	2	3	1	16.58	9.22	86.11
6	2	3	1	2	15.29	9.31	83.04
7	3	1	3	2	18.09	9.78	92.71
8	3	2	1	3	16.09	10.62	91.09
9	3	3	2	1	18.53	9.29	91.70
K_1	69.90	80.92	80.58	81.81			
K_2	83.86	82.23	81.21	81.75			
K_3	91.83	82.45	83.81	82.04			
R	21.93	1.53	3.23	0.29			

表5 方差分析结果

方差来源	离均差平均和	自由度	F比	显著性
A	739.527	2	5 135.604	**
B	4.113	2	28.563	*
C	17.564	2	121.972	**
D	0.144	2	1.000	
误差	0.14	2		

注：F0.05(2，2)=19.00，F0.01(2，2)=99.00

按照"2.3"项下方法制备样品，平行操作3份。结果可见，以油酸乙酯–吐温80–无水乙醇（质量比为4:27:9）稀释25倍为溶剂，同时提取金银花中总黄酮和多糖的含量分别为17.14%和10.06%，与应用70%乙醇和水作为溶剂提取总黄酮和多糖含量分别为13.92%和8.65%相比均有增加。

3 讨论

金银花中含有多种有效成分，若用单一溶剂提取往往只能得到极性相近的产物，而且需时较长。而微乳液是分散相乳粒为纳米级的高度分散体系，油–水两相间巨大的相界面积能使其与药材充分接触，有利于有效成分的提取。由于微乳中存在着油–水界面、水相和油相等不同极性区域，就使应用微乳同时提取同一药材中水溶性成分和脂溶性成分成为可能。

在筛选微乳处方组成时，分别选择2种油相、2种表面活性剂与2种助表面活性剂，考虑到不同提取方法对实验结果的影响，比较了浸渍法、超声法、回流法3种提取方法应用于5种微乳处方的提取率。为了更进一步优选微乳提取工艺，采用正交设计方法安排试验，所得结果直观易分析，与单因素实验比较减少了实验次数，可以消除部分实验误差的干扰，可靠性高。

4 结论

本研究以金银花为原料，通过对微乳处方以及提取方法的优选，采用正交试验设计方案，得到了微乳法同时提取金银花中总黄酮和多糖的最佳工艺，并测定了金银花中黄铜和多糖的含量。可见微乳提取克服了水对脂溶性成分提取率低的缺点，简化了工艺流程、节约能源、提高提取效率。

参考文献 略

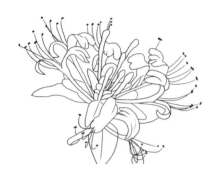

检测与鉴别

电子鼻技术鉴别金银花真伪、产地、贮藏年份

刘　鹏[1]　　白上圆[1]　　张维瑞[1]　　杨柯楠[2]　　袁王俊[1]

1.河南大学药学院, 河南开封　475004；2.河南大学民生学院, 河南开封　475004

[摘要]目的 采用电子鼻技术鉴别金银花真伪、产地、贮藏年份。**方法** 以粉碎度、称样量、孵化温度、孵化时间为影响因素，电子鼻对H6号样品的传感器响应值为评价指标，单因素试验筛选处理方法。收集不同年份、产地的金银花及其混淆品(金银忍冬、山银花)共46批，在SuperNose-14电子鼻系统下分析样品气味信息，通过主成分分析、判别因子分析对其进行统计，建立识别模型。**结果** 最佳处理方法为样品过20目筛后精密称取1.0g, 60℃水浴中孵化30min, 传感器响应值最高。与主成分分析比较，判别因子分析识别模型可更清晰地区分金银花真品与混淆品，以及不同产地、贮藏年份。**结论** 该方法区分效果显著，可为今后金银花鉴别提供新思路。

[关键词]金银花；真伪；产地；贮藏年份；电子鼻技术；主成分分析；判别因子分析

金银花为忍冬科植物忍冬 *Lonicera japonica* Thunb. 的干燥花蕾或带初开的花，具有清热解毒、疏散风热的作用，用于痈肿疔疮、喉痹、丹毒、热毒血痢、风热感冒、温病发热，其气清香、味淡、微苦，分布广泛，主要化学成分包括有机酸、黄酮、三萜皂苷、挥发油等，作为大宗中药材在大量中药处方、中成药、食品、保健食品中广泛应用。但金银花同属植物多，种植品种混杂，导致其质量良莠不齐，目前常见伪品有山银花、金银忍冬等。在

相关检测方法中，经验鉴别更多的是依赖鉴定人多年经验积累；显微、理化鉴别作用有限；色谱(HPLC-UV、GC-FID)、质谱与色谱联用(HPLC-MS、GC-MS)、DNA分析等技术虽然准确性高，但均有样品前处理复杂、成本高昂、耗费时间长的缺点。

20世纪90年代，人们发明了电子鼻技术，它由采样装置、包含传感器阵列的探测器、分析系统组成，是模拟生物嗅觉系统以分析和识别单一或复杂气味的检测仪器，其优点是操作简单、检测快捷、灵敏度高，可检测样品整体信息而形成气味指纹图谱，现已应用于食品、化工、农业等多个领域，而在药物方面常用于配方开发和质量保证，同时在中药材鉴别、中药炮制气味变化、中药"五味"辨识中也有相关研究。武文奇等研究表明，超快速气相电子鼻对不同调配比例金银花粉末具有良好识别效果；Xiong等

[基金项目]全国中药资源普查项目(财社 [2017]183)；河南大学民生学院大学生创新创业训练计划项目(MSCXSY2019026)。

[作者简介]刘鹏(1997-)，男，硕士，从事药用植物资源研究。Tel：13598002709, E-mail：lp13598002709@163.com。
[通讯作者]袁王俊(1972-)，男，教授，从事药用植物资源研究。E-mail：10200068@vip.henu.edu.cn。

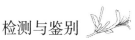

证实, 同一批金银花即使储藏月份不同, 电子鼻也可以快速分析并成功区分, 但尚无采用该技术识别其真伪、产地的报道。因此, 本实验通过电子鼻技术来鉴别金银花真伪、产地、年份, 经过数据统计分析建立该药材气味识别方法, 以期为其快速鉴别提供参考依据。

1 材料

1.1 药材

金银花共41批, 编号H1~H41(2017年产12批、2018年产13批、2019年产16批), 收集于山东、河南、河北等地; 金银忍冬共2批, 编号H42~H43, 于2019年5月采自开封市禹王台公园和河南大学校园内; 山银花共3批, 编号H44~H46, 购自安国药材市场, 具体信息见表1, 经笔者鉴定分别为忍冬科植物忍冬 L. Japonica Thunb.、金银忍冬 L. maackii(Rupr.) Maxim.、华南忍冬 L. Confuse DC. 的干燥花蕾。各批药材均于当年5—6月份采摘, 烘干干燥法处理后装在塑封袋中, 贮存于干燥密闭条件下。

表1 药材信息

编号	产地	采摘年份
H1	河南新密	2017年
H2	河南封丘	2017年
H3~H6	山东平邑	2017年
H7~H8	山东鄄城	2017年
H13~H25	河南封丘	2018年
H26~H41	河南封丘	2019年
H42~H43	河南开封	2019年
H44~H46	河北安国中药材市场	2019年

1.2 仪器

SuperNose-14电子鼻(美国ISENSO公司), 测量气室内放置14个金属氧化物半导体传感器组合成传感器阵列, 性能见表2; AB135-S电子分析天平(瑞士梅特勒-托利多公司)。

2 方法

2.1 样品处理方法筛选

以电子鼻对H6号样品的传感器响应值为评价指标, 单因素试验筛选粉碎度、称样量、孵化温度、孵化时间。测量条件为手动进样; 传感器清洗时间10s; 测定时间60s; 采样时间10s。

2.1.1 粉碎度

将样品过20、40、60目筛, 置于进样瓶中静置2h后测定传感器响应值, 发现过20目筛时最高, 故确定粉碎粒度为过20目筛。

表2 传感器性能

序号	名称	性能
1	S1	芳香族化合物类
2	S2	氮氧化合物, 低分子胺类
3	S3	硫化物类
4	S4	有机酸酯和萜类
5	S5	萜类、酯类
6	S6	甾醇类、三萜类
7	S7	脂肪烃含氧衍生物类
8	S8	胺类
9	S9	氢气类
10	S10	呋喃类
11	S11	VOC
12	S12	硫化物
13	S13	乙烯
14	S14	内酯类、吡嗪类

2.1.2 称样量

取过20目筛样品, 精密称取0.1、0.3、0.6、1.0、1.5g后测定传感器响应值, 发现称定1.0、1.5g时最高, 而且无明显差异, 考虑到检测效率问题, 确定称样量为1.0g。

2.1.3 孵化温度

精密称取过20目筛的样品1.0g, 置于35、45、60℃水浴中加热40min后测定传感器响应值, 发现在60℃时最高, 故确定水浴温度为60℃。

2.1.4 孵化时间

精密称取过20目筛的样品1.0g, 置于60℃水浴中孵化20、30、40min后测定传感器响应值, 发现在30min时最高, 故确定孵化时间为30min。

2.2 电子鼻响应值测定

2.2.1 分析条件

采用直接顶空吸气法, 在"2.1"项最优处理方法下直接将进样针头插入含样品的进样瓶中吸气, 测定条件为室温(24±2)℃; 采样时间每组10s; 传感器自清洗时间10s; 分析采样时间60s, 每批样品连续测量3次。以采样时间为横坐标, 传感器响应电压为纵坐标绘制响应曲线, 结果见图1。

2.2.2 精密度试验

取H6号样品, 测定14个传感器响应值, 重复5次, 测得其RSD均小于2.0%, 表示仪器精密度良好。

2.3 数据分析

2.3.1 主成分分析

主成分分析可对包含在数据集中的所有信息进行简化处理, 是利用降维的思想, 即从原始的多个变量中取少数线性组合作为综合指标, 能最大限度地

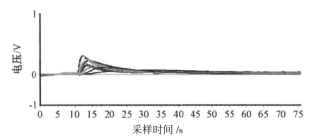

图1　电子鼻对H6号样品的响应曲线

保持原有变量的信息,确定样本间的内在聚类特性。

2.3.2 判别因子分析

判别因子分析是用于构建模型并识别未知样品类别的算法,可缩小同一数据集之间的差异,并通过数学变换扩大不同组别之间的差异,从而建立数据识别模型。它与主成分分析的区别在于可根据已知信息重新组织所收集的信息,从而使结果尽量与已知信息一致。

3 结果

3.1 真伪鉴别

采用电子鼻对2019年产金银花、山银花、金银忍冬进行检测,将所得气味数据调入系统自带软件中,分别进行主成分分析、判别因子分析,结果见图2~3。主成分分析中第一、第二主成分贡献率分别为95.27%、1.73%,累计方差贡献率为97.00%,可涵盖样品大部分原始信息,在不考虑异常数据信息的情况下可将三者区分开,但其分离度不高,DI值仅为24.48,而判别因子分析区分度更好。

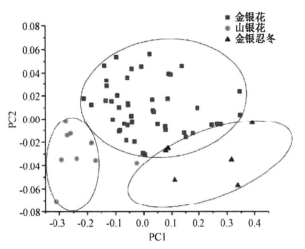

图2　不同品种样品主成分分析图

3.2 产地鉴别

对2017年产3个产地金银花的气味响应值进行主成分分析、判别因子分析。结果见图4~5,主成

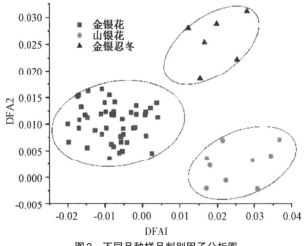

图3　不同品种样品判别因子分析图

分分析中第一、第二主成分贡献率分别为83.56%、6.35%,累计方差贡献率为89.91%,可涵盖样品大部分原始信息,DI值为-112.94,但不同产地样品的特征数据点大多均重叠;判别因子分析中3个产地区别明显,可被明确分为3类,其原因可能是上述样品因贮藏问题导致气味减弱及缺失。

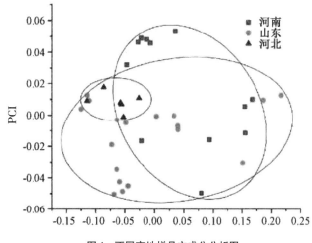

图4　不同产地样品主成分分析图

3.3 贮藏年份鉴别

对2017、2018、2019年产自河南封丘的金银花气味响应值进行主成分分析、判别因子分析,结果见图6~7。主成分分析中第一、第二主成分贡献率分别为88.42%、4.74%,累计方差贡献率为93.16%,可涵盖样品大部分原始信息,DI值为-73.04,2017年产样品的特征数据与2018、2019年产区别明显,而2018、2019年产样品的有交叉现象;判别因子分析中3个年份产样品分别聚集在不同区域,表明该方法更适合用于鉴别贮藏年份。

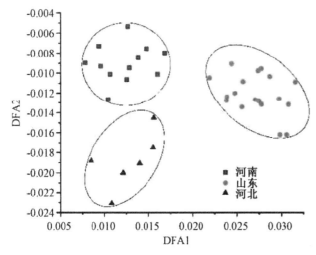

图5 不同产地样品判别因子分析图

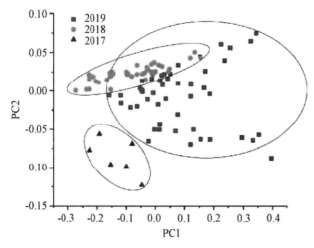

图6 不同贮藏年份样品主成分分析图

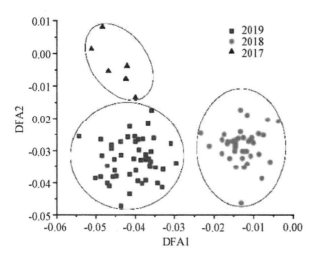

图7 不同贮藏年份样品判别因子分析图

3.4 气味成分分析

计算每个传感器对金银花及其混淆品气味响应值的贡献率,绘制雷达图,结果见图8。由此可知,传感器响应值前六位依次为2、5、1、9、4、6,结合表2推测气味成分可能主要是芳香族化合物、氮氧化合物、低分子胺、有机酸酯、萜类。

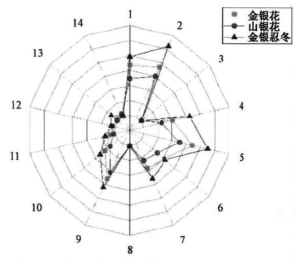

图8 气味响应值贡献率雷达图

4 讨论

本实验采用电子鼻技术对金银花真伪、产地、贮藏年份进行了初步鉴别,通过测定各批药材响应值,结合主成分分析、判别因子分析构建了相关识别模型,发现前者仅可用于真伪鉴别,而后者能用于真伪、产地、贮藏年份鉴别,从而为中药气味标准化、中药快速鉴别提供新思路。表2显示,金银花主要成分为芳香族化合物、氮氧化合物、低分子胺类、有机酸酯、萜类,与田丽梅等采用GC-MS联用技术所得结果一致。

中药具有的气味是评价其质量的主要依据之一,也是其真伪及产地鉴别的重要依据。电子鼻作为模拟人工嗅觉系统的机器,相比传统GC、GC-MS等技术而言具有整体性、快捷、环保、样品预处理简单等优点,故将其引入中药鉴别中是可行的。但本实验仅对金银花气味进行了鉴别,其具体成分及与药效作用的相关性尚不明确,还需深入探索。

参考文献 略

金银花中镉元素残留量测定能力验证研究

李耀磊　　金红宇　　王丹丹　赵萌　　高晓明　　项新华　　马双成

中国食品药品检定研究院, 北京　100050

[摘要] 目的 评价参与能力验证实验室的镉元素残留量测定能力, 提高残留检测质量水平。方法 根据CNAS相关文件要求, 对制备的能力验证用金银花样品进行均匀性和稳定性检验, 以参加实验室检测结果的中位值为指定值, 采用实验室的检测结果与指定值的百分相对差 (D) 对能力验证结果进行统计分析, 评价标准: $|D| \leqslant 16\%$, 评价结果为"满意"; $|D| > 16\%$, 评价结果为"不满意"。结果 在252家参加实验室中, 有249家实验室按要求提交有效数据, 满意率为94.4%, 不满意率为5.6%。结论 大多数参加实验室对标准的执行能力和质量保障体系均比较良好。根据收集到的信息, 对于产生偏离的原因, 从总体上对共性问题进行技术分析, 并给出相关的技术建议, 有助于提升参加实验室的检验能力。

[关键词] 能力验证; 金银花; 镉; 电感耦合等离子体质谱法; 原子吸收法; 微波消解; 指定值

能力验证 (*proficiency testing*, PT) 是指利用实验室间比对, 按照预先制定的准则评价参加者的能力。近年来, 随着CNAS对药品分析领域能力验证活动越来越多的关注, 重金属及有害元素残留分析作为保证中药质量安全的重要检测项目, 显得尤为重要。重金属及有害元素为公认的环境污染物, 是影响食品药品安全性的主要因素之一。镉为已知的肯定致癌物, 也是毒性最强的重金属元素之一。为了增加残留检测实验室间的技术交流, 提高检测质量水平, 按照实验室认可和实验室资质认可的有关要求, 中国食品药品检定研究院组织实施NIFDC-PT-141金银花中镉元素残留量测定能力验证计划, 该计划作为日常监督检查的辅助手段, 旨在有效提升实验室的检测能力, 促使参加实验室保持有效准确的检测结果, 同时帮助部分实验室及时发现自身的不足并加以改进。

金银花为常用中药, 也是药食两用品种, 由于种植过程中的环境影响, 有可能造成重金属超标, 在食品和药品方面均需对其重金属及有害元素残留进行评估, 对其安全性控制具有重要意义。《中国药典》自2010年版开始, 在金银花项下规定 "重金属及有害元素" 检查项, 其中镉限量为0.3mg/kg。目前, 《中国药典》品种检查项下重金属及有害元素

以植物药居多, 因此金银花样品基质具有代表性, 可作为考察样品前处理过程中遇到问题时的解决手段 (如预消解等); 此外, 金银花样品易得到, 并且粉末流动性好, 吸湿性差, 由此可以得到均匀的PT样品。

NIFDC-PT-141计划是依据ISO/IEC17043:2010《合格评定能力验证的通用要求》运作实施的能力验证计划, 主要提供全国相关实验室参加药品检测能力验证的机会, 面向各级食品药品检验机构、相关药品生产企业和第三方实验室等, 参加者自愿报名。本研究主要对NIFDC-PT-141能力验证样品前处理及检测方法、测定结果等方面进行整合, 根据收集到的信息, 对于产生偏离的原因, 从总体上对共性问题进行技术分析, 并给出相关的技术建议, 以便参加者正确认识检验过程中存在的问题, 提升检验能力。

1 方法

1.1 PT样品制备

本次能力验证计划采用单水平设计, 向每个参加实验室发放1个目标样品。取金银花药材, 粉碎, 过四号筛, 以固相匀质机混合2小时, 使其均匀, 得到黄绿色的粉末。采用聚乙烯小瓶包装, 每瓶样品装量约为50g, 常温储藏。按照预定的编码顺序进行编码和张贴标签。

1.2 PT样品均匀性和稳定性检验

1.2.1 均匀性检验

随机抽取本次能力验证样品15瓶, 按照《中国药典》2015年版一部 "金银花" 项下 "重金属及有害元素" 项规定的方法进行测定, 每瓶样品在重复条

[基金项目] 国家十二五 "重大新药创制" 课题 "中药质量安全检测和风险控制技术平台" (2014ZX09304307-002)。

[作者简介] 李耀磊, 研究方向: 中药及天然药物外源性有害残留物质分析; E-mail: 13161394594@163.com。

[通讯作者] 金红宇, 主任药师, E-mail: jhyu@nifdc.org.cn。马双成, 研究员, E-mail: masc@nifdc.org.cn。

件下测定3次。采用单因素方差(F检验法)进行分析，F<自由度为(f_1, f_2)及显著性水平 α =0.05的临界值F_α(f_1, f_2)，表明样品之间无显著性差异，样品是均匀的。

1.2.2 稳定性检验

随机抽取包装箱内的样品4瓶，按照《中国药典》2015年版一部"金银花"项下"重金属及有害元素"项规定的方法进行测定，分别于0、1、2、3、8月进行测定。采用/检验评价样品分别在第1、2、3、8月与第0月测定结果的一致性，当$t<t_{0.05}$(自由度)时，表明样品稳定。

1.3 检测方法

NIFDC-PT-141能力验证试验考虑到各实验室仪器配备及检验能力的差异，没有规定统一的检测方法。推荐各实验室按照《中国药典》2015年版一部"金银花"项下"重金属及有害元素"项规定的方法对样品进行检测，也可采用其他经过验证的包含原子吸收分光光度法、电感耦合等离子体质谱法的标准方法进行检测。但是试剂盒、X射线荧光等快检方法获得的测试结果不予采纳。

1.4 统计分析方法

按照《能力验证的选择核查与利用指南》(CNAS-GL40)和《能力验证结果的统计处理和能力评价指南》(CNAS-GL02)等文件的要求，本次能力验证取参加实验室检测结果的中位值为指定值，采用实验室的检测结果与指定值的百分相对差为本次能力验证结果统计分析方法，计算公式如下：

$$D=\frac{x-X}{X}\times100\%。$$

公式中x为参加实验室的测定值；X为指定值，得到的百分相对差D应符合预定要求。

1.5 评价原则

参照《中国药典》2015年版四部通则9101指导原则中对重现性数据的要求，确定本次能力验证结果判定原则为：|D|≤16%，评价结果为"满意"；|D|>16%，评价结果为"不满意"。

2 结果与分析

2.1 均匀性检验结果

按照单因素方差分析方法，采用Excel表格将均匀性测定结果进行计算，结果见表1，F值等于1.18，小于显著性水平 α =0.05的临界值2.03，表

明样品瓶间与瓶内之间无显著性差异，样品是均匀的。

表1 均匀性检验结果

差异源	SS	df	MS	F	F crit
组间	0.0013	14	8.94E-05	1.18	2.03
组内	0.0023	30	7.59E-05		
总计	0.0035	44			

2.2 稳定性检验结果

按照/检验分析方法，采用Excel表格将稳定性测定结果进行计算，样品分别在第1、2、3、8月与第0月测定结果的/值分别为0.09、1.84、0.34、0.34，均小于$t_{0.05(44)}$=2.02，检验结果趋势见图1，结果表明本品在8个月内稳定。

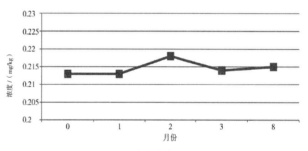

图1 稳定性检验结果

2.3 参加实验室情况

参加本次能力验证的实验室共有252家，分布于全国除港、澳、台外的31个省(自治区)、直辖市，主要包括各级食品药品检验机构、医疗器械检验所、药品生产企业及其他科研单位和实验室。其中各级食品药品检验机构和医疗器械检验所185家(占总参加实验室的73%)；企业QC实验室19家(占总参加实验室的8%)；其他科研单位和实验室48家(占总参加实验室的19%)。

2.4 能力验证结果

在252家参加实验室中，有249家实验室按要求提交了结果报告，经统计分析，本次能力验证检测结果不成正态分布，中位值为0.214mg/kg。根据评价原则，其中237家实验室的检测结果为"满意"(|D|≥16%)；结果为"不满意"(|D|<16%)的实验室为12家，其中地市(县区)级食品药品检验机构6家，分别位于黑龙江、辽宁、甘肃、云南、山西和

山东，药品生产和检验检测企业及第三方检测机构6家。另外，根据作业指导书要求，对于没有上报能力验证结果的2家实验室，评价结果均为"不满意"；1家实验室申请退出，不做评价。图2为参加实验室百分相对差面积图，总体来看，满意率为94.4%，不满意率为5.6%。

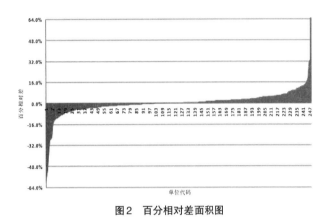

图2 百分相对差面积图

2.5 技术分析

2.5.1 镉元素对照品差异分析

本次能力验证实验没有向参加单位统一提供标准品。目前，中国食品药品检定研究院已开始发放铅镉砷汞铜混合标准品溶液，由统计结果可知，各实验室标准物质主要来源于中国计量科学研究院、国家有色金属及电子材料分析试剂中心、国家钢铁材料测试中心钢铁研究总院等单位，也有部分标准品购自国外公司。具体信息见表2。不同来源的标准物质，对测定结果没有表现出明显差异，但从各单位提供的原始记录中反映出如下问题应引起注意：①建议首选合法的标准物质；②所选用的标准物质应在效期以内，1μg/mL以下浓度对照溶液必须临用新配；③残留检测中，一般均须使用标准物质贮备溶液，多数检验记录中缺乏贮备溶液的配制日期及保存条件等信息。

2.5.2 检测方法及使用标准

从结果报告的原始记录中统计，本次能力验证试验检测方法涉及原子吸收法（AAS）和电感耦合等离子体质谱法（ICP-MS），统计结果见图3。本次能力验证参加单位采用的标准经统计，主要涉及3个标准：《中国药典》2015年版一部、国标食品方法GB5009.15-2014、香港中成药注册安全性资料

表2 镉元素对照品信息

序号	镉对照品发放单位	实验室数
1	国家有色金属及电子材料分析试剂中心	100
2	国家钢铁材料测试中心钢铁研究总院	14
3	中国计量科学研究院	85
4	中国食品药品检定研究院	1
5	北京坛墨质检科技有限公司	5
6	地球物理地球化学勘查研究所	7
7	钢铁研究总院分析测试研究所	2
8	国防科工委化学计量一级站	1
9	国家标准物质研究中心	8
10	Accu Standard	1
11	国家环境部标准物质中心	1
12	环境保护部标准样品研究所	5
13	美国 inorganic	1
14	美国 IV	3
15	美国 O2Si	4
16	Inorganic Ventures	1
17	上海市计量测试技术研究院	1
18	北京北方伟业计量技术研究院	2
19	北京海岸鸿蒙标准物质技术有限责任公司	3
20	Agilent	2
21	PerkinElmer	1
22	smart solutions	1

技术指引，统计结果见图4。另外，两种检测方法中涉及的不满意实验室数量统计见图5。

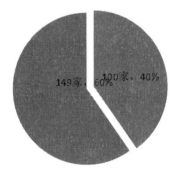

■电感耦合等离子体质谱法 ■原子吸收分光光度法

149家，60% 100家，40%

图3 检测方法

对上述统计结果分析如下：

2.5.2.1 检测方法的选择。参加单位中，其中使用AAS法149家，占上报结果实验室的60%；使用ICP-MS法100家，占上报结果实验室的40%。从统计中可见，AAS法仍被绝大多数单位采用，为目前药品检验行业进行重金属及有害元素残留检测的主要方法。

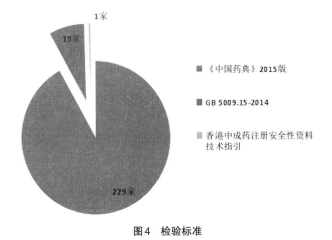

图4 检验标准

■《中国药典》2015版

■ GB 5009.15-2014

■ 香港中成药注册安全性资料技术指引

229家

1家
19家

11家

1家

原子吸收分光光度法　　　电感耦合等离子体质谱法

图5 不满意实验室数量

2.5.2.2检测标准的选择。参加单位中，其中有229家单位采用《中国药典》2015年版一部标准，19家单位采用GB 5009.15-2014标准，1家单位采用香港中成药注册安全性资料技术指引。因金银花属于药食两用品种，采用食品和药品检测方法均可，由参加者反馈的结果报告可以看出，3个标准方法差异并不大。

2.5.2.3不同方法能力验证试验结果比较。采用ICP-MS法的实验室中，有1家实验室结果不满意，占ICP-MS法的实验室1%；采用AAS法的实验室中，有11家实验室数据不满意，占AAS法的实验室7%。上述数据表明，采用ICP-MS法的实验室结果不满意率较低，而采用AAS法的实验室结果不满意率相对较高，从技术角度分析，由于检测原理不同，两种方法对环境的要求也不一样，在检测过程中不同检验人员的操作存在一定的偏差。

2.5.2.4不同方法能力验证数据比较。对镉元素测定所有报送结果，按照不同分析方法分别统计平均值及相对标准偏差，统计后的平均值均为0.215mg/kg，偏差为0.001%，结果表明镉元素检测结果平均值没有明显差异，误差也较小。

上述分析表明AAS、ICP-MS法均是中药中重金属和有害元素残留测定可供选择的方法，方法的差异对结果离散的作用较小。AAS法为经典方法，适用性广，检测成本适中，为多数实验室所采用。ICP-MS法为目前元素分析领域最先进的方法，具有多元素同时测定高效率、高灵敏度的特点。

2.5.2.5检测条件的优化。本次能力验证试验中，经检查原始记录表明，一些实验室采用的测定条件简单套用仪器推荐条件，缺乏系统优化，整个试验过程中缺乏分析质量保证体系。这些问题提示我们先进的仪器只是必要的检测基础，专业人员的培养和科学合理的操作规程、质控体系更应成为残留分析获得满意结果的关键。

2.5.3样品的前处理

重金属与有害元素检测中，样品需进行酸消解处理，破坏基质，使待测元素游离，并减少测定时的背景干扰。消解方式主要包括微波消解、干法消解、湿法消解等。约95%的参加单位选择了微波消解方式进行样品处理，另有9家单位采用湿法消解，还有3家单位采用了干法消解，详见图6。微波消解具有高效率、空白干扰低、待测元素损失少，回收率高的特点，《中国药典》将其列为第一法。

■ 湿法消解　■ 干法消解　■ 微波消解

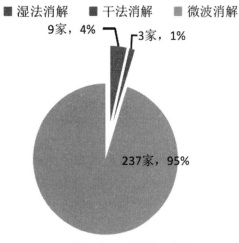

9家，4%　　　3家，1%

237家，95%

图6 样品前处理方法使用统计

微波消解法中，一般消解温度为最主要的参数，通常设定2~3个温度水平，各消解3~10分钟。不同品牌的微波消解仪，功率不同，控温方式也有差异；针对不同的中药样品，消解程序可能也有不同，因此难以给出一致的最佳消解程序，需各单位在实际工作中积累经验，试验后设定。消解用酸的选择是影响消解效果的另一个重要因素，多数单位采用单一的硝酸作为消解用酸，针对金银花样品，硝酸可以满足消解要求，但其他较难消解的中药样品，可能需要采用硝酸-盐酸、硝酸-高氯酸、硝酸-过氧化氢等体系，提高消解能力。当消解中采用硝酸-高氯酸、硝酸-过氧化氢等体系时，由于氧化能力大幅增强，建议采用预消化等方式，避免由于剧烈反应造成的安全隐患。

消解后的样品，通常需要赶酸。赶酸温度一般不得高于130℃，否则易挥发的元素可能有损失。赶酸至少应至红棕色蒸气挥尽，采用AAS作为检测方法时，赶酸应尽可能完全，否则供试品溶液中高浓度的硝酸可能是测定中背景干扰的重要来源。供试品经过消解、赶酸、以水稀释定容后，应为无色或浅黄绿色澄明溶液，颜色较深或有混浊情况，通常代表着样品消解不完全，可能对测定结果带来无法预计的影响。

湿法消解与干法消解也是破坏植物药材有机基体的有效手段，是较常用的两种消化方式。两种方法也有优缺点，湿法消解在于适用性强、样品取样量可以较大，挥发损失或附着损失较小，其缺点是试剂用量大，空白值往往较高，处理所需时间较长；干法消解能取较大量的样品供测试，方法简便，试剂污染小，空白值低，其不足之处是较高的灰化温度容易造成挥发性元素的损失，使测定结果偏低。

2.5.4 分析过程的质量控制

重金属及有害元素残留分析属于痕量分析范畴，由于待测成分通常处于极低含量水平，试剂、水、环境等对测定可能产生难以预计的影响，系统误差及偶然误差都不能忽视。残留分析区别于常规的常量分析、微量分析的最重要一点是在整个分析过程中，必须随行分析质量控制程序，以保证结果的可靠。在重金属及有害元素残留分析中，这些程序主要包括：线性范围与校准曲线、随行回收（或随行工作对照）、空白对照、检测限与报告限、分析误差允许范围、结果报告格式等。

对本次能力验证试验各实验室采取的分析质量控制措施进行了初步统计。所有参加实验室均制备并测定了随行空白，有部分实验室采用杨树叶、茶树叶等标准物质作为随行工作对照，部分实验室进行了随行回收试验，大部分实验室同时进行了随行工作对照和随行回收试验。目前，在我国，中国计量科学研究院可提供多种一级标准物质作为元素分析工作对照物，主要有杨树叶、茶树叶、灌木叶、黄芪、人参等。对工作对照物进行分析是一种简便、有效的质量控制方法。

欧盟及美国等发达国家，对残留分析都有严格而细致的技术要求，对残留分析过程进行严格质量控制，是保证结果准确可靠的关键措施，也是世界各国残留分析工作者通过多年工作经验积累达成的共识。中国食品药品检定研究院已发布了《中药中有害物质痕量残留检测分析质量控制指导原则》，可供残留检测分析工作者参考。

3 结论

中药中的外源性有害残留物严重影响药用安全，以《中国药典》为代表的药品标准对有害残留物的规定日益严格，我国的检测工作相对而言处于逐步发展阶段。重金属有害元素残留检测是一个逐渐认识的过程，本次能力验证反映出近几年来药检系统各实验室对重金属及有害元素残留检测工作都高度重视，在硬件建设方面和质量管理方面已有了巨大投入，在省级、口岸所层面普遍具备了相应检验条件，药典标准的执行能力和质量保障体系均比较满意。在参加能力验证并上报结果的249家实验室中，所有检测结果均为满意的实验室共237家，占全部参加能力验证实验室数量的94.4%。但从本次能力验证所反馈的信息上看，也有部分单位在人员培训、技术操作和结果分析、质量保证体系等方面存在一些薄弱环节，对这些单位在残留检测方面的检验能力建设我们将继续关注。

参考文献 略

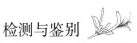

有机磷类禁限用农药在金银花中的残留状况及风险评估

李嘉欣[1]　　　石上梅[2]　　　薛　健[1]

1. 中国医学科学院北京协和医学院药用植物研究所, 北京　100193；2. 国家药典委员会, 北京　100061

[摘要]研究有机磷类禁限用农药在金银花中的残留状况, 为金银花中的风险控制与最大残留限量的制定提供参考。建立了23种禁限用有机磷类农药的残留测定方法, 对收集的64个样品进行筛查, 并基于理论最大残留限量进行风险评估。结果表明, 样品检出率为58%, 共检出禁限用有机磷农药6种, 检出率分别为毒死蜱41%、氧乐果23%、三唑磷11%、甲基异柳磷6.3%、甲胺磷1.6%、水胺硫磷1.6%。检出样品的农药残留量中位数分别为毒死蜱0.037 mg/kg、氧乐果0.043 mg/kg、三唑磷0.030 mg/kg、甲基异柳磷0.18 mg/kg、甲胺磷0.041 mg/kg、水胺硫磷0.036 mg/kg。检出样品的残留量, 甲胺磷、水胺硫磷均低于理论最大残留限量, 毒死蜱、甲基异柳磷、三唑磷个别样品高于理论最大残留限量, 而氧乐果则全部高于理论最大残留限量。根据理论最大残留限量评估结果, 建议相关部门应加快推进最大残留限量标准的制定, 加强对金银花禁限用有机磷农药使用的监管力度。

[关键词]禁限用农药；有机磷；金银花；残留状况；风险评估；理论最大残留限量

　　有机磷农药作为剧毒、高毒、持久性强难降解农药的代表之一, 已经严重威胁到了自然环境和人体健康。自2000年起, 原农业部相继制定了64种禁限用农药, 其中包含23种有机磷类农药, 这也同样适用于中药材。但是, 2015年版《中华人民共和国药典》一部中, 并未对收录的药材、提取物、制剂等制定有机磷类农药残留量检查。四部中对禁限用有机磷农药的测定, 气相色谱法、气相色谱-串联质谱法、液相色谱-串联质谱法分别包含了6、4、7种, 23个品种并未完全包含在内。

　　我国常用中药材金银花的花期较长(5~9月), 病虫害多发, 施药期与采收期间隔时间较短, 为农药残留重点监测品种之一。由于金银花无农药登记品种, 药典中也无农药残留限量标准, 所以农药滥用现象严重, 禁限用有机磷类农药检出在其农残检测中时有报道。为了对金银花质量进行有效管理, 优先对国家重点监控的禁止和限制使用用有机磷类农药进行残留筛查, 本文通过建立简便、快捷的气相色谱-火焰光度检测器法, 对收集自产区的金银花样品中23种禁限用有机磷类农药进行测定, 了解其在金银花中的残留状况, 在此基础上以理论最大残留限量进行风险评估, 从而为金银花中的风险控制与最大残留限量的制定提供科学依据。

[基金项目]国家食药总局"药品医疗器械审评审批制度改革"研究项目(ZG2016-2-03)。

[作者简介]李嘉欣, 硕士研究生, E-mail:lijiaxinxin369@126.com。

[通讯作者]石上梅, 主任药师, 研究方向为中药质量标准, E-mail:ssm@chp.org.cn；薛健, 教授, 硕士生导师, 研究方向为中药有效成分分析及质量控制、中药有害污染物研究, E-mail:jxue@implad.ac.cn。

1 材料

　　6890N气相色谱仪(美国Agilent公司), 配火焰光度检测器(FPD检测器)；HP-5石英毛细管色谱柱(0.25 μm×0.32 mm×30 m, 美国Agilent公司)；高纯氮气(纯度≥99.9992%, 北京氦普北分气体工业有限公司)；电子分析天平(PL203型, 梅特勒-托利多仪器有限公司)；涡旋混合仪(WH-1型, 上海沪西分析仪器厂)；旋转蒸发器(LABOROTA4000/4, 德国Heidolph公司)；离心沉淀器(80-2型, 江苏金坛医疗仪器厂)；高效多功能粉碎机(RHP-100型, 永康市荣浩工贸有限公司)。

　　丙酮(色谱纯, 美国Fisher Chemical公司)；乙腈、甲苯(分析纯, 北京化工厂)；石墨化碳/氨基固相萃取柱(Carb/NH2, 500 mg/6mL, 美国Supelco公司)；甲胺磷、氧乐果、灭线磷、久效磷、硫线磷、治螟磷、甲拌磷、特丁硫磷、内吸磷、地虫硫磷、氯唑磷、磷胺、甲基对硫磷、甲基硫环磷、毒死蜱、对硫磷、水胺硫磷、甲基异柳磷、硫环磷、杀扑磷、苯线磷、三唑磷、蝇毒磷标准品(100 mg/L, 中国农业科学院环境保护科研监测所)。

　　根据金银花种植面积及各产区产量, 采集金银花代表性样品64个批次。分别采集于主产区山东省24个, 主要集中在平邑县的郑城镇、流峪镇；河南省15个, 多数采集自封丘县；河北省16个, 以巨鹿县的堤村乡、巨鹿镇为主；非主产区9个, 分布在陕西省、江苏省、天津市、湖北省、湖南省、四川省。

2 方法

2.1 气相色谱条件

　　进样口温度250℃, 不分流进样；升温程序：初始温度80℃，以10℃/min升到170℃，以5℃/min升到190℃，以2℃/min升到200℃，以10℃/min升到250℃，保持14 min；检测器温度250℃；载气为氮气，恒定压力6.71psi(1psi=6.895kPa)；氢气流量75 mL/min，空气流量60 mL/min；进样量1 μL；外标法定量。

2.2 对照品溶液的制备

分别精密量取各农药对照品0.5 mL于50 mL茶色量瓶中，用色谱丙酮定容至刻度，摇匀，即得质量浓度为1 mg/L的农药混合对照品贮备溶液，置于−20℃冰箱保存，备用。取空白样品适量，按照供试品溶液制备方法制得。分别精密量取混合对照品贮备液适量，加空白基质溶液制成不同浓度的基质混合对照品溶液，现用现配。

2.3 供试样品溶液的制备

准确称取金银花样品粉末(过3号筛)1.0 g，置于10 mL具塞刻度试管中，用乙腈涡旋振荡提取2次，每次5 mL，提取5 min，提取后3500 r/min离心15 min，合并提取液，于40℃下减压浓缩至近干。用5mL乙腈−甲苯(3：1)溶剂预淋洗石墨化碳/氨基固相萃取柱，当液面到达柱面顶端时，将浓缩液加入柱中，用约1 mL乙腈清洗样品瓶3次，洗涤液一并加入固相萃取柱中。用20 mL乙腈−甲苯(3：1)溶剂洗脱，收集洗脱液，40℃减压浓缩至近干，用色谱丙酮溶解残渣并定容至1 mL，即得样品待测液。

2.4 基于理论最大残留限量的风险评估

根据2015年版《中国药典》四部"中药有害残留物最大限量制定指导原则"的规定，通过公式计算农药的理论最大残留限量(tMRL)。

$$tMRL=AW/100M。$$

式中，tMRL为理论最大残留限量(mg/kg)；A为每日允许摄入量(mg/kg)，参照GB2763-2016中各农药项下规定值；W为人体平均体质量(kg)，一般计为60 kg；M为中药材(饮片)每日人均可服用的最大剂量(kg)，参照2015年版《中国药典》一部，金银花应为0.015 kg；100为安全因子，表示每日由中药材及其制品中摄取的农药残留量不大于日总暴露量(包括食物和饮用水)的1%。

3 结果与分析

3.1 方法学考察

3.1.1 线性关系

分别精密量取混合对照品贮备液适量，加空白基质溶液制成含各对照品为0.05、0.1、0.2、0.5、1 mg/L不同浓度系列的基质混合对照品溶液，并

按照2.1项方法测定。以峰面积为纵坐标(Y)，试样浓度(mg/L)为横坐标(X)，绘制各农药标准曲线。在0.05~1mg/L的线性关系良好，相关系数r>0.9960，见表1。23种禁限用有机磷类农药混合对照品溶液的GC−FPD色谱图见图1。

3.1.2 精密度

取0.2 mg/L混合对照品溶液，于气相色谱仪中重复进样6次，计算各农药峰面积相对标准偏差(RSD)，结果见表1。

3.1.3 添加回收试验

以空白样品为研究基质，进行添加回收试验。准确称取金银花样品1.0 g于10 mL具塞刻度试管中，分别添加一定量的农药混合标准品溶液，挥干溶剂，制备0.05、0.2、0.5 mg/kg 3个浓度的添加样品(每个浓度水平重复3次)。按2.1、2.3项步骤测定，结果见表1。结果显示，3个添加水平下各农药的回收率在80.20%~99.40%，精密度(以RSD计)不超过10%，符合农药残留测定要求。

在实验过程中发现，金银花基质对所选的有机磷农药种类有明显的基质增强效应，其增强比率在10%~60%，氧乐果、甲基硫环磷则高达150%左右。因此，为减小基质效应的影响，使用基质混合对照溶液作为外标定量的对照溶液。金银花空白样品溶液、基质混合对照品溶液、农药添加样品溶液的对照色谱图，见图2。

3.1.4 灵敏度试验

取低浓度混合对照品溶液，进样，根据信噪比调整进样浓度，以信噪比(S/N)为3计算各农药的仪器检出限；依据供试品溶液的制备方法，以信噪比(S/N)为3计算方法检测限，以信噪比(S/N)为10计算方法定量限。各农药灵敏度结果见表1。

3.2 样品中禁限用有机磷农药残留测定结果

按2.1、2.3项方法，对64个批次的金银花样品进行残留测定，结果见表2。方法涉及的23种禁限用有机磷类农药共检出6种，分别为：甲胺磷、氧乐果、毒死蜱、水胺硫磷、甲基异柳磷、三唑磷。除甲胺磷为禁止使用农药外，其余均为限制使用农药。除毒死蜱、三唑磷为中等毒性外，其余均为高毒。其中，毒死蜱的检出率最高，其次是氧乐果、三唑磷。总体来看，各农药检出量基本在0.030~0.50 mg/kg，检出量总体平均值以毒死蜱最高，但均未超过0.030 mg/kg。仅从检出样品的农药残留水平来看，检出量中位数以甲基异柳磷0.18 mg/kg最高，其余5种

表1　23种禁限用有机磷类农药方法学考察结果

农药名称	t_R	线性方程	r	农药 (n=3)						仪器检出限 / g/L	方法检测限 / μg/kg	方法定量限 / μg/kg
				0.05 mg/kg		0.2 mg/kg		0.5 mg/kg				
				回收率	RSD	回收率	RSD	回收率	RSD			
甲胺磷	5.30	Y=15.108X+294.90	0.997 4	80.20	5.2	83.10	8.5	91.60	7.4	6.3	4.3	14.3
氧乐果	9.98	Y=8.452 6X+136.54	0.998 1	84.10	2.2	90.10	9.7	96.90	7.1	8.5	6.7	22.3
灭线磷	10.53	Y=9.073 4X+251.84	0.996 9	84.30	3.1	87.30	2.4	92.60	2.7	3.0	7.6	25.5
久效磷+硫线磷+治暝磷	11.28	Y=31.975X+1 043.4	0.997 6	84.60	4.1	87.40	4.9	93.10	1.6	3.1	8.5	28.5
甲拌磷	11.39	Y=9.328 9X+312.49	0.997 3	80.40	1.4	81.70	2.9	82.40	1.0	3.0	8.8	29.3
特丁硫磷	12.62	Y=8.145 5X+304.67	0.997 4	84.20	3.3	85.20	5.4	90.80	3.2	3.3	8.7	28.9
内吸磷+地虫硫磷	12.71	Y=9.364X+350.24	0.997 0	85.40	2.5	88.90	2.6	90.50	3.1	6.1	15.3	51.1
氯唑磷	13.41	Y=9.027 6X+401.87	0.997 5	84.90	2.7	86.70	5.7	91.90	2.4	3.1	8.0	26.5
磷胺	14.23	Y=5.889 7X+221.2	0.998 0	93.50	2.8	88.70	6.4	89.00	3.8	5.4	36.7	122.4
甲基对硫磷	14.54	Y=8.781 9X+316.74	0.996 7	90.40	5.4	86.40	5.8	91.20	3.7	4.2	10.5	35.1
甲基硫环磷	16.00	Y=9.194 9X+104.64	0.996 4	97.70	9.7	93.90	3.9	90.00	3.5	9.6	8.8	29.3
毒死蜱+对硫磷	16.47	Y=14.37X+610.04	0.996 6	92.60	3.2	91.20	5.5	87.90	3.7	6.6	7.7	25.7
水胺硫磷	16.76	Y=7.535 2X+300.56	0.997 5	82.70	3.1	93.00	7.3	88.50	4.7	5.2	5.4	18.0
甲基异柳磷	17.62	Y=6.883 4X+308.91	0.997 9	84.40	2.7	88.70	5.1	91.20	1.5	5.9	7.2	24.0
硫环磷	18.09	Y=7.730 1X+218.30	0.997 4	99.40	10	89.90	3.8	90.60	5.0	9.4	10.4	34.7
杀扑磷	18.97	Y=6.912 8X+268.98	0.997 3	90.40	6.5	89.90	4.3	92.70	2.0	6.1	7.2	24.0
苯线磷	19.90	Y=3.330 6X+97.50	0.998 1	92.00	0.2	83.50	6.0	88.00	4.7	12.6	34.3	114.3
三唑磷	22.29	Y=6.443 8X+245.69	0.997 4	90.60	4.0	88.50	5.5	91.70	1.6	4.7	4.9	16.3
蝇毒磷	28.71	Y=56.362X+1 924.4	0.996 5	82.00	3.4	88.10	6.0	89.60	3.0	1.2	2.9	9.6

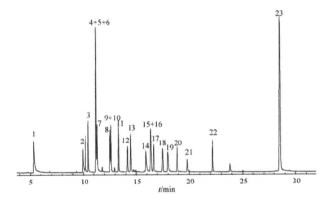

1. 甲胺磷；2. 氧乐果；3. 灭线磷；4. 久效磷；5. 硫线磷；6. 治暝磷；7. 甲拌磷；8. 特丁硫磷；9. 内吸磷；10. 地虫硫磷；11. 氯唑磷；12. 磷胺；13. 甲基对硫磷；14. 甲基硫环磷；15. 毒死蜱；16. 对硫磷；17. 水胺硫磷；18. 甲基异柳磷；19. 硫环磷；20. 杀扑磷；21. 苯线磷；22. 三唑磷；23. 蝇毒磷

图1　23种禁限用有机磷类农药混合对照品溶液图

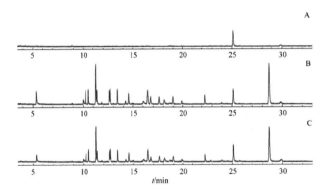

A. 金银花空白样品溶液；B. 基质混合对照品溶液；C. 农药添加样品溶液

图2　金银花空白样品溶液、基质混合对照品溶液、农药添加样品溶液GC–FPD图

在0.030~0.043 mg/kg；检出量平均值也以甲基异柳磷最大，其次为毒死蜱、三唑磷。可见，虽然甲基异柳磷的检出率不高，但其阳性样品的检出量较大。

另外，从样品角度来看，64个样品中有37个检出含有禁限用有机磷类农药，检出率达到58%。大部分阳性样品仅有1种农药检出，部分样品有2~3种农药检出，1个样品有4种农药检出，无5种农药以上检出的情况。

3.3 基于理论最大残留限量的风险评估

由于金银花中尚无农药残留限量标准，因此可使用理论最大残留限量作为衡量金银花质量的指标之一。以测得残留量不超过理论最大残留限量为安全，6种检出的禁限用有机磷农药安全性评价结果见表3。从检出农药方面分析，甲胺磷、水胺硫磷的样品安全率为100%，二者检出的1个样品也在安全界限内；毒死蜱的安全率为98%，26个检出样品中有1个不在安全界限内；甲基异柳磷、三唑磷的安全率均为97%，甲基异柳磷4个检出样品、三唑磷7个检出样品中均有2个不安全；而氧乐果的样品安全率

表2 金银花样品禁限用有机磷类农药检出结果

农药名称	检出样品数	检出率/%	检出量/mg/kg	总体中位数/mg/kg	总体平均值/mg/kg	检出中位数/mg/kg	检出平均值/mg/kg
甲胺膦	1	1.6	ND~0.041	ND	0.000 63	0.041	0.041
氧化乐果	15	23.0	ND~0.160	ND	0.01400	0.043	0.058
灭线磷	0	0	ND	ND	ND	ND	ND
久效磷	0	0	ND	ND	ND	ND	ND
硫线磷	0	0	ND	ND	ND	ND	ND
治螟磷	0	0	ND	ND	ND	ND	ND
甲拌磷	0	0	ND	ND	ND	ND	ND
特丁硫磷	0	0	ND	ND	ND	ND	ND
内吸磷	0	0	ND	ND	ND	ND	ND
地虫硫磷	0	0	ND	ND	ND	ND	ND
氯唑磷	0	0	ND	ND	ND	ND	ND
磷胺	0	0	ND	ND	ND	ND	ND
甲基对硫磷	0	0	ND	ND	ND	ND	ND
甲基硫环磷	0	0	ND	ND	ND	ND	ND
毒死蜱	26	41.0	ND~0.670	ND	0.03000	0.037	0.075
对硫磷	0	0	ND	ND	ND	ND	ND
水胺硫磷	1	1.6	ND~0.036	ND	0.000 57	0.036	0.036
甲基异柳磷	4	6.3	ND~0.440	ND	0.01300	0.18	0.210
硫环磷	0	0	ND	ND	ND	ND	ND
杀扑磷	0	0	ND	ND	ND	ND	ND
苯线磷	0	0	ND	ND	ND	ND	ND
三唑磷	7	11.0	ND~0.280	ND	0.007 30	0.030	0.067
蝇毒磷	0	0	ND	ND	ND	ND	ND

仅为77%,检出的15个样品均不安全。由此可见,需对氧乐果、甲基异柳磷、三唑磷、毒死蜱采取相应的措施来降低风险,并且应重点关注氧乐果。此外,在64个批次样品中,未检出禁限用有机磷农药或检出但未超标的安全样品占46个,安全率为72%。存在风险的样品中,2个样品包含2种超标农药,其余均包含1种超标农药。

表3 基于理论最大残留限量的农药风险评估

农药名称	每日允许摄入量/mg/kg	理论最大残留限量/mg/kg	安全样品数量
甲胺膦	0.004 0	0.160	64
氧乐果	0.000 3	0.012	49
毒死蜱	0.010 0	0.400	63
水胺硫磷	0.003 0	0.120	64
甲基异柳磷	0.003 0	0.120	62
三唑磷	0.001 0	0.040	62

4 讨论

4.1 测定方法的选择

农药残留测定方法的建立,主要分为提取与净化2部分。在提取溶剂的选择上,以对有机磷类提取率较高,对色素、油脂等杂质的溶解度较小的乙腈为提取溶剂。在提取方式的选择上,从缩短样品前处理时间及简化前处理操作的角度考虑,采取了涡旋的提取方式、离心的分离方式。在净化方式的选择上,一方面由于本研究需要测定的样品量较大,为方便后续实验,选用适用性广的固相萃取法;另一方面由于金银花基质复杂且色素和有机酸含量高等原因,最终选择了对二者去除效果好的Carb/NH_2固相萃取柱进行净化此外,选择了对有机磷类农药具有高选择型、高灵敏度的GC-FPD检测方法。方法学考察结果表明,整个方法简便、高效,适用于金银花中禁限用有机磷类农药的残留测定。

4.2 金银花中禁限用有机磷类农药残留状况

在收集样品时发现,金银花的流通从种植地开始,在经过多次加工及分销后,才会被最终使用。由于其在炮制、储存、运输等环节均可能受到污染,且从市场收购的金银花品种混杂、新陈不一,难以真实代表金银花的污染状况。因此,本研究从产地直接收集代表性样品进行残留筛查,从源头上了解金银花中禁限用有机磷类农药的污染情况。

样品检测结果表明, 禁限用有机磷类农药在我国金银花中有检出, 且样品检出率较高。23种禁限用有机磷类农药共检出甲胺磷、氧乐果、毒死蜱、水胺硫磷、甲基异柳磷、三唑磷6种, 并且以毒死蜱的检出率最高。检出平均量从总体样品来看, 以毒死蜱最大; 从阳性样品来看, 以甲基异柳磷最大。可见毒死蜱是防治金银花虫害的常用农药, 这与文献报道一致。需要指出的是, 原农业部早在2002、2003年颁布的第199、322号公告中分别规定了甲胺磷为禁用农药、甲基异柳磷禁用于中药, 而这2种农药仍有检出, 可见相关部门的整治力度仍有待加强。

4.3 金银花中禁限用有机磷类农药最大残留限量制定的建议

为了保证农药合理使用, 控制污染, 保障使用人群的身体健康, 需制定农药在作物上的最大残留限量。基于理论最大残留限量的风险评估结果显示, 样品总体安全率较高。在23种禁限用有机磷农药中, 未检出的19种对人体无风险, 而检出的6种中甲胺磷、水胺硫磷对人体无风险, 毒死蜱、甲基异柳磷、三唑磷存在较小的风险, 而氧乐果的风险较大, 提示相关部门应对这些农药进行重点监管以减少其使用, 并且在标准制定工作中这些农药更需要优先考虑。

参考文献 略

参考文献 略

X射线荧光谱法快速鉴别硫黄熏蒸金银花

方萍   邹雯   买尔哈巴·买买提   陈琳   秦浩臻   陈斌   戚雪勇

江苏大学, 江苏镇江   212013

[摘要]目的 建立简便快捷的X射线荧光谱(XRF)法用于鉴别硫黄熏蒸金银花。方法 制备金银花空白基质: 按照纤维素: 淀粉: 植物蛋白 =45:5:3的质量比制备空白基质。建立标准曲线: 加入计量的S、Co、Al、Pb、Cr、Fe元素标准溶液, 制备模拟标准品, 建立标准曲线。含量测定: XRF法测定样品中各元素含量, 据此判断硫黄熏蒸情况。判断方法: 采用基于S元素含量的直接鉴别法和主成分分析2种方法鉴别硫黄熏蒸金银花。结果 没有经过硫黄熏蒸的样品, $S<4\ 000\ \mu g/g$; 经过硫黄熏蒸的样品, $S>5\ 000\ \mu g/g$。选择Co、Al、Pb、Cr、Fe进行主成分分析, 绘制3D散点分布图, 结果显示, 硫黄熏蒸金银花和非硫黄熏蒸金银花分布于不同的区域, 能够完成定性区分。结论 XRF法可用于快速鉴别中药材是否进行硫黄熏蒸。

[关键词]X射线荧光光谱法; 金银花; 硫; 主成分分析; 硫黄熏蒸

硫黄熏蒸是一种廉价的中药材保存方法, 因此, 一些不良企业为了获取暴利, 便使用硫黄熏蒸后的中药材。2013版《中华人民共和国药典》中首次规定了中药材及饮片中二氧化硫残留限量标准, 严格规定可以使用硫黄熏蒸的药材品种, 并指出其二氧化硫残留量不得超过400 mg/kg, 其他中药材及其饮片的二氧化硫残留量不得超过150 mg/kg。2015版《中华人民共和国药典》选用酸蒸馏-碱滴定、离子色谱和气相色谱作为中药材中二氧化硫残留测定的法定方法。但是, 以上所述方法均存在一些弊端: 滴定法不适用于易受氧化还原滴定干扰和含有机酸的药材; 色谱法需要对样品进行复杂的前处理, 操作繁琐, 而且测定成本高, 不适用于大量样本的测定。

X射线荧光光谱法(X-ray fluorescence spectrometry, XRF)是用于对物质中元素成分和含量进行定性、定量以及试样物理特征分析的一种仪器方法, 具有操作简单、检测效率高、样品预处理简单、非破坏性以及测定迅速等特点, 适合于多元素同时检测。

本实验模拟金银花的基本组成, 冷冻干燥法制备模拟金银花标准品, 建立S和Co、Al、Pb、Cr、Fe元素标准曲线, 测定14种金银花中各元素含量, 采用基于S元素含量的直接鉴别法和基于硫黄相关杂质元素Co、Al、Pb、Cr、Fe的主成分分析方法鉴别硫

[基金资助]国家自然科学基金项目(No.31271874); 镇江市科技支撑计划项目(No.SH2014010)。

[通讯作者]戚雪勇, 江苏大学药学院药剂系, E-mail: qixyemail@163.com。

黄熏蒸样品。本方法无需对待测样品进行复杂的前处理,操作简单,测定迅速,方便快捷,可以广泛应用于鉴别中药材及饮片的硫黄熏蒸情况。

1 材料与方法

1.1 药材与试剂

所有金银花样品由镇江市药品检验所提供。分析纯硼酸、多元素标准溶液(购于国家标准物质中心)、微晶纤维素、淀粉、植物蛋白。

1.2 仪器

EDX3600H(江苏昆山天瑞仪器有限公司),ZHY–401压样机(北京众合创业科技发展有限责任公司),VISTA– MPX型电感耦合等离子体发射光谱仪(美国瓦里安公司)。

1.3 模拟标准品的制备

钟延军等指出秸秆中的粗纤维含量高达30%~40%。Pietro Cappelletto等综述了麻类植物中的植物纤维组成。冯帅等考察50种中药总蛋白含量与寒热药性的相关性,得出结论:寒性药,总蛋白含量为(4.07±2.66)%;热性药,总蛋白含量为(9.66±15.03)%。根据以上结论,本实验模拟待测金银花样品的主成分组成,按照纤维素:淀粉:植物蛋白=45:5:3的质量比配制空白基质。在空白基质中准确加入计量的S、Co、Al、Pb、Cr、Fe元素标准溶液,混合均匀,冷冻干燥法制备金银花模拟标准品,建立线性关系良好的标准曲线。

1.4 元素标准曲线的建立

正交法选择XRF测定的最佳实验条件,精密称取过200目筛后的金银花模拟标准品粉末4.00g置压样模具中,再准确称取硼酸粉末10.0g,压片,扫描。以模拟标准品中元素含量为横坐标,荧光强度为纵坐标,建立元素标准曲线。

1.5 样品测定

按照模拟标准品的压片参数对待测金银花样品粉末进行压片,利用建好的标准曲线测定样品中元素含量。

1.6 硫黄熏蒸金银花的鉴别

根据元素测定结果采用两种方法鉴别硫黄熏蒸金银花样品:①直接鉴别法:根据S元素的含量限直接鉴别硫黄熏蒸情况;②主成分分析法:根据金银花样品中Co、Al、Pb、Cr、Fe元素含量进行主成分分析,并绘制3D散点分布图,鉴别硫黄熏蒸金银花。

2 结果

2.1 制备模拟标准品,建立标准曲线

模拟标准品中S、Co、Al、Pb、Cr、Fe元素含量见表1,正交法选择最佳的测定条件见表2,建立的元素标准曲线见表3。可以看出,6种元素的R^2均达到0.99以上,说明模拟标准品中元素含量与荧光强度成一次线性相关,且相关性良好。

表1 模拟标准品中各元素含量情况(μg/g)

编号	S	Co	Al	Pb	Cr	Fe
0	0.0	0.0	0.1	0.0	0.1	0.2
1	502.0	0.5	450.9	1.0	5.0	602.2
2	1 007.1	1.0	461.0	2.0	6.2	651.7
3	1 510.0	2.0	470.8	3.1	7.1	660.9
4	1 748.3	3.0	480.5	4.0	8.3	669.0
5	2 008.2	4.1	491.0	4.9	10.1	682.0
6	2 261.0	5.0	500.5	10.0	15.6	690.7
7	2 513.7	10.0	510.2	15.3	21.0	702.9
8	2 755.1	14.8	521.0	21.0	26.1	710.3
9	3 011.3	21.2	530.5	25.6	29.2	722.7
10	3 257.0	33.9	542.6	42.0	44.2	727.3
11	3 509.3	52.0	554.1	50.6	51.0	748.3

表2 仪器工作参数

元素	分析准直器滤光		管压(kV)	管流(pA)	测量时间(s)	计数率(cpsX104)	抽真空(s)
S	Ka	8 1	10	480	100	2–3	30
Co	Ka	8 3	40	150	100	2–3	0
Al	Ka	8 1	10	480	100	2–3	30
Pb	LB	8 3	40	150	100	2–3	0
Cr	Ka	8 3	40	150	100	2–3	0
Fe	Ka	8 3	40	150	100	2–3	0

2.2 基体校正

因为参与工作曲线回归的样品和测定样品间的基体存在一定差异,因此,测定时必须进行基体校正。本次试验采用经验系数法(empirical coefficient method,EC)进行基体校正。

2.3 方法的检出限

XRF检出限的测定方法有多种,本实验选择空白基质法测定元素检出限,步骤如下:精密称取空白基质4.00g,硼酸镶边压片,XRF法测定,按下式计算检出限(C_L):$C_L=(^3\sqrt{I_B})/(m\sqrt{t})$,式中:$C_L$为元

表3 元素标准曲线

元素	回归方程	R^2
S	$y=86\,795.6544x-1\,856.17$	0.9993
Co	$y=5.2352x-172.75$	0.9917
Al	$y=-2.5809x+833.47$	0.9935
Pb	$y=0.4624x-5.85$	0.9991
Cr	$y=16.8776x-19.14$	0.9901
Fe	$y=-0.8347x+956.72$	0.9917

素检出限，$\mu g/g$；I_B 为空白基质的计数；m 为工作曲线的斜率；t 为测量时间，s。

计算结果，S、Co、Al、Pb、Cr、Fe 元素的检出限分别为 14.63、0.68、9.83、1.61、1.23、8.75 $\mu g/g$，满足测定要求。

2.4 方法的精密度

采用 XRF 法对 7 号金银花样品平行测定 7 次，计算各元素的 RSD 值，评价方法的精密度。结果显示，S、Co、Al、Pb、Cr、Fe 元素的 RSD 值分别为 3.519 7%、3.541 2%、2.890 1%、3.690 2%、2.983 2%、3.012 8%。可以看出，6 种元素的 RSD 值均 <4.000 0%，说明该方法精密度良好，仪器测定稳定，结果可信。

2.5 方法的准确度

选用 S 元素的检测来验证方法的准确度，精密吸取 1 000 $\mu g/mL$ S 元素标准溶液 4mL 加入空白基质中，制备成 S 含量 1 000 $\mu g/g$ 的标准样品，平行制备 5 个样品，XRF 测量，测量结果及误差分析见表 4，5 次测量结果的相对误差均在 5.000% 以内，考虑到样品制备过程中可能出现的微量损失，可认为 XRF 法的测量结果是准确的。

表4 S标准样品测量结果与误差分析

项目	1	2	3	4	5
S($\mu g/g$)	958.72	972.23	1 043.37	969.08	1 038.37
误差($\mu g/g$)	41.28	27.77	43.37	30.92	38.37
相对误差(%)	4.128	2.777	4.337	3.092	3.837

2.6 硫黄熏蒸金银花的鉴别

2.6.1 S元素含量直接鉴别法鉴别硫黄熏蒸样品

XRF 法测定 14 种已知硫黄熏蒸情况金银花中 S 元素含量并进行鉴别，结果见表 5。对于没有经过硫黄熏蒸的金银花样品，硫含量均 <4 000 mg/g，而经过硫黄熏蒸的金银花样品中硫含量大大增加，本次实验所选样品均超过 5 000 $\mu g/g$，由此得出结论：S 含量 <4 000 $\mu g/g$ 的样品没有经过硫黄熏蒸，同时，S 含量 >5 000 $\mu g/g$ 的属于硫黄熏蒸样品，S 含量处于 4 000~5 000 $\mu g/g$ 之间的视为疑似区间，可以通过法

表5 14种金银花中S元素含量测定结果（$\mu g/g$）

编号	S元素含量	是否硫黄熏蒸
1	7 864.42	是
2	7 021.30	是
3	8 296.52	是
4	7 307.12	是
5	5 973.29	是
6	9 850.35	是
7	2 201.28	否
8	2 392.03	否
9	3 075.33	否
10	4 310.36	否
11	2 625.52	否
12	2 071.17	否
13	1 941.99	否
14	2 222.96	否

定方法进一步确定。

2.6.2 主成分分析判断硫黄熏蒸样品

因为用于硫黄熏蒸的硫黄不纯，含有一些杂质，所以硫黄熏蒸后，样品中 Al、Pb、Cr 等元素含量也会发生变化，因此，也可以根据金银花样品中其他元素的含量变化，结合主成分分析判断硫黄熏蒸情况。

本次实验选择金银花样品中 Co、Al、Pb、Cr、Fe 元素利用 SPSS 19.0 进行主成分分析，具体过程如下：对 5 种元素含量进行降维处理，得到 3 个主成分 F_1、F_2 和 F_3，3 个主成分的累积提取出了总体方差的 94.552%，具体结果见表 6。然后据此分析金银花样品的 3D 散点分布图，结果显示硫黄熏蒸金银花和非硫黄熏蒸金银花分布于不同的区域，能够完成区分鉴定。因此，根据金银花的 3D 散点分布图可以实现硫黄熏蒸金银花和非硫黄熏蒸金银花的定性区分。具体 3D 散点分布图见图 1。

表6 硫黄熏蒸前后金银花中5种元素的总体方差分析

元素	初始特征值			提取平方和		
	合计	方差(%)	累积(%)	合计	方差(%)	累积(%)
Co	3.121	62.412	62.412	3.121	62.412	62.412
Al	1.020	20.390	82.802	1.020	20.390	82.802
Pb	0.587	11.749	94.552	0.587	11.749	94.552
Cr	0.236	4.716	99.267	–	–	–
Fe	0.037	0.733	100.000	–	–	–

3 讨论

本次实验通过 XRF 法测定 14 种已知硫黄熏蒸情况的金银花样品中 S、Co、Al、Pb、Cr、Fe 6 种元素含量，采用基于 S 元素含量的直接鉴别法和主成分分析 2 种方法鉴别硫黄熏蒸样品，结果显示，2 种方法

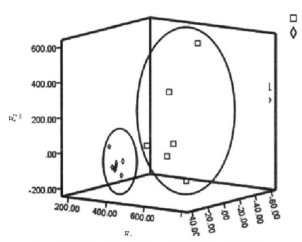

注：1号矩形为硫熏金银花；2号菱形为非硫熏金银花
图1 硫熏金银花、非硫熏金银花的3D散点分布图

的判定结果一致，且与已知事实相符，表明XRF法可以用于硫黄熏蒸样品的定性判断，准确可靠。

本实验根据金银花样品的基本组成，制备金银花模拟标准品，建立元素标准曲线。XRF法测定14种已知硫黄熏蒸情况的金银花样品中S和Co、Al、Pb、Cr、Fe 6种元素含量，采用基于S元素含量的直接鉴别法和主成分分析2种方法鉴别硫黄熏蒸情况，判断准确。本方法操作简便，测定迅速，满足硫黄熏蒸的测定需求；XRF无需对样品进行复杂的前处理，可以直接硼酸镶边压片测定，处理简单，操作方便，结果准确，尤其适应于大量中药材硫黄熏蒸情况的快速鉴别。本方法有望成为中药材是否进行硫黄熏蒸的快速检测方法，实现中药材市场的有效监控管理。

参考文献 略

紫外光谱法测定金银花提取物中有机酸的含量

贾学忠

吉林省四平市妇婴医院药剂科，吉林四平 136000

[摘要]**目的** 探讨紫外光谱法测定银花泌炎灵片中金银花提取物中有机酸含量的可行性。**方法** 采用紫外光谱法，在220~400 nm范围内检测金银花提取物溶液的紫外吸收光谱，测定金银花提取物中绿原酸含量。**结果** 5个校正模型对预测集样本的预测值与对照值的相关系数均>0.9，相对预测误差分别为1.42%、−2.11%、0.36%、5.21%、3.27%。预测结果准确。**结论** 紫外光谱法用于测定金银花提取物中有机酸含量，灵敏度高，重现性好。可建立金银花提取物中有机酸的紫外光谱定量分析模型，符合对金银花提取物进行快速分析的要求。

[关键词]金银花提取物；有机酸；紫外光谱法；灵敏度；定量分析；银花泌炎灵片

金银花是临床中常用中药，其具有疏风散热、清热解毒之功效，多用于治疗风热感冒、温病发热、痈肿疔疮等症。其主要含有有机酸、黄酮类、挥发油等化学成分，其中有机酸是金银花的主要有效成分。在含金银花的中药制剂生产中，如银花泌炎灵片，通常是以金银花提取物作为处方原料药，其主要成分为绿原酸等有机酸。绿原酸虽为金银花质量控制的指标成分，但金银花的内在质量并不是靠单一成分所决定的，而是多种成分相结合，并同时起作用才可达到预期效果。本研究采用紫外线光谱法对银花泌炎灵片中金银花所含有机酸进行含量测定。

1仪器与试药

1.1 仪器

紫外分光光度计（DR600 哈希 HACH），2F–I型紫外分析仪（上海顾材电光仪器厂），微量进样器、薄层色谱硅胶预制板G板（烟台市化学工业研究所提供），CQX25–06超声波清洗器（上海必能信超声有限公司，功率250 W，频率25 KHz），SARTORIUS GOTINGEN精密天平（德国生产，精度0.000 01），JN–A型精密扭力天平（上海第二天平仪器厂）。

1.2试药

绿原酸（成都天源天然产物有限公司生产，5kg/包，批号：110753-201410）为对照品，购自中国药品生物制品检定所；三氯化铁、铁氰化钾、乙酸乙酯、甲酸、甲醇、乙醇、丙酮、氯仿均为分析纯。

2方法

2.1对照品溶液制备

先将金银花绿原酸、异绿原酸置于P_2O_5，真空环境中干燥24 h，准确称取干燥后的金银花绿原酸、异绿原酸对照品各10 mg，并将对照品置于25 mL棕色瓶中，加入适量50%甲醇，混匀，制成浓度为40 μg/mL的高效液相用对照品溶液，准确量取此储备液1 mL，置于50 mL量瓶中，加入适量50%甲醇，混匀，制成浓度为8 μg/mL的紫外分光光度法的对照溶液。

2.2 待测样品制备

取金银花10 g，研成粉末，用70%乙醇溶液回流2次，每次3 h。在回溜时加入乙醇，第1次乙醇加入量为生药量的8倍，第2次为6倍，回溜结束后合并提取液，过滤出乙醇，并将其浓缩至相对浓度为1.2~1.5（60°）。测定金银花中绿原酸、咖啡酸、3，4-二咖啡酰奎宁酸、3，5-二咖啡酰奎宁酸、4，5-二咖啡酰奎宁酸含量，用紫外吸收光谱扫描金银花提取物溶液，扫描范围为220~400 nm，采用偏最小乘法建立样品紫外吸收光谱与5种有机酸含量之间的校正模型，并考察模型的预测能力。

3 结果

3.1 样品中5种有机酸含量分布情况

所有样品中5种有机酸含量分布情况如表1所示。5个校正模型对预测集样本的预测值与对照值的相关系数均>0.9，相对预测误差分别为1.42%、-2.11%、0.36%、5.21%、3.27%。预测结果准确。

表1 样品中5种有机酸含量分布范围（%）

有机酸	最大值	最小值	均值
绿原酸	13.295	3.384	8.791
咖啡酸	54.379	1.294	17.395
3，4-二咖啡酰奎宁酸	5.483	1.356	3.683
3，5-二咖啡酰奎宁酸	9.827	0.492	6.308
4，5-二咖啡酰奎宁酸	17.308	3.048	10.623

3.2 精密度实验

按照标准曲线项下操作方法重复测定供试品溶液6次，结果显示RSD为0.31%，$n=6$，提示精密度良好。

3.3 重现性实验

准确称取6份同一样品，每份样品重约0.5 g。按供试品溶液制备法制备溶液，按标准曲线项下操作法进行测定。借助PLS法建立金银花提取物紫外吸收光谱，及6种有机酸HPLC法对照值的重现性校正模型，结果RSD为1.08%，$n=6$，提示重现性好，见表2。

3.4 稳定性实验

按标准曲线项下操作法，分别于供试品溶液制

表2 有机酸校正重现性实验参数

有机酸	主成分数	重现实验集 R RMSEC	交叉验证 R RMSECV
绿原酸	8	0.945	0.935
咖啡酸	6	0.952	0.978
3，4-二咖啡酰奎宁酸	5	0.924	0.935
3，5-二咖啡酰奎宁酸	5	0.911	0.911
4，5-二咖啡酰奎宁酸	5	0.934	0.912

备后0 h、1 h、2 h、3 h、4 h、5 h进行测定，RSD为0.74%，$n=6$，测定结果表明，样品溶液在5 h内基本稳定。

3.5 回收率实验

采用加样回收法。准确称取6份样品，每份样品重约0.25 g。分别准确加入绿原酸对照品0.25 mg、0.50 mg、1.00 mg（3个水平共6份），按供试品溶液制备项法进行制备，按标准曲线项下操作。经测试结果发现，样品在1.00 mg回收率较高。

4 讨论

金银花为忍冬科植物忍冬的干燥花蕾或初开的花。性寒味甘，归心、肺、胃经，具有疏风散热、清热解毒之功效，且有"中药中的抗生素"之称，多用于治疗风热感冒、温热发病、痈肿疔疮、热毒血痢等症。国内外研究人员对金银花的化学成分进行了大量研究，发现金银花提取物及所含有的化学成分具有多种药理活性，主要体现在：（1）抗炎活性：霍晓芳等人研究表明，金银花提取物中的绿原酸能显著抑制细胞中NO的释放，并降低NF-κB p65的表达。（2）抗菌活性：金银花有着较强的广谱抗菌效果，通过应用微量量热法测定金银花中不同化合物对大肠杆菌代谢的影响，结果显示不同化合物对大肠杆菌的生长均起到了一定的抑制作用，其抑制效果为：总异绿原酸>总绿原酸>总黄酮>总环烯醚萜。（3）抗病毒活性：金银花对呼吸道的常见病毒有着显著的抑制效果，当绿原酸浓度不同所抑制的呼吸道病毒种类也不相同，其中常见的呼吸道病毒为RSV、柯萨奇B3、腺病毒7型、腺病毒3型和柯萨奇B5型等。（4）抗氧化活性：绿原酸能够有效的清除3种活性氧，且其清除能力与浓度呈剂量关系，当绿原酸浓度为0.1 mg/mL时，其对过氧化氢（H_2O_2）的最大清除率可达95.43%。（5）抗肿瘤活性：当金银花中绿原酸、原儿茶酸和木犀草素的浓度达到100 μmol/L时，可对HepG2肝癌细胞发挥细胞毒作用。

在金银花中药制剂生产中,如银花泌炎灵片,通常是以金银花提取物作为处方原料药,其主要成分为绿原酸等有机酸,但金银花中药制剂的在内在质量并不是靠单一成分所决定的,而是多种成分相结合,因此快速、准确地测定有机酸含量对详细了解金银花提取物和控制中药制剂内在质量有着重要意义。传统测定金银花提取物中有机酸含量的方法有HPLC法、分光光度法等,但这些方法的步骤较为繁琐,分析时间过长,无法满足中药生产快速分析的需求。

综上,紫外光谱法用于测定金银花提取物中有机酸含量,灵敏度高,重现性好,可建立金银花提取物中有机酸的紫外光谱定量分析模型,符合对金银花提取物进行快速分析的要求。

参考文献　略

近红外漫反射光谱法快速测定金银花中水分含量

杨天鸣　　　和顺芳　　　孙丽英　　　龚小霞

中南民族大学药学院, 湖北武汉　430074

[摘要]用近红外光谱仪采集中药金银花粉末的近红外漫反射光谱,运用偏最小二乘回归(PLSR)分析建立了金银花中水分含量定量模型,对金银花中的水分含量进行快速测定。该定量模型的相关系数为0.99912、校正标准差为0.243、预测标准差为0.450;对建立的金银花中水分含量定量模型进行交叉验证,标准差为0.777;采用近红外漫反射光谱法和红外水分仪测定的金银花中水分含量经t检验差异无统计学意义。该方法简便、快速、安全、实用,适用于中药水分含量的快速测定。

[关键词]金银花;水分含量;近红外漫反射光谱;偏最小二乘回归(PLSR)

金银花为忍冬科植物忍冬(*Lonicera japonica* Thunb.)的花蕾,是一种常见中药,性味甘寒,其主要功效是清热解毒。金银花是连花清瘟胶囊(颗粒)中最主要的中药之一,连花清瘟胶囊被列入国家基本药物目录,其清瘟解毒、宣肺泄热功效显著。2020年2月,连花清瘟胶囊(颗粒)被列入国家卫生健康委《新型冠状病毒肺炎诊疗方案(试行第六版)》,在当前抗击新型冠状病毒肺炎中发挥了重要作用。药材的质量决定了中成药制剂的质量,药材中水分含量需要严格控制,《中华人民共和国药典》中金银花质量标准规定水分含量不得超过12.0%,按通则0832第四法"甲苯法"测定水分含量。该方法使用了易燃易爆有机试剂甲苯,甲苯被列入世界卫生组织公布的第三类致癌物,对空气、水环境及水源可造成严重污染;且根据国家《易制毒化学品管理条例》,甲苯属于易制毒化学品,受公安部门严格管制购买及使用;另操作需在通风橱内长时间进行,实际应用极不方便,测定结果精密度不高。

[作者简介]杨天鸣(1962-),男,湖北黄冈人,教授,研究方向:中药四气五味量化表征及化学物质基础研究、中药质量控制分析新方法新技术新材料,E-mail:tmyang@mail.scuec.edu.cn。

作者曾成功应用傅立叶变换近红外透射光谱技术测定了黄芪提取液中总皂苷含量和银杏叶提取液中总黄酮含量,分析结果准确。鉴于此,作者基于近红外漫反射光谱技术采集金银花粉末的近红外漫反射光谱,利用偏最小二乘回归(PLSR)分析建立金银花中水分含量的定量模型,拟开发一种快速测定中药材中水分含量的分析方法。

1 实验

1.1 材料与仪器

金银花药材,产于山东,经中南民族大学药学院杨天鸣教授鉴定确认。

Antaris Ⅱ型近红外光谱仪,ThermoNicolet公司;DHS20-1型红外水分仪,上海天平仪器厂;DZF-6021型真空干燥箱,上海一恒科技仪器有限公司。

1.2 样品处理

用中药粉碎机将金银花药材粉碎,过200目筛,于60℃下真空干燥不同时间,得7个金银花样品,用红外水分仪测定样品中水分含量分别为9.13%、11.59%、12.92%、16.16%、16.76%、17.87%、25.58%。将7个不同水分含量的金银花样品各分成3份,得21个建模样本,置于干燥器(不装干燥剂)中,备用。

1.3 金银花近红外漫反射光谱的采集

采用近红外光谱仪(带漫反射附件)采集金银花样品的近红外漫反射光谱。采集条件：光谱范围为10000~4000cm，以金箔为参比，分辨率为8cm，扫描次数为32次，每个建模样本采集3张图谱。

2 结果与讨论

2.1 金银花样品的近红外漫反射光谱

7个不同水分含量的金银花样品的近红外漫反射光谱如图1所示。通过筛选，选取5245~4331cm波数区间进行光谱数据处理。

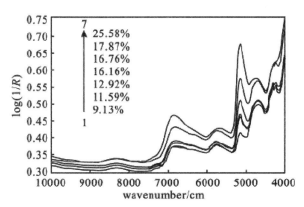

图1　7个不同水分含量金银花样品的近红外漫反射光谱

2.2 金银花中水分含量定量模型的建立

2.2.1 金银花样品的近红外光谱主成分分析(PCA)

将金银花样品的近红外漫反射光谱用多元散射校正，利用仪器配套的TQ Analyst智能分析软件进行主成分分析，考察预测残差平方和(PRESS)与主成分数之间的关系，结果如图2所示。

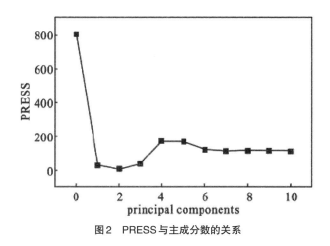

图2　PRESS与主成分数的关系

从图2可知，主成分数为2时，PRESS最小。故确定建模的主成分数为2。

2.2.2 金银花中水分含量定量模型的构建

在21个样本中选择14个样本作为校正集(callbration)，以红外水分仪测定金银花中水分含量作为参考标准值用于建模，采用偏最小二乘法回归分析建立金银花中水分含量定量模型，并进行误差分析，结果见图3。

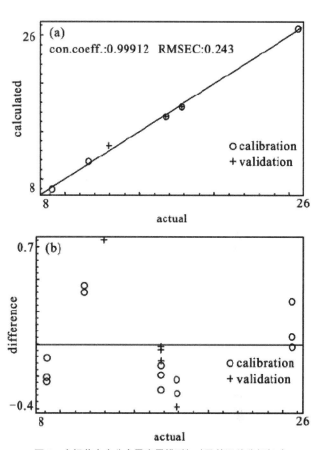

图3　金银花中水分含量定量模型(a)及其误差分析(b)

从图3可知，所建立的金银花中水分含量定量模型的相关系数为0.999 12、校正标准差(RMSEC)为0.243、预测标准差(RMSEP)为0.450。表明该定量模型线性好、预测能力强。

2.2.3 金银花中水分含量定量模型的交叉验证

在21个样本中选择剩余的7个样本作为验证集(validation)，以红外水分仪测定金银花中水分含量作为参考标准值，对金银花中水分含量定量模型进行交叉验证，结果见图4。

从图4可知，交叉验证结果的相关系数为0.99400，交叉验证标准差(RMSECV)为0.777。表明该定量模型质量达到要求。

2.3 样品测定

分别采用近红外漫反射光谱法和红外水分仪测

表1　两种方法测定的金银花中水分含量比较(%)

样品编号	1	2	3	4	5	6	7
近红外漫反射光谱法	8.96	11.93	13.56	16.56	16.71	17.57	25.68
红外水分仪	9.13	11.59	12.92	16.6	16.76	17.87	25.58

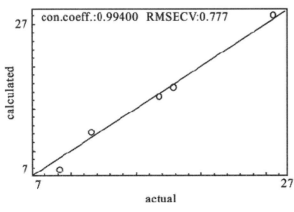

图4　金银花中水分含量定量模型的交叉验证结果

定金银花中水分含量,结果见表1。

通过 t 检验,两种方法的测定结果无显著差异($|t|=1.074<t_{(0.05, 6)}=2.44$)。

3 结论

《中华人民共和国药典》规定的金银花中水分含量测定的"甲苯法"耗时长,而本研究建立的金银花中水分含量定量模型的日常近红外漫反射光谱检测及数据处理在3min即可完成。利用近红外漫反射光谱法测定中药材中水分含量的方法具有分析时间短、样品无损耗、不使用有毒有害试剂、结果可靠等优点。

参考文献　略

高效液相色谱法测定中药金银花中绿原酸成分的含量

江国荣[1]　　　潘雪莲[1]　　　刘少文[2]　　　何玲玲[2]

1.广东省佛山市第一人民医院/中山大学附属佛山医院药剂科,广东佛山　528000;

2.广东省佛山市中医院药剂科,广东佛山　528000

[摘要]目的 利用高效液相色谱法(HPLC)测定金银花中药中有效成分绿原酸的含量。方法 色谱柱:AgilentZORBAXRHC18(50mm×2.1mm, 1.8μm),流动相为乙腈:0.5%冰醋酸缓冲溶液=20:80,检测波长为326nm,柱温为30t,进样量为10μl。结果 金银花中绿原酸的线性回归方程为: $Y=2.637×107X-0.764×105$ ($r=0.9997$),绿原酸质量浓度在0.0432~0.217mg/ml范围内线性关系良好。平均加样回收率为99.89%,稳定性相对标准偏差(RSD)值为1.32。结论 中药金银花中绿原酸成分采用HPLC测定,该方法的操作更为简单,重复性好,色谱仪器的精密度高,从而为中药金银花的质量控制提供科学检测方法。

[关键词]金银花;绿原酸;高效液相色谱法;线性关系

金银花作为一种临床上最为常用的中草药,具有清热解毒、疏散风热的功效,在临床上多用于治疗外感风热或温病发热、中暑、痈肿疔疮、喉痹、热毒血痢、温病发热等症状及多种感染性疾病。为了更好地控制中药金银花的质量,提高临床治疗疾病的效果,本次实验中建立了测定金银花中有效成分绿原酸的高效液相色谱(HPLC)测定方法。HPLC在测定金银花中有效成分含量时,检测方法简单、数据准确、稳定性高,从而为中药金银花的质量控制提供科学数据参考。现报道如下。

1 试验器械及药品

1.1 仪器

Waters717高效液相色谱仪(自动进样器、二元泵、Waters紫外检测仪器)购于美国Waters公司;美国梅特勒生产的电子分析天平(精密度0.0001g);北京机械技术有限公司生产的高速粉碎机;合肥机械制造有限公司生产的数控超声波清洗仪器。

1.2 试药

绿原酸对照品(中国食品药品鉴定所,生产批号:110814-201214,质量分数≥98%);金银花药材（忍冬科植物忍冬的干燥花蕾及初开的花，经中药专家鉴定为真品，生产批号：20150202、20160121、20160425）；甲醇、乙腈为色谱纯（美国天地TEDIA国内生产）；其他所用试验试剂均为分析纯。

2 方法与结果

2.1 色谱条件的选择

色谱柱 Agilent ZORBAX RH C_{18}（50mm × 2.1mm，1.8μm），流动相为乙腈：0.5%冰醋酸缓冲溶液=20：80，检测波长为326nm，柱温为30℃，进样量为10μl，理论塔板数以绿原酸>5000。

2.2 对照品溶液的制备

称取绿原酸对照品5.8mg精密称定后，流动相溶液于50mL容量瓶定容至刻度，移液管吸取2.0mL对照溶液置于5mL容量瓶中，再次采用流动相溶液定容至刻度，过0.45μm微孔滤膜，-20℃冰箱中储存，备用。

2.3 供试品溶液的制备

称取同一批号的中药材金银花细粉，精密称定后过4号筛后称重约2.5g置于具有瓶塞的锥形瓶中，加入70%乙醇溶液60mL，超声处理60min后放冷，称定后再次将不足的部分补充后滤过。精密吸取8.0mL滤液，60℃水浴锅中恒温加热，残渣采用70%乙醇溶解，溶解液转移至5.0mL容量瓶中定容，置于-20℃冰箱中储存，备用。

2.4 线性关系考察

分别吸取2.2项下的溶液1.0、2.0、4.0、6.0、8.0mL于10mL容量瓶中，70%甲醇溶液定容至刻度配制成不同浓度溶液。每个浓度按照2.1项下的色谱条件进样，以峰面积作为纵坐标，对照品溶液浓度为横坐标，绘制得到绿原酸回归方程为：$Y = 2.637 × 10^7 X - 0.764 × 10^5$（$r = 0.9997$），绿原酸质量浓度在0.0432~0.217mg/mL范围内线性关系良好。见图1、图2。

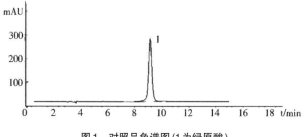

图1 对照品色谱图（1为绿原酸）

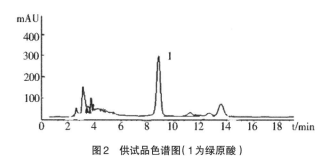

图2 供试品色谱图（1为绿原酸）

2.5 重复性考察

以同一批次金银花药材，按2.3项下溶液制备条件配制溶液，按照2.1项下的方法进行含量测定，连续进样6次后测定样品中绿原酸峰面积值的RSD为1.91%，表明测定方法较好。

2.6 稳定性试验

取上述2.3项中制备的供试品溶液，以2.1项中的色谱条件，选择在0、1、2、4、6、10、12、14、16、20h分别进样并进行含量测定，供试品溶液的峰面积RSD值为1.23%，表明供试品溶液在放置20h后进行测定时，绿原酸的含量较为稳定。

2.7 加样回收率试验

对同一批次的金银花药材粉末精密称取6份，每份1.0g，精密加入一定量的对照品，以2.3项下供试品溶液的制备方式配制，2.1项下的色谱方法对绿原酸含量进行测定并计算加样回收率。见表1。

表1 绿原酸的加样回收率测定结果（n=6）

编号	称样量(g)	样品含量(mg)	对照品量(mg)	测得量(mg)	回收率(%)	平均回收率(%)	RSD(%)
1	1.002	18.321	18.354	36.660	99.96		
2	1.002	18.321	18.384	36.667	99.90		
3	1.002	18.321	18.401	36.700	99.94	99.89	1.32
4	1.003	18.402	18.400	36.767	99.90		
5	1.003	18.402	18.394	36.694	99.72		
6	1.003	18.402	18.372	36.750	99.93		

2.8 样品含量测定

取20150202、20160121、20160425批次的中药金银花药材粉末10g，精密称定后，按照2.3项下供试品溶液的制备方式配制溶液，按照2.1项下的色谱条件进样进行样品的含量测定。见表2。

表2 样品含量测定结果

批号	绿原酸(mg)
20150202	1.837
20160121	1.840
20160425	1.839

3 讨论

中药金银花的产地主要有山东、河南、河北等省份，全国各个地区也有一定的引种栽培，不同产地的中药金银花因产地、气候、采收时间及加工方法的差异性，造成其药材中有效成分的含量有一定的偏差，因此会对临床治疗效果产生一定的影响。

3.1 流动相的选择

在本次研究开始之前，对色谱条件的流动相乙腈–2.0%磷酸溶液、乙腈–0.5%冰醋酸缓冲溶液、乙腈–3.0%磷酸溶液三个，通过绿原酸与其他组分之间分离的效果，最终确定了乙腈–0.5%冰醋酸缓冲溶液作为实验的流动相。

3.2 绿原酸检测波长的确定

实验中取绿原酸对照品溶液在200~650nm波长范围内进行紫外光谱的扫描，结果表明，绿原酸在326 nm处有最大的吸收峰，因此本实验中色谱条件选择326 nm作为绿原酸的检测波长。

中药金银花药材中以总有机酸为临床治疗疾病的有效成分，绿原酸是金银花中的一种有效成分，本次试验中采用高效液相色谱法进行测定，HPLC法也是目前实验室中常用的成分含量测定方法，在使用时方法操作较简单，结果准确性较高。因此金银花有效部位中绿原酸的含量即采用了HPLC法进行检测，方法操作步骤简单，测定结果准确，方法的重复性好，溶液的稳定性高，从而为中药金银花的质量控制提供数据、方法参考。

参考文献 略

金银花中烯啶虫胺测定方法的研究

侯少岩[1,2] 李嘉欣[2] 薛 健[2] 王鹏思[2] 武晓丽[2] 袁亚莉[1]

1.南华大学化学化工学院, 湖南衡阳 421000；2.中国医学科学院北京协和医学院药用植物研究所, 北京 100193

[摘要]目的 建立气相色谱法测定金银花中烯啶虫胺的方法。方法 对比不同溶剂的提取率以及固相萃取材料对金银花样品中干扰基质的净化效果，甲醇洗脱，采用DB-1701石英毛细管柱，GC-ECD测定金银花中的烯啶虫胺。结果 该方法在0.005~0.5mg/L范围内线性良好(r=0.9993)；添加0.02、0.1、0.2mg/kg时的回收率在79.14%~98.37%之间，RSD在3.66%~4.39%之间；方法的检出限为0.006mg/kg。结论 建立的检测方法灵敏度高，准确度高，线性好，符合农药残留分析要求，可用于金银花中烯啶虫胺的测定。

[关键词]金银花；烯啶虫胺；气相色谱法；残留测定

金银花 Lonicera japonicae Flos.自古被誉为清热解毒的良药，其性甘寒气芳香，甘寒清热而不伤胃，芳香透达又可祛邪。种植过程中常伴有多种病虫害，尤以蚜虫最为严重。经调研发现，烟碱类农药对蚜虫有优良的杀灭作用，其中烯啶虫胺(Nitenpyram)为常用除虫剂，金银花生产中也有使用。研究表明，新烟碱类杀虫剂对传粉昆虫具有严重危害，威胁蜜蜂的种群，造成依靠蜜蜂传粉的作物产量降低，欧盟现已经禁用包括吡虫啉在内的3种新烟碱类杀虫剂。烯啶虫胺在金银花上的使用，可能在药材上残留，对环境及人体健康造成危害。为准确评估其残留风险，需要对药材残留情况进行测定。目前虽然已有文献报道烯啶虫胺的测定方法，但未发现在金银花中建立测定方法的相关报道，本实验研究金银花中烯啶虫胺残留量的测定方法。

[基金项目]原国家食品药品监督管理总局项目(ZG2016-2-03)；中国医学科学院医学与健康科技创新工程经费资助(2017-12M-3-013)。

[通讯作者]袁亚莉，教授，研究方向：生物样品及水质中有害成分分析；E-mail：yuanyali6439@126.com。薛健，研究员，研究方向：中药成分分析及农药残留重金属研究；E-mail：xuejian200@sina.com。

1 材料

1.1 供试药材

本实验所用样品由田间获得，经中国医学科学院药用植物研究所张本刚研究员鉴定为忍冬科植物忍冬 *Lonicera japonica* Thunb. 的干燥花蕾，即金银花。

1.2 试剂

乙腈、丙酮、甲醇(分析纯，北京化工厂)；丙酮(色谱纯，美国 Mreda 公司)；烯啶虫胺标准品(100 μg/mL，农业部环境保护科研监测所，批号：20170428)；中性氧化铝(200~300 目，国药集团化学试剂有限公司，550 ℃中活化 5h，贮存于干燥器中，过夜冷却。活化后的中性氧化铝中小心加入 5% 蒸馏水，充分摇匀，放置过夜)；弗罗里硅土(60~100 目，天津市光复精细化工研究所，650 ℃中活化 5h，贮存于干燥器中，过夜冷却。活化后的弗罗里硅土中小心加入 5% 蒸馏水，充分摇匀，放置过夜)。

1.3 仪器

Agilent 6890N 气相色谱仪，电子捕获检测器，美国安捷伦公司；SB-2500DT 超声波清洗仪，宁波新芝生物科技股份有限公司；LABOROTA4000/4 旋转蒸发器，德国 Heidolph 公司；TDZ5-WS 低速离心机，湖南湘仪实验室仪器开发有限公司。

2 方法

2.1 气相色谱条件

安捷伦 DB-1701 石英毛细管柱(30m × 0.32mm × 0.25μm)；电子捕获检测器；载气为高纯氮气(>99.999%)；进样口温度 260 ℃，不分流进样；检测器温度 320 ℃；升温程序：初始温度 110 ℃，保持 1 min，以 20 ℃/min 的速度升温至 240 ℃，保持 15min；恒流模式，流速 1 mL/min；进样量：1 μL；外标法定量。在该色谱条件下，烯啶虫胺典型色谱图如图 1A 所示，保留时间为 7.68 min。

2.2 标准品溶液的配制

取烯啶虫胺标准溶液(100 μg/mL)1mL 于 10mL 茶色容量瓶中，加色谱丙酮至刻度，得到 10 μg/mL 溶液作为母液保存于 -20 ℃冰箱。取该母液 1 mL，稀释 10 倍得到 1 μg/mL 对照品溶液。

2.3 样品提取及净化方法研究

2.3.1 样品的提取

本实验采用简单、经典的超声提取法对样品进行提取。对烯啶虫胺溶解度较好的溶剂有丙酮和乙腈，对这两种溶剂进行考察，通过比较提取率和对金

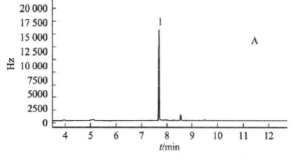

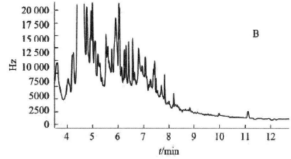

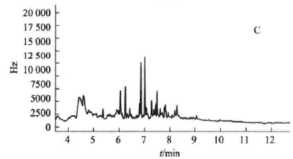

注：1.烯啶虫胺；A.烯啶虫胺标准品溶液；B.丙酮提取空白样品溶液；C.乙腈提取空白样品溶液

图 1 不同溶剂提取空白金银花基质溶液的 GC 图

银花基质的提取情况择优选择溶剂。

选择丙酮、乙腈分别对样品进行提取。精密称取金银花粉末样品 2.0g(过《中华人民共和国药典》2 号筛)于 50 mL 具塞离心管中，加入提取溶剂 30 mL 超声提取 15 min，静置，过滤。样品残渣再加入提取溶剂 20 mL 超声提取 15 min，重复 2 次，静置，过滤。合并所有滤液。40~45 ℃水浴旋蒸浓缩至近干，待净化。

2.3.2 样品的净化

样品提取后在烯啶虫胺出峰位置存在干扰峰，为了将农药与样品的杂质分离，降低样品对仪器的损害，需要对样品进行净化。与其他方法相比，固相萃取操作简便、选择性高，故采用固相萃取法。固相萃取净化柱有商品柱和自组装柱，相同填料时自组装柱成本较低。金银花基质复杂，且含有较多叶绿素，中性氧化铝和弗罗里硅土对色素等复杂基质有较好的吸附，故通过比较中性氧化铝与弗罗里硅土的净化效果，择优选择。

分别填装中性氧化铝、弗罗里硅土作为净化填料。玻璃柱 (12mm × 250mm) 中依次加入 2g 无水硫酸钠、5g 填料、2g 无水硫酸钠。轻敲玻璃柱身使其装填尽量均匀、紧密,保持表面水平,用 20mL 甲醇预淋玻璃柱内的填料,弃去流出液。待净化样品用少量甲醇转移至净化柱内,用 25mL 甲醇洗脱,收集洗脱液于圆底烧瓶内,于 40~45℃减压浓缩至近干,冷却后用色谱丙酮定容至 2 mL,4000 r/min 离心 5 min,取上清液注入气相色谱仪,检测。

3 结果与分析

3.1 提取溶剂的选择

由表 1 可知,丙酮、乙腈对 0.5 mg/kg 添加的金银花样品中烯啶虫胺的提取率分别为 86.90%、40% ;根据图 1 中丙酮和乙腈对金银花基质的提取效果可知,乙腈提取的金银花基质色谱图中的杂峰明显少于丙酮,故选择乙腈作为本实验的提取溶剂。

3.2 净化方法的选择

净化效果如图 2 所示,D 和 B 相比,经中性氧化铝净化后,烯啶虫胺出峰位置干扰峰消失,基线明显降低 ;D 与 C 对比,杂质峰较低,基线也更低,即中性氧化铝填充柱的净化效果更佳。

3.3 金银花中烯啶虫胺测定的方法学考察

3.3.1 线性范围

将母液稀释成质量浓度分别为 5、10、20、100、200、500 μg/L 系列的对照品溶液,分别进样 1 μL,以质量浓度为横坐标,峰面积为纵坐标,线性拟合,得回归方程为 Y=35.729X+239.98,相关系数 r=0.9993。说明在 5~500 μg/L 烯啶虫胺浓度与峰面积线性关系良好。

3.3.2 仪器的精密度

取 0.2mg/L 标准溶液重复进样 6 次,连续 3d 进行 GC-ECD 测定,得到烯啶虫胺含量的精密度。结果显示,日内精密度以 RSD 计为 1.08%,日间精密度为 2.76%,符合测定要求。

3.3.3 方法的检出限与定量限

测定添加回收样品溶液谱图烯啶虫胺色谱峰的信噪比,以信噪比 (S/N)3 为方法的检出限,以信噪比 (S/N)10 为方法的定量限。结果显示,方法对烯啶虫胺的检出限 (LOD) 为 0.006 mg/kg,定量限 (LOQ) 为 0.02 mg/kg。

3.3.4 方法的准确度和精密度

精密称取空白样品 2.0g,分别精密添加烯啶虫胺标准品溶液得到 0.02、0.1、0.2 mg/kg 烯啶虫胺

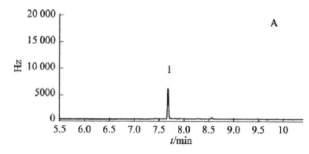

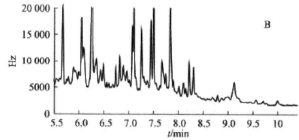

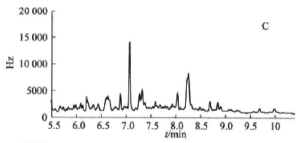

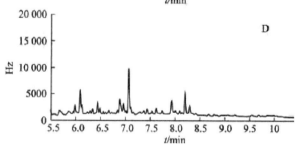

注 :1.烯啶虫胺 ;A.烯啶虫胺标准溶液 ;B.未净化空白样品溶液 ;C.经弗罗里硅土净化后的空白样品溶液 ;D.经中性氧化铝净化后的空白样品溶液

图 2　不同填料对金银花基质净化效果比较

表 1　不同溶剂对金银花中烯啶虫胺的提取率

烯啶虫胺添加浓度 /mg/kg	提取溶剂	提取率 (%)	平均提取率 (%)	RSD (%)
0.5	丙酮	88.37	86.90	2.78
		84.10		
		88.21		
	乙腈	91.28	95.40	3.79
		97.99		
		96.94		

添加样品,按照所建立的方法进行提取、净化,分别重复 3 次,测得峰面积并计算含量,得到各添加浓度回收率及精密度(见表 2)。3 个添加浓度的回收率在 79.14%~98.37% 之间,精密度(以 RSD 计)

在3.66%~4.39%之间，符合农残规定(回收率在70%~110%，RSD<15%)及本实验要求。

表2　金银花中烯啶虫胺添加回收率及精密度 (*n*=3)

添加水平 (mg/kg)	回收率(%)	平均回收率(%)	RSD(%)
0.02	79.76	79.14	3.69
	75.96		
	81.70		
0.1	95.86	98.37	4.39
	95.89		
	103.36		
0.2	88.20	86.39	3.66
	82.74		
	88.24		

3.4 样品测定

为验证所建立方法的适用性，按照本实验确定的方法对收集的施药后的金银花样品进行测定，结果见表3。

4 讨论

目前未有金银花中烯啶虫胺的最大残留限量标准，我国国家标准GB2763-2016食品中农药最大残留限量中要求在糙米中最大残留限量(MRL)为

表3　金银花样品中烯啶虫胺残留量

| 施药后时间/d | 残留量(mg/kg) | | | |
	1	2	3	平均值
0.1	0.286	0.281	0.278	0.282
1	0.122	0.129	0.132	0.128
2	0.047	0.056	0.051	0.051
3	0.037	0.031	0.037	0.035
4	<LOQ	<LOQ	0.023	<LOQ
5	<LOQ	<LOQ	<LOQ	<LOQ
7	ND	ND	ND	ND

注：ND指残留量低于检出限

0.1 mg/kg，稻谷中的MRL为0.5 mg/kg，蔬菜的MRL为0.2 mg/kg。若以最严格的糙米中的最大残留限量0.1 mg/kg为参考标准，本方法的检出限远低于食品安全国家标准对烯啶虫胺的限量标准。

本研究建立了GC-ECD测定金银花中烯啶虫胺残留量的分析方法，灵敏度较高，准确度和精密度均能达到分析要求。此外，本方法还具有操作简便、成本低、线性好的特点，同时，运用该方法对施用烯啶虫胺的金银花样品进行测定，验证了检测方法的适用性。

参考文献　略

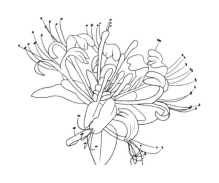

育种与种植

金银花质量与产地影响因素相关性研究

谷民举　　刘明岭　　王　琰

山东中医药大学附属医院, 山东济南　250011

[摘要]产地加工是金银花品质形成的重要环节, 对其有效成分绿原酸、木犀草苷含量有明显的影响。本文对地域、种质资源、田间管理、采收、加工等因素对金银花质量的影响进行了综述, 旨在为控制金银花质量、提高临床疗效提供一些参考。

[关键词]金银花; 种质资源; 田间管理; 采收加工

金银花为忍冬科植物忍冬(*Lonicera japonica* Thunb.)的干燥花蕾或初开的花, 主产于山东、河南等全国大部分地区。金银花性寒, 味甘, 有清热解毒、疏散风热的功效。主治外感发热、疮痈疖肿、热毒泻痢。现代临床上主要用于急性上呼吸道感染、小儿肺炎、急性扁桃体炎等。作为常用的大宗药材, 金银花质量的好坏直接影响到临床疗效。药材质量的好坏与诸多因素有关, 其中产地是重要的影响因素之一。产地是与药材质量相关因素的最初环节, 药材在产地生长的自然环境以及各种管理措施, 都直接关系到药材生产、流通、销售等环节, 进而影响到药材质量。因此, 对金银花质量与产地相关因素的相关性研究是十分必要的。

1金银花质量与地域性

邢俊波等用气相色谱–质谱联用(GC-MS)首次对山东、河南及江苏等地金银花的挥发油成分做了比较分析, 发现地域不同, 金银花的主成分及含量出现差异, 金银花的质量与生态环境有着极为密切的关系。张重义等比较了不同产地中药材金银花的质量, 认为道地金银花中绿原酸含量较高, 总黄酮、环烯醚萜苷、常青藤皂苷元、齐墩果酸等含量均高于非道地产区, 而重金属铬、铅含量低。研究还发现金银花道地的分布受地质背景系统制约, 主要分布于北纬34°~36°、东经113°~118°的大陆性暖温带季风性半干旱气候区内; 土壤受其成土母质影响, 最适合种植金银花的土壤类型是中性或稍偏碱性的砂质壤土, 且土壤的交换性能高。金银花道地与非道地产区土壤微量元素分析表明道地金银花中钙、锶和铁的含量高, 铬和铅的含量低, 对铜和磷的富集能力强。

2金银花质量与种质资源

依据植物形态分类学知识, 采用盛花期与非花期相结合的方法对山东金银花种质资源进行调查并

[作者简介] 谷民举, 男, 副主任药师, 研究方向：中药及中药制剂质量标准研究, E-mail：guminju1979@sina.com。

[通讯作者] 王琰, 男, 副主任药师, 副教授, 研究方向：中药及中药制剂工艺研究, E-mail：yxbwy1964@163.com。

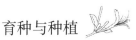

对品种进行初步划分，将主要种质划分为3个系列16个品种，目前在产区推广种植的有平邑"九丰一号"、费县"中金一号"、河南封丘的"金丰一号"等，这些品种具有一定的优良性。以木犀草苷含量为指标，结合绿原酸含量及药材产量，冉蓉等评价了山东产金银花10个不同种质的内在质量，筛选出4个优良种质，1个淘汰种质，为金银花优良种质的筛选与评价积累依据。

3 金银花质量与田间管理

3.1 追肥

徐迎春等研究了不同类型叶面肥对忍冬生长发育及金银花质量的影响，结果发现在新梢旺长期喷施全营养叶面肥可提高忍冬花枝比例，促进花枝伸长，增加叶面积，提高产量和金银花中的绿原酸含量。其中高N型叶面肥可促进忍冬生长发育，提高金银花产量和质量，较适合用于金银花生产。

3.2 剪枝

杨进等通过对"中银一号"金银花采用冬季重剪夏季轻剪、冬季轻剪夏季重剪，与不修剪对比，结果两种修剪方式都可以显著增加新发枝条、花蕾数量和后期花蕾重量，从而提高产量，尤以冬季重剪夏季轻剪效果最好。李竹岩发现重剪、轻剪、打顶3种方法的金银花产量都有所增加，但以轻剪最好。

3.3 农药及病害

陈美兰等以绿原酸含量为指标，对不同发生程度金银花白粉病的样品进行了测定，认为发生轻度的白粉病能使金银花药材中绿原酸含量增加。陈美艳等发现，与对照相比，喷洒吡虫啉后金银花中绿原酸含量有所升高，而且随施药浓度增加，绿原酸含量增加，其中20%吡虫啉可溶性液剂4000倍液对金银花中的绿原酸含量有显著影响。而在推荐剂量和加倍剂量下，吡虫啉对金银花木犀草苷的含量没有显著影响。同时，研究还表明吡虫啉在金银花中的半衰期为1.58d，施药10d后残留量由4.302 5 mg/kg降至0.048 2 mg/kg，最终残留量在0.002 mg/kg以下，故而在正常喷药浓度的加倍剂量2000倍条件下，安全采收间隔期为10d以上。另外，研究表明金银花规范化种植中施用3%啶虫脒乳油的安全间隔期控制在5d以上，施药量控制在18.75 g/hm以内；使用三唑酮的时间和采收时间的安全间隔期为10d，施药量应控制在342 g/hm以内。

3.4 水分

徐迎春等研究了灌水量对忍冬生长发育及金银花药材质量的影响，发现适当减少灌水量(土壤相对含水量保持为80%)不会导致金银花内在质量的下降，但会减少干重的积累。通过对金银花不同干旱程度处理后检测其绿原酸含量，发现随着干旱程度的加深，绿原酸含量呈现先迅速升高，而后不断下降的趋势，表明在开花期间，保持土壤含水量在16.2%左右有利于金银花中绿原酸保持在较高的水平，提高金银花的品质。另外尚有研究表明适度干旱对金银花花蕾增重、体内绿原酸和黄酮物质的积累有利，过度干旱和充足供水均不利于金银花内外品质的提高，花期土壤含水量维持在16.2%，有利于金银花获得较好的内外品质因子。

4 金银花质量与采收期

采收期是影响金银花中绿原酸、木犀草苷含量最重要的因素之一。章晓骅等比较了金银花从花蕾到开花过程中绿原酸的含量变化，认为金银花花蕾中绿原酸含量较高，在开花过程中绿原酸含量呈下降趋势。以总绿原酸含量为指标，研究发现金银花以5月份为最佳采收期，且以花蕾形式采收。通过相似度波动情况与绿原酸含量，综合比较不同采收期金银花药材的高效液相色谱(HPLC)图谱，发现金银花花蕾采收的最佳时期为每茬花的二白期，三青期、大白期和幼蕾期次之，银花期和金花期的质量最差。研究还发现金银花采摘时应掌握在花蕾上部膨大成米白色时最适宜，每年早春小满后采摘头茬花，以后每月可集中采摘1茬，每年可采4~5茬。而且金银花第一茬花产量最高，其后几茬花产量逐次降低；第一茬花千蕾重及绿原酸含量最高，第四茬花次之，第二、三茬花较低。

5 金银花质量与产地加工方法

王淑美等研究了直接晒干法、直接阴干法和烘干法、水洗后烘干3种金银花干燥方法，发现阴干法样品中绿原酸的含量最低。以绿原酸的含量为指标，研究发现与直接干燥的金银花样品相比，先蒸制后再干燥的样品中绿原酸含量要高出5倍多，表明先蒸制后干燥的方法优于直接干燥的加工方法。高晓艳等对金银花4种产地加工方法(微波杀青烘干、滚筒杀青烘干、烤房烘干、晒干)的比较，发现经滚筒杀青烘干、微波杀青烘干2种方法所得金银花样品中木犀草苷、绿原酸含量较高，其次是烤房烘干方法，但以上3种方法均高于晒干方法。

6 结语

目前中药材的品质优良度主要取决于有效成分

的含量,但是由于其复杂性,且有效成分与无效成分的界限难以界定,目前能完全以有效成分的含量测定的药材并不多,故而多以临床疗效来衡量中药材的品质。影响中药材质量的产地因素主要有地域性(土壤、气候、光照、水质、降雨、生态环境等)、种质资源、田间管理、采收加工、贮藏等等,这些因素都直接影响着中药质量的可控性。金银花是传统中药中大量使用的清热药,不止在汤剂上有大量应用,也是诸多中成药及保健食品的原料。使用范围的广泛更体现出控制金银花质量的重要性。但是随着金银花野生资源的逐渐减少,栽培品在市场中占据主要

地位。而目前栽培种植中环境问题一直很突出,表现为随着种植面积的扩大,盲目地伐木伐草种药,导致生态失衡;同时田间管理落后,种植中长期大量使用化肥和农药,造成水体、大气、土壤的污染及土壤退化,这些因素严重影响了药材质量,进而影响了金银花的临床疗效。因而有必要对金银花质量与产地影响因素相关性研究的基础上,在播种、育芽、田间管理、采收加工等方面积累一套经验和方法,在试验示范的基础上扩大种植,形成金银花的长效发展机制,实现金银花的可持续发展利用。

参考文献　略

土壤因子影响忍冬植株生长与金银花质量的研究进展

张芳[1]　于晓[2]　马云[1]　王蕾[1]　张永清[1]

1.山东中医药大学, 山东济南　250355；2.山东医药技师学院, 山东泰安　271016

[摘要]中药材的质量受到环境和遗传双重因素的影响,环境因子包括土壤因子、气象因子、生物因子等。土壤是药用植物赖以生存的基础,药用植物从土壤中不断地吸收水分、养分,以完成自身的代谢过程,并生成和积次生代谢产物。因此,土壤质地、理化性质及所含矿质元素等直接影响着药用植物的生长发育和药材质量。文章将近年来水分、土壤矿质营养、盐分、重金属等环境因子影响忍冬植株生长发育及金银花产量、质量的文献进行了归纳与整理,旨在探讨土壤因子与金银花质量形成的关系,为提高金银花产量和质量,实现金银花药材生产的标准化提供依据。

[关键词]环境因子；忍冬；药材质量；研究进展

植物药材在形成过程中,除受遗传和生物因素影响外,还与其所处生态环境密切相关,所以同种药材产地不同,其产量和质量均存在差异,即药材的"道地性"。因此,环境因子对药材品质形成起着至关重要的作用。影响药材品质形成的环境因素包括土壤因子、气候因子、地形因子、生物因子等。土壤能够提供药用植物生活所必需的营养,是生态系统中物质与能量交换的重要场所,是药用植物生长发育的基础。金银花为忍冬科植物忍冬 *Lonicera japonica*

Thunb.的干燥花蕾或带初开的花,具有疏散风热、清热解毒的功效,广泛用于中医临床配方和中成药,年需求量在3000万公斤以上。为满足需求,金银花在河南、山东、河北、陕西、甘肃等地广泛种植。本文对近年来土壤因子影响忍冬植株生长发育及药材质量方面的研究文献进行了归纳、整理,旨在探讨土壤因子与金银花药材质量形成的关系,为提高金银花药材产量和质量,实现金银花药材生产的规范化和标准化奠定基础。

1 土壤水分

水分是植物生长不可或缺的基本条件,而土壤水分是植物生长所需水分的主要来源。土壤持水量的多少、变化和运动均会影响药用植物的生长发育及药材的产量和质量。徐迎春等采用盆栽法人为控制忍冬植株花期土壤持水量,比较了不同程度水分胁迫对忍冬生长发育及金银花质量的影响,结果表明,水分胁迫使枝条伸长及节位增加受到抑制,且花

[基金项目]国家中医药管理局中药标准化项目(ZYBZH-Y-SD-32)；山东省重点研发计划项目(2016GSF202001)。

[作者简介]张芳(1979–),女(汉族),山东泰安人,山东中医药大学药学院副教授,博士学位,主要从事中药质量控制与中药资源研究工作。

[通讯作者]张永清(1962–),男(汉族),山东临沂人,山东中医药大学药学院教授,博士学位,主要从事中药质量控制与中药资源研究工作。

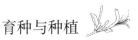

蕾千蕾重降低，导致金银花产量降低；随水分胁迫程度增加，金银花绿原酸含量亦呈下降趋势。忍冬具有一定的耐旱性，我国学者对其耐旱机制进行了研究。邓沛怡等研究了不同程度干旱胁迫对忍冬植株光合作用及叶绿素荧光参数的影响，结果表明，叶片的叶绿素含量、净光合速率、气孔导度、蒸腾速率等随干旱胁迫的加剧呈逐渐下降趋势；光合-光相应特征参数研究结果表明最大净光合速率、光饱和点、光补偿点、表观量子效率及暗呼吸速率随着干旱胁迫的加重而降低；叶绿素荧光参数研究结果表明，随干旱程度加剧，金银花的最大光化学效率、光化学量子产量、电子传递速率及光化学猝灭系数均呈现降低趋势。王建伟等的研究结果表明，金银花通过减小叶面积，增加叶绿素含量、比叶重来保持一定的碳积累以适应土壤干旱。彭素琴等等比较了喀斯特地区的花溪2金银花及北部地区山东和河南金银花主流品种"大毛花"和"小花银花"受到干旱胁迫时的水分利用效率(WUE)和质膜通透性，结果表明，当重度干旱时，WUE的大小顺序为花溪2金银花(2.0)>大毛花(1.60)>小花银花(0.98)；随干旱加剧，质膜通透性及膜伤害程度呈增加趋势，且花溪2金银花>大毛花>小花银花，表明小花银花在干旱胁迫时耐干性和抵御细胞膜受伤害的能力最强。植物与外界环境的作用，不仅表现在生理生化指标上，也表现在形态结构方面。倪奎比较了旱生与湿生环境下金银花叶片的结构，认为两种生长环境下金银花叶片结构存在显著差异，主要表现在以下几点：旱生环境下金银花叶片面积减小、气孔密度少于湿生环境以减小蒸腾作用；旱生环境下叶表皮附属物表皮毛的密度明显高于湿生环境以减少强光对叶片的伤害；旱生环境的栅栏组织/海绵组织的值大于湿生环境以增强光合效率，从而增强金银花对缺水环境的适应性。这一研究结果与李强等的研究相一致。

2 土壤矿质营养

矿质营养是植物生长所必需的，矿质营养的丰缺影响着药用植物的生长发育，并对植物的生理生化反应途径起着调节作用，从而对药用植物次生代谢产物的组成和含量产生影响。植物必需的元素包括N、P、K、Ca等9种大量元素和Fe、Mn、B等8种微量元素，而施肥是补充土壤矿质营养的有效手段。

我国学者以产量和质量为指标，对金银花适宜的施肥种类和施肥配比进行了探讨。方华周等研究了不同施肥方式对金银花产量和质量的影响，结果表明，无机肥、有机肥均能提高金银花的产量和质量，且施用有机肥的效果优于无机肥，与有机无机肥结合施用的效果相近。李琳等以5年生忍冬植株为试材，研究了移栽施肥量对金银花产量和质量的影响，结果表明每株施有机肥8 kg产量表现为最高，移栽第一年每公顷产干花比对照增产38.54%。翟彩霞等采用田间小区实验方法，研究了N、P(P$_2$O$_5$)、K(K$_2$O)肥对金银花产量及药用成分绿原酸、木犀草苷含量的影响，结果表明，在基施生物发酵鸡粪4.5吨/亩基础上，施化肥N为0~450 kg/亩的范围内，产量随施肥量增加呈增加趋势，当施氮量240 kg/亩时，绿原酸含量最高；磷肥能有效提高金银花产量，当施磷量为360 kg/亩时单株产量最高，当施磷量为180 kg/亩时，绿原酸含量最高；在施K$_2$O量0~300 kg/亩范围内，金银花产量随施钾量的增加而增加，当施钾量为225 kg/亩时绿原酸含量最高。当N、P$_2$O$_5$、K$_2$O施用量分别在240—360、180—360、50~225 kg/亩范围内，四茬金银花木犀草苷平均含量均符合《中国药典》不低于0.05%的标准，超过此施肥量范围木犀草苷含量会下降。王俊儒等通过田间试验研究了陕西汉中南郑金银花GAP基地不同施肥量及氮磷配比对金银花产量及品质的影响，结果表明，当施肥量为560 kg/亩，N:P$_2$O$_5$为1:0.78时，金银花产量的增幅为103%，且此时绿原酸和黄酮含量分别提高22.13%和23.25%。张晓丽等的研究结果表明，尿素和过磷酸钙的质量比为1:3，施肥量为42 g/株时可以在不影响金银花产量的情况下使绿原酸及总黄酮含量分别提高13.85%和52.29%。蒋其鳌等以盆栽7年生忍冬为试验材料，研究有机和无机氮肥对忍冬体内有效成分的影响，结果表明在等磷钾肥供应下，单施有机氮肥对忍冬花蕾、叶片绿原酸和黄酮的含量起负效应，而单施无机氮肥效果正好相反。朱小强等的研究结果表明，N、P、K及复合肥均可促进金银花植株的花芽分化，促进的大小顺序是氮肥>复合肥>磷肥>钾肥，氮肥会降低叶、花中绿原酸含量，而磷肥却能提高叶、花中绿原酸的含量。

有些学者针对不同的金银花品种以药材产量为指标开展施肥研究，为建立最佳的施肥方案提供依据。李永欣对金银花优良品种"舜帝一号"开展施肥研究，结果表明3年生金银花有机肥施用量以2.0 kg/株为宜，复合肥以氮磷钾总养分≥52%、N:P$_2$O$_5$:K$_2$O=25:9:18的增产效果最好；氮、磷、钾肥对金银花增产作用大小顺序为氮肥>磷肥>钾肥，施用量分别以0.1、0.2、0.1 kg/株为宜。李晓玲等的研究结果表明，江汉平原种植金银花"中银1号"，追肥以追施尿素+磷酸二氢氨(150 g+100 g)或250 g硫酸钾复合肥为好。勒栋梁等等的研究结果表明，三年生"九丰1号"春季追施氮、磷、钾肥总肥量700 kg/亩，氮、磷、钾比例为1.00∶0.67∶0.67时，植物生长良好，产量最高。张谦等研究了有机肥不同施用量对"中花5号"产量的影响，结果表明每株施入有机肥10 kg时干花产量最高，达每株78.25 g，相比对照提高了38.77%。

土壤中的微量元素不仅影响植物的根系营养及生理代谢活动，还是药用植物药效成分的构成因子，影响着药材药效成分的含量及药效。崔志伟等研究了叶面喷施不同浓度的Cu^{2+}和Zn^{2+}对金银花生长发育和质量的影响，结果表明叶面喷施不同浓度的Zn^{2+}及30 mg/L Cu^{2+}会显著提高金银花花蕾的干重，但对花蕾长度无显著影响；不同浓度的Cu^{2+}和Zn^{2+}均会显著升高花蕾中绿原酸含量并降低花蕾中总黄酮和类黄酮的含量；此外，不同浓度的Cu^{2+}和Zn^{2+}均可以显著提高可溶性糖和总氮的含量；不同浓度的Cu^{2+}会显著升高还原糖的含量，而不同浓度的Zn^{2+}的表现正好相反。赵东岳等固的结果表明，全微量叶面肥及氨基酸+全微量元素叶面肥均能显著缩短花枝节间长度，从而提高单位长度花枝上的花蕾数量，有助于提高产量。牛晓雪等研究了不同微量元素处理对金银花中7种有效成分含量的影响，结果表明，Fe处理与对照相比，绿原酸、木犀草苷含量及芦丁含量分别增加了15.73%、34.29%、21.17%。

根据金银花的需肥特性，有些学者开展了金银花的专用肥研究，并对其促进金银花产量和质量的效果进行了考察。周凌云等在忍冬新梢旺长期喷施专用营养叶面肥(N、P、K总量50%以上，Zn、Mn等6种微量元素1%以上)可提高花枝比例、促进枝条伸长、增加叶面积、提高药材单株产量和绿原酸含量。陈裕新等开展了新型金银花专用肥–"施众望牌"有机无机复混肥的肥效实验，结果表明，相比施用普通肥料的植株，新生枝条数、枝条长度、枝条节数及枝条着花数、花蕾大小、花蕾重及花蕾产量/墩均有显著增加，且绿原酸和木犀草苷含量均有显著增加，绿原酸含量的最大增幅达29.65%，木犀草苷含量的最大增幅达54.11%。杨际伟等的研究结果表明金银花硝基缓释专用肥促进了金银花生长及其产量，绿原酸含量亦有显著提高，但木犀草苷含量变化不显著。

涂佳等的研究结果表明施用金银花氨基酸有机无机专用肥时花蕾产量比对照提高150%以上，绿原酸、木犀草苷含量分别高出对照11.14%和69.65%，高出复合肥13.49%和10.47%。

3 土壤重金属

忍冬为镉超富集植物，刘周莉等从其植株光合特性、生理生化反应等多方面对忍冬的富镉特性开展了大量研究。0、5、25、125 mg/kg四种不同浓度的镉溶液被加入土壤，经过90天的镉胁迫后，叶绿素荧光参数测定结果表明，当镉浓度在5 mg/kg以下时最大光化学效率和光化学量子产量呈上升趋势，当土壤中镉浓度达到125 mg/kg时，最大光化学效率、光化学量子产量、叶绿素含量、胡萝卜素含量以及光化学淬灭系数与对照间无显著性差异。生理生化指标测定结果表明，过氧化氢酶和超氧化物歧化酶的含量随土壤中镉浓度的升高而增加。此外，低浓度镉(Cd)对忍冬植株有一定的生长促进作用，植物的株高和叶绿素含量均有所增加。

4 土壤盐分

忍冬具有一定的耐盐特性。鲍雅静等研究发现，在受到盐胁迫时，金银花叶片光合色素含量会发生一定程度的变化，并且渗透调节物质脯氨酸含量随NaCl浓度的增加而升高。李树朋等测定了不同盐浓度胁迫下2年生金银花叶片气体交换参数对光照和温度的响应规律，结果表明，盐浓度为0.3%时，金银花叶片的光补偿点最低，表观量子利用效率和光饱和点最高，光照有效利用区间为18.5~978.2 $\mu mol \cdot m^{-2} \cdot s^{-1}$，表现出较宽的光照生态幅；金银花叶片的气体交换参数对盐分浓度、光照和温度变化具有明显的阈值效应，其光合作用的适宜盐浓度为0~0.3%，最佳生长环境温度为25℃，盐浓度大于0.3%时，叶片净光合速率、蒸腾速率、气孔导度和水分利用效率呈下降趋势，盐浓度越大，下降越明显，表明金银花的耐盐能力有一定的局限性，这一研究结果在一定程度上与代雨露等的研究结果相吻合。

5 小结

药用植物的活性成分绝大多数为植物的次生代谢产物，次生代谢产物的合成与积累是植物在生长过程中为提高自身保护和生存竞争能力、为协调自身与环境关系而逐渐积累形成的，因此环境因子对药用植物的合成和积累具有重要的诱导作用。金银花的人工栽培历史已有近300年，我国学者对其栽培过程中适宜的生长环境和生长条件开展了大量研究，为金银花产量和质量的提高起到了一定的促进作用，但目前的这些研究也存在一定的不足：①对于矿质营养的影响相对较多，但对于水分、光照的研究相对较少，特别是对于光照的研究仅见少量光照强度对其产量和质量的影响，而对于光质对质量和产量的影响未见涉及；②仅见各种环境因素对金银花产量和质量的影响，而对于其具体的影响机制和影响途径未见涉及；③大多数研究停留单一环境因子对金银花药材质量的影响，而忽略了各环境因子间的交互作用。在今后的研究中，一方面应借助蛋白质组学、基因组学和代谢组学的相关研究方法和手段从影响机制和影响途径方面深化单环境因子研究，另一方面也应加强双因子和多因子对药材产量和质量的综合研究，明确各种环境因子的协同作用，为优质高产金银花栽培基地的建立提供科学依据。

参考文献　略

不同忍冬种质杂交育种初探

李建军[1]　　王　君[1]　　贾国伦[1]　　杜习倩[1]　　杨　丽[2]

1. 河南师范大学生命科学学院和河南省高校道地中药材保育及利用工程技术研究中心, 河南新乡　453007；
2. 封丘县农村科技研究开发推广中心, 河南新乡　453341

[摘要] 以不同忍冬种质为试验材料，通过探索杂交育种的方法，研究了去雄和授粉的最佳时间，以及杂交亲本组合的结实情况。结果表明，去雄和授粉时间一般应在5月份第1茬花的每天7：00~8：00和17：00~18：00，并且去雄后间隔12h左右再授粉为佳。自花不结果，自交结实率低，不同杂交组合浆果数和种子数与父母本有关。

[关键词] 忍冬；种质；杂交育种

金银花为忍冬科植物忍冬 (Lonicera japonica Thunb.)的干燥花蕾或带初开的花，有清热解毒、凉散风热的功效。忍冬植物的适应性很强，除黑龙江、内蒙古、青海、宁夏、新疆、西藏和海南无自然生长外，全国各省(自治区、直辖市)均有分布。其商品药材主要来源于栽培品种，以河南的"密银花"或"南银花"和山东的"济银花"或"东银花"产量最高，品质也最佳。不同的生态环境和长期的人工选择形成了不同的生态类型，形成了不同的种质资源。由于长期无性繁殖、分散经营，因而导致品种混杂、病虫害严重、产量和品质下降。特别是道地产区如封丘南部金银花病害严重，导致成片死亡，迫切需要通过选育抗病新品种来从根本上解决问题。本试验通过探索杂交忍冬方法和不同忍冬种质间的杂交组合，创制出新的忍冬新种质，并为选育优良杂交新品种奠定了物质基础，对忍冬种质资源的保护与可持续利用有重要的意义。

1 材料与方法

1.1 供试材料

供试材料为封丘资源圃中的5个忍冬种质(4a生植株)，分别为封丘大毛花，亚特金银花，红白忍冬，九丰一号，羊角花。

1.2 研究内容

1.2.1 不同授粉时间

分别以封丘大毛花，亚特金银花为父母本，按表1中的授粉时间进行试验，编号为A, B, C…H, 每个组合做50朵花，2011—2013年连续重复3a, 取其平均数。

1.2.2 不同组合

分别以封丘大毛花、亚特金银花、红白忍冬、九丰一号、羊角花为父母本，按表2进行杂交和自交授粉试验，编号为1, 2, 3…14, 每个杂交组合做50朵花，2011—2013年连续重复3年。

[基金项目] 中医药公共卫生专项(财社[2011]76号)；中医药行业科研专项(201207002)；河南省重点科技攻关项目(112102310019)；河南省教育厅自然科学研究计划项目(2011A180017)；新乡市重点科技攻关计划项目(ZG12009)。

表1 不同去雄和授粉时间对忍冬浆果数和种子数的影响

编号	母本	父本	处理	朵数/朵	去雄时间	授粉时间		浆果数/个	种子数/个
						第1次	第2次		
A	亚特金银花	封丘大毛花		50	17：00-18：00	17：00-18：00		24	39
B	亚特金银花	封丘大毛花		50	17：00-18：00	次日 7：00-8：00	次日 17：00-18：00	54	240
C	亚特金银花	封丘大毛花		50	17：00-18：00	次日 7：00-8：00		120	375
D	亚特金银花	封丘大毛花	花粉 4℃冷存	50	17：00-18：00	次日 7：00-8：00	隔日 7：00-8：00	15	0
E	封丘大毛花	亚特金银花		50	7：00-8：00	7：00-8：00		0	0
F	封丘大毛花	亚特金银花		50	7：00-8：00	17：00-18：00		69	186
G	封丘大毛花	亚特金银花		50	17：00-18：00	17：00-18：00		45	75
H	封丘大毛花	亚特金银花		50	17：00-18：00	次日 7：00-8：00		60	255

表2 不同杂交组合对忍冬浆果数和种子数的影响

编号	组合	朵数/朵	浆果数/个	种子数/个
1	封丘大毛花⊗	50	0.00±0.000 fG	0.00±0.000 hG
2	亚特金银花⊗	50	0.00±0.000 fG	0.00±0.000 hG
3	红白忍冬⊗	50	0.00±0.000 fG	0.000±0.000 hG
4	封丘大毛花×亚特金银花	50	22.00±2.000 bB	57.33±5.508 bB
5	封丘大毛花×红白忍冬	50	17.00±1.000 cC	32.00±3.000 dD
6	封丘大毛花×九丰一号	50	29.67±3.512 aA	38.33±3.055 cCD
7	封丘大毛花×羊角花	50	4.00±0.000 eF	12.67±1.528 gF
8	亚特金银花×封丘大毛花	50	20.00±2.000 bBC	77.33±5.033 aA
9	亚特金银花×红白忍冬	50	8.00±0.000 dDE	22.00±2.000 eE
10	红白忍冬×封丘大毛花	50	28.00±2.000 aA	33.00±3.000 dD
11	红白忍冬×九丰一号	50	30.33±3.512 aA	19.33±1.528 efE
12	红白忍冬×羊角花	50	17.00±1.000 cC	20.00±2.000 efE
13	九丰一号×封丘大毛花	50	5.00±0.000 eEF	17.00±1.000 fgEF
14	九丰一号×红白忍冬	50	9.00±0.000 dD	42.67±3.51 2cC

注：⊗表示自交，×表示杂交

1.3 杂交方法

1.3.1 亲本选择

选择具有代表品种性状的、生长健壮无病虫害的典型植株作为杂交的亲本。经研究发现，封丘大毛花、亚特金银花、羊角花这3个金银花品种产量高，指标成分绿原酸和木犀草苷含量高，抗病性强；九丰一号为培育的四倍体；红白忍冬为金银花的变种。选取这些金银花品种进行授粉研究具有代表性。

1.3.2 花序选择及整枝疏花

只留下将要杂交的花，用剪刀将枝条上的其他花去除。

1.3.3 花蕾采摘与保存

杂交前在生长健壮的父本植株上剪取发育良好

即将开放的花蕾，放于玻璃瓶中。

1.3.4 去雄与套袋

去雄选开花前1~2d的花蕾，用镊子轻轻地将花瓣拨开，并插入花药基部，夹住花药向上一拔即可。自交的不进行去雄和授粉，在开花前直接套袋。

1.3.5 授粉套袋

在去雄后即可授粉。用毛笔沾取父本的花粉涂在母本雌蕊的柱头上，授粉后，立即套上硫酸纸袋封好，进行隔离，并挂上标签，注明杂交组合和授粉日期。

1.3.6 授粉管理

杂交后的最初几天要检查纸袋，如脱落、破碎，有可能发生了非目的性杂交，这些杂交花无效，应重

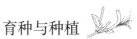

新补做。生长期间搞好田间水肥管理，及时锄草，确保杂交种的正常成熟。授粉7~10d后，当花瓣萎谢，柱头因受精而干枯变黄褐色后，即可去袋。去袋时可以统计杂交的浆果数。

1.3.7 果实采收

授粉后5~6个月左右果实由青转紫黑色，由硬转软时即成熟。以组合为单位，按相应的组合名称将杂交成熟果实单收，放入清水中搓洗淘净果皮、果肉，去除不饱满的种子，晾干，妥善保存，以备播种，并统计获得杂交浆果和种子的数量。

1.4 数据处理方法

采用Excel 2003和SPSS 10.0统计分析软件进行计算和分析，以平均值±标准差来表示结果。

2 结果与分析

2.1 不同去雄和授粉时间对忍冬结实的影响

因忍冬为虫媒和风媒传播授粉，经观察和多次试验，每天7:00—8:00和17:00—18:00，晴朗天气，昆虫较多，因此，去雄和授粉时间较好。不同时间去雄和授粉浆果数和种子数结果如表1。

由表1可知，不同时间去雄和授粉的浆果数为0~120个，组合C的浆果数最多，其次为组合F和H，组合E的浆果数最少。组合A与其他组合差异极显著，组合E与组合D差异显著，与其他差异极显著。不同时间去雄和授粉的种子数为0~375个，组合A的种子数最多，其次为组合F和H，组合E的种子数最少。结果表明，组合C即下午去雄，次日早晨授粉，浆果数和种子数较多，其次为组合F，即上午去雄，下午授粉，而去雄后立即授粉的浆果数和种子数均较少，花粉冷冻处理的浆果数和种子数也较少。因此，去雄后间隔12h左右再授粉为佳。

2.2 不同杂交组合对忍冬结实的影响

不同杂交组合浆果数和种子数结果如表2。由表2可知，自花授粉的浆果数和种子数均为0；不同杂交的组合浆果数为4~30.33个，杂交组合11浆果数最多，组合7浆果数最少。组合11与组合6，10差异不显著，与其他差异极显著，组合7与组合13差异不显著，与其他差异极显著。不同杂交组合种子数为

12.67~77.33个，杂交组合8种子数最多，组合7种子数最少。组合8与其他组合差异极显著，组合7与组合13差异不显著，与其他差异极显著。结果表明，自花不结果；不同杂交组合的浆果数和种子数与父母本有关。以红白忍冬和封丘大毛花为母本，以九丰一号为父本浆果数较多；以封丘大毛花和亚特金银花互为父母本种子数较多。以九丰一号为母本，以封丘大毛花为父本和以封丘大毛花为母本，以羊角花为父本浆果数和种子数均较少。

3 结论与讨论

3.1 杂交方法的优化

一般自然生长的种株分枝较多，而进行杂交时，为便于操作并保证营养供应，使种子发育饱满，要适当整理枝条，去除过多无效的高次分枝。

应该在花比较长还没有开放，处于似开非开的状态时去雄，并应注意把花药清除干净。撑开操作时不要损坏柱头，尽量避免破坏花冠，以使柱头处在一个适宜的环境之中。

授粉时特别要注意，每个组合授粉完毕后，必须用乙醇棉球将镊子彻底消毒后，再做下一个组合。去雄时间一般应在7:00—8:00和17:00—18:00，因这时温度低，花器失水少，也有利于伤口愈合。

3.2 去雄和授粉时间的选择

从研究结果可知，下午去雄，次日早晨授粉浆果数和种子数较多，其次为上午去雄，下午授粉，而去雄后立即授粉浆果数和种子数均较少，花粉冷冻处理浆果数和种子数也较少。因此，做杂交时，应在去雄后间隔12h左右再授粉为佳。另外，通过3a的杂交试验发现，每年杂交时间选在5月份第1茬花最好，6月份第2茬花次之。如果在其他茬花时做杂交，会造成当年11月份果实和种子发育不成熟，没法得到饱满可育的杂交种子。

3.3 杂交亲本的选择

从研究结果可知，自花不结果，不同组合杂交浆果数和种子数与父母本有关。由于时间较短，杂交后代发芽率和成苗率较低，杂交后代的性状表现有待于进一步研究。

参考文献 略

金银花种子休眠机制及快速解除休眠方法研究

王书云[1, 2]　　袁王俊[1]　　刘亚芳[1]　　李书敏[1]　　刘丽君[1]　　李　钦[1]

1.河南大学药学院/河南省高校杜仲工程研究中心,河南开封　475004；

2.哈尔滨医科大学药化教研室/省部共建生物医药工程重点实验室,黑龙江哈尔滨　150081

[摘要] 目的 研究金银花种子的休眠机制及快速解除休眠的方法,旨在为促进种子萌发,发挥种子繁殖在生产中的广泛应用提供依据。方法 通过测定种子吸水量、考察萌发温度、低温层积时间对种子萌发的影响,考察低温层积种子浸提液对白菜种子萌发的影响,采用酶联免疫分析方法(ELISA)测定低温层积过程中种子内源激素赤霉素3(GAs)、吲哚乙酸(IAA)、玉米素核苷(ZR)、脱落酸(ABA)的含量,考察不同浓度GA3溶液对种子萌发的影响。结果 金银花种子吸水通透性无障碍,8h吸水量达到饱和；低温层积能够解除种子休眠,最佳层积时间为75d,种子发芽率达到74.67%；金银花种子含有内源抑制物,低温层积解除种子休眠的机制是种子中的GA3、IAA、ZR含量升高,ABA含量降低。结论 GA3能够快速解除金银花种子的休眠,其最佳浓度为1.0g/L,种子萌发率达到81.67%。

[关键词] 金银花种子；休眠机制；低温层积；内源激素

忍冬 *Lonicera japonica* Thunb.,又名金银花,是忍冬科忍冬属多年生藤本植物,其干燥花蕾或初开的花,具有清热解毒、疏散风热的功效,可用于治疗痈肿疔疮、热毒血痢、风热感冒、温热发病,其干燥茎枝,可清热解毒、疏风通络,主治温病发热、热毒血痢等症,两者均为常用中药,并收载于中国药典。

金银花全国各地均有分布,其中河南、山东、河北、安徽等地有大面积种植。目前,金银花种植主要以茎枝扦插为主,扦插繁殖可缩短进入丰产期的年限,但长期使用易致种质退化,而用种子繁育幼苗生长缓慢,进入丰产期限长,但实生苗适应性强,易驯化,对长期引种及良种选育具有重要应用价值。然而金银花种子有较强的休眠特性,在自然条件下,种子不经处理发芽率较低,仅为19%,限制了种子繁育的生产和规模化应用。李建军等将浸水3d的密县大毛花种子经低温处理后,发芽率提高到53.07%。陈瑛将金银花种子在−3.4~4.2℃低温处理130d,发芽率可达到70.5%。彭素琴等以忍冬麻江种源和花溪种源为试材研究发现,变温15~25℃处理的种子发芽率均明显高于恒温25℃处理。目前对金银花种子休眠机制的研究尚不明确,笔者因此对金银花种子的休眠机制及快速解除休眠的方法进行系统研究,为种子繁育技术在金银花种植及品种培育中得到更加广泛的应用提供可靠依据。

[基金项目]金银花等2种中药饮片标准化建设(ZYBZH-Y-HEN-19)。

[作者简介]王书云(1986-),女,博士,研究方向：中药物质基础研究；E-mail：wangshuyun0426@163.com。

[通讯作者]李钦,E-mail：liqin6006@163.com。

1 材料与方法

1.1 材料

10月份,赴新乡市封丘县佐今明金银花GAP规范化种植基地采摘完全成熟的金银花果实,反复揉搓果肉,用水冲洗,纱布过滤,水沉去除漂浮在水面上的种子,剩余种子取出、阴凉处晾干,经河南大学药学院袁王俊副教授鉴定为金银花 *Lonicera japonica* Thunb. 的种子。

BPH-9082恒温培养箱(上海一恒科学仪器有限公司),BSA224S电子天平(北京赛多利斯科学仪器有限公司),MULTISKAN酶标仪(赛默飞世尔科技有限公司),粉碎机(GR150A,合肥荣事达小家电有限公司)。植物激素：脱落酸(ABA,SBJ-P200-48T)、吲哚乙酸(IAA,SBJ-P187-48T)、玉米素核苷(ZR,SBJ-P182-48T)、赤霉素3(GA3,SBJ-P910-48T)均购自南京吉特恩生物科技有限公司。

1.2 方法

1.2.1 种子吸水量的测定

挑选饱满度均匀的干燥金银花种子100粒,精密称重后,置于烧杯中,加蒸馏水常温浸泡,分别在0.5、2、4、6、8、10、12h取出用滤纸将种子表面水分吸干,精密称重,重复3次。按下列公式计算种子吸水率。

吸水率 $=(W_1-W)/W \times 100\%$。

式中：W_1 为种子吸水后重量,W 为种子干重。

1.2.2 种子萌发特性研究

①温度对种子萌发的影响：随机取50粒种子置于铺1层润湿滤纸的培养皿中,分别在5、15、25、35、5℃温度下培养,平行重复3次。每隔24h观察

记录1次，统计种子发芽率。②低温层积对种子萌发的影响：用网状袋随机分装种子，每袋50粒，共18袋，用湿沙埋藏于4℃室内，每隔15d分别取出3袋，于25℃恒温培养箱中培养，其中以未低温层积种子作为空白对照，每隔24h观察记录1次，统计种子发芽率。

1.2.3 低温层积种子浸提液对白菜种子萌发的影响

分别精密称取低温层积和未层积的金银花种子粉末2g，分别用10倍量蒸馏水冷浸48h，过滤，滤液分别用旋蒸45℃浓缩至1~2mL，分别转移至10mL容量瓶，用蒸馏水定容至刻度，摇匀。分别精密移取种子浸提液1.5，2，2.5mL至EP管中，用蒸馏水补足至3mL，摇匀。分别将不同浓度的低温层积和未层积种子浸提液倒入不同培养皿（内铺1层滤纸）中，以同体积蒸馏水做空白对照，每个培养皿放50粒白菜种子，于25℃恒温培养箱中培养（光照12h/黑暗12h），24h后计算发芽率，48h后测幼根长度、直径及鲜重。

1.2.4 低温层积过程种子中内源激素变化的研究

为测定金银花种子萌发过程中内源激素的动态变化，取饱满金银花种子6份，每份约2g，以1:3的比例与湿沙装入网状袋，层积沙的含水量为65%。低温层积90d，每隔15d取一次样，取出种子，洗净，干燥，取未层积的种子作空白对照，分别置于-8℃冰箱保存，备用。按孟繁蕴等方法提取及纯化待测液，采用酶联免疫分析方法（ELISA）测定样品中GA3、ABA、IAA、ZR的含量。

1.2.5 不同浓度GA₃溶液对种子萌发的影响

随机取4份种子，每份100粒，分别加入浓度为0.5、1.0、2.0、3.0g/LGA₃溶液，浸泡24h后，室温萌发，平行重复3次，以未经GA₃溶液处理的种子作空白对照，每24h观察记录1次，统计种子发芽率。

1.2.6 种子萌发指标与数据分析

以种子露白（胚根突破种皮）为萌发标准，第一颗种子发芽时间为初始发芽时间，连续3d无新发芽种子出现即视为发芽过程结束，初始发芽时间与发芽结束时间间隔为发芽持续时间。数据用Excel 2010进行处理，用SPSS 19.0进行方差分析和差异显著性检验。

发芽率=发芽试验中全部发芽种子数/供试种子数×100%。

2 结果与分析

2.1 金银花种子吸水特性

由图1可知，金银花种子入水以后吸水迅速，

0~2h是快速吸水阶段，2~6h种子吸水率变化趋缓，8h吸水量达到饱和，8h之后吸收量基本无变化，说明金银花种皮无吸水通透性障碍。

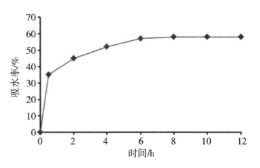

图1　金银花种子吸水曲线

2.2 金银花种子萌发特性

2.2.1 温度对种子萌发的影响

不同温度下种子的萌发情况见表1。结果表明，温度对种子萌发影响较大，温度过高、过低均不利于种子萌发。在温度考察范围内，25℃为种子萌发的最佳温度，然而种子发芽率仅为34%，这也进一步说明了金银花种子具有较强的休眠特性，而单纯增加温度并不能完全打破种子的休眠。

表1　不同温度下金银花种子的发芽率（n=3）

温度/℃	5	15	25	35	45
发芽率/%	0D	12.67±3.06C	34.00±5.29A	17.33±2.52B	0D

注：不同大写字母表示P<0.01显著差异

2.2.2 低温层积对种子萌发的影响

低温层积后种子的萌发情况见表2。结果表明，随着低温层积时间的延长，种子发芽率显著升高，当层积75d以后，种子发芽率基本稳定，达到74.67%，说明低温层积可以解除种子休眠，促进种子萌发，且最适低温层积时间为75d。

表2　低温层积后金银花种子的发芽率（n=3）

层积时间/d	发芽率/%	层积时间/d	发芽率/%
0	34.00±4.32C	60	71.33±4.11AB
15	55.33±3.77B	75	74.67±1.70A
30	56.67±8.22B	90	74.67±2.87A
45	64.00±4.32AB		

注：不同大写字母表示P<0.01显著差异

2.3 低温层积种子浸提液对白菜种子萌发的影响

2.低温层积种子浸提液对白菜种子萌发及幼苗生长的影响结果见表3。分析发现，当与空白对照组

表3　低温层积种子浸提液对白菜种子萌发及幼苗生长的影响 (n=50)

组别	浸提液浓度 /(g/mL)	发芽率 /%	根长 /cm	根粗 /cm	鲜重 /g
空白对照组	0.00	93.33±2.36^A	0.49±0.18^A	0.08±0.02^A	0.0094±0.0031^A
未层积种子浸提液处理组	0.07	22.00±0.82^B	0.45±0.23^A	0.07±0.02^B	0.0082±0.0024^A
	0.10	18.33±0.47^C	0.23±0.15^B	0.06±0.01^B	0.0063±0.0020^B
	0.13	16.67±0.47^C	0.21±0.12^{BC}	0.06±0.01^B	0.0069±0.0018^B
	0.17	15.33±0.47^{CD}	0.15±0.05^C	0.05±0.01^{BC}	0.0058±0.0014^B
	0.20	13.33±0.47^D	0.15±0.05^C	0.05±0.01^{BC}	0.0057±0.0017^B
低温层积种子浸提液处理组	0.07	92.22±1.36^A	0.46±0.18^A	0.08±0.02^A	0.0074±0.0019^B
	0.10	77.78±1.36^B	0.40±0.13^{AB}	0.07±0.01^B	0.0073±0.0024^B
	0.13	74.44±1.36^{BC}	0.29±0.14^{BC}	0.07±0.01^B	0.0068±0.0017^B
	0.17	71.11±1.36^C	0.20±0.09^C	0.07±0.01^B	0.0069±0.0022^B
	0.20	63.33±2.36^D	0.15±0.05^C	0.06±0.01^B	0.0059±0.0017^B

注：与空白对照组比较，同一指标同列不同大写字母表示 $P<0.01$ 显著差异

相比，未层积的金银花种子浸提液对白菜种子萌发及幼苗生长均有显著抑制作用，且浸提液浓度越高抑制越显著；而低温层积的金银花种子浸提液对白菜种子萌发及幼苗生长的抑制作用明显弱于未层积的种子，说明金银花种子中存在着活性较强的内源性抑制物，且抑制物的活性随着浸提液浓度的增加而增强。低温层积后金银花种子中的内源性抑制物含量明显降低，进而说明低温层积打破种子休眠的机制是通过降低种子中的内源性抑制物。

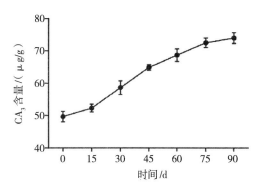

图2　低温层积过程金银花种子中GA3含量变化

2.4 低温层积过程种子中内源激素的变化

2.4.1 GA₃ 的动态变化

由图2可知，金银花种子低温层积过程中内源激素 GA_3 含量呈逐渐增加的趋势，其中层积0~15d时，GA_3 含量增加缓慢，层积15~45d时，GA_3 含量增加迅速，层积45~90d时，GA_3 含量增加速度减缓。此变化过程与表2中低温层积后种子的发芽率增长趋势类似，说明 GA_3 在金银花种子萌发过程中起到促进的作用。

2.4.2 IAA 的动态变化

由图3可知，金银花种子低温层积过程中内源激素IAA含量呈增加趋势，其中层积0~30d时，IAA含量增加缓慢，层积30~90d时，IAA含量增加迅速。此变化过程与表2中低温层积种子的发芽率增长趋势类似，说明IAA在金银花种子萌发过程中起到促进的作用。

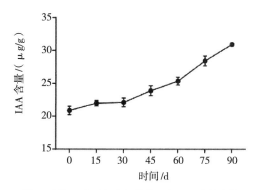

图3　低温层积过程金银花种子中 IAA 含量变化

2.4.3 ZR 的动态变化

由图4可知，金银花种子低温层积过程中内源激素ZR的含量呈增加趋势，其中层积0~60d时，ZR含量缓慢增加，层积60~90d时，ZR含量迅速增加。此

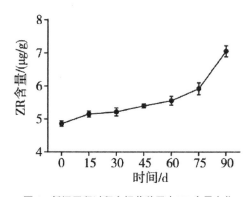

图4　低温层积过程金银花种子中ZR含量变化

变化过程与表2中低温层积种子的发芽率增长趋势类似，说明ZR在金银花种子萌发过程中起到促进的作用。

2.4.4 ABA 的动态变化

由图5可知，金银花种子低温层积过程中内源激素ABA含量呈降低趋势，其中层积0~30d时，ABA含量缓慢降低，层积30~60d时，ABA含量显著降低，层积60d后缓慢降低。此变化过程与表2中低温层积种子的发芽率增长趋势相反，说明ABA在金银花种子萌发过程中具有抑制的作用。

2.5 不同浓度GA₃对种子萌发的影响

不同浓度GA₃对金银花种子萌发的影响结果见表4。结果表明，3. 经GA₃溶液处理后，金银花种子发芽快又齐，GA₃溶液在一定的浓度范围内，种子的发芽率随浓度的增加而升高，GA₃溶液浓度为1.0 g/L时，发芽率由34.00%提高到81.67%，进一步确定了金银花种子休眠是由于内源性激素所引起。

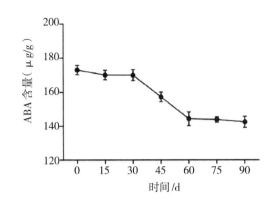

图5 低温层积过程金银花种子中ABA含量变化

表4 不同浓度GA₃对金银花种子萌发的影响

浓度/(g/L)	0	0.5	1.0	2.0	3.0
发芽率/%	34.00±4.32B	79.00±3.74A	81.67±8.26A	70.00±7.35A	69.33±3.68A

注：不同大写字母表示 $P<0.01$ 显著差异

3 讨论

3.1 低温层积能够解除金银花种子的休眠

自然条件下，金银花种子发芽率较低，具有明显的休眠特性。本研究表明，金银花种子吸水通透性无障碍，8h吸水量达到饱和。改变培养温度，虽能够提高种子发芽率，但仍不能满足生产的需求。低温层积能够解除种子休眠，显著提高种子发芽率，当层积75d以后，种子发芽率基本稳定，达到74.67%，确定最佳层积时间为75d。

3.2 低温层积解除种子休眠的机制是通过降低种子中的内源性抑制物

为了研究低温层积解除种子休眠机制，分别考察了不同浓度低温层积后的金银花种子浸取液和未层积的金银花种子浸取液对白菜种子萌发的影响，低温层积的金银花种子浸提液对白菜种子萌发及幼苗生长抑制作用明显弱于未层积的种子，说明金银花种子中存在着活性较强的内源性抑制物，且抑制物的活性随着浸取液浓度的增加而增强，进而说明低温层积是通过降低种子中的内源性抑制物来解除种子休眠。

3.3 层积解除种子休眠与种子中的GA₃、IAA、ZR含量升高，ABA含量下降有关

测定种子层积过程中内源激素的动态变化结果发现，层积过程中金银花种子中的GA₃、IAA、ZR含量逐渐升高，变化趋势与低温层积种子的发芽率增长趋势类似；ABA含量显著降低，变化趋势与低温层积种子的发芽率增长趋势相反。文献报道GA₃、IAA、ZR是促进植物生长的植物激素，ABA是抑制植物生长的植物激素，说明金银花种子中的GA₃、IAA、ZR能促进自身的萌发，ABA则抑制自身的萌发。

3.4 GA3能够快速解除金银花种子的休眠

为了验证GA₃能够促进金银花种子的萌发，考察不同浓度GA₃对金银花种子萌发的影响。经GA₃溶液处理后，金银花种子发芽快又齐，GA₃溶液在一定的浓度范围内，种子的发芽率随浓度的增加而升高，证明GA₃能够快速解除金银花种子的休眠，且GA₃溶液的最佳浓度为1.0g/L，进一步确定了金银花种子休眠是由内源性激素所引起。

参考文献 略

金银花新品系与主栽品种产量及其指标成分分析

李建军[1]　　王　君[1]　　任美玲[1]　　尚星晨[1]　　刘保彬[2]　　张光田[3]

1.河南师范大学生命科学学院,河南新乡　453007；2.封丘贾庄金银花种植专业合作社,河南封丘　453312；

3.泰瑞药业有限公司,山东平邑　273300

[摘要]对新品系豫金1号、豫金2号与主栽品种的千蕾质量、折干率、产量、抗性进行了比较,并采用高效液相色谱法测定,分析了其中绿原酸和木犀草苷的含量。结果表明,豫金1号产量和综合性状比主栽品种有明显优势,豫金2号产量和指标成分综合性状比主栽品种有一定优势。豫金1号和豫金2号千蕾干质量、公顷产量分别较其对照封丘大毛花、亚特红蕾1号高；豫金1号中抗白粉病,高抗褐斑病,豫金2号高抗白粉病,中抗褐斑病；豫金1号绿原酸含量为22.56g/kg,较对照封丘大毛花差异不显著,豫金2号绿原酸含量为24.69g/kg,高于对照亚特红蕾1号(22.13g/kg),较其差异不显著；豫金1号木犀草苷含量为1.65g/kg,高于对照封丘大毛花(1.08g/kg),较其差异极显著,豫金2号木犀草苷含量为1.86g/kg,较对照亚特红蕾1号差异不显著。

[关键词]金银花；新品系；品种；绿原酸；木犀草苷

金银花为忍冬科植物忍冬(*Lonicera japonica* Thunb.)的干燥花蕾或带初开的花,有清热解毒,凉散风热的功效。主产于河南、山东和河北等地。中国主要栽培有毛系、线花系两大品系,推广的优良主栽品种有封丘大毛花、亚特红蕾1号、鲁峰王、九丰一号、亚特金银花、密县大毛花、泰瑞1号等。目前,除山东与中科院植物研究所合作研究出四倍体"九丰一号"高产、优质、高抗新品种及亚特认定了亚特系列4个林木良种外,其他在良种选育方面研究较少。由于长期人工驯化栽培、自然变异和人工选择,形成了很多地方品种,例如封丘大毛花、豫封一号等。同时,由于长期无性繁殖存在品种退化、病虫害严重,导致金银花产量和品质下降,需要选育抗病、高产、优质的新品种。2011年笔者在河南道地产区封丘大毛花的栽培田中发现生长势好、花蕾大、表皮毛密又长、抗病性强的植株,经过无性扩繁获得了综合性状优良新品系豫金1号。2002年春从河北张家口引入红白忍冬300多株,栽种于封丘,经过多年种植扩繁,人工选择,筛选出综合性状优良的新品系豫金2号。通过豫金1号和豫金2号与主栽品种对比试验和丰产示范试验,为新品种的鉴定和推广提供依据,对于促进金银花产业可持续发展具有重要意义。

[基金项目]河南省重点科技攻关项目(112102310019)；中医药公共卫生专项(财社[2011]76号)；中医药行业科研专项(201207002)；河南省产学研合作项目(142107000078)。

[作者简介]李建军(1964-),男,河南新乡人,副教授,硕士,主要从事药用植物资源及育种研究。

1材料与方法

1.1材料

于2014年在新乡市封丘县贾庄进行豫金1号丰产示范试验,试验设2个处理,每个处理品种(系)即为1个处理,封丘大毛花为对照。于2014—2015年在封丘贾庄、封丘应举、封丘陈固、山东平邑流峪镇4点进行豫金2号丰产示范试验,试验设2个处理,每个处理品种(系)即为1个处理,亚特红蕾1号为对照。田间管理均按照生产田方式进行。

豫金1号与对照封丘大毛花于2014年5月采自封丘贾庄,豫金2号与对照亚特红蕾1号于2014年5月采自封丘应举,药材样品由河南师范大学李发启副教授鉴定为 *L.japonica*,烘干,粉碎,过孔径为(250±9)μm的4号筛。

1.2仪器与试剂

1.2.1仪器

安捷伦1200系列高效液相色谱仪(安捷伦科技有限公司)；XDB-C18色谱柱；自动控温自动进样器；Thermo自动双重纯水蒸馏器；FA 2104N型电子分析天平。

1.2.2试剂

甲醇、乙醇、乙腈为色谱纯,冰乙酸、磷酸为分析纯,水为超纯水,绿原酸标准品和木犀草苷标准品均购自中国药品生物制品检定研究所,编号分别为110753-200413和111720-200602。

1.3测定指标和方法

1.3.1千蕾质量、折干率和公顷产量的测定

于收获期分别测量新品系与主栽品种的鲜、

干花蕾的千蕾质量，计算出折干率，并测量公顷产量。折干率＝干花蕾千蕾质量/鲜花蕾千蕾质量×100%。

1.3.2 抗性测定
1.3.2.1 抗性调查
于2014年9月，叶部病害发生盛期后进行病虫害调查。地点设在封丘应举，供试品种（系）：豫金1号、封丘大毛花、豫金2号、亚特红蕾1号、泰瑞1号。每品种（系）2个重复，每个重复调查10株，调查成熟叶片，记录白粉病、褐斑病的严重度。

1.3.2.2 计算方法
统计病情指数，计算相对抗性指数，进行抗感鉴定。参照刘喜存的研究，病情分级标准如下：0级：健叶；1级：病斑面积占叶片总面积5%以下；3级：病斑面积占叶片总面积6%~10%；5级：病斑面积占叶片面积11%~25%；7级：病斑面积占叶片总面积26%~50%；9级：病斑面积占叶片面积50%以上。病情指数计算公式、相对病情指数计算方法、相对抗性指数计算方法和抗性评价标准如下。

病情指数（%）=[∑（各级病叶数 × 病级数）/（调查叶总数 × 最高病级值）]×100。

相对病情指数＝鉴定品种病情指数/对照品种病情指数（病情指数最高者为对照品种）。

相对抗性指数＝1−相对病情指数。

抗性评价标准：相对抗性指数

	抗性评价
1	免疫（I）
0.80-0.99	高抗（HR）
0.60-0.79	中抗（MR）
0.4-0.59	中感（MS）
<0.39	高感（HS）

1.3.3 绿原酸含量测定
1.3.3.1 色谱条件
色谱柱填充剂为十八烷基硅烷键合硅胶；检测波长327 nm；进样量10 μL；流动相为乙腈和0.4%磷酸（13：87）溶液；流速1.0 mL/min。

1.3.3.2 标准品溶液的制备
精确称取绿原酸对照品适量，置于棕色量瓶中，加体积分数50%甲醇制成质量浓度为40 g·L^{-1}的溶液，即可得标准品溶液。

1.3.3.3 金银花绿原酸样品溶液制备
分别精确称量金银花新品系与主栽品种的粉末各0.5000g，置具塞锥形瓶中，精确加入体积分数50%甲醇50 mL，称质量，超声处理（功率250W，频率35 kHz）30 min，放冷，再称其质量，用体积分数50%甲醇补足减失的质量，摇匀，过滤，精确量取滤液5mL，置25mL棕色量瓶中，加体积分数50%甲醇至刻度，摇匀即得。

1.3.3.4 测定方法
标准品与样品溶液分别进样10 μL进行液相色谱分析。按照外标峰面积的方法计算绿原酸含量。

1.3.4 木犀草苷含量测定
1.3.4.1 色谱条件
色谱柱填充剂十八烷基硅烷键合硅胶；检测波长350nm；进样量10 μL；流动相：乙腈为流动相A，0.5%的冰乙酸为流动相B，流速1.0mL/min，按照表1进行梯度洗脱。

表1 高效液相法测量木犀草苷的梯度洗脱表

时间/min	流动相A/%	流动相B/%
0~15	10-20	90-80
15~30	20	80
30~35	20-10	80-90
35~40	10	90

1.3.4.2 标准品溶液的制备
精确称取木犀草苷对照品适量，加70%乙醇制成质量浓度为40g/L的溶液，即可得标准品溶液。

1.3.4.3 金银花木犀草苷样品制备
精确称定金银花新品系与主栽品种的粉末各2.000 0g，置具塞锥形瓶中，加入体积分数为70%的乙醇50 mL，称其质量，超声处理（功率250W，频率35 kHz）1 h，放冷，再称其质量，用体积分数70%乙醇补足减失的质量，摇匀，过滤，精确量取滤液10 mL，回收溶剂至干，残渣用体积分数为70%乙醇溶解，转移至5 mL容量瓶中，加体积分数70%乙醇至刻度，摇匀即得。

1.3.4.4 测定方法
标准品与样品溶液分别进样10进行液相色谱分析。按照外标峰面积的方法计算绿原酸含量。

2 结果与分析

2.1 金银花新品系与主栽品种千蕾质量、折干率和产量分析

金银花新品系与主栽品种鲜、干花蕾的千蕾质量、折干率和产量（5a树龄）见表2。由表2可知，豫金1号干花蕾千蕾质量为23.95g，较对照封丘大毛花差异极显著，公顷产量较对照封丘大毛花高。

豫金2号干花蕾千蕾质量为14.69g，较对照亚特红蕾1号差异显著，折干率和公顷产量均较对照亚特

表2　金银花新品系与主栽品种鲜、干花蕾的千蕾质量、折干率和产量

品种(系)	千蕾质量(g)		折干量	产量
	鲜花蕾	干花蕾	(g/kg)	(kg/hm)
豫金1号	105.51 ± 0.039 aA	23.95 ± 0.04 aA	227.0	2 265.00
封丘大毛花	88.25 ± 0.011 bB	20.71 ± 0.02 bB	234.7	1 968.86
豫金2号	68.23 ± 0.014 cC	14.69 ± 0.03 cC	215.3	1 381.20
亚特红蕾1号	68.28 ± 0.002 cC	14.49 ± 0.03 dC	212.2	1 236.45

注：大、小写字母分别表示差异达0.01和0.05显著水平。下同

表3　金银花新品系与主栽品种抗性评价

品种(系)	白粉病			褐斑病		
	相对病情指数	相对抗性指数	抗性评价	相对病情指数	相对抗性指数	抗性评价
豫金1号	0.34	0.66	MR	0.18	0.82	HR
封丘大毛花	0.47	0.53	MS	0.43	0.57	MS
豫金2号	0.19	0.81	HR	0.31	0.69	MR
亚特红蕾1号	0.39	0.61	MR	0.52	0.48	MS
泰瑞1号	—	—	HS	—	—	HS

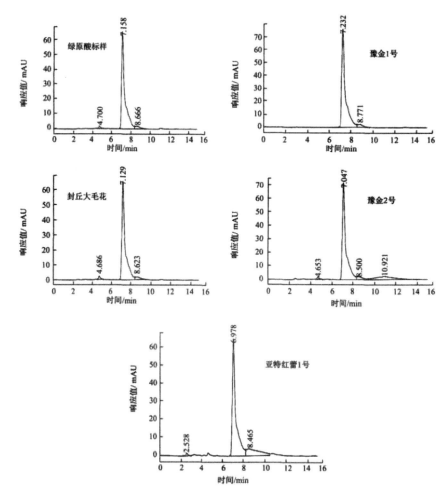

图1　不同金银花品种绿原酸含量 HPLC 色谱图

红蕾1号高。

2.2 金银花新品系与主栽品种抗性比较

金银花新品系与主栽品种对白粉病、褐斑病的抗性评价见表3。

由表3可知，豫金1号中抗白粉病，高抗褐斑病，对照封丘大毛花中感白粉病和褐斑病；豫金2号高抗白粉病，中抗褐斑病，对照亚特红蕾1号中抗白粉病，中感褐斑病；泰瑞1号高感白粉病和褐斑病。

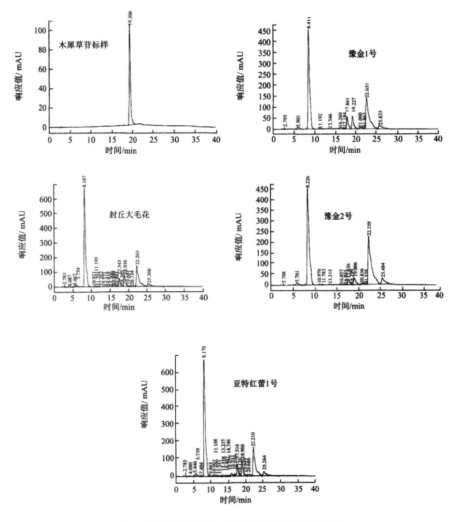

图2 不同金银花品种木犀草苷含量HPLC色谱图

2.3 金银花新品系与主栽品种绿原酸和木犀草苷含量比较

按1.3.3试验方法以同样的色谱条件分析绿原酸标准品和样品，以绿原酸标准品质量浓度为横坐标，绿原酸标准品峰面积为纵坐标，绘制标准曲线，得到线性回归方程：$Y=33.3793X-52.2480$，$R^2=0.9996$，绿原酸在14.2~142g/L线性关系良好。各样品的高效液相色谱图见图1。

按1.3.4试验方法以相同色谱条件对木犀草苷标准品和样品分析，以木犀草苷标准品的质量浓度为横坐标，木犀草苷标准品的峰面积为纵坐标，绘制出标准曲线，得到线性回归方程：$Y=25.18X+18.01$，$R^2=0.9999$，木犀草苷在36~93g/L线性关系良好。各样品的高效液相色谱图见图2。

对豫金1号、豫金2号及其对照品种按照上述方法进行绿原酸和木犀草苷含量的测定，并将测定值代入回归方程得出试验结果，见表4。

表4 金银花新品系与主栽品种的绿原酸和木犀草苷含量

品种(系)	绿原酸含量 (g/kg)	木犀草苷含量 (g/kg)
豫金1号	22.56±0.48 aA	1.65±0.19 bA
封丘大毛花	23.36±0.23 aA	1.08 ±0.09 cB
豫金2号	24.69±1.06 aA	1.86 ±0.04 abA
亚特红蕾1号	22.13±1.69 aA	1.98 ±0.003 aA

由图1、图2和表4可知，豫金1号、豫金2号及其对照品种指标性成分中，豫金1号绿原酸含量为22.56 g/kg，较对照封丘大毛花差异不显著；豫金1号木犀草苷含量为1.65 g/kg，高于封丘大毛花，较其差异极显著。

豫金2号绿原酸含量为24.69 g/kg，高于亚特红蕾1号，较其差异不显著；豫金2号木犀草苷含量为1.86 g/kg，较对照亚特红蕾1号差异不显著。

3 结论与讨论

金银花不同种质的形态和指标成分含量差异

较大，究其原因是忍冬的品种、生长环境、栽培措施、采收时间及烘干方法的不同等综合因素造成的。本试验将金银花新品系与对照主栽品种种在同一块试验田中进行统一管理，并按照2010版《中国药典》方法，采用HPLC测其指标成分，以保证各品种的客观条件等基本平行，使测定的产量和指标成分更客观、更真实地反映品种间的差异。

金银花新品系与主栽品种鲜、干花蕾的千蕾质量、折干率和产量对比结果表明，豫金1号和豫金2号千蕾干质量、产量分别较其对照封丘大毛花、亚特红蕾1号高。从千蕾质量和产量说明这2个新品系在产量方面具有显著优势。

通过对豫金1号、豫金2号的抗性鉴定来看，初步鉴定豫金1号中抗白粉病，高抗褐斑病；豫金2号高抗白粉病，中抗褐斑病。

金银花新品系与主栽品种绿原酸和木犀草苷含量测定比较结果表明，豫金1号绿原酸含量为22.56 g/kg，较对照封丘大毛花差异不显著，豫金2号绿原酸含量为24.69 g/kg，高于对照亚特红蕾1号，二者差异不显著；豫金1号木犀草苷含量为1.65 g/kg，高于其对照封丘大毛花，2者差异极显著；豫金2号木犀草苷含量为1.86 g/kg，较其对照亚特红蕾1号差异不显著。

综合试验结果分析可知，豫金1号新品系产量和指标成分综合性状比主栽品种有明显优势，豫金2号新品系产量和指标成分综合性状比主栽品种有一定优势。豫金1号木犀草苷含量具有极显著优势，豫金2号绿原酸含量具有相对优势，且指标成分远远高于2010年版《中国药典》的规定。产量、抗性和指标成分结果说明，豫金1号、豫金2号新品系已达到新品种鉴定条件，可以在生产中示范，为金银花的可持续发展奠定了良种物质基础。

参考文献 略

红白忍冬繁育系统与传粉生物学的研究

李建军[1,2,3]　　叶承霖[1,2,3]　　连笑雅[1,2,3]　　王兰[1,2,3]　　牛瑶[1,2,3]

1. 河南师范大学生命科学学院, 河南新乡　4530072; 2. 绿色药材生物技术河南省工程实验室, 河南新乡　4530072;
3. 河南省道地药材保育及利用工程技术研究中心, 河南新乡　4530072

[摘要] 为研究红白忍冬(Lonicera japonica var.chinensis(P.Watson)Baker) 的繁育系统及传粉特性。观察记录花的发育和传粉过程，采用氯化三苯基四氮唑(TTC)法和联苯胺-过氧化氢法分别测定花粉活力和柱头可授性，并运用异交指数(OCI)值、花粉与胚珠比(P/O)和人工授粉检测其繁育系统，用自交亲和性评价和荧光显微镜观察判断其自交亲和性。结果表明，红白忍冬的花为聚伞花序，总状排列，自下而上开放，单花发育分为7个时期，主要通过风和昆虫传粉，瓜芦蜂为主要传粉昆虫；雄蕊先熟，开花后4h花粉活力达到最高值，柱头可授期约2 d，开花后8h柱头可授性最强；红白忍冬OCI值为4，P/O比率为642.24±79.73，属于混合交配系统，以异花传粉为主；红白忍冬为配子型自交不亲和植物，自交结实率较低。

[关键词] 红白忍冬；植物繁殖生物学；混合交配系统；自交不亲和；异交指数

植物交配系统是植物繁育系统的核心，决定了种群间基因的传递。花的形态特征、开放式样及有性器官的开放时间长短等因素都会对植物的交配系统产生重要影响。传粉机制研究是传粉生物学的重点，揭示植物的生存和繁衍的机制，有利于提高植物的传粉效率和扩大种群数量，植物性器官结构、

传粉媒介的种类和数量及与植物的协同进化等对植物的传粉有重要意义。红白忍冬[Lonicera japonica var.chinensis(P.Watson)Baker]是忍冬(Lonicera japonica Thunb.)的变种。目前，已有对花蕾成分含量、活性物质、花色素及其形成机制、染色体及核型分析，光合特性、抗旱性、叶表皮结构生理及生态适应、分子生物学及花粉离体萌发的研究，对红白忍冬繁育系统和传粉生物学的研究尚未见报道。为了解红白忍冬生长发育的规律、提高传粉效率、开展优良品种杂交

[基金项目] 河南省中医药公共卫生服务补助专项(财社[2017]66号)；河南省企业技术创新引导专项项目(172107000031)。

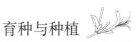

选育，本试验以红白忍冬新品种豫金2号为试验材料，对其单花发育、花粉活力、柱头可授性、繁育系统、传粉媒介等进行了研究，以了解自然条件下红白忍冬的繁育系统、自交亲和性及红白忍冬的主要传粉方式和传粉媒介。

1 材料与方法

1.1 材料

本试验所采用的豫金2号(红白忍冬新品种)和大毛花(忍冬主栽品种)来自河南师范大学生命科学学院资源圃，6年生，采用常规大田管理，经李景原教授鉴定为红白忍冬和忍冬。

1.2 方法

1.2.1 花部特征测量开花及习性调查

试验于2017-06-01开始，随机标记10个植株上50朵幼蕾，每天6∶00~20∶00，每隔1h观察记录开花形态、花色变化及保持时间，直至花瓣脱落。另随机选取10个植株上30朵当天开放的花，用直尺测量并记录花冠的直径、花丝长、花柱长等花部特征。

1.2.2 花粉活力和柱头可授期测定

花粉活力测定：采集开花前48、24h和开花后1、4、8、16、24、48、72h的花粉于载玻片上，加1滴0.5%TTC，37℃培养20 min，花粉变为深红色则表明有活力，若红色浅或无变化或变黑色则表明无活力。统计花粉总数和有活力的花粉数，每朵花检测5个视野，统计花粉数>500粒，计算花粉活力。每个时期重复10朵花。花粉活力=(变深红色的花粉数/花粉总数)×100%。

柱头可授性检测：采集开花前48、24h和开花后1、4、8、16、24、48、72h的雌蕊于载玻片上，加入几滴检测液[V(1%联苯胺)∶V(3%过氧化氢)∶V(水)=4∶11∶22]，5min后，观察气泡数量和柱头颜色变化，柱头变为蓝黑色，周围气泡越多活性越强，柱头不变色且无气泡则活性弱。每个时期重复10朵花。

1.2.3 红白忍冬繁育系统的测定

异交指数(Out-crossing index, OCI)的估算：直尺测量花冠直径，记录花药开裂时间与柱头可授期的时间间隔，观察柱头与花药的空间位置。按照DAFNI的标准计算红白忍冬的OCI值并评判其繁育系统类型。

花粉/胚珠比率(P/O)测定：随机选取二白期至大白期红白忍冬10朵，解剖每朵花1个未开裂、完整的花药，将全部花粉移入有1 mL蒸馏水的离心管中振荡60s，吸取20 μL的花粉液于载玻片上，在光学显微镜(Phenix MC-D500U(C)TP)下观察花粉数并计为a，每个花药重复10次，求平均值ā，计算得出每朵花的花粉量(1朵花的花粉量=ā×50×5/粒)。同时将每朵花的子房于解剖镜下解剖，观察并统计胚珠数，求平均数。试验重复10次，求平均数。根据CRUDEN的方法计算花粉/胚珠比率(P/O)。

1.2.4 人工授粉试验

设6个处理：①不去雄、不套袋(自然传粉)；②去雄、不套袋(自然异花传粉)；③不去雄、套袋(同花自交)；④去雄、套袋、异株异花授粉(异株异花自交)；⑤去雄、套袋、同株异花授粉(同株异花自交)；⑥去雄、套袋、不授粉(有无融合生殖)。每朵花授以盛花期2个雄蕊的花粉。每个处理50朵，种子成熟后统计结果数，计算结果率。③④⑤处理及大毛花花粉授粉各再做80朵，全部人工授粉，用于荧光显微观察，检验其自交及异交花粉管生长情况(所有花朵均在每个植株上随机选取)。其中，结果率=(成熟果实数/试验花朵数)×100%。

1.2.5 自交亲和性评价

用亲和指数判断自交亲和性的强弱。根据张桂玲的研究，强自交不亲和系亲和指数≤1；自交不亲和系亲和指数在1~3之间；自交亲和系亲和指数>10。其中，亲和指数=可育种子数/试验花蕾数。

1.2.6 花粉管生长的荧光显微观察

选取生长健壮的自花授粉、同株异花授粉、异株异花授粉、大毛花为父本授粉后2、4、6、12、24、48 h的花各10朵，花柱用卡诺固定液[V(冰醋酸)∶V(乙醇)=3∶1]固定24h，转移到70%乙醇中，4℃冰箱中保存。4 mol/L NaOH溶液进行透明和软化2h，0.1%的苯胺蓝溶液(0.1mol/L K_3PO_4配制)染色24h，双层载玻片100%甘油压片，在Olympus IX71倒置型荧光显微镜下观察花粉粒的萌发、花粉管的生长情况并拍照。统计每一时段有花粉萌发的花柱比率、花粉管到达花柱1/4、1/3、2/3、花柱基部与子房的花柱比率。

冰醋酸(天津市富宇精细化工有限公司)；乙醇(天津市天力化学试剂有限公司)；NaOH(天津市光复科技发展有限公司)；苯胺蓝(合肥博美生物科技有限责任公司)；K_3PO_4(北京市红星化工厂)。

1.2.7 传粉特性研究

1.2.7.1 风媒传粉套网试验

选取5株平均分布的健康红白忍冬，于始花期各记5个花序并套网，花期结束后，统计结实率。重力玻片法：在1株健康并处于盛花期的红白忍冬周围放置20片涂有凡士林的载玻片，放置3d后用显微镜观察载玻片是否有花粉存在，并统计花粉量（粒·cm⁻²）。

1.2.7.2 虫媒传粉

选晴朗天气，于盛花期随机标记10个植株上20个已开放的花序，连续观察5d，每天从7：00至18：00，观察并记录花序上访花昆虫访花的时间、种类和数量。对主要传粉昆虫进行跟踪观测，每1h为一个时间观察单位，记录该昆虫所访问过的花朵数、访问次数和停留时间，连续多天观察，并计算访花频率：访花频率＝昆虫总访花次数/总观察时间（h）。每种传粉昆虫的样本量不低于10头。

2 结果与分析

2.1 红白忍冬花朵形态特征及开放动态

2.1.1 红白忍冬花形态

红白忍冬花具清香，聚伞花序，总状排列，自下而上开放，双花腋生（图1A）或聚合成一簇（图1B），16：00至20：00开放，即具有傍晚开花的特性。花朵筒状，花冠外面紫红色，内面白色，先端二唇形，上唇裂片较长，裂隙深超过唇瓣的1/2，雌雄蕊呈须状伸出（图1C）。雌蕊1个，柱头状，浅绿色，子房下位，3心皮，中轴胎座，3室，多胚珠（图1D）。离生雄蕊5个，附于筒壁，等长，花药黄色，丁字形着生，花粉形态近球形，大小（75.2~83.5）μm×（78.5~80.1）μm（图1E）。

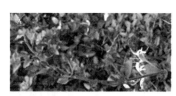
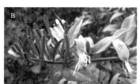
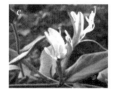
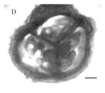
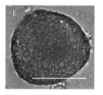

注：A.双花腋生；B.聚合成一簇的花；C.开放的花；D.子房横切（Bar = 1 000 pm）；E.单个花粉粒（Bar = 50 pm）

图1　红白忍冬花部特征

2.1.2 红白忍冬7个发育时期及单花开放动态

根据忍冬（*Lonicera japonica* Thunb.）花期的划分，红白忍冬从幼蕾至开放至凋落分为7个发育时期：幼蕾（图2A，紫红色，约1cm，3~4d）、三青（图2B，紫红色，2.0~3.0cm，2~3d）、二白（图2C，紫红色，2.8~3.5cm，1~2d）、大白（图2D，红色花蕾，3.5~4.1cm，1~2d）、银花（图2E，内白外红，4.0~4.5cm，1d）、金花（图2F，黄色，3.7~4.2cm，1~2d）和凋花（图2G，棕黄色，1~2d）。

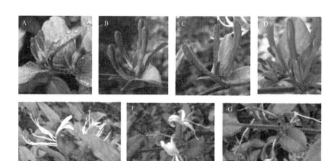

注：A.幼蕾；B.三青；C.二白；D.大白；E.银花；F.金花；G.凋花。
图2　红白忍冬的7个发育期

红白忍冬单花开放过程属于银花期。花蕾膨大，花冠裂开一缝隙，花丝和花柱露出，颜色由紫红色变为红色（图3A）。花冠裂片略微张开，雌雄蕊彼此分开但仍弯曲（图3B）。开花后1h，上一时期已张开的花冠裂片完全张开略微向外弯曲，花柱、花丝基本伸展（图3C）。开花后4h，所有花冠裂片向外弯曲，开始散粉，花药黄色（图3D）。开花后8h，散粉量最大（花粉粒数量约4000~6000粒），花药淡黄色（图3E）。开花后16h，散粉结束，花药变干，黄褐色（图3F）。

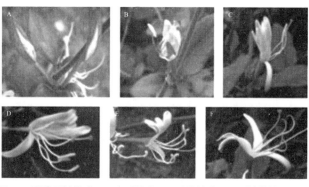

注：A.即将开放的花；B.半开的花；C.开放的花；D.开始散粉；E.花粉量最多；F.花粉散尽。
图3　红白忍冬单花开放动态

2.2 红白忍冬花粉活力、柱头可授性结果

表1表明，从开花前48 h至开花后24 h红白忍冬花粉活力呈现弱—强—弱的趋势。开花前48 h具有较低活力，之后花粉活力逐渐升高，开花后4 h达到最大值（图4A）约为64.29%，随后花粉活力逐渐下降，

开花后24 h活力明显下降至约15%，开花后48 h完全丧失活力。

开花后红白忍冬柱头的"丫"形裂沟和乳突都增大，颜色由绿色变为黄绿色，受粉后收缩变为黄色。表

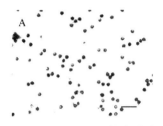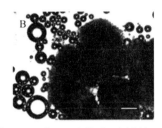

注：A.开花4 h后花粉色彩变化；B.开花8 h后柱头可授性。Bar=500 μm

图4　红白忍冬花粉活力和柱头可授性

表1　红白忍冬花粉活力和柱头可授性

测定项目	花前			花后					
花粉活力/%	26.67	34.38	53.33	64.29	55.17	24.59	15.78	0	0
柱头可授性	+	++	++	+++	++++	++	++	+	+

注：+：花柱可授；++：花柱的可授性略强；+++：花柱可授性强；++++：花柱具备最强可授性

1表明，开花前24 h至开花后72 h柱头可授性呈现弱—强—弱的趋势。开花前2d柱头的可授性最低，之后柱头可授性逐渐增强，开花后8 h(图4B)达到最强，随后柱头可授性逐渐减小，开花后48 h柱头几乎没有活力。

上述结果说明红白忍冬花粉寿命约3d，在开花前24 h至开花后16 h内有较强的活力，开花后4~8 h最大活力为64.29%。柱头寿命约为2d，开花后8 h的柱头可授性最强。花粉与柱头的有效可遇期约为2d，即从开花前1d到开花后第1天，开花后4~8 h两者的活力都较大。

2.3 红白忍冬繁育系统测定结果

2.3.1 红白忍冬异交指数(OCI)

如表2所示，红白忍冬花冠直径为(35 ± 4)mm，大于6 mm，记为3；花粉活力与柱头可授期没有时间间隔，记为0；柱头高于花药，记为1；合计红白忍冬异交指数为4，根据DAFNI的方法判断其繁殖方式为部分自交亲和、多数异交、传粉依赖传粉媒介。

表2　红白忍冬的OCI和P/O

项目	结果	繁育系统类型
花冠直径	3	
雌雄蕊成熟时间	0	部分自交亲和,需要传粉者
雌雄蕊空间位置	1	依赖于授粉媒介
OCI	4	
单花花粉数	650 ±150	
单花胚珠数	12.00 ±0.92	兼性异交
花粉胚珠比率	642.24 ±79.73	

2.3.2 红白忍冬的花粉/胚珠比率

红白忍冬每朵花的花粉量平均为(650 ± 150)粒，胚珠数为12.00 ± 0.92，花粉/胚珠比率(P/O)为642.24 ± 79.73，依据CRUDEN的标准，红白忍冬繁育系统属于兼性异交型。

2.4 人工授粉试验结果

表3结果显示，红白忍冬在自然条件下结果率为42%，以大毛花为父本杂交结果率为44%，高于其自然结果率，说明种间杂交亲和。人工同株异花授粉、异株异花授粉及自然异花传粉的结果显示异花授粉结果率比自花授粉高，即在自然条件下以异花传粉为主。同花自交结果率为2.63%，表明自花授粉亲和

率较低，原因可能是柱头与花粉的成熟度一致，雌蕊柱头上合成抑制同种花粉萌发的抑制物或合成量较多，因而花粉管不能够顺利生长。开花前去雄套袋的处理结果率为零，表明红白忍冬不能进行无融合生殖。结果率顺序为杂交>自然传粉>自然异花授粉>异株异花授粉>同株异花授粉>同花自交。这是由花朵发育的差异及遗传背景差异造成的。

2.5 自交亲和性评价

本试验所用的红白忍冬为同一品系，基因型相同，红白忍冬同花自交、同株异花授粉及异株异花授粉均属于自交。表4结果显示，它们的亲和指数分别为0.0789、0.8095、1.1739，在0~3之间，为自交不亲

表3 红白忍冬不同处理下的结实率

处理	花数	结果数	结果率/%
自然传粉	50	21	42.00
自然条件下异花传粉	50	13	26.00
自交	38	1	2.63
异株异花授粉	46	7	15.22
同株异花授粉	42	5	11.90
去雄、套袋、不授粉	50	500	0
杂交	50	22	44.00

表4 红白忍冬亲和指数

处理	花数	种子数	亲和指数
自然传粉	50	21	3.380 0
自然条件下异花传粉	50	13	1.940 0
自交	38	1	0.078 9
异株异花授粉	46	7	1.173 9
同株异花授粉	42	5	0.809 5
去雄、套袋、不授粉	50	0	0
杂交	50	22	4.140 0

和物种，自交结实率较低。红白忍冬与忍冬（主栽品种大毛花）不同品种间杂交能大量结实且亲和指数为4.14，高于自然传粉的3.38，符合植物系统进化规律，即种间杂交存在的不亲和性有利于保持物种的稳定性。

2.6 荧光显微观察结果

如表5，自花授粉：2 h后60%花粉管在柱头萌发，4 h后20%花粉管穿过乳突细胞，6~48 h花粉管不再伸长，出现胼胝质（图5A）。同株异花授粉：2 h后60%花粉管在柱头萌发，4 h后80%花粉管穿过乳突细胞，6 h后10%花粉管到达柱头底部，12 h后30%花粉管到达柱头底部，24 h后50%花粉管到达柱头底部，24~48 h花粉管不再伸长，出现胼胝质（图5B）。异株异花授粉：2 h后80%花粉管在柱头萌发，4 h后70%花粉管穿过乳突细胞，6 h后40%花粉管到达柱头底部，12 h后30%花粉管到达柱头底部，24~48 h后花粉管不再伸长，出现胼胝质（图5C）。以红白忍冬为母本，大毛花为父本的杂交花柱，花粉管4 h后30%到达柱头底部，6 h后50%到达花柱1/4处，12 h后50%到达花柱1/3处，24 h后20%到达花柱2/3处（图5G），20%到达花柱基部（图5H），48 h后

10%进入胚珠（图5I、J）。由此可以看出，随着亲缘关系变远，花粉管有更大的概率生长至子房，与人工授粉试验杂交结果率高的结果相吻合。

在显微观察中发现，发现3种类型的胼胝质。柱状实心胼胝质（图5D），椭圆形虚化胼胝质（图5E），蝌蚪状实心胼胝质（图5F）。这3种胼胝质在自交的忍冬花柱里均有出现。

红白忍冬自花花粉及异花花粉都可以在柱头上萌发并穿过乳突细胞，随后花粉管中出现大量胼胝质，表现为膨胀、阻塞等现象，花粉管不能穿过花柱到达子房，无法完成受精作用，具有明显的自交不亲和性，为配子型自交不亲和。

2.7 传粉特性研究

风媒传粉植物可通过增加每朵花的花粉量，降低花结构的投资而增强其适应性。虫媒传粉植物可以通过花色、气味、花粉、花蜜吸引昆虫传粉。红白忍冬主要通过风媒和虫媒进行异花传粉。

红白忍冬在晴朗天气微风下，载玻片上的花粉量为50~220粒/m²。花序经过套网后结果率为21%，高于套袋结实率，低于自然传粉的结实果率，有大量传粉昆虫访问，以上结果显示红白忍冬为风媒和虫

表5 不同来源花粉在红白忍冬柱头上原位萌发与花粉管伸长进程

花粉源	花粉管到达部位	花柱比率/%					
		2h	4h	6h	12 h	24 h	48 h
自花传粉	表面萌发	60	80	50	40	20	40
	乳突细胞		20	50	60	80	60
同株异花授粉	表面萌发	60	20		20		10
	乳突细胞		80	90	50	50	60
	花柱			10	30	50	30
同株异花授粉	表面萌发	80	30	10	10		
	乳突细胞		70	50	60	60	50
	花柱			40	30	40	50
杂交	表面萌发	70					
	乳突细胞	30	70				
	花柱		30	50			
	1/4 花柱			50	30		
	1/3 花柱				50	60	50
	2/3 花柱				20	20	10
	花柱基部					20	30
	子房						10

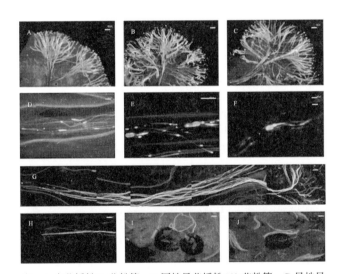

注：A.自花授粉 6h 花粉管；B.同株异花授粉 12h 花粉管；C.异株异花授粉 24h 花粉管；D.柱状实心胚胝质；E.椭圆形虚化胚胝质；F.蝌蚪状实心胚胝质；G.授粉后 24h 杂交花粉管；H.花粉管穿过花柱；I.花粉管到达胚珠；J.花粉管到达胚珠。Bar = 100 μm

图5 红白忍冬荧光显微观察

媒混合的传粉类型。

红白忍冬有以下特征：花粉量大、轻、粉末状，易受空气流动影响；花被片较雌蕊和雄蕊短，雌蕊和雄蕊高出花被片近 1 倍，柱头授粉和花粉的散布不易受花被片关闭的限制，有利于风媒传粉；花柱高于花药，自花花粉不容易落到自花柱头上，利于异花传粉；花柱在二白期至凋花期均具有可授性，可授期较长，花药开裂和散粉时间较短，与柱头可授期不同步，大大提高了胚珠接受异花传粉的概率；离生雄蕊 5 个，雄蕊互相分离，有利于风媒传粉，可以同时接受多个昆虫访花。

红白忍冬香味浓郁，花冠外红色，内面白色，颜色鲜艳，香味浓郁，有助于吸引昆虫访花，花粉外壁粗糙，容易黏附在虫体上，雌蕊的柱头有呈"丫"形的裂沟和粗糙的乳头状突起，易于黏附花粉，利于昆虫传粉。访花昆虫有菜粉蝶（*Artogeia napi*）、分舌蜂（*Colletes gigas Cockerell*）、黄胸木蜂（*Xylo-copa appendiculata*）、赤条蜂（*Mime saequestris*）、意大利蜂（*Apis mellifera*）、长喙天蛾（*Macroglossum*），图 6A）、长木蜂（*Xylocopa tranquabarorum*）、黄钩蛱蝶（*Polygonia c-aureum subsp.c-aureum*；图 6B）、螟蛾（*Pyralidae.，Lepidoptera*，图 6C）、瓜芦蜂（*Cer-atina cucurbitina*，图 6D）、露尾甲（*Haptonchu sluteo-lus*，图 6E）、食蚜蝇（*Syrphus*，图 6F）等，主要为蜂类。其中，长喙天蛾主要以吃花蜜为主，赤条蜂和瓜芦蜂以采集花粉为主。露尾甲全天都可以看到，体型小，几乎不携带花粉，并以花粉、花蕊、子房和花瓣为食，对于红白忍冬的传粉弊大于利。

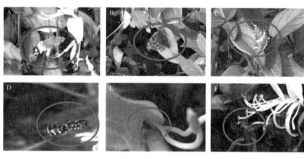

注：A.长喙天蛾；B.黄钩蛱蝶；C.螟蛾；D.瓜芦蜂；E.露尾甲；F.食蚜蝇。

图6 红白忍冬部分访花昆虫

通过连续多天的观察确定了红白忍冬有效的传粉者为瓜芦蜂。忍冬花朵为盛开花时，瓜芦蜂会将其头部直接探入开放的花朵的花冠筒内，将身体压在雌雄蕊上，此时身上的绒毛会沾染很多花粉，也能同时将身上携带的花粉与柱头接触，从而完成传粉。

如图7和图8所示，晴朗天气在9：00—11：00和15：00—17：00，访花昆虫数量较多，且上午传粉昆虫数量和访花频率均高于下午。瓜芦蜂在9：00—11：00访花频率达到最高值为4次·h⁻¹。这2个时间段温度为20~30℃，适宜昆虫活动，几乎时时都有昆虫访花。上午花粉量大，访花频率高，单花访问时间也长，可达5~7s；下午花粉少，访花昆虫多数时间在寻找花粉，访花频率低，单花访问时间短，停留1~2s即离开。晴朗天气，访花昆虫数量和种类较多，停留时间较长，阴天数量减少，雨天几乎没有蜂类和蝶类，只有露尾甲活动。昆虫访花还受温度、花粉量、天气

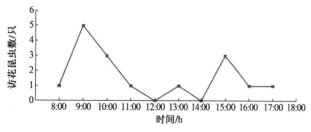

图7 瓜芦蜂数量

的影响。

3 结论与讨论

3.1 繁育系统

自然界中大部分物种为自交与异交结合的混合交配系统。OCI的结果显示，红白忍冬为部分自交亲和，多数异交，传粉依赖传粉媒介。P/O的结果显示其为兼性异

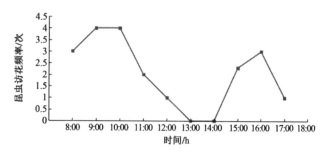

图8 瓜芦蜂日访花频率

交。人工授粉试验结果表明其自交亲和率比较低，在自然条件下以异花传粉为主。自交亲和性分析和荧光显微观察认为红白忍冬为配子体自交不亲和。传粉特性研究表明红白忍冬传粉媒介为风和昆虫，蜂类为主要传粉昆虫。根据以上试验结果，结合其花的结构特征和传粉特性认为红白忍冬属于混合交配系统，配子型自交不亲和，通过风和昆虫进行异花传粉。与宋振巧等关于金银花（大毛花）繁育系统的研究结果相比，OCI值增大，P/O比率略有下降，人工授粉试验结果率均降低，说明红白忍冬作为金银花的一个变种与金银花（主栽品种大毛花）的繁育系统兼性异交相比有一定的差异，其异花传粉率更高，是一种进化的方式，花粉来自不同的花，雌雄配子的遗传性差异较大，受精发育成的后代往往具有更强的生活力和适应性。

3.2 传粉特性

红白忍冬花的结构特征与传粉方式有密切的关系。红白忍冬开放后柱头略高于花药，花粉不容易落到自花柱头上，在二白期至凋花期均具有可授性，有较长时间接受外来花粉，大大提高了异花授粉概率，有利于基因的交流发展。雄蕊互相分离，雄蕊高出花被片近1倍，花粉量大且轻，有利于风媒传粉，也可以同时接受多个昆虫采粉。其花颜色鲜艳，香味浓郁，易于吸引昆虫访花，花粉外壁粗糙容易黏附在虫体上，柱头"丫"形的裂沟和粗糙的乳头状突起利于黏附花粉，利于昆虫传粉。通过观察红白忍冬的访花昆虫主要是蜂类、蝶类和蛾类昆虫，与邓惠等关于金银花访花昆虫的研究相比，红白忍冬传粉昆虫蝶类较多，可能是因为其颜色更鲜艳。研究发现，昆虫更喜欢访问处于银花期的忍冬，花色变化对访花昆虫的影响还有待进一步研究。

昆虫访花与花粉量及环境条件有密切关系。红白忍冬的盛花期在6月，此时新乡地区每天11：30—15：00的温度比较高，忍冬散粉的花较少，昆虫活动

也少，昆虫访花主要集中在每天的9∶00—11∶00和15∶00—17∶00，上午访花昆虫的数量和频率多于下午，主要是红白忍冬前1d傍晚开花的特性，夜间温度低，生物活动少，散出的花粉不易损失，到第二天早上花粉量达到最大值；下午散粉的花较少，水分蒸发快，花药容易变干，花粉不易保留。访花昆虫数量和频率与花粉量成正相关，同时也受到环境条件如风力、地理位置、湿度等的影响，因此还需要更多更深入的实验来研究红白忍冬和访花昆虫与环境之间的关系。

忍冬科植物在黄昏开花是较有利的。在长期的进化过程中，访花昆虫与开花植物之间相互适应，形成了密切的联系，传粉者会以"利益最大化"的原则访花，开花植物也会寻找一个折中点以保证生殖的顺利完成而不浪费能量。MIYAKE等的研究表明，晚上的传粉者天蛾比白天的传粉者对花粉的消耗率低、传粉率高，因此即使白天的传粉者能传递更多的花粉，但是在黄昏开花被认为是最好的。本文研究发现，红白忍冬有傍晚开花的特性，与MIYAKE等的研究一致。

3.3 杂交育种

根据红白忍冬具有异花传粉、杂交结果率高的特点，其杂交育种具有较强的可操作性。根据花粉活力、柱头可授期和开花特性，红白忍冬异交期和异交技术为：选每年5月份第1茬花异交，选用开花前1d的花朵去雄，去雄后1d左右采集当天开花的花粉在7∶00至9∶00之间授粉，结实率较高，果实生长期长，可以获得成熟果实和饱满种子。通过品种间异交育种，在其后代中选择符合育种目标的优良重组个体，再通过扦插等无性繁殖方式可以获得新品系。通过优良无性系品种自交，在其后代中选择优良个体，再通过扦插等无性繁殖方式获得提纯复壮新品系，解决生产中品种退化问题。

参考文献　略

忍冬花蕾延迟开花与内源激素调控研究

李建军　连笑雅　王　兰

河南师范大学生命科学学院，河南省道地药材保育及利用工程技术研究中心，绿色药材生物技术河南省工程实验室，
河南新乡　453007

[摘要] 为研究激素（IAA、ZR、GA₃、ABA）对忍冬（*Lonicera japonica* Thunb.）花期的调控机理，以忍冬主栽品种"大毛花"和新品种"特蕾1号"为试验材料，观察单花各发育时期花色、形态和花期时长的变化，并采用酶联免疫法检测4种内源激素的变化动态。结果表明，"特蕾1号"各时期花均比"大毛花"大，且二白期、大白期和凋花期均比"大毛花"长，尤其是大白期长达12d，而"大毛花"仅为1d。在整个花期内，"特蕾1号"和"大毛花"ZR和GA₃含量均表现为先高后低的趋势，ABA含量均表现为逐渐上升的趋势，"特蕾1号"IAA含量先下降后上升，之后再下降再上升，"大毛花"IAA含量先下降后上升。在大白期，"特蕾1号"IAA、ZR含量为"大毛花"的3.36倍和1.61倍，ABA、GA₃含量为"大毛花"的0.28倍和0.89倍；"特蕾1号"IAA/ABA、ZR/ABA、IAA/GA₃、ZR/GA₃比值为"大毛花"的11.96倍、5.67倍、3.80倍和1.81倍，ABA/GA₃、ZR/IAA比值为"大毛花"的0.32倍和0.45倍。影响"特蕾1号"大白期时长的主要因素是高水平IAA和低水平ABA，还有高IAA/ABA、ZR/ABA、IAA/GA₃及低ABA/GA₃、ZR/IAA。本研究结果可供生产中利用外源激素调控忍冬花期，延长忍冬采收期，提高忍冬产量和质量，并为进一步研究花期延长的分子机理提供参考。

[关键词] 忍冬；花期时长；内源激素；延迟开花；调控机理

内源激素是一类重要的植物生长调节物质，与花的生长发育密切相关，多种内源激素的相互作用共同调控植物的花期。生长素（indole acetic acid，

[基金项目] 中医药公共卫生服务补助专项（财社〔2017〕66号）；河南省企业技术创新引导专项项目（172107000031）。

IAA）则具有延缓和促进花瓣衰老的双重作用（蒋雨霏，2017）。细胞分裂素（cytokinin，CTK）、赤霉素（gibberellic acid，GA₃）延缓花瓣衰老（冯慧等，2006；杨晓红等，2006），脱落酸（abscisicacid，ABA）促进花瓣衰老（徐平珍等，2007）。

忍冬（*Lonicera japonica* Thunb.）干燥的花

蕾或初开的花称为金银花，具有清热解毒、凉散风热的功效（中华人民共和国卫生部药典委员会，2015），为药食两用大宗中药材，还被广泛地应用于保健品、化妆品、食品等行业，其需求量与日俱增。在生产中寻找适宜方法调控忍冬的生殖生长，延长花蕾采收期，对于提高金银花产量和质量有重要意义。

忍冬从幼蕾至花朵凋落大致分为幼蕾期（绿色小花蕾，长约1cm）、三青期（绿色花蕾，长约2.2~3.4cm）、二白期（淡绿色花蕾，长3.0~3.9cm）、大白期（白色花蕾，长3.8~4.6cm）、银花期（刚开放的白色花，长4.2~4.8cm）、金花期（花变黄色，长4.0~4.5cm）和凋花期（棕黄色）7个阶段，二白期到大白期为最佳采收期（李建军等，2013）。本课题组培育的忍冬新品种"特蕾1号"，其花的大白期长达13d，采收期较主栽品种"大毛花"明显延长。

近年来，已有文献报道通过喷施外源激素可以调控忍冬开花（兰阿峰等，2007；龚月桦等，2009；孙斌，2015），但内源激素对忍冬花期的调控机理尚不清楚。本试验中分析了忍冬内源激素与花期时长的关系及各个发育时期中生长素、细胞分裂素、玉米素核苷（zeatin，ZR）、赤霉素和脱落酸的变化规律，为生产中寻找适宜方法调控忍冬生殖生长，延长采收期，提高产量和质量提供依据。

1 材料与方法

2018年5月，在河南师范大学生命科学学院资源圃（北纬35° 18′ 13.71″ N，东经113° 55′ 15.05″ E）采集主栽品种"大毛花"和新品种"特蕾1号"的新鲜花蕾或花。

选取5年生、长势基本一致的健康、无病虫害植株各3株，每株各标记位置相似、长势一致的幼蕾110个，50个用于长度测量，60个用于激素取样。

分别于5月6、9、11、12、13、15和17日7：00采集"大毛花"幼蕾期、三青期、二白期、大白期、银花期、金花期和凋花期的花蕾或花；5月6、9和12日7：00采集"特蕾1号"幼蕾期、三青期和大白期的花蕾，5月11日19：00采集二白期的花蕾，5月22和24日8：00采集大白后期和银花期的花蕾或花，5月26和28日9：00采集金花期和凋花期的花。

每天7：00~19：30，每隔2h观察记录开花形态、花色变化及保持时间，直至花瓣脱落。达到各花期时，随机取5朵，测量花长，求平均值。采集各花期的花5~8朵，液氮冷冻保存。

采用酶联免疫法（ELISA）（Cao et al.，2017；Sun et al.，2018）提取并测定内源激素GA₃、IAA、ZR和ABA含量，每个样品重复3次。

2 结果与分析

2.1 忍冬花发育各时期形态及时长

如图1所示，两个品种忍冬的前3个发育时期（幼蕾期、三青期、二白期）和最后两个发育时期（金花期、凋花期）花的颜色变化一致。

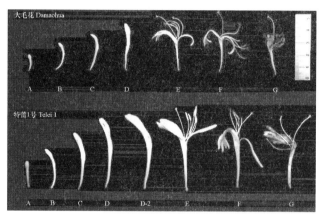

A：幼蕾期；B：三青期；C：二白期；D：大白期；D-2：大白后期；
E：银花期；F：金花期；G：凋花期。
图1　"大毛花"和"特蕾1号"忍冬不同发育时期花的形态

"大毛花"大白期为白色，"特蕾1号"大白前期为米白色，后期出现淡黄色斑块，持续2d，且面积逐渐增大，到达银花期花瓣外侧变为淡黄色。

如图2所示，"特蕾1号"的花长度在各时期均显著比"大毛花"长。两个品种幼蕾期、三青期、二白期、银花期和金花期时长基本一致，"特蕾1号"大白期时长为"大毛花"的12倍，凋花期为其2倍。"特蕾1号"具有花朵大且花期长的特点。

2.2 "大毛花"和"特蕾1号"忍冬各花期内源激素含量的变化

2.2.1 玉米素核苷(ZR)

由图3，A可知，在整个花期内，"大毛花"和"特蕾1号"中ZR含量具有相似的变化模式：表现为先上升后下降的趋势，均在三青期达到最高值。"大毛花"在大白期降至最低，为3.70 ng/g，之后在金花期小幅度上升，凋花期又下降。"特蕾1号"在大白期为5.97 ng/g，是"大毛花"的1.61倍，在金花期降至最低，为3.97 ng/g，凋花期小幅度上升。

2.2.2 赤霉素(GA₃)

由图3，B可知，在整个花期内，"大毛花"和"特

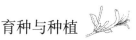

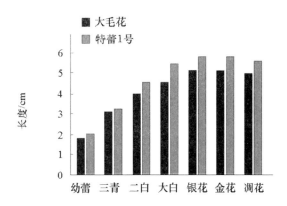

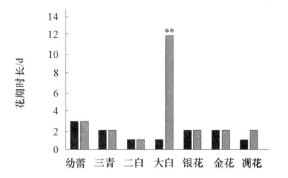

图2 "大毛花"和"特蕾1号"忍冬不同发育时期的花长度和花期时长

蕾1号"赤霉素（GA_3）含量的变化呈逐渐下降的趋势。两品种均在幼蕾期最高，在银花期最低。从幼蕾期至三青期，"大毛花"GA_3含量下降幅度较大。在大白期，"大毛花"GA_3含量为4.95 ng/g，是"特蕾1号"的1.13倍。

2.2.3 脱落酸(ABA)

如图3，C可知，"大毛花"ABA含量有两个峰值，第1个峰值为大白期，为62.54 ng/g；第2个峰值为凋花期，达到最高值183.48 ng/g。"特蕾1号"ABA含量的变化为先下降后上升的趋势。大白期含量最低，为17.63 ng/g，凋花期最高，为122.33 ng/g。在二白期至金花期，"大毛花"与"特蕾1号"ABA含量的变化趋势相反。在大白期，"大毛花"ABA含量为62.54 ng/g，是"特蕾1号"的3.55倍。

2.2.4 生长素(IAA)

如图3，D可知，在整个花期内，"大毛花"IAA含量的变化趋势为先下降后上升。幼蕾期含量最高（70.70 ng/g），银花期含量最低（13.69 ng/g）。"特蕾1号"的变化趋势为先下降后上升，再下降再上升。二白期含量最高为99.68 ng/g，为"大毛花"的4.66倍；在大白期，IAA含量为57.01 ng/g，是"大毛花"的3.37倍。

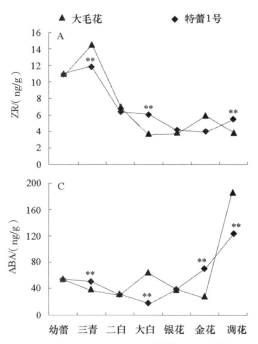

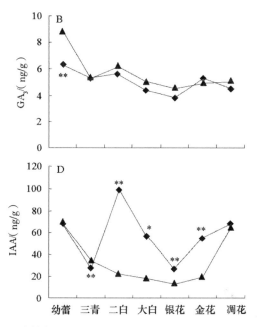

A：玉米素核苷；B：赤霉素；C：脱落酸；D：生长素。* $P < 0.05$；** $P < 0.01$
图3 "大毛花"和"特蕾1号"忍冬各花期内源激素的变化

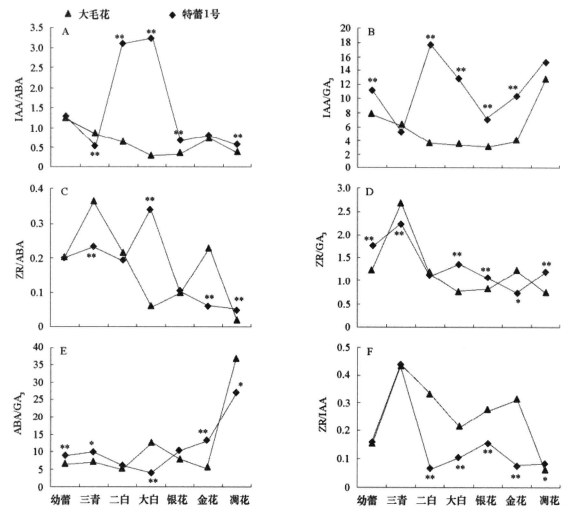

A：生长素／脱落酸；B：生长素／赤霉素；C：玉米素核苷／脱落酸；D：玉米素核苷／赤霉素；E：脱落酸／赤霉素；F：玉米素核苷／生长素。
图4 '大毛花'和'特蕾1号'忍冬不同花期内源激素含量比值变化

2.3"大毛花"和"特蕾1号"忍冬各花期内源激素含量比值的变化

2.3.1 IAA/ABA 比值的变化

如图4，A可知，在三青期至银花期，"特蕾1号"IAA/ABA的比值与"大毛花"的变化趋势相反，呈先上升后下降趋势。在二白期和大白期，"大毛花"IAA/ABA的比值分别为0.65和0.27，"特蕾1号"分别为3.10和3.23，为"大毛花"的4.77倍和11.96倍。

2.3.2 IAA/GA₃比值的变化

如图4，B可知，在三青期至银花期，"特蕾1号"IAA/GA₃的比值变化趋势是先上升后下降，而"大毛花"的比值变化趋势是先下降后上升。在二白期和大白期，"大毛花"IAA/GA₃的比值分别为3.48和

3.42，"特蕾1号"IAA/GA₃的比值较高，分别为17.65和12.99，为"大毛花"的5.07倍和3.80倍。

2.3.3 ZR/ABA 比值的变化

如图4，C可知，在大白期，"大毛花"ZR/ABA的比值为0.06，"特蕾1号"为0.34，是"大毛花"的5.67倍。

2.3.4 ZR/GA₃比值的变化

如图4，D可知，在二白期至凋花期，"特蕾1号"ZR/GA₃的比值与"大毛花"的比值变化趋势相反，呈先上升后下降再上升的趋势，而"大毛花"的比值变化趋势是先下降后上升再下降。在大白期，"大毛花"ZR/GA₃的比值为0.75，"特蕾1号"ZR/GA₃的比值为1.36，是"大毛花"的1.81倍。

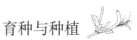

2.3.5 ABA/GA₃比值的变化

如图4，E可知，在二白期至金花期，"特蕾1号"ABA/GA₃的比值变化趋势是先下降后上升，而"大毛花"的是先上升后下降。在大白期，"特蕾1号"为4.02，"大毛花"ABA/GA₃的比值为12.64，是"特蕾1号"的3.14倍。

2.3.6 ZR/IAA比值的变化

如图4，F可知，二者ZR/IAA的比值变化趋势在幼蕾期至银花期相似，在银花期至凋花期相反，即"特蕾1号"的比值变化趋势是先下降后上升，而"大毛花"的比值变化趋势是先上升后下降。在二白期至金花期，"大毛花"ZR/IAA的比值均大于"特蕾1号"。在大白期，"特蕾1号"ZR/IAA的比值为0.10，"大毛花"为0.22，是"特蕾1号"的2.2倍。

3讨论

3.1 内源激素含量与花期的关系

忍冬的主要药用部位是花蕾，属于生殖器官，促进生殖生长、提高成花率能提高忍冬的产量和品质。忍冬最佳采收期为二白期到大白期（李建军等，2013），"特蕾1号"大白期时长为"大毛花"的12倍，采收期延长，成花率显著提高。

本研究中对两个品种忍冬从幼蕾期到凋花期7个花期时长和4种内源激素含量动态变化进行观察和分析，得出两个品种忍冬在整个发育过程中内源激素含量水平存在明显差异，且不同种类激素之间存在相互促进和相互拮抗两种生理效应，因此植物激素间的平衡关系对植物生长发育的调节作用更为重要（杨晓婉等，2014；李晓艳等，2016；杜维等，2018）。

在大白期，"特蕾1号"ZR含量为"大毛花"的1.61倍。张微等（1991）的研究发现，寿命长的花盛开时有较高水平的玉米素，约为衰老时的1~3倍，而寿命短的花中含量较低，高水平ZR有利于水分吸收和花瓣细胞的增大（张华和熊运海，2000；杨晓红等，2006）。ZR含量的升高与"特蕾1号"大白期时间延长及花朵增大有关。

孙斌（2015）、温璐华等（2015）和彭国栋等（2008）研究表明高水平GA₃可以促进忍冬开花，使花期提前。而"特蕾1号"只有在银花期GA₃浓度略高于"大毛花"，其他时期均低于"大毛花"，低浓度GA₃是"特蕾1号"花期延迟的原因。

Rakngan等（1995）对日本梨的研究证实了ABA可促进花芽分化。曹尚银等（2000）和肖安琪（2016）

通过对苹果花芽分化的研究发现高水平的ABA能促进苹果成花，反之，则抑制成花。在毛竹成花期和扬花期，ABA含量比例要高于未开花毛竹，所以成花期较低浓度ABA延迟花的发育（齐飞艳等，2013）。大白期脱落酸（ABA）含量的降低可能是"特蕾1号"大白期长的原因。在大白期，"特蕾1号"IAA含量为"大毛花"的3.37倍。Kinet（1993）认为，低浓度IAA含量为花芽孕育所必需，而高浓度IAA会抑制花的发育。王伟（2010）对龙眼、黄迪辉和黄辉白（1992）对柑橘的研究结果表明，IAA含量越高越抑制花芽分化。二白期和大白期生长素（IAA）的升高是"特蕾1号"大白期长的原因。IAA含量的升高与"特蕾1号"大白期延长有关。

3.2 各花期内源激素含量比值与花期的关系

在大白期，"特蕾1号"IAA/ABA的比值为"大毛花"的11.96倍，IAA/GA₃的比值为"大毛花"的3.80倍。苹果花芽在孕育过程中，IAA/ABA的降低可促进花芽分化（曹尚银等，2000；牛辉陵，2015）；毛竹花芽分化和开花过程中，开花毛竹IAA/GA₃值均低于未开花毛竹（齐飞艳等，2013），IAA/ABA和IAA/GA₃的比值的升高造成"特蕾1号"大白期较长。

张微等（1991）对月季、玫瑰、兰花等花卉的试验表明衰老与ZR/ABA比值有关，比值高，花瓣衰老延迟，比值低，衰老快。在大白期，"特蕾1号"ZR/ABA的比值是"大毛花"的5.67倍，延长了"特蕾1号"的大白期。

Nobutoshi等（2014）和曹尚银等（2001）的研究发现高浓度GA₃能抑制花器官形成，ZR/GA₃值的提高可促进花芽分化，"特蕾1号"的大白期延长，但ZR/GA₃的比值却升高，与前人研究结果相反，还需要进一步的研究验证。

在百合上的研究发现，花瓣ABA/GA₃比值的大小与花朵发育和衰老时间比较吻合，ABA/GA₃比值高促进花朵发育（杨秋生等，1996）；较高水平的ZR/IAA，有利于花芽的分化和花的发育（郑宝强，2009）。"特蕾1号"大白期ABA/GA₃和ZR/IAA比值较低，是"特蕾1号"大白期较长的原因。

曹尚银等（2000）对苹果花的研究中发现ABA/GA₃、ZR/IAA值的降低可抑制花芽分化和发育，本研究的结果与其基本一致。

4 结论

通过分析"大毛花"和"特蕾1号"花期时长和内源激素含量的动态变化，初步分析了忍冬内源激素与花期时长的关系。"特蕾1号"大白期时长为"大毛花"的12倍，采收期延长；高水平的IAA、ZR，低水平的ABA和GA₃可以抑制忍冬花的开放。影响"特蕾1号"大白期时长的主要因素是高水平IAA和低水平ABA含量，还有高比值的IAA/ABA、ZR/ABA、IAA/GA₃及低比值的ABA/GA₃、ZR/IAA。

从忍冬发育过程植物激素的动态变化中可以看出，调节忍冬发育不是某一种激素单独作用的结果，而是各种激素在时间、空间上的相互作用产生的综合效果。激素调控植物生长发育过程中所引起的生理生化变化的内在原因是复杂的（王丽霞，2008）。

研究内源激素在忍冬发育过程中的变化规律及不同品种间的差异，对于弄清内源激素在忍冬发育中可能存在的作用机制，以及利用外源激素调控忍冬蕾期以提高成花率，延长忍冬采收期，提高忍冬产量和质量，进一步研究忍冬花期延长的分子机理有重要意义，这将是下一步深入研究的内容。

参考文献 略

不同冬剪方式对金银花生长、产量和质量影响的研究

张 燕[1, 2]　　解凤岭[2]　　郭兰萍[1]　　王文全[3, 4]　　李卫东[4]　　张红瑞[5]　　兰金宝[2]
李晓明[1]　　林淑芳[1]　　吴志刚[1]

1.中国中医科学院中药研究所，北京 100700；2.河北灏华中药科技开发有限公司，河北巨鹿 055250；3.中国医学科学院北京协和医学院药用植物研究所，北京 100193；4.北京中医药大学中药学院，北京 100102；5.河南农业大学中药材工程技术研究中心，河南郑州 450002

[摘要]目的 探讨不同冬剪方式对金银花产量、质量的影响，为金银花的合理冬剪提供参考。方法 采用轻剪、中剪、重剪3种不同的冬剪方式，然后测量其生长指标、分枝数、产量和绿原酸、木犀草苷含量，采用源库理论探讨金银花冬剪方式的合理性。结果 不同冬剪方式对金银花的各项生长指标、分枝、产量达到显著水平，绿原酸和木犀草苷含量差异不显著。结论 金银花冬剪宜轻不宜重，中剪分枝最合理，产量最高。

[关键词]金银花；修剪；源库理论；产量；绿原酸；木犀草苷

金银花为忍冬科植物忍冬 *Lonicera japonica* Thunb. 的干燥花蕾，具有清热解毒、凉散风热的功效；目前全国的栽培面积非常大，不同产区的修剪方式存在很大差异，使得各产区产量各异，怎么修剪成了生产中的关注热点。

由于金银花是花蕾入药的药用植物，所以促进生殖生长是提高产量的重要举措。尽管金银花产量受到内在因子，如遗传特性，和多种外在自然因素，如气候、土壤、水分等的综合影响，但通过人工整形修剪，培养一个良好的树形和合理的分枝结构对最终产量和品质的形成也起着至关重要的作用。由于金银花的萌发力非常强，即枝叶的营养生长能力强，当枝条被短截或顶芽被摘除后，腋芽所受的抑制作用被解除，易分生侧枝，形成所谓的修剪补偿生长。根据植物的"源库理论"，修剪能够提高萌芽率和正常花枝的数量，所以可以作为衰老树更新和幼树增加产花枝比例的有效手段，由于营养生长（源）和生殖生长（库）关系的协调，修剪能够提高金银花正常花枝的数量，从而提高产量。

之前对金银花的修剪也有一些报道，张国杰等发现自然圆头形产量高，最佳修剪时期为12月下旬至次年1月上旬；邹苏秀等提到冬剪要保留5对左右芽短剪；杨进等研究了重剪、轻剪和不修剪3种不同夏剪方式对"中银一号"产量的影响，发现轻剪效果最好，比对照增产40.4%；其他还有人根据生产经验报道了一些修剪技术。鉴于以前未报道"中剪"这个修剪方式对金银花的影响，并且未检索到

[基金项目]国家自然科学基金项目(81072989)；国家"重大新药创制"科技重大专项(2009ZX09502-026，2009ZX09301-005，2009ZX09308-002)；国家中医药管理局行业科研专项(201107009)；国家高技术产业发展项目(发改办高技[2010]1196)；国家科技支撑计划项目(2011BA107B07-4)；河北省科技计划项目(11270907D)。

[通讯作者]郭兰萍，E-mail：glp01@126.com。

修剪对有效成分绿原酸和木犀草苷含量的影响，而生产中发现"中剪"比"轻剪"更利于金银花产量的提高，特开展本试验，以期为金银花的合理修剪提供参考。

1 材料

试验于河北灏华中药科技开发有限公司金银花GAP试验示范基地进行，选择4年生金银花进行不同修剪处理和观测取样，采用常规栽培管理，所有花蕾样品均采摘于上午9：00—12：00时露水未干时。

2 方法

2.1 试验设计

巨鹿的"巨花一号"经过特色的修剪技术之后，形成了树型品种，且1年之内的开花茬数也提高到4茬，试验在2月1日冬剪时期，分别采用轻剪(截去老枝的1/3)、中剪(截去老枝的1/2)、重剪(截去老枝的2/3)的方式，进行修剪试验，每个修剪方式设计3个小区重复，每个小区选长势均一的植株3株，采用单株动态取样法，分别调查其第1茬花、第2茬花、第3茬花的生长指标(花长、花宽、单花重)、单株正常花枝数和单株产量及活性成分(绿原酸和木犀草苷)含量。

2.2 测定项目

花生长指标，花长、花宽、单花重分别在每茬花的盛花期(5月15日、6月20日、8月10日)调查，每个处理调查30个花蕾，在采摘下来后2h内测完。单株正常花枝数和单株产量鲜重在整个产花期持续观测。采用电热鼓风干燥箱进行干燥，单株干重在烘干后(采收1d后)测定。样品采用常温、避光、防潮方式保存，绿原酸和木犀草苷含量在采收后当年12月份测定。将各样品粉碎，放置60℃烘箱中4h至恒重，然后采用2010年版药典方法测定完成，经方法学考察，本法准确、快速、重复性好。

2.3 数据分析

采用SPSS 11.5软件和Excel进行统计分析。

3 结果与分析

3.1 不同修剪方式对生长指标的影响

轻剪和中剪的各项花生长好于重剪，但是不同的修剪方式对第1茬花和第2茬花的花生长指标影响不显著，只对第3茬花的花长度影响达到极显著水平，相应地导致第3茬花的单花重差异显著。由此可以得出，轻剪和中剪条件下花的生长发育，比重剪条件下好。

3.2 不同修剪方式对产量的影响

单株产量采取见花蕾(青花期)即采的方法，分别在第1茬花：5月10日、5月15日、5月20日、5月25日、6月2日；第2茬花：6月8日、6月12日、6月16日、6月19日、6月23日、6月26日、6月30日；第3茬花：7月27日、8月2日、8月6日、8月9日、8月14日、8月18日采摘，并称取鲜重、干重，每个处理调查6个单株，即6个重复。

轻剪和中剪的单株产量和干鲜比好于重剪，轻剪和中剪的分枝数多，产生的正常花枝多，根据植物的"源库理论"，轻剪和中剪的金银花节数多，枝叶多，所以"源"供应量充足，所以产量比重剪的多；而轻剪和中剪相比，中剪的分枝结构更合理，营养生长(源)和生殖生长(库)关系更协调，所以中剪产量最高。重剪产生的正常花枝少，所以产量少。不同的修剪方式对第1茬花产量影响不显著，对第2茬花的产量影响显著，其中，中剪的单株产量(386g)比重剪(253g)高出53%。对第3茬花的产量影响不显著，对第3茬花的干鲜比影响显著。

3.3 不同冬剪方式对活性成分含量的影响

活性成分(绿原酸和木犀草苷)含量检测第1茬花的含量，3次重复。不同修剪方式对金银花的绿原酸和木犀草苷含量影响不显著，说明修剪只在初生代谢层面影响了金银花产量，而对次生代谢产物未产生显著影响(表1)，所以推荐生产中修剪采用使产量最高的中剪方式。

表1 不同冬剪方式对金银花活性成分影响($\%$, $\overline{\chi} \pm s, n=3$)

修剪方式	绿原酸	木犀草苷
轻剪	3.8±0.65	0.081±0.008
中剪	3.4±0.27	0.083±0.004
重剪	3.4±0.28	0.084±0.012

4 结论

通过本试验研究，结合植物的"源库理论"，轻剪(截去老枝的1/3)留的新枝萌发节点多(5~7个)，"源库"养分分配偏向营养生长，形成的正常花枝数比重剪多，但低于中剪，产量也居中。中剪(截去老枝的1/2)留的新枝萌发节点适宜(4~5个)，形成的正常花枝数最多，分枝结构优化，营养生长(源)和生殖生长(库)关系更协调，由于第2茬花枝是在第1茬花采收后短截，加倍分生形成的，所以对第2茬花的促进达到极显著水平，产量也最高。重剪(截去老枝的2/3)留的新枝萌发节点少(2~3个)，新枝少、粗且节间长，"源"少，限制了"库"的发展，形成的正常花枝数少，徒长性花枝多，产量也最低。所以建议金银花修剪宜轻不宜重，最好采用中剪。

另外，作者通过多年实践发现，金银花种植不宜采用3~5株成墩种植，宜采用单株分别种植，这样可以给单株留主干，培养高100~130cm的树型，树冠以下通风透光，方便以后的田间管理、病虫害防治及采摘等生产操作。

参考文献　略

移栽施肥量对金银花产量和质量的影响

李　琳[1]　　　韩烈刚[1]　　　李卫东[2]　　　王凤英[3]　　　肖长坤[4]

1. 北京市农业技术推广站，北京100029；2. 北京中医药大学中药学院，北京100102；3. 北京市怀柔区农科所，北京101400；
4. 北京市密云区县农业技术推广站，北京101500

[摘要]以5年生忍冬大树为试验材料。研究了移栽施肥量对金银花产量和质量的影响。结果显示，移栽施肥有助于提高单株产量，随着施肥量的增加，单株产量也随之增加，但施肥量达到一定量后单株产量随即下降，以每株施有机肥8 kg/株产量表现最高，移栽第1年每公顷产干花761.70 kg，比不施肥的对照增产38.54%，增产效果极显著。金银花千蕾干重表现为第3茬花＞第1茬花＞第2茬花，施肥处理对金银花千蕾干重影响不大。各处理下金银花绿原酸含量和木犀草苷含量均表现为第1茬和第3茬普遍高于第2茬。因此，生产中进入丰产期的忍冬大树移栽时，推荐采用8 kg/株的移栽施肥量，以提高金银花的产量和经济效益。

[关键词]金银花；移栽施肥；产量；质量

金银花 *Lonicerae Flos* 为忍冬科植物忍冬 *Lonicera japonica* Thunb. 的干燥花蕾或带初开的花，具有清热解毒、散风消肿、治疗风热感冒、咽喉肿痛等独到疗效，还可加工成饮料、化妆品等，是集生态、观赏与经济价值为一体的中药材。在生产中，由于施肥不合理，影响了金银花产量和质量，特别是在金银花大树移栽时，是否需要施肥以及施肥量如何确定，以达到当年定植丰产高收益的目的，目前还缺少相关报道。北京市2006年开始引进金银花，目前种植金银花500 hm²，而大树移栽占到全面积的30%。本试验研究移栽施肥量对金银花产量和质量的影响，为金银花的高产优质生产提供理论基础。

1材料与方法

1.1 材料与设计

试验位于北京怀柔华茂四季农业科技标准化示范基地，土质为中壤土，土壤肥力水平中等。供试金银花品种为山东临沂选育的亚特，试材年龄5a，2010年4月9日定植，株行距1m×1m，定植时施入不同有机肥用量处理，浇足定植水。试验施用的有机肥为一特有机肥（N+P₂O₅+K₂O>4%）。试验设置5个施肥量处理，分别为0、4、8、12、16 kg/株。小区面积12m²，3次重复，随机排列。按施肥量处理每穴施入有机肥与土壤拌匀后，移栽金银花。

1.2 田间管理

试材定植后于5月4日浇水1次；全生育期摘花3次，每茬花后开沟追复合肥（N-P₂O₅-K₂O25∶10∶11）50 g/株；每茬花后对植株进行修剪。全生育期锄草6次，病虫害防治2次。

1.3 调查及测定项目

对各施肥处理金银花的各茬花千蕾重、产量进行调查；并参考2010年版《中华人民共和国药典》的方法测定各施肥处理的金银花中绿原酸和木犀草苷含量。

2 结果与分析

2.1 移栽施肥量对金银花千蕾干重和产量的影响

移栽施肥量和不同阶段采收对金银花的千蕾干重都有影响。无论是施肥量各处理的千蕾干重，还是每茬花的平均千蕾干重均表现为第3茬＞第1茬花＞第2茬花。施用基肥有利于提高金银花千蕾干重，但是不同的施用量在不同的采收阶段没有明显的规律性；第1茬花以8 kg/株最高，而第2茬和3茬花以

[基金项目]北京市农业科技项目。

[通讯作者]李琳，高级农艺师，博士，主要进行中药材试验示范与推广，E-mail：lilin991213@sina.com。

16 kg/株基肥用量千蕾干重最高；除第1茬花表现为16 kg/株的千蕾干重显著低于其他处理外，其他均表现为差异不显著（表1）。

表1 移栽施肥量对各茬花千蕾干重的影响（g）

处理/kg/株	第1茬	第2茬	第3茬	平均值
0	17.39 a	10.67 a	19.58 a	15.88
4	17.07 a	12.00 a	19.08 a	16.05
8	17.50 a	12.08 a	19.08 a	16.22
12	16.78 a	12.17 a	18.83 a	15.93
16	15.15 b	13.00 a	19.75 a	15.97

注：小写字母表示显著性差异水平 P <0.05（表2同）

从单株产量看（表2），随着施肥量的增加金银花的产量呈先增加后降低的变化趋势，其中以施用8 kg/株的有机肥全年产量最高，12 kg/株的处理次之。8、12、4、16 kg/株分别比不施肥全年单株产量提高38.5%、24.2%、20.2%、9.8%。8 kg/株处理全年单株产量显著高于16 kg/株和对照，而与4、12 kg/株处理差异不显著。

表2 移栽施肥量对金银花各茬花干重的影响(g/株)

处理/kg/株	第1茬	第2茬	第3茬	全年单株产量
0	41.72 b	9.29 ab	3.97 ab	54.98 c
4	50.85 a	10.47 ab	4.76 a	66.08 ab
8	58.69 a	13.52 a	3.95 ab	76.17 a
12	56.53 a	8.81 ab	2.95 b	68.29 ab
16	50.19 a	7.05 b	3.14 ab	60.38 b

各处理下3茬花干重的大小也有一定规律，即第1茬花>第2茬花>第3茬花，其中第1茬花产量占全年产量的75.88%~83.12%，第2茬花产量占全年产量的11.68%~17.75%，而第3茬花产量仅占全年产量的5.19%~7.22%。移栽施肥有利于提高金银花第1茬产量，但对第2茬和第3茬产量的影响不明显。

2.2 移栽施肥量对金银花绿原酸和木犀草苷含量的影响

从总的趋势来看，各处理下金银花绿原酸和木樨草苷含量都达到了药典的要求，且各处理下均表现为第2茬花绿原酸和木犀草苷的含量普遍低于第1茬和第3茬花。就绿原酸含量来说，在第1茬花中，移栽量处理的绿原酸含量显著低于对照，施肥量12 kg/株处理绿原酸含量与8 kg/株处理间无显著差异，但是显著高于4、16 kg/株处理。在第2茬花中，施肥量12 kg/株处理和对照的绿原酸含量较高间没有差异，但显著高于4 kg/株和8 kg/株处理。第3茬花各处理间以及处理与对照间无显著差异（表3）。

表3 不同基肥用量对绿原酸质量分数的影响（%，$\bar{x}\pm S$，n=3）

处理/kg/株	第1茬	第2茬	第3茬
0	4.2±0.04 a	3.1±0.02 a	3.4±0.03
4	3.8±0.03 c	2.9±0.07 b	3.5±0.03
8	3.9±0.02 bc	2.7±0.03 c	3.4±0.09
12	4.0±0.05 b	3.1±0.06 a	3.5±0.03
16	3.8±0.03 c	3.0±0.01 ab	3.6±0.05

木犀草苷含量而言，在第1茬花中，施肥量8，12 kg/株处理木犀草苷质量分数均达到0.07%，显著高于对照和其他处理。在第2茬花中，移栽施肥处理和对照的木犀草苷质量分数均为0.05%。在第3茬花中，施肥量16 kg/株显著高于对照和其他处理（表4）。

表4 不同基肥用量对木犀草苷质量分数的影响（%，$\bar{x}\pm S$，n=3）

处理/kg/株	第1茬	第2茬	第3茬
0	0.06±0.000 b	0.05±0.002	0.06±0.002 b
4	0.06±0.002 b	0.05±0.001	0.06±0.002 b
8	0.07±0.001 a	0.05±0.003	0.06±0.001 b
12	0.07±0.001 a	0.05±0.000	0.05±0.003 c
16	0.06±0.004 b	0.05±0.001	0.07±0.001 a

2.3 移栽施肥量对金银花经济效益的影响

在0~8 kg/株基肥用量的范围内，金银花产量随着用肥量的增加而增加，纯收入也随着增加，并在8 kg/株的处理下均达到最高值，经济效益为84 215元/hm²。在8~16 kg/株金银花产量随着用肥量的增加而减少，纯收入也随着减少，尽管这2个处理产量高于不施肥处理，但纯收入却低于不施肥处理，并在16 kg/株的处理下均达到最低值，经济效益仅为20 635元/hm²，12 kg/株的处理下经济效益也仅为52 455元/hm²，8、4、12、16 kg/株分别比不施肥纯收入提高8.40%、14.06%、-28.96%、-72.05%（表5）。

3 结论与讨论

3.1 产量和经济效益

本研究表明，移栽施肥有助于提高单株产量，随着施肥量的增加，单株产量也随之增加，但施肥量达到一定量后单株产量随即下降。移栽肥料投入与经济效益综合考虑，说明适当增加基肥用量有助于提高金银花产量和纯收入，但是产量的增加并不代表经济效益的提高；这主要是因为增加了肥料的投入远比增加产量所带来的效益要高。

通过试验分析比较，每株施有机肥8 kg的产量和经济效益较高，每公顷产干花761.7 kg，比不施肥的对照公顷增产3178.5 kg，增收155 700元。3茬花

表5　不同基肥用量下金银花经济效益

处理 /kg/株	产量 /kg/hm²	产值 /元/hm²	成本费用/元/hm²						纯收入 /元/hm²
			种苗	肥料	农药水电	机耕	用工	合计	
0	549.80	109 960	20 000	2 400	225	6 000	7 500	36 125	73 835
4	660.80	132 160	20 000	18 400	225	6 000	7 500	52 125	80 035
8	761.70	152 340	20 000	34 400	225	6 000	7 500	68 125	84 215
12	682.90	136 580	20 000	50 400	225	6 000	7 500	84 125	52 455
16	603.80	120 760	20 000	66 400	225	6 000	7 500	100 125	20 635

注：每公斤干花按200元销售；一特有机肥400元/t；复合肥1 600元/t；种苗30(元/株)÷15(年)×10 000(株/hm²)=20 000(元/hm²)

中以第1茬花产量最高，占全年金银花总产量的75%以上，这与徐迎春、张重义研究的第1茬花产量最高相符，但明显高于其第1茬花产量占全年总产量的60%。因此生产上金银花大树移栽时，每株施肥量在8 kg左右为宜，以达到增产增收的目的。

3.2 质量

各处理下金银花绿原酸含量都超过了国家药典的规定，木樨草苷含量也都达到了药典的规定。各处理下均表现为第2茬花绿原酸和木犀草苷的含量普遍低于第1茬和第3茬花，这与徐迎春研究的结果基本一致，但与张重义认为的第1茬花和第2茬花绿原酸含量比较高不太一致。

参考文献　略

不同采收期金银花的产量和质量研究

张　燕[1,2]　　王文全[3]　　郭兰萍[1]*　　荣齐仙[1]　　郝庆秀[1]　　李卫东[4]　　兰金宝[2]　　翁　炜[2]

1.中国中医科学院中药资源中心，北京　100700；2.河北灏华中药科技开发有限公司，河北 巨鹿　055250；
3.中国医学科学院北京协和医学院药用植物研究所，北京　100193；4.北京中医药大学中药学院，北京　100102

[摘要] 目的　研究不同采收期对金银花产量和质量的影响，为金银花的合理采收、批号划分和综合开发利用提供参考。方法　在金银花不同的发育时期、采收时间，采集不同部位的样品，测定其生长指标、产量和绿原酸、木犀草苷量。结果　金银花不同采收期和忍冬不同采收部位的各项生长指标、产量和绿原酸、木犀草苷量差异显著。结论　金银花宜在"二白"至"大白"期采摘；第一茬花产量高、质量好，其次为第二茬花；忍冬枝叶绿原酸和木犀草苷的量较高，可以进行有效成分提取和综合利用。

[关键词] 金银花；采收期；不同部位；绿原酸；木犀草苷

忍冬科植物忍冬 *Lonicera japonica* Thunb. 的干燥花蕾和带初开的花为中药材金银花，具有清热解毒、凉散风热的功效；其干燥茎枝为中药材忍冬藤，具有清热解毒、疏风通络的功效。由于目前市场上金银花青花价格高，色白和开放者称为混花，价格低，而产量、质量皆好的大白花花期短，并且一般会在干燥过程中开放，但为了提高商品级别，生产上习惯在青花时就开始采摘，这样就会以损失产量为代价。以往也有对最佳采收时间进行报道。另外，金银花产品的批号划分也是生产中存在盲点的工作，具体怎么划分，需要一些基础实验数据支持。金银花的修剪过程中，会产生大量的枝和叶，如何对其进行综合开发利用，也需要基础实验数据支持。本实验研究金银花不同采收时期和忍冬不同采收部位的生长、产量和质量情况，以期为金银花的合理采收和综合利用提供参考。

[基金项目] 国家自然科学基金资助项目(81130070, 81072989)；国家中医药管理局行业科研专项(201107009)；国家科技重大专项(2009ZX09502-026, 2009ZX09301-005)；中国中医科学院课题(ZZ20090302)；中国南非合作项目(2009DFA31660)；国家科技支撑计划项目(2011BA107B07-4)；河北省科技计划项目(11270907D)。
*通讯作者：郭兰萍，E-mail: glp01@126.com。

1 材料

选取 4 年生忍冬 *Lonicera japonica* Thunb. 进行

观测和采收取样，由北京中医药大学中药学院李卫东副教授鉴定，采用常规栽培管理。实验于河北灏华中药科技开发有限公司金银花GAP试验示范基地进行，采收样品为"巨花一号"，是经过特色的修剪技术之后，形成的树型金银花品种，遗传性状稳定。绿原酸对照品（批号110753）、木犀草苷对照品（批号111720）均购自中国食品药品检定研究院。

2 方法

2.1 实验设计

一年之内的开花茬数为4茬，采用单株动态取样法，统计其4茬花的产量和质量。测定不同花发育阶段（米花期、青花期、二白期、大白期、银花期和金花期）花的生长、生物量和质量及忍冬不同采收部位的主要药效成分量。

2.2 指标成分的测定

金银花在不同采收期采摘下来后2h内分别测定花长、花宽、单花质量、单株鲜质量。采用电热鼓风干燥箱进行干燥，单株干质量在烘干后测定。样品采用常温、避光、防潮方式保存，绿原酸和木犀早苷量在采收后次年2月份测定。

将样品粉碎，放置60℃烘箱中4h至恒质量，然后采用《中华人民共和国药典》2010年版方法测定绿原酸和木犀草苷，经方法学考察，本法准确、快速、重复性好。

2.3 数据分析

采用SPSS11.5和Excel软件进行统计分析。

3 结果与分析

3.1 不同发育阶段花的生长指标及有效成分量

在金银花发育的6个阶段中，米花的长度、单花鲜质量都最小，青花和二白期上部膨大成棒状，长宽较米花有了一定增加，大白期的单花质量达到最大0.14g（图1）。而对于绿原酸和木犀草苷2种有效成分，米花质量分数最小，二白期的绿原酸达到最高，大白期的木犀草苷量达到最高，2种有效成分在银花期和金花期又开始下降（图2）。因此，综合考虑金银花在发育6个阶段的产量和质量，二白至大白期采摘最适宜。

3.2 不同采收期花的产量及有效成分量

"巨花一号"经过特色的修剪技术之后，形成了树型品种，且一年之内的开花茬数也提高到4茬。第1茬花在小满前，一般在5月初至5月下旬，历时15d左右，为春花期；第2茬花在小暑前，一般在6月中旬至7月初，历时10多天，为夏初花期；第3茬花一般在7月下旬至8月上旬，历时10多天，为夏末花期；第4茬花一般在8月下旬至10月下旬历时10多天，

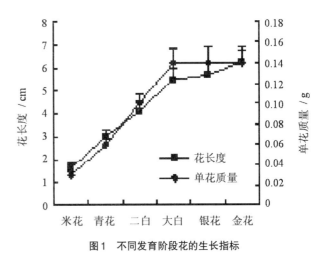

图1 不同发育阶段花的生长指标

为秋花期；一般第3茬花与第4茬花之间无明显的界限，采摘工作多连续进行。

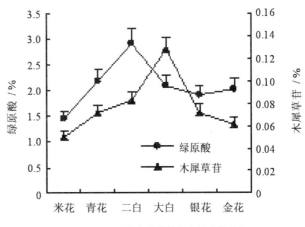

图2 不同发育阶段花的有效成分量

由图3、4可知，第1茬花产量、质量［单株干质量为(53±26.3)g、绿原酸质量分数为(2.5±0.22)%、木犀草苷质量分数为(0.08±0.007)%］都高，以后产量依次降低；第2茬花［单株干质量为(39±15.7)g绿原酸质量分数为(2.4±0.23)%、木犀草苷质量分数为(0.05±0.005)%］的绿原酸与第1茬花无显著差异，但木犀草苷显著降低；第1、2、34茬花的鲜质量/干质量依次为5.28:1、4.88:1、5.72:1。所以生产上批次的划分应该在原先以地块地理分布为主要划分标准的基础上，再按照茬次(采收时间)细分为3批，即5月份第1茬花为一个批次，6月份第2茬花为一个批次，7、8月份第3、4茬为一个批次。

由于第1茬花积累了一个冬天的能量，花发育时各种气候条件比较适宜，病虫害现象不明显，产量、质量都高，所以要组织好冬剪及第1茬花的采收。第2茬花花期在6-7月，此时土壤偏旱，病虫害严重，杂草

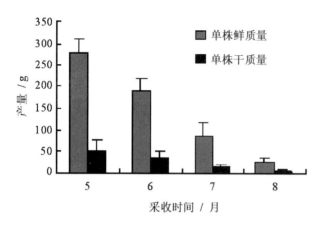

图3 不同采收期金银花的产量

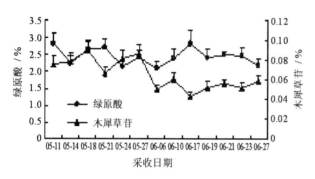

图4 不同采收日期金银花的有效成分量

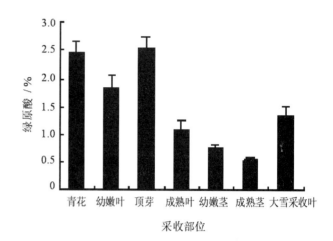

图5 不同采收部位绿原酸的量

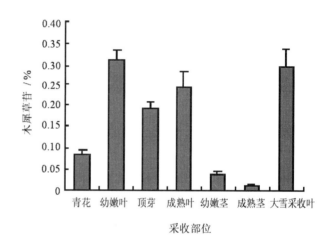

图6 不同采收部位木犀草苷的量

生长旺盛,产量、质量比第1茬有所下降,所以建议加强第2茬花期间病虫害综合防治同时结合追肥和灌水来提高产量;第3、4茬花处于雨季,徒长性花枝比较多,病虫草害更加严重,所以产量下降,建议在第2茬花结束时要采取适宜的修剪方式进行修剪回缩,保存树势,同时加强病虫害治理与预防,以此来提高产量。

3.3 不同采收部位的有效成分量

忍冬不同采收部位的绿原酸量达到极显著差异($P=0.008<0.01$),其中,顶芽绿原酸量最高2.5%),其次为青花(2.4%),成熟茎绿原酸量最低(0.54%),按绿原酸量排序依次为顶芽>青花>幼嫩叶>大雪采收叶>成熟叶>幼嫩茎>成熟茎,见图5。

忍冬不同采收部位的木犀草苷量亦达到极显著差异,其中,幼嫩叶木犀草苷量最高(2.5%),其次为大雪采收叶(2.4%),成熟茎绿原酸量最低(0.54%),按木犀草苷量排序依次为幼嫩叶>大雪采收叶>成熟叶>顶芽>青花>幼嫩茎>成熟茎,见图6。叶子和顶芽的木犀草苷量比花还高,提示生产上提取木犀草苷采用价格低廉的叶子,而非采用昂贵的花。

4 讨论

通过对金银花不同采收时间的研究表明,综合考虑产量和质量最大收益的要求,二白期至大白期间采收最适宜。5月份第1茬花产量最大(48%),所含绿原酸和木犀早苷量均最高,6月份第2茬花产量其次(33%),木犀早苷量比5月份极显著降低。第3、4茬花产量19%,所以对第1、2茬花的采摘要提前做好预案,在大白花期之前将花蕾全部采摘下来,就能保证全年产量的81%。

通过对忍冬不同采收部位的研究表明,花蕾的绿原酸和木犀草苷量均高于《中国药典》2010年版要求,但是青花的绿原酸和木犀早苷量并不是最高的,顶芽和幼嫩叶片绿原酸量均高于《中国药典》2010年版要求(1.5%);而对于木犀早苷量而言,叶片和顶芽的木犀早苷量均高于青花,由于青花(200元/kg)的商品价格为枝叶(2元/kg)的100倍,所以对其枝叶的综合开发非常有意义,建议生产上提取绿原酸和木犀早苷宜采用价格低廉的叶子,而非采用昂贵的花。

参考文献 略

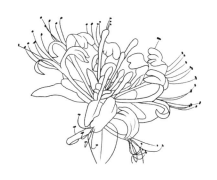

| 加工与储藏

金银花干燥加工现状及展望

吴鹏辉　　穰晓嘉　　邱　瑜

江西省农业机械研究所, 江西南昌　330044

[摘要] 干燥是影响金银花产品品质的重要环节。文章对国内外先进干燥技术进行综述, 剖析了传统热风干燥、微波干燥、真空冷冻干燥、热泵干燥4种干燥技术的优势、局限性以及现今金银花干燥加工研究中存在的问题, 期望能为提高金银花产品品质提供经验和启示。

[关键词] 金银花; 干燥; 热泵; 微波; 真空冷冻; 综述

金银花是中国传统的中药材, 广泛分布于中国各省, 夏初花开放前采收, 干燥。经现代医学分析, 金银花中富含绿原酸、木犀草苷及三萜皂苷等多种类型的化学成分, 其制剂对肺炎双球菌等细菌有明显抑制作用。随着其药用价值被广泛认可, 金银花种植规模逐年扩大, 产量也逐年提高。但采摘后金银花应当采用何种干燥技术进行深加工处理, 从而生产出高品质、高药效的金银花制品, 一直是近年来金银花研究的热点和难点。文章对国内外先进干燥技术进行综述, 为提高金银花制品品质提供经验和启示, 探索合理的金银花干燥方式及干燥工艺。

[基金项目] 江西省科技厅科技支撑项目 (20151BBF60025)。

[作者简介] 吴鹏辉 (1983–), 男, 江西余干人, 硕士, 工程师, 研究方向: 干燥技术, 农产品加工及食品机械。

[通讯作者] 穰晓嘉 (1985–), 男, 江西南昌人, 硕士, 工程师, 研究方向: 干燥加工, 塑性加工, 农产品加工机械研究设计工作。

1 金银花干燥现状

干燥是金银花加工中的重要一环。由于新鲜金银花容易发生褐变, 因此采摘后需要立即干燥, 以免有效成分散失。但中国大部分的金银花干燥加工仍然使用晾晒、阴干、硫黄熏等传统方式, 不仅效率低, 金银花产品的品质也无法保障。本文整理了各类先进干燥技术的发展及应用情况, 为探索合理的金银花干燥方式提供参考。

1.1 传统热风干燥

热风干燥是非常普遍的传统干燥方式。中国从20世纪60年代将热风干燥技术应用药材干燥。由于在各类干燥技术中, 热风干燥有设备投入小、操作简便等优势, 因此一直在中国干燥加工中占有主导地位。

在热风干燥技术应用方面, 区焕财等通过分析热风干燥条件对三七外观和质量的影响, 提出三七热风干燥的最佳工艺方案。周国燕等对比了热风干燥等三种不同干燥方式对三七内部结构和复水品质的影响，得出结论，虽然热风干燥的一次处理量大，但三七品质不高，内部结构及复水性均较差。董娟娥等通过试验，比较了热风干燥、微波干燥、传统烘炒干燥对杜仲雄花茶品质的影响，确定了热风干燥可保持杜仲雄花中的功能性成分，感官品质较佳，但效率较低，可作为生产杜仲雄花茶的可选方法。

虽然热风干燥具有成本低、技术成熟等优点。但热风干燥设备存在单位能耗高、效率低，自动化程度低、产品品质的稳定性不高等问题。因此，提高热风干燥设备能效、根据物料设计合理的干燥工艺、制造智能化设备，将是热风干燥的研究热点。

1.2 微波干燥

我国从20世纪70年代开始研究并应用微波干燥技术，目前已被应用于食品、烟草、药材、木材等行业。

在中药干燥方面，由于微波干燥技术具有速度快、效率高、受热均匀等优势，因此近年来在中药提取物、胶囊剂、片剂等方面应用广泛。何春年等比较了微波干燥等5种干燥方法对黄芩叶有效成分含量的影响。试验表明，采用微波干燥的方式黄芩叶中总黄酮含量最高。张薇等采用微波干燥丹参药材，通过测定，在高于60℃条件下，微波干燥丹参药材的质地和外观质量均优于阴干和晒干，但丹参酮的含量最低。若在低于60℃条件下使用微波干燥则可有效保持丹参酮含量，但干燥效率明显下降。

通过试验知道，单纯利用微波进行干燥的局限性较大。因此需加入其他干燥技术弥补微波干燥的缺陷。李菁等使用微波–真空联合干燥技术对金银花进行干燥。结果表明，微波真空干燥最大限度地保持了金银花的形状和色泽，而且金银花的指标性成分绿原酸含量明显高于常用干燥方法。

1.3 真空冷冻干燥

真空冷冻干燥是指将含水物料冷冻成固体，在低温低压条件下利用水的升华性能，使物料低温脱水而达到干燥目的的一种干燥方法。经真空冷冻干燥后的物料，营养成分损失很小，结构呈多孔状，其外形与干燥前基本相同，具有理想的速溶性和快速复水性。

有关真空冷冻干燥技术应用在金银花干燥中的文章较少。邹容等比较了真空冷冻干燥、阴干、真空干燥、热风干燥四种干燥方式对金银花主要酚类物质含量的影响，结果发现，在一定的工艺条件下，采用真空干燥的香豆酸、绿原酸、咖啡酸阿魏酸、芦丁、肉桂酸等有效成分的含量远远高于其他几种干燥方式，但木犀草苷含量的差异不大。

由于真空冷冻干燥设备成本高、干燥工艺复杂，在中药干燥领域受到关注程度较低。但近年来的研究成果表明，真空冷冻干燥可以有效保持金银花中的有效成分，因此在提取药物有效成分方面，真空冷冻干燥优势明显。今后还需继续摸索金银花真空冷冻干燥的最佳工艺，同时也需研制满足大批量生产需求的真空冷冻干燥设备，以生产高品质的金银花产品。

1.4 热泵干燥

热泵基本原理起源于19世纪早期卡诺的著作。热泵能将干燥过程排放的废气中的水蒸气冷凝释放的潜热转化为通过冷凝器的显热，被认为是一种高效节能的方法。随着热泵干燥技术日益成熟，尤其是人们更加关注环境问题，热泵技术已广泛应用于食品、药品、种子等领域。但我们也需注意到虽然节能效果明显，但进入降速干燥期热泵干燥的速率过慢。因此应与其他干燥方法相结合，进一步提高干燥效率。

热泵技术应用于金银花干燥是近几年开始的。吉永奇等以烘干后金银花氯酸铜含量为指标，摸索金银花干燥工艺。试验表明，采用先蒸制 2 min，干燥温度 52℃，装载量为 2.33 kg/m² 的工艺时，绿原酸的含量比传统工艺提高 14.5 %。罗磊等比较了热泵干燥和热泵远红外联合干燥 2 种干燥方式，并建立了金银花热泵干燥过程中绿原酸的降解动力学模型方程。结果表明，金银花热泵远红外联合干燥的能耗远低于纯粹热泵干燥，而绿原酸等有效成分含量则略高。

通过研究知道，采用热泵或热泵联合干燥技术能大幅减少干燥过程中的能耗，但在提升产品品质方面，作用并不明显。因此需更加深入研究热泵干燥机理，不能仅仅将热泵当作替代热源应用在干燥加工中，还应发挥热泵密闭循环、自动除湿、余热回收等特点的优势。摸索出一套更加完善的热泵联合干燥工艺。

2 金银花干燥加工中存在的问题

2.1 未在最佳工艺条件下，比较各干燥技术的优劣性

虽然有大量关于金银花干燥技术的研究，但研究成果表现出来的倾向性太强，往往只针对一种干燥技术制定详细的工艺路线，而作为比较对象的其他干燥技术的工艺则比较粗糙。文章得出的结论虽然能反映一定的问题，但作为参考依据的价值有限。

2.2 针对金银花干燥专用设备的研究较少

由于金银花花期较短且不易保存，短时间内需处理大量鲜花，所以非常有必要研究设计一套针对金银花特性的干燥设备。但目前市场上还没有出现类似的产品，因此研制高效、智能的金银花干燥设备可能成为研究热点。

2.3 继续摸索联合干燥工艺

研究表明，单一干燥技术都有其局限性，因此需将两种或两种以上的干燥技术结合起来，发挥各自优势，以进一步提高干燥效率和产品品质。目前采用热泵微波联合干燥，可以在保证金银花有效成分含量的同时，大幅减少干燥过程中的能耗。从节能减排的角度考虑，是值得推广应用的干燥技术。但从减少金银花有效成分散失的角度来说，热泵微波联合干燥的作用不明显。因此，需要进一步摸索最佳联合干燥工艺，以提高金银花茶品品质。

3 展望

中国的金银花市场管理及科研水平仍处在初级阶段。在市场管理方面，需进一步正确引导金银花产业发展，制定权威性的金银花交收行业标准，以保障花农利益。在科研方面，由于有国家基金项目鼓励研究，金银花干燥的理论已初步确立，但在选择干燥技术的问题上并没有形成共识，对各类干燥技术的局限性也认识不足，因此需将干燥技术和工艺相结合，摸索最佳工艺。在设备研制方面，传统干燥设备仍占据市场，针对金银花专用干燥设备的研发动力不足。因此，今后需在干燥技术的理论性研究、摸索最佳干燥工艺、研制高效干燥设备等方面做大量工作。

参考文献 略

加工方法对金银花质量的影响

尚庆文[1,2]　　于盱[3]　　梁呈元[3]　　亓希武[3]　　房海灵[3]　　巢建国[2]　　李维林[3]

1.江苏省中医院, 江苏南京　210029 ; 2.南京中医药大学, 江苏南京　210023;

3.江苏省中国科学院植物研究所, 江苏南京　210014

[摘要]目的 研究不同加工方法对金银花中绿原酸、木犀草苷和氨基酸含量的影响。方法 分别采用高效液相色谱法和GB/T8314—2002茶－游离氨基酸测定不同加工方法处理的金银花中绿原酸、木犀草苷和氨基酸含量，记录金银花的外观、水浸出物、酸不溶性灰分和总灰分。结果 微波杀青后低温干燥的方法具有良好的外观性状，经微波杀青低温干燥处理后，绿原酸和木犀草苷的含量较高，氨基酸含量降低，绿原酸、木犀草苷和氨基酸含量之和最高(P<0.05)，微波杀青低温干燥的总灰分均较低(P<0.05)。结论 微波杀青低温干燥法是合适的金银花加工方法，值得在种植区推广。

[关键词]金银花；加工；绿原酸；木犀草苷；氨基酸；高效液相色谱法

金银花又称忍冬 Lonicera japonica Thunb., 为忍冬科忍冬属植物，花初开时为白色，后变为金黄色，故称金银花。金银花药用历史悠久，始载于《名医别录》，列为上品，是国家中医药管理局确定的38种名贵中药材之一，后来又被确定为药食兼用中药材。金银花主要以其干燥的花蕾入药，具有清热解毒、凉散风热之功效，用于治疗外感风热或温病初起、热毒下痢、肺热咳嗽等。金银花临床应用非常广泛，据统计有超过500种中药制剂中含有金银花。药理学研究表明金银花提取物具有包括抗氧化、抗菌、抗炎症、抗病毒、抗癌、保护肝脏、抗血管生成和镇痛等多种重要的药理活性。金银花产地、采收时间、加工方法、运输贮藏过程等对药材品质形成都起着关键性的作用。传统的金银花加工方法主要有自然晒干、阴干、烘房烘干、微波杀青烘干和滚筒杀青烘干等。虽然业内人士对各种方法无统一的观点，但对"杀青"的共识度较高，如胡璇等认为滚筒杀青烘干法是适合四倍体金银花的新型干燥方法；王永香等考察了5种干燥方法，认为其中以微波杀青烘干和滚筒杀青烘干法中金银花药材中指标成分含量最高。宋健等研

[基金项目]江苏省林业三新工程项目(LYSX[2014]11) ；江苏省农业三新工程项目(SXGC[2014]319)。

[通讯作者]巢建国, 研究员, 研究方向：药用植物资源及质量评价。E-mail : jgchao@njutcm.edu.cn。

究结果表明杀青烘干法中金银花绿原酸含量比晒干和阴干方法分别高12.8%和24.9%，是最佳的产地加工方法。但近年来随着人们对养生的要求越来越高，氨基酸的含量也是评价金银花营养价值的主要指标之一，但氨基酸含量受杀青处理方法的影响较大，如何有效快速地处理金银花是目前中药产地加工的一个重要问题。本研究经过对引种于江苏的不同品种、采收期金银花的主要药效成分含量影响的系统研究基础上测定了不同加工方法对同一品种、产地金银花药效成分的影响，为引种栽培采收后的金银花加工方法的确定提供一定参考。

1 受试药材和方法

1.1 受试药材与仪器

二年生忍冬，种植于江苏省中国科学院种质资源圃内。于5月份采收金银花大白期花蕾。Dionex Ulti-mate 3000 超高效液相色谱仪(美国 Thermo scientific)；Kq-300DB 型数控超声仪(昆山市超声仪器有限公司)；BP210D 型电子天平(北京赛多利斯仪器有限公司)。

1.2 方法

1.2.1 干燥方法及折干比

微波杀青低温干燥：将鲜花薄摊于微波炉内，微波杀青1~2 min，放置室温后于烘箱中55℃低温至全干。每次10g，重复10次。

低温烘干：将鲜花薄摊于烘箱中，55℃低温至全干。每次10g，重复10次。

微波杀青高温干燥：将鲜花薄摊于微波炉内，高温下杀青1~2 min，放置室温后于烘箱中105℃高温烘至全干。每次10g，重复10次。

高温烘干：将鲜花薄摊于烘箱中，105℃至全干。每次10g，重复10次。

高温杀青后低温烘干：将鲜花薄摊于烘箱中，105℃杀青2~3 min，55℃低温至全干。每次10g，重复10次。

晒干：选择多日晴好天气，将鲜花采回后，松散地薄摊于竹框中曝晒。每次10g，重复10次。

记录所有干燥方法项下干燥后的颜色、质地及折干比(获得1kg的干燥药材所耗新鲜金银花的重量)。

1.2.2 绿原酸含量测定方法

对照品溶液制备：精密称取绿原酸对照品3.4 mg，置5mL棕色量瓶中，加50%甲醇制成0.68 mg/mL浓度的标准品溶液。

样品溶液制备：精密称取金银花药材细粉(40目)0.2g，置具塞锥形瓶中，精密加入50%甲醇25 mL，称定重量，超声处理(功率250W，频率35 kHz)30 min，放冷，再称定重量，用50%甲醇补足减失的重量，摇匀，滤过，待测。

1.2.3 木犀草苷含量测定方法

对照品溶液制备：精密称区木犀草苷对照品2 mg，置于5 mL棕色量瓶中，加入70%乙醇制成标准品溶液。

样品溶液制备：取金银花粉末1g，加入70%乙醇25mL，超声1h(功率250W，频率33 kHz)放冷，再称定重量，用70%乙醇补足减失的重量，取续滤液10 mL，回收溶剂至干，残渣用70%乙醇溶解，转移至5 mL容量瓶中，定容待测。

1.2.4 色谱条件

绿原酸含量测定色谱条件：在戴安3000型高效液相色谱仪上，选用WelchLP-C$_{18}$4.6 mm × 150 mm柱(4.6 mm × 150 mm，5 μm)，流动相为乙腈–0.4%磷酸溶液(13∶87)，临用前以0.45 μm微孔滤膜过滤并经超声脱气处理；流速1mL/min；检测波长327 nm；理论塔板数按绿原酸计算不低于1000。

木犀草苷含量测定色谱条件：在戴安3000型高效液相色谱仪上，选用WelchLP-C$_{18}$4.6 mm × 150 mm柱(4.6mm × 150mm，5 μm)，流动相为乙腈(流动相A)∶0.5%磷酸水(流动相B)梯度洗脱条件见表1，检测波长350 nm，流速1.0 mL/min，进样量为20 μL，柱温25℃。以木犀草苷为对照品，峰面积外标法定量。

表1　木犀草苷液相色谱梯度洗脱条件

时间 / min	流动相 A / %	流动相B/%
0~5	8~10	92~90
5~25	10~20	90~80
25~45	20~30	80~70
45~55	30~100	70~0
55~60	100~8	0~92
60~70	8	92

1.2.5 氨基酸含量测定

采用GB/T8314—2002茶–游离氨基酸的测定方法进行测定。称取"1.2.2绿原酸含量测定方法"项下的干燥金银花粉末，精确至0.1 mg，置于干燥的锥形瓶，加50 mL乙酸溶解，加2滴结晶紫指示液，用高氯酸标准滴定液滴定至溶液呈蓝绿色，同期进行空白试验。

1.2.6 金银花的检查项目

采用2015版《中华人民共和国药典》的方法,检测水浸出物、酸不溶性灰分和总灰分。

1.2.7 统计学处理

将所有数据输入SPSS 19.0软件包中,组间计量资料采用"均数 ± 标准差"标识,比较采用方差分析,组内两两比较采用 q 检验,P<0.05为差异具有统计学意义。

2 结果与分析

2.1 不同干燥加工方法的金银花成品外观性状比较

微波杀青后低温干燥及直接低温干燥技术所得的金银花成品外观性状较好呈淡黄绿色,高温杀青后低温干燥方法次之,高温烘干易使花颜色变深卷曲,高温烘干和晒干方法获得的金银花成品外观性

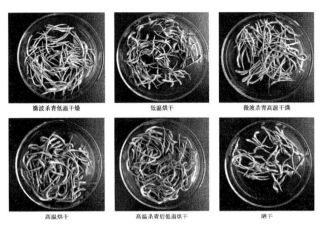

图1　不同干燥方式对金银花外观性状的影响

状较差,6种不同的加工方法所得金银花的折干比差异无统计学意义(P>0.05)。参见图1和表2。

表2　金银花成品的外观性状(n=10)

编号	干燥方法	折干比	颜色	质地
1	微波杀青低温干燥	4.15±0.89	淡绿色	花蕾饱满,具熟花感
2	低温干燥	3.89±0.68	黄绿色至淡黄色	花蕾较饱满,具熟花感
3	微波杀青高温干燥	4.54±0.72	淡棕色	花蕾较饱满,具熟花感
4	高温杀青低温干燥	3.74±0.63	淡棕色	花蕾饱满油润,具明显熟花感
5	高温直接干燥	4.33±0.59	深棕色	花蕾严重卷缩,具明显熟花感
6	晒干	4.01±0.69	整体黄色	花蕾不饱满,无油润性具生花感

2.2 不同干燥加工方法的金银花成品的绿原酸、木犀草苷和氨基酸含量比较

经微波杀青低温干燥法处理后,绿原酸和木犀草苷的含量较高,氨基酸的含量较低,经低温干燥处理后,氨基酸的含量最高,经直接高温干燥处理后,绿原酸、木犀草苷和氨基酸含量均降低,经微波杀青低温干燥法处理后,绿原酸、木犀草苷和氨基酸含量之和最高 (P<0.05)。参见图2~6和表3。

2.3 不同干燥加工方法的金银花成品的水浸出物、酸不溶性灰分和总灰分比较

6种不同的加工方法的水浸出物和酸不溶性灰分差异无统计学意义(P>0.05),微波杀青低温干燥的总灰分较低(P<0.05)。参见表4。

3 结论

金银花产地初加工是影响其品质的重要因素,《千金翼方》曾论述:"夫药采取,不以阴干曝干,虽有药名,终无药实。"即说明加工方法对药材品质的影响。金银花中主要有效成分之一也是药典中指标性成分绿原酸,是一种含邻位酚羟基的有机酸,易被多酚氧化酶氧化,在高温下也易分解。2005 年版《中华人民共和国药典》增加了木犀草苷作为控制金银

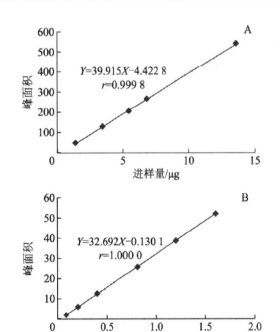

图2　绿原酸(A)、木犀草苷(B)对照品标准曲线

花药材的重要指标,与绿原酸类似,木犀草苷结构中也含有多个酚羟基,对热的稳定性也较差。近年来,金银花中的氨基酸也成为评估金银花营养价值的重

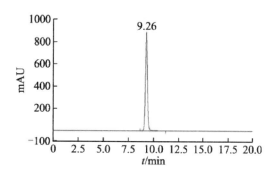

图3　绿原酸标准品高效液相色谱图

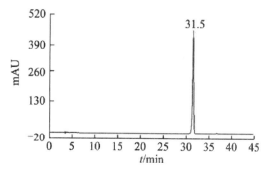

图4　木犀草苷标准品高效液相色谱图

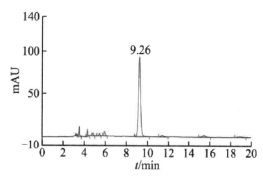

图5　绿原酸样品高效液相色谱图

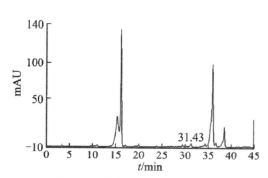

图6　木犀草苷样品高效液相色谱图

表3　不同加工方法的金银花中绿原酸、木犀草苷和氨基酸含量（g/100 g）

样品编号	干燥方法	绿原酸含量	木犀草苷	氨基酸	合计
1	微波杀青低温干燥	2.73±0.86	0.28±0.07	2.35±0.45	5.36±0.33
2	低温干燥	2.41±0.95	0.22±0.06	2.38±0.39	5.01±0.35[1)
3	微波杀青高温干燥	1.79±0.76[1)	0.25±0.06	2.28±0.51	4.32±0.37[1) 2)
4	高温杀青低温干燥	1.14±0.59[1)2) 3)	0.10±0.02[1)2) 3)	2.31±0.53	3.55±0.36[1) 2) 3)
5	高温直接干燥	1.05±0.57[1)2) 3)	0.15±0.05[1)2) 3)	2.27±0.54	3.47±0.38[1) 2) 3)
6	晒干	1.97±0.66[1)4) 5)	0.22±0.06[4)5)	2.41±0.48	4.60±0.35[1) 2) 4)5)
F值		8.113	14.280	0.133	45.912
P值		0.000	0.000	0.984	0.000

注：与微波杀青低温干燥比，[1)]$P<0.05$；与低温干燥比，[2)]$P<0.05$；与微波杀青高温干燥比，[3)]$P<0.05$；与高温杀青低温干燥比，[4)]$P<0.05$；与高温直接干燥比，[5)]$P<0.05$

表4　不同干燥加工方法的金银花成品的水浸出物、酸不溶性灰分和总灰分

编号	干燥方法	水浸出物	酸不溶性灰分	总灰分
1	微波杀青低温干燥	30.1±5.1	1.5±0.5	5.4±0.5
2	低温干燥	31.5±4.9	1.9±0.6	6.1±0.6[1)
3	微波杀青高温干燥	30.6±5.2	1.6±0.7	5.8±0.7
4	高温杀青低温干燥	30.7±5.6	1.7±0.6	5.3±0.6[2)
5	高温直接干燥	30.5±5.7	1.7±0.7	5.4±0.7[2)
6	晒干	30.5±4.9	1.8±0.9	6.3±0.9[1)4) 5)
F值		0.078	0.435	3.775
P值		0.995	0.822	0.005

注：与微波杀青低温干燥比，[1)]$P<0.05$；与低温干燥比，[2)]$P<0.05$；与微波杀青高温干燥比，[3)]$P<0.05$；与高温杀青低温干燥比，[4)]$P<0.05$；与高温直接干燥比，[5)]$P<0.05$

要指标之一。从这三个方面评估产地初加工方法具有一定的参考价值。

本研究表明在同一时期、产地和品种完全相同的样品经过不同加工方法处理后其绿原酸含量、木犀草苷和氨基酸的含量均有一定差异。传统加工方法中晒干、阴干法虽然无需设备，成本低，但所需时间较长，环境温度无法控制，导致有效成分含量偏低，成色不佳微波杀青处理后再进行干燥的方法在烘干前先使多酚氧化酶失活，保证金银花样品中绿原酸和木犀草苷含量，而杀青后的低温干燥能够保证绿原酸稳定性，其成品同时具有良好的外观性状，高温烘干虽然能够节省时间但外观性状差，绿原酸和木犀草苷有效成分含量低。从绿原酸和木犀草苷的含量看，金银花在2015版的《中华人民共和国药典》绿原酸和木犀草苷的含量分别要高于1.5%和0.05%，低温干燥和微波杀青高温干燥处理后的绿原

酸含量虽然有所降低，但也符合药典的要求，本课题纳入6种处理方法的木犀草苷含量均高于0.05%，也符合药典的要求。

氨基酸属于蛋白范畴，对微波的敏感度较高，低温干燥的影响最小，而经微波杀青低温干燥处理后，但总体上，微波杀青低温干燥后，金银花的绿原酸、木犀草苷和氨基酸的总和较高，且根据药典的要求，检测金银花成品的水浸出物、酸不溶性灰分和总灰分，微波杀青低温干燥的处理方法也是最优。

综上所述，本研究结果认为微波干燥技术可作为大规模加工金银花的最佳初加工方法。

参考文献 略

不同产地及加工方式金银花的质量评价

刘天亮[1] 董诚明[1] 齐大明[1] 高启国[2]

1.河南中医药大学, 河南郑州 450000 ; 2.河南太龙药业股份有限公司, 河南郑州 450001

[摘要] **目的** 考察不同产地、不同干燥方法对金银花中总黄酮、多糖、绿原酸和木犀草苷含量的影响。**方法** 采集不同产地、干燥方法、等级的金银花样品；运用紫外分光光度法、$Al(NO_3)_3$显色法测定总黄酮含量；苯酚－浓硫酸法、二硝基水杨酸法测定多糖含量；HPLC法测定绿原酸和木犀草苷的含量。**结果** 相同等级、加工方式下不同产地的金银花样品中总黄酮的含量为河南＞河北＞山东，多糖含量为河南＞山东＞河北（除SD3、SD5外），绿原酸和木犀草苷含量差异规律不明显；杀青后烘干的同产地样品中绿原酸和木犀草苷含量较高（除山东外）；不同等级间的差异规律不明显。**结论** 不同产地间的金银花质量存在较大差异，等级和品质关联性不大，建议产地加工方式以杀青后烘干为主。

[关键词] 金银花；多糖；总黄酮；绿原酸；木犀草苷；质量评价

金银花为忍冬科植物忍冬 *Lonicera japonica* Thunb.的干燥花蕾或带初开的花，具有清热解毒、疏散风热的功效。金银花主要含有黄酮类、挥发油类、多糖类和有机酸类等成分，具有抗菌、抗病毒、抗氧化、抗自由基和保肝作用。现代研究表明红色金银花抗逆性强的一个主要原因就是总黄酮含量高。金银花多糖具有抗菌、抗氧化、抗肿瘤和提高免疫等作用，也属于重要的活性成分，2015年版《中华人民共和国药典》仅以绿原酸和木犀草苷为金银花质量控制的主要指标，未有将金银花多糖视为金银花质控指标的先例。

金银花主产于河南、山东和河北。因地理环境不同，各地所产的金银花的品质及化学成分含量存在很大差异。金银花的采收和加工方法也直接影响着药材的品质和化学成分含量，现今各产地金银花的主要加工方式有烘干（梯度升温）、晒干和杀青，而温度和时间则是加工方式的核心。黄酮类成分中的酚羟基易被多酚氧化酶氧化，而干燥时温度和时间的变化可导致多酚氧化酶变性，导致金银花总黄酮含量发生变化。同样有研究表明金银花多糖的含量受干燥方式的影响也很明显，其中金银花多糖的留存率以杀青最高。基于此，本研究比较不同产地、等级及加工方式的金银花中总黄酮、多糖、绿原酸和木犀草苷含量，旨在为金银花GAP的实践提供部分理论指导。

1仪器与材料

1.1仪器 Waterse2695-2489型高效液相色谱仪（美国Waters公司）；A590型双光束紫外可见分光光度计（翱艺仪器有限公司）；JA2103N型电子天平（上海民桥精密科学仪器有限公司）；KQ-500DV型数控超声波清洗器（昆山市超声仪器有限公司）。

1.2材料 芦丁（批号：wkq16101104，四川维克奇生物科技有限公司）；无水葡萄糖（批号：PS010303，成都普思生物科技股份有限公司）；木犀草苷（批号：Y26A9H59973，上海源叶生物科技有限公司）；绿原酸（批号：140322，中国食品药品

[作者简介] 刘天亮（1994-），男，在读硕士研究生，专业方向：中药材规范化种植、中药资源与质量评价；E-mail：94809832@qq.com。

[通讯作者] 董诚明，E-mail：dcm663@sina.com。

检定研究院）；其余试剂均为分析纯。实验用15批金银花样品具体信息见表1、图1，购自河南太龙药业股份有限公司，经笔者董诚明教授鉴定为忍冬科植物金银花 Lonicera japonica Thunb. 的干燥花蕾或带初开的花。

表1 15批金银花样品来源信息

编号	产地	干燥方式	等级
HN1	河南	晒干	一级
HN2	河南	晒干	二级
HN3	河南	烘干	一级
HN4	河南	烘干	二级
HN5	河南	杀青+烘干	统货
SD1	山东	晒干	一级
SD2	山东	晒干	二级
SD3	山东	烘干	一级
SD4	山东	烘干	二级
SD5	山东	杀青+烘干	统货
HB1	河北	晒干	一级
HB2	河北	晒干	二级
HB3	河北	烘干	一级
HB4	河北	烘干	二级
HB5	河北	杀青+烘干	统货

对照品溶液。分别精密吸取芦丁对照品溶液0、0.25、0.5、1.0、1.5、2.0、2.5 mL，用60%乙醇定容至5 mL。依次加入5%NaNO₂溶液0.5 mL，摇匀，静置5 min；加入10%Al(NO₃)3溶液0.5 mL，摇匀，静置5 min；加4%NaOH溶液4 mL，摇匀，静置20 min；于510 nm波长处测定吸光度，以浓度为横坐标，吸光度为纵坐标，绘制标准曲线，得到回归方程为 $Y=0.01196X-0.01408(R^2=0.9998)$，线性范围为5.125~51.250 μg/mL。

精密称取金银花粉末0.3g，加入60%乙醇30 mL，超声(250W，40kHz)提取30 min，于7500 rpm离心沉淀5 min，取0.5 mL上清液，按上述方法进行显色反应，以60%乙醇为空白对照，于510 nm波长处测定吸光度，计算样品中总黄酮含量，结果见表2。

精密称取金银花供试品溶液(HN1)，于510 nm波长处连续测定5次，考察精密度；将金银花供试品溶液分别于制备后0、10、30、60、90、120 min测定，考察稳定性；取金银花供试品粉末(HN1)5份，按上述方法制备供试品溶液，于510 nm波长处测定吸光度，考察重复性；取金银花供试品粉末(HN1)5份，加入芦丁对照品适量，按上述方法制备供试品溶液，于

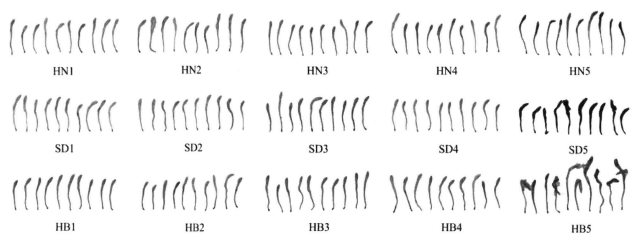

图1 15批金银花样品图

2方法与结果

2.1水分及千花重的测定

参照2015年版《中国药典》四部通则0832项下的烘干法(1)测定水分含量；分别对每一样本随机选取2组各一千朵花进行称重，并取平均值，计算千花重。

2.2金银花总黄酮的测定

精密称取干燥至恒重的芦丁对照品0.00205g，用60%乙醇定容至10 mL，得浓度为0.205 mg/mL的

510nm波长处测定吸光度，考察加样回收率，根据吸光度计算得到精密度试验、稳定性试验、重复性试验的RSD依次为0.13%、1.41%、1.92%，平均加样回收率为97.15%，RSD为1.54%，表明仪器、方法准确可靠。

2.3金银花多糖的测定

2.3.1对照品溶液的制备

精密称取无水葡萄糖0.0025g，加水定容至25 mL，即得浓度为0.1 mg/mL的对照品溶液。

2.3.2 供试品溶液的制备

精密称取金银花样品粉末 0.3g，加水 30 mL，称重，超声 (250W，40kHz)30 min，冷却，补足失重，于 8000 rpm 离心 8 min；取上清液各 2 mL，第 1 份用水定容至 10 mL，作为还原糖供试品溶液；第 2 份用水定容至 20 mL，作为总糖供试品溶液。

2.3.3 线性关系考察

精密吸取对照品溶液 0.2、0.4、0.6、0.8、1.0、1.2 mL，分别加水定容至 2 mL，依次加入 5% 苯酚溶液 1 mL、浓硫酸 5 mL，摇匀，静置 30 min，于 490 nm 波长处测定其吸光度 (用于测定总糖)；取对照品溶液 200、260、320、380、440、500^L，分别加水定容至 2 mL，加 3，6- 二硝基水杨酸 2 mL，沸水浴加热 5 min 后冷却至室温，加水 5 mL，摇匀，于 540 nm 波长处测定吸光度，(用于测定还原糖)。以对照品溶液的浓度为横坐标，吸光度为纵坐标，得到总糖及还原糖的线性回归方程分别为 $Y_1=0.05569X_1+0.00336(R_1^2=0.9998)$、$Y_2=0.01458X_2-0.20026(R_2^2=0.9999)$，线性范围分别为 2.50-15.00 μg/mL、2.22~5.55 μg/mL。

2.3.4 含量测定

取总糖供试品溶液 0.2 mL，还原糖供试溶品溶液 1.5 mL，加定容至 2 mL，按 "2.3.3" 项下方法进行显色反映，分别于 490、540 nm 波长处测定吸光度，计算样品中总糖、还原糖及多糖的含量 (多糖含量 = 总糖含量 - 还原糖含量)，结果见表 2。

2.3.5 方法学考察

精密称取金银花供试品粉末 (SD1)，按 "2.3.2" 项下方法制备供试品溶液，按 "2.3.4" 项下方法测定 5 次，计算得到总糖及还原糖吸光度的 RSD 分别为 0.10% 和 0.12%，表明仪器精密度良好；取金银花供试品溶液 (SD1)，分别于 0、10、30、60、90、120 min，按 "2.3.4" 项下方法测定，计算得到总糖及还原糖吸光度的 RSD 分别为 0.38% 和 0.35%，表明 2 种供试品溶液在 120 min 内稳定性均良好；精密称取金银花供试品粉末 (SD1)5 份，按 "2.3.2" 项下方法制备供试品溶液，测定，计算得到总糖及还原糖吸光度的 RSD 分别为 2.09% 和 2.14%，表明该方法重复性良好；精密称取金银花供试品粉末 5 份，加入无水葡萄糖对照品，按 "2.3.2" 项下方法制备供试品溶液，测定，计算得到总糖及还原糖的平均加样回收率分别为 98.13%、99.07%，RSD 分别为 1.40%、1.31%。

2.4 绿原酸和木犀草苷的含量测定

2.4.1 色谱条件

采用 SymmetryC$_{18}$ (250mm × 4.6mm，5 μm)色谱柱；以乙腈 -0.4% 磷酸溶液 (13 : 87)为流动相；流速为 1.0mL/min；柱温为 30℃；进样量为 10 μL；检测波长为 327 nm (用于测定绿原酸)；采用 AgilentZORBAXSB-phenyl (250mm × 4.6mm，5 μm)色谱柱；流动相为 0.5% 冰醋酸溶液 (A)- 乙腈 (B)，梯度洗脱 (0~15min，90%-80%A；15~30min，80%A；30~40min，80%~70%A)；流速为 1.0mL/min，柱温为 30℃，进样量为 10 μL，检测波长为 350 nm (用于测定木犀草苷)。对照品溶液及金银花样品溶液的色谱图见图 2。

2.4.2 对照品溶液的制备

精密称取绿原酸、木犀草苷对照品适量，置于棕色容量瓶中，分别加入 50% 甲醇、70% 甲醇定容，制成每 1 mL 分别含 0.0402、0.0422 mg 的对照品溶液。

2.4.3 供试品溶液的制备

精密称取金银花粉末 0.5g，加 50% 甲醇 50 mL，超声 (250W，35kHz)30 min，放冷，补重，取续滤液 5 mL，定容至 25 mL，即得 (用于测定绿原酸)。精密称取金银花粉末 2.0g，加 70% 乙醇 50 mL，超声 60 min，放冷，补重，取续滤液 10 mL，挥干溶剂，残渣用 70% 乙醇溶解，定容至 5 mL，即得 (用于测定木犀草苷)。

2.4.4 线性关系考察

分别精密量取各对照品溶液 0.2、0.4、0.8、1.6、2.0 mL 至 10 mL 量瓶中，以相应的溶剂定容，制得系列对照品溶液。以对照品溶液的浓度为横坐标 (X)，峰面积为纵坐标 (Y)，得到绿原酸、木犀草苷的回归方程分别为 $Y_1=14304X_1-138146(R_1^2=0.9998)$；$Y_2=28988X_2-9415.7(R_2^2=0.9999)$，线性范围分别为 0.804~8.040 μg/mL、0.844~8.440 μg/mL。

2.4.5 方法学考察

精密称取金银花供试品粉末 (HB1)，按 "2.4.3" 项下方法制备供试品溶液，按 "2.4.1" 项下色谱条件连续进样测定 5 次，计算得到绿原酸、木犀草苷峰面积的 RSD 分别为 0.09%、0.12%，表明仪器精密度良好；取金银花供试品溶液 (HB1)，分别于第 0、2、6、12、24h 进样测定，计算得到绿原酸、木犀草苷峰面积的 RSD 分别为 1.05%、0.98%，表明 2 种供试品溶液在 24h 内稳定性均良好；精密称取金银花供试品粉末 5 份，按 "2.4.3" 项下方法制备供试品溶液，进样测定，计算得到绿原酸、木犀草苷峰面积的 RSD

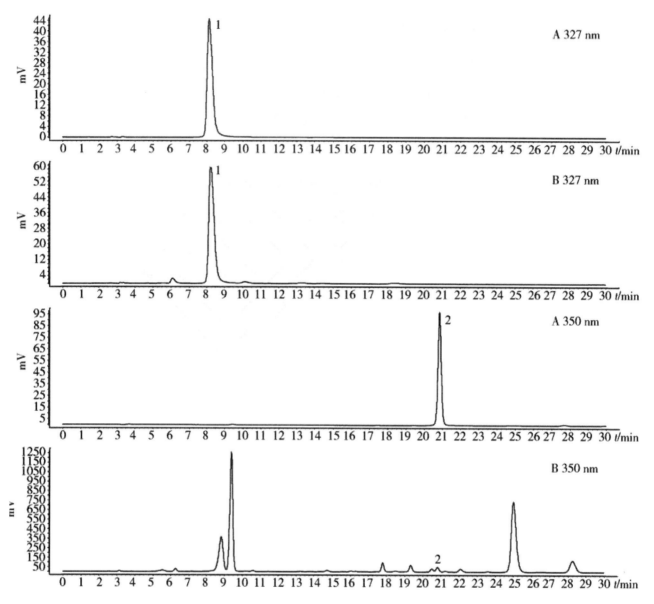

1.绿原酸 2.木犀草苷
图2 对照品溶液（A）及金银花样品溶液（B）的HPLC色谱图

分别为1.51%、1.23%，表明该方法重复性良好；精密称取金银花供试品粉末5份，分别加入各对照品，按"2.4.3"项下方法制备供试品溶液，进样测定，计算得到绿原酸、木犀草苷的平均加样回收率分别为99.5%、97.3%，RSD分别为0.73%、0.82%。

2.4.6 含量测定

分别精密吸取15批金银花样品溶液，进样测定，计算样品中绿原酸及木犀草苷的含量，结果见表2。

2.5 主成分分析

以金银花的千花重及总黄酮、多糖、绿原酸、木犀草苷含量为指标，运用SPSS20.0软件进行主成分分析，并运用公式 $F = F_1 \times 0.42649 + F_2 \times 0.22272 + F_3 \times 0.18479$ 计算综合得分（其中 F 代表总得分，F_1（代表主成分1的得分，F_2 代表主成分2的得分，F_3 代表主成分3的得分），结果见表3~5，前3个成分的累计方差贡献率为83.39%，F_1 主要反映了总黄酮、多糖、绿原酸和木犀草苷的信息；F_2 主要反映了绿原酸、木犀草苷的信息；F_3 主要反映了千花重的信息。

由综合得分结果可知15批金银花样品中，河南排名整体靠前，而且相对稳定、集中，河北整体跨度较大，比较分散，山东的得分相对来说较低，说明不同产地之间的金银花质量存在较大差异；而在加工方式中，杀青后烘干的同一产地金银花样品中绿原酸和木犀草苷的含量大部分偏高，建议加工方式以

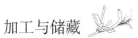

表2　15批金银花样品的千花重及总黄酮、多糖、绿原酸和木犀草苷含量测定结果（$\bar{x}\pm s$）

编号	千花重/g	总黄酮/%	多糖/%	绿原酸/%	木犀草苷/%
HN1	22.2506±0.2970[b]	12.9963±0.0738[a]	17.0152±0.0663[d]	2.3924±0.0155[cd]	0.0634±0.0013[cd]
HN2	18.7650±0.1768[ef]	11.9757±0.0363[b]	20.6625±0.0048[a]	2.2857±0.0121[e]	0.0612±0.0003[d]
HN3	20.0450±0.4031[cde]	11.7932±0.1826[bc]	18.7652±0.0696[b]	2.1954±0.0157[f]	0.0701±0.0027[b]
HN4	16.6350±0.4879[fg]	11.9514±0.0192[b]	17.3424±0.2102[cd]	1.8757±0.0167[j]	0.0642±0.0011[c]
HN5	19.0608±2.885[de]	9.3727±0.0726[f]	10.8137±0.3662[g]	2.9175±0.0436[b]	0.0757±0.0008[a]
SD1	19.1803±0.2687[de]	8.8626±0.18.34[g]	10.8352±0.0524[g]	1.9712±0.0424[h]	0.0695±0.0025[b]
SD2	16.7750±0.3465[fg]	9.2156±0.2835[f]	12.2751±0.1236[f]	2.1514±0.0156[fg]	0.0484±0.0005[f]
SD3	18.1751±0.2333[efg]	9.2353±0.3221[f]	12.2141±0.1028[f]	1.7123±0.0357[j]	0.0715±0.0015[b]
SD4	16.2350±0.2192[g]	10.4452±0.0423[e]	13.8657±0.0236[e]	2.4345±0.0242[c]	0.0682±0.0012[b]
SD5	24.2450±0.2899[a]	6.4765±0.0641[h]	5.3352±0.1536[k]	0.9924±0.0124[l]	0.0512±0.0003[f]
HB1	19.3700±0.3394[de]	10.6524±0.0435[e]	8.7327±0.1927[i]	2.1857±0.0368[f]	0.0694±0.0015[b]
HB2	21.5051±0.3748[bc]	11.5427±0.2135[cd]	11.1457±0.0923[g]	2.1154±0.0357[g]	0.0523±0.0007[e]
HB3	19.0635±0.2404[de]	10.6926±0.0362[e]	17.5873±0.3957[c]	1.3332±0.0357[k]	0.0716±0.0008[b]
HB4	18.1252±0.2971[efg]	11.2935±0.0373[d]	9.4012±0.1452[h]	2.3663±0.0427[d]	0.0685±0.0003[b]
HB5	21.2451±1.7890[bcd]	11.7724±0.2435[bc]	6.8628±0.2136[j]	2.8321±0.0419[b]	0.0713±0.0003[b]

注：同一列不同小写字母表示差异显著，$P<0.05$

表3　金银花样品主成分特征值及方差贡献率

成分	特征值	方差贡献率/%	累计方差贡献率/%
1	2.132	42.649	42.649
2	1.114	22.272	64.920
3	0.924	18.479	83.399

表4　金银花样品主成分分析载荷矩阵

成分	主成分1	主成分2	主成分3
千花重	−0.563	0.095	0.731
总黄酮	0.809	−0.182	0.489
多糖	0.645	−0.704	−0.016
绿原酸	0.659	0.553	0.273
木犀草苷	0.558	0.520	−0.275

表5　金银花样品主成分得分及综合得分

编号	F_1	F_2	F_3	F
HN1	0.85	−0.58	1.94	0.59
HN2	1.30	−1.37	0.42	0.33
HN3	1.16	−0.60	0.46	0.45
HN4	1.14	−1.20	−0.65	0.10
HN5	0.64	1.82	−0.37	0.61
SD1	−0.65	0.56	−0.80	−0.30
SD2	−0.79	−0.86	−0.68	−0.65
SD3	−0.34	0.16	−1.27	−0.34
SD4	1.06	0.27	−1.07	0.31
SD5	−4.56	−0.25	0.32	−1.94
HB1	−0.10	0.92	−0.07	0.15
HB2	−0.79	−0.50	1.48	−0.17
HB3	0.14	−1.17	−0.74	−0.34
HB4	0.53	0.85	−0.19	0.38
HB5	0.42	1.95	1.22	0.84

杀青后晒干为主，晒干和烘干差异不明显；金银花等级的划分主要是以色泽、大小和纯净度等为指标，而实际金银花品质与等级无相关性。

3 讨论

试验前期尝试水提醇沉法（先采用高浓度乙醇对样品进行脱脂除单糖，而后用水提取多糖）提取粗多糖，再利用转化因子进行多糖含量的计算；最后选用了本实验中相对简便和准确度高的苯酚硫酸法和DNS法联合测定多糖含量；这样不仅可以得出多糖含量，也可以得出金银花中还原糖含量，为更好地开发利用金银花多糖及还原糖成分提供参考。

金银花的干制方法主要包括：场地晾晒法、筐晒法、烘干法、蒸汽处理后干燥（杀青法），各加工方法干制成品性状品质亦有较大差异。关于金银花的加工方式，笔者建议产地加工以杀青后烘干为主，但是据笔者在主产区的调查结果可知目前市场上金银花很少采用杀青后烘干这一加工方式，因为杀青后金银花外观性状发生较大变化，颜色变深、茸毛减少或消失，市场认可度不高。本实验同时也对金银花的杀青时间进行了部分研究，如果杀青时间不够，温度过高或过低都会造成金银花发黑，从而影响其外观及化学成分含量。为了建立完善的金银花干燥加工技术规范，确保金银花产品质量的可控性，各项干燥加工工艺的参数控制仍需进一步研究。

本实验比较了金银花各主产地的化学成分含量，实验表明各产地之间金银花中成分含量存在差异，加工方式对金银花品质也有较大影响，该研究最终的评价结果为金银花规范化种植基地的选址及产地初加工提供一定的支撑。目前市场上对金银花规格等级的划分大多以简单的外观性状为主，而对外观性状的评价，掺杂太多主观因素，并且这种评价方式并没有对金银花内在成分进行系统分析。金银花的指标性成分目前在药典中只有绿原酸和木犀草苷2种，然而金银花中其他成分也具有显著抗炎效果，例如环烯醚萜苷类的当药苷和马钱苷，仅仅依靠某些单一成分含量的多少去评价金银花品质是不科学的，也不符合传统中医药理论的整体观。因此对于建立金银花指纹图谱，找寻金银花的质量标志物以及分析金银花中各成分之间的相关性还需要进一步探索和研究。

参考文献　略

金银花不同加工方法对绿原酸含量的影响

董　琼　　　徐继朋

马应龙药业集团股份有限公司，湖北武汉　430064

[摘要] 目的 探讨不同加工方法，对金银花中绿原酸含量的影响。方法 采用硫黄熏蒸、滚筒杀青和蒸汽杀青三种加工方法对金银花进行加工，采用高效液相色谱法对金银花中的绿原酸进行测定。结果 硫黄熏蒸、滚筒杀青和蒸汽杀青三种方法加工后，绿原酸的平均含量分别为4.08%、5.64%、4.34%。结论 三种加工方法加工金银花，其中采用滚筒杀青加工，绿原酸提取率最高，且操作简便，质量稳定。

[关键词] 金银花；绿原酸；硫黄熏蒸；滚筒杀青；蒸汽杀青

金银花是一种清热解毒的良药，它不仅能够宣散风热，还能够改清热解毒，用于各种热性病。金银花中主要含绿原酸、异绿原酸、黄酮类物质，另外还含有少量的忍冬苷、肌醇、皂苷、挥发油等成分。近年来，临床对金银花的需求量更是逐年增加，但由于受到加工方式以及储存条件的影响，使得金银花药材的质量参差不齐。有报道称，不同加工方法会影响金银花中部分化学成分的含量。本文旨在探讨不同加工方法对金银花中绿原酸含量的影响，现报道如下。

1 实验仪器与实验试剂

1.1 实验仪器

Agilent 1260液相色谱仪（安捷伦科技有限公司）；FA1604电子天平（上海天平仪器厂）；HS 3120超声仪（天津市恒奥科技发展有限公司）。

1.2 实验试剂与试药

绿原酸标准品（中国药品生物制品检定所）；乙腈为色谱纯；甲醇为分析纯；纯化水；冰醋酸。药材样品分别取材于山东省临沂市平邑县。

2 实验方法

2.1 色谱条件

色谱柱：Sino Chrome ODS-BP（250mm×4.6mm，5μm）分析柱；流动相：乙腈-0.4%磷酸（15:85）；柱温：35℃；流速：1mL/min；UVD检测波长：327nm；进样量：20μL。理论板数按绿原酸计算应不低于1000。

2.2 对照品溶液制备

精密称取绿原酸对照品适量，置于棕色容量瓶中，加50%甲醇配成200μg/mL的对照品溶液（4℃保存）。

2.3 供试品溶液制

精密称取三组金银花样品各0.5g，置具塞锥形瓶中，精密加入50%甲醇50mL，精密称定重量，超声处理40min，放冷，再称定重量，用50%甲醇补足减失的重量，滤过，精密量取续滤液5mL，置25mL棕色量瓶中，加入50%甲醇至刻度，摇匀即可。

2.4 线性关系

将制备好的绿原酸对照品溶液进行逐级稀释（200μg/mL、100μg/mL、50μg/mL、25μg/mL、12.5μg/mL），按2.1中的色谱条件测定，以绿原酸浓度（μg/mL）为横坐标，峰面积积分值（A）为纵坐标，绘制标准曲线。计算回归方程为$Y=48.151X+117.82$，$1=0.9995$。结果表明，绿原酸在12.5~200μg/mL范围内呈线性关系。

2.5 精密度实验

分别取绿原酸对照品溶液（200μg/mL、100μg/mL、50μg/mL），以0.2mL分别重复测定3次，考察精密度，结果表明，RSD为1.46%、1.01%、0.90%。

2.6 加样回收率

精密量取金银花样品供试液 5 份（5 mL/份）于 25 mL 容量瓶中，分别加入绿原酸对照品溶液（300 μg/mL）0、1、2、3、4、5 mL，用 50% 甲醇定容，按照 2.3 中的方法制备供试品溶液，依法测定。平均回收率为 99.90%，RSD 为 1.30%。

3 结果

采用硫黄熏蒸、滚筒杀青和蒸汽杀青三种金银花加工方法，平行测定三次，三种加工方法提取绿原酸的平均含量分别为 4.08%、5.64%、4.34%，详细数据见表 1。

4 讨论

金银花是临床中常用的清热解毒药材，有效成分主要是绿原酸，绿原酸具有比较强的杀菌抑菌作用。绿原酸含量的高低与金银花药用价值密切相关，直接影响临床疗效。如果加工时采用的方法不得当，

表 1 不同加工方法对金银花绿原酸含量测定结果

实验编号	加工方法	绿原酸含量(%)	绿原酸平均含量(%)	RSD(%)
1		4.08		
2	硫黄熏蒸	4.15	4.08	1.72
3		4.01		
4		5.57		
5	滚筒杀青	5.76	5.64	1.90
6		5.58		
7		4.34		
8	蒸汽杀青	4.36	4.34	0.58
9		4.31		

很容易使得绿原酸大量氧化缩合损失，花的颜色也变成褐色黑色，因此选择合适的加工方法是关键。

综上所述，采用滚筒杀青加工，绿原酸提取率最高，且操作简便，质量稳定，可以利用这种法用于工业化大生产。

参考文献　略

滚筒杀青烘干加工方法对四倍体金银花药材质量的影响

胡　璇[1,2]　　李卫东[1,2]　　李　欧[1,2]　　郝江波[1,2]　　刘嘉坤[3]

1.北京中医药大学中药学院，北京　100102；2.北京中医药大学中药材规范化生产教育部工程研究中心，北京　100102；

3.平邑县九间棚农业科技园有限公司，山东平邑　273300

[摘要]目的 研究滚筒杀青烘干加工方法对不同品种金银花药材质量的影响。方法 应用高效液相色谱仪 Waters 1525，采用 DIKMA Diamonsil™-C₁₈ 色谱柱（4.6mm×250mm，5 μm）；流动相乙腈 -0.1% 磷酸溶液，梯度洗脱；流速 1.0mL/min；柱温 25℃；检测波长 355nm。结果 滚筒杀青烘干加工的四倍体金银花呈绿色，其绿原酸和木犀草苷质量分数分别为 5.31%，0.105%，两者分别显著高出相同加工方法下二倍体的 18.0%，32.1%，并且滚筒杀青烘干的四倍体金银花绿原酸含量显著高于四倍体和二倍体金银花的传统自然晒干处理。结论 滚筒杀青烘干方法是适合四倍体金银花的新型干燥方法；在滚筒杀青烘干加工条件下，四倍体金银花药材质量显著优于原亲本二倍体，是值得推广应用的优良品种。

[关键词]金银花；四倍体；二倍体；滚筒杀青烘干；药材质量

金银花 Lonicerae Japonicae Flos 为忍冬科植物忍冬 Lonicera japonica Thunb. 的干燥花蕾或带初开的花，性味甘、寒，具有清热解毒、凉散风热之功效。金银花药用历史悠久，是常用大宗药材，也是重要的

[基金项目]国家科技支撑计划项目（2011BAI07B07）；北京中医药大学自主选题项目（JYBZZ-7S016）。

[通讯作者]李卫东，E-mail：liweidong2005@126.com。

药食两用药材，市场供需缺口较大，金银花的规范化生产（GAP）显得尤为重要。

在金银花规范化生产中，其中产地干燥加工是影响药材质量的重要环节。传统的金银花产地加工方法有传统自然晒干、自然阴干等，而传统干燥方法晒干法因方法不当或者受天气的影响，常常导致金银花外观变褐变黑，也使内在药效成分含量大大降低，极大地影响了金银花的药用价值。

四倍体金银花九丰一号是以大毛花为亲本，采用秋水仙素诱导培育而成的审定品种，具有产量高、品质优、采摘省工、抗逆性强等优势，迅速在全国25个省市推广种植面积达6667 hm²，其产地干燥加工应引起足够的重视。因九丰一号金银花具有多倍体植物器官巨大性特征，花蕾变大、壁增厚，其水分含量相对增多，在对其干燥加工上存在一定难度。现有研究表明，杀青烘干干燥法是金银花最佳产地加工方法。本研究以四倍体金银花九丰一号品种为试材，以二倍体大毛花品种为对照，通过滚筒杀青烘干加工方法与自然晒干传统加工方法比较，确定适宜四倍体金银花的加工方法，为其规范化生产提供理论依据。

1 材料

Waters 1525高效液相色谱仪(美国waters公司)；KQ500DE型数控超声波清洗器(昆山市超声仪器有限公司)；BP211D电子天平(德国Sartorius公司)。

绿原酸，木犀草苷对照品(上海融禾医药科技有限公司，批号分别为100622，110305)；乙腈，甲醇(色谱纯，美国Fisher公司)；水为屈臣氏超纯水；其他化学试剂均为分析纯。

金银花药材为山东平邑九丰一号金银花和对照品种农家品种大毛花第1茬花二白期干燥花蕾。样品由北京中医药大学李卫东副研究员鉴定。

滚筒杀青烘干处理：在285~290℃的6CSM-80型滚筒杀青机(浙江武义万达干燥设备制造有限公司)中杀青90s；在热风的温度为160~170℃的6型6CHB百叶烘干机(浙江武义万达干燥设备制造有限公司)中烘干6~8 min。以传统自然晒干加工方法为对照处理。

2 方法与结果

2.1 色谱条件

DIKMA DiamonsilTM-C_{18}色谱柱(4.6mm×250mm，5μm)；流动相乙腈(A)-0.1%磷酸溶液(B)，梯度洗脱，0 min，12%A；10 min，13%A；26 min，26%A；35 min，12%A。流速1.0 mL/min；柱温20℃；检测波长355 nm；进样量10μL。对照品和供试品色谱图见图1。

2.2 对照品溶液的制备

精密称取木犀草苷对照品2.67 mg，置500 mL量瓶中，加50%甲醇溶解。精密称取绿原酸对照品1.72 mg，移取配好的木犀草苷对照品溶液溶解

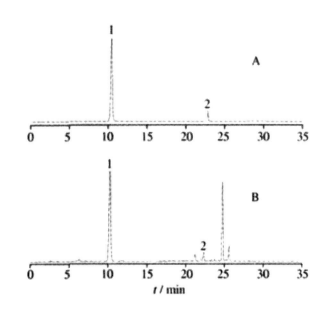

1.绿原酸；2.木犀草苷

图1 混合对照品(A)和供试品(B)的HPLC图

于10mL量瓶中配成绿原酸0.172 g/L，木犀草苷0.00534 g/L的混标溶液。

2.3 供试品溶液的制备

取样品粉末(过4号筛)约0.1g，精密称定，置于25 mL量瓶中，精密加入50%甲醇25 mL，称定质量，室温静置2 h后，超声处理(250W，50kHz)45 min，超声温度40℃，放冷，再称定质量，用50%甲醇补足失重，摇匀，滤过，即得。

2.4 线性关系的考察

分别精密吸取2.2项下的对照品储备液4、8、12、16、20μL注入高效液相色谱仪，测定峰面积。以对照品的质量$X(\mu g)$对峰面积(Y)进行线性回归。计算得绿原酸的回归方程为$Y=673725X-81815$，$r=0.9998$，绿原酸在0.69~3.44μg呈良好线性关系。木犀草苷的回归方程为$Y=2800823X-9474$，$r=0.9996$，木犀草苷在0.021~0.107μg呈良好线性关系。

2.5 精密度试验

精密称取金银花样品粉末0.1g，按供试品制备的方法进行提取制备，采用同样的HPLC连续进样5次，记录绿原酸和木犀草苷的峰面积，计算RSD分别为1.6%，2.6%，均小于3%，表明该方法精密度良好。

2.6 稳定性试验

分别精密吸取上述方法制备好的金银花样品10μL，分别在0、4、8、12、24h时进样，记录峰面积，

计算得绿原酸RSD1.5%，木犀草苷RSD2.6%，均小于3%，表明供试溶液在24h内稳定性良好。

2.7 重复性试验

精密称取金银花样品5份制备，每份样品精密吸取10μL，按选定的色谱条件测定，记录峰面积，计算得绿原酸RSD2.0%，木犀草苷RSD2.3%，均小于3%，表明该方法重复性良好。

2.8 加样回收率试验

称取5份金银花样品约0.1g，别按照下表加入绿原酸和木犀草苷对照品，按照既定条件测定绿原酸和木犀草苷的含量，计算加样回收和RSD，见表1，加样回收率符合要求。

表1 绿原酸和木犀草苷的加样回收率

化合物	样品中量 /mg	加入量 /mg	测得量 /mg	回收率 /%	平均值 /%	RSD /%
绿原酸	3.91	1.88	5.74	97.3	99.3	2.7
	3.83	1.81	5.65	100.6		
	3.88	1.84	5.77	102.7		
	3.84	1.83	5.66	99.5		
	3.94	1.84	5.71	96.2		
木犀草苷	0.134	0.145	0.280	99.3	98.1	1.9
	0.141	0.141	0.279	99.3		
	0.135	0.143	0.275	97.9		
	0.137	0.141	0.279	98.6		
	0.136	0.147	0.274	95.2		

2.9 样品含量测定

按2.3项下制备滚筒杀青和传统自然晒干的四倍体和二倍体金银花样品，按2.1项下条件测定各样品中绿原酸和木犀草苷的含量，见表2。滚筒杀青烘干加工的四倍体金银花呈绿色，其绿原酸和木犀草苷质量分数分别为5.31%、0.105%，两者分别显著高出相同加工方法下二倍体的18.0%、32.1%，并且滚筒杀青烘干的四倍体金银花绿原酸含量显著高于四倍体和二倍体金银花的传统自然晒干处理。

3 讨论

3.1 测定方法的建立

2010年版《中华人民共和国药典》中已将绿原酸和木犀草苷作为金银花中指标性成分，由于2个

表2 不同加工方法四倍体和二倍体金银花绿原酸和木犀草苷的质量分数($\bar{x}\pm s$, $n=3$, %)

处理方法	倍性	颜色	绿原酸	木犀草苷
滚筒杀青烘干	四倍体	绿色	5.31±0.10[a]	0.105±0.002[a]
	二倍体	绿色	4.50±0.04[b]	0.078±0.002[b]
传统自然晒干	四倍体	草黄色	3.41±0.05[c]	0.104±0.003[a]
	二倍体	黄色	4.58±0.06[b]	0.102±0.003[a]

注：处理和品种间的多重比较采用SNK法，差异显著性分析取$\alpha=0.05$水平，同一列中不同字母者为差异显著

成分最大吸收波长的差异，药典中2种成分是采用不同的方法分开进行测定。本研究采用355 nm的测定波长使得绿原酸和木犀草苷在此波长区域范围内下均有稳定的紫外吸收，采用梯度洗脱同时测定两者的含量，使2个成分在35 min内出峰，很大程度上节约了测定时间。

3.2 不同干燥加工方法对金银花中绿原酸和木犀草苷含量的影响

本研究认为，采用滚筒杀青能使金银花花蕾瞬间高温受热，使多酚氧化酶迅速失活，再快速烘干，使水分迅速散失，这极大缩短了干燥时间，避免了有效成分的损失，较好地保证了药材质量。而在传统自然晒干条件下，温度相对不高，金银花花蕾干燥需要较长的时间，又会受到天气的影响，严重影响了金银花有效成分含量。此外，传统自然晒干的高强光严重降解叶绿素，导致药材色泽变浅，影响了金银花外观品质。特别对于四倍体金银花而言，其花蕾大且壁厚，水分含量相对较高，若采用传统自然晒干方法干燥，需要较二倍体金银花干燥更长的时间才能变干，这严重影响了四倍体金银花的内在和外在质量。本研究的结果表明，滚筒杀青烘干方法是适合四倍体金银花的新型干燥方法，并且该加工设备及干燥加工方法已获专利授权。

3.3 四倍体金银花九丰一号是值得推广应用的优良品种

本研究的结果表明，滚筒杀青烘干加工的四倍体金银花绿原酸和木犀草苷含量均显著高于相同加工方法的二倍体金银花，并且两者含量还显著高于传统自然晒干的二倍体金银花，无论从产量和质量上，四倍体金银花九丰一号是值得推广应用的优良品种。

参考文献 略

金银花储存过程中高效氯氟氰菊酯降解动态的初步研究

李嘉欣[1]　　　王鹏思[1]　　　薛健[1]　　　石上梅[2]

1. 中国医学科学院北京协和医学院药用植物研究所, 北京　100193 ; 2. 国家药典委员会, 北京　100061

[摘要] 目的 初步研究金银花储存过程中高效氯氟氰菊酯的降解动态。方法 模拟金银花采收后的常用储存方式, 设计敞开存放、封袋存放2个处理, 分别于储存后0、1、2、3、5、7、11、15、20、31、45、60、75d采集金银花样品, 气相色谱法测定高效氯氟氰菊酯残留量。结果 储存期内, 高效氯氟氰菊酯在敞开存放组的降解率为19.6%, 半衰期为231d ; 在封袋存放组的降解率为11.2%, 半衰期为693d。结论 高效氯氟氰菊酯在金银花储存期间缓慢降解, 且储存方式不同其降解速率也有不同。

[关键词] 金银花 ; 高效氯氟氰菊酯 ; 中药材 ; 储存期 ; 降解动态

通常, 作物在采收后不会立即被消费者使用, 而是要在一定条件下储存一段时间后再被加工利用。一般而言, 农药残留在储存过程中会发生一定程度的变化, 但其具体变化规律却知之甚少。现阶段, 对农药在样本储存过程中残留变化规律的研究, 主要集中在水、土壤、果蔬及粮谷作物方面, 而作为一类生长特殊、成分复杂的特色小宗植物, 中药材在常规储存中其农药的残留变化规律却尚无报道。

金银花为忍冬科植物忍冬 *Lonicera japonica* Thunb. 的干燥花蕾或初开的花, 是传统的药食两用中药材之一, 具有清热解毒、疏散风热的功效, 于药典的复方制剂中, 也可作为冲泡茶饮, 应用历史悠久, 市场需求量大。由于自然环境及金银花自身特性, 在种植过程中易染蚜虫等灾害, 因此花农常使用农药进行防治从而保产增收。在产地采花期, 新鲜金银花采摘后不会立即使用, 一般会经日晒、烘烤、杀青等初加工方式处理, 以金银花干花的形式储存, 而后进入不同的流通渠道, 最终出现在药店、医院药房以及药材市场, 被民众采购及使用。对金银花中农药残留降解规律的研究, 主要集中在田间施用农药后到收获阶段的农药残留方面, 农药在金银花常规储存过程中的残留规律却无相关研究, 而这一阶段的

农残变化也会影响农药的安全性评价。

高效氯氟氰菊酯是一种拟除虫菊酯类的广谱高效杀虫剂, 因其良好的防治效果而被广泛使用于金银花种植过程中。本课题组于2014年和2015年分别在金银花道地产区山东省平邑县和河南省封丘县进行了高效氯氟氰菊酯的田间消解动态实验, 摸索了该农药的残留降解规律, 并提出了高效氯氟氰菊酯在金银花上的安全使用建议。在此基础上, 模拟实际生产中金银花的2种基本储存方式, 研究不同储存条件下高效氯氟氰菊酯的残留动态, 从储存角度为金银花中高效氯氟氰菊酯的安全使用提供建议, 旨在从金银花种植到入药全链条评价高效氯氟氰菊酯的安全性, 为金银花的质量控制及评价提供参考, 也可为金银花上该农药最大残留限量的制定提供数据支持。

1仪器、试剂与材料

1.1 试剂与仪器

丙酮(分析纯, 北京化工厂) ; 石油醚(60~90℃, 分析纯, 北京化工厂) ; 正己烷(色谱纯, 美国Fisher Chemical公司) ; 高效氯氟氰菊酯标准品(100 mg/L, 中国农业科学院环境保护科研监测所) ; 高效氯氟氰菊酯微乳剂(5%, 东莞市瑞德丰生物科技有限公司)。6890N气相色谱仪(美国Agilent公司), 配电子捕获检测器(ECD检测器) ; DB4701石英毛细管色谱柱(30m×0.32mm, 0.25μm, 美国Agilent公司) ; 高纯氮气(含有量≥99.9992%, 北京氦普北分气体工业有限公司) ; 高效多功能粉碎机(RHP400型, 永康市荣浩工贸有限公司) ; 电子分析天平(μL203型, 梅特勒-托利多仪器有限公司) ; 超声波清洗机(SB-5200DT型, 宁波新芝生物科技股份有限公司) ; 旋转

[基金项目] 原国家食品药品监督管理总局药品标准研究课题(ZG2016-2-03)

[作者简介] 李嘉欣(1993-), 女, 硕士生, 从事中药分析研究。E-mail : lijiaxinxin369@126.com。

[通讯作者] 薛健(1964-), 女, 硕士, 研究员, 从事中药有效成分分析及质量控制、中药有害物质研究。E-mail : jxue@imμLad.ac.cn。石上梅(1966-), 女, 主任药师, 从事中药质量标准研究。E-mail : ssm@chp.org.cn。

蒸发器（LABOR0℃ A4000/4，德国 Heidolph 公司）；离心沉淀器(80-2型，江苏金坛医疗仪器厂)。

1.2 材料

为便于观察残留农药的变化规律，采集2年内没有使用高效氯氟氰菊酯农药的金银花样品作为空白，于55℃烘干15h。用高效氯氟氰菊酯农药使其达到田间实验时最高残留量101.2 mg/kg作为供试样品。金银花样品经中国医学科学院药用植物研究所张本刚研究员鉴定为正品。

模拟实际生产过程中金银花采收后的储存方式，设计2个处理，分别为敞开存放、密封存放，每个处理3个重复。敞开存放组是直接将金银花平铺于塑料布上成厚度均匀一层；密封存放组是将金银花密封于自封袋中。所有试验材料放置于同一环境中，保持在温度(17 ± 2)℃，湿度(34 ± 2)%，避光，无风。

以金银花存放的当天为0d，分别于0、1、2、3、5、7、11、15、20、31、45、60、75d采用五点法各取样15g，每次取样后都立即于-20℃冰箱中密封保存以保持当时的残留情况，待实验结束后所有样品一并检测。

2 方法与结果

2.1 色谱条件

进样口温度250℃；初始200℃保持2 min，以12℃/min的速度升温至260℃，保持20 min；检测器温度300℃；载气为高纯氮气，恒定体积流量1mL/min；进样量1μL不分流进样；外标法定量。

2.2 供试样品溶液制备

将金银花样品粉碎至过3号筛，准确称取粉碎好的金银花样品2.0g置于100 mL具塞锥形瓶中，加入丙酮30 mL，超声提取15 min(300W，40kHz)，静置，过滤。再用丙酮20 mL超声提取2次，合并3次滤液于100 mL梨形瓶中。将滤液置于40℃水浴中，旋转蒸发至近干，使用石油醚定容至4 mL，离心15 min，取上清液进行测定。

2.3 结果

在2种储存方式下，金银花于不同采样时间点的高效氯氟氰菊酯残留量测定结果见表1。敞开存放组，金银花中高效氯氟氰菊酯在储存75d后，残留量从初始的70 mg/kg减少为7.00 mg/kg，其在第1天降解2.43%，第11天降解9.46%，第31天降解16.1%，第60天降解17.7%，最终降解19.6%。密封存放组金银花中高效氯氟氰菊酯则从初始的8.19 mg/kg减少为7.27 mg/kg，于第1天降解0.765%，

第11天降解7.51%，第31天降解9.78%，第60天降解10.8%，最终降解11.2%。借鉴田间实验的消解动态模型，将储存过程中金银花上高效氯氟氰菊酯的残留动态按一级动力学模式进行拟合，得到高效氯氟氰菊酯残留量(C, mg/kg)与采样时间(t, d)的残留动态方程及半衰期，敞开存放组的为 $C=8.2086e^{-0.003t}(R^2= 0.8212)$，半衰期为231d；密封存放组为 $C=7.9148e^{-0.001t}(R^2=0.6765)$，半衰期为693d。而 R^2 值小于0.9，表明其拟合度不佳。

表1　高效氯氟氰菊酯残留量测定结果 ($n=3$)

采样间隔 (d)	敞开存放组 (mg/kg)	密封储存组 (mg/kg)
0	8.70 ±0.56	8.19 ±0.14
1	8.49 ±0.53	8.13 ±0.37
2	8.26 ±0.11	8.08 ±0.87
3	8.14 ±0.35	8.01 ±0.77
5	8.05 ±0.43	7.94 ±0.71
7	7.98 ±0.35	7.63 ±0.07
11	7.87 ±0.25	7.58 ±0.05
15	7.69 ±0.47	7.52 ±0.09
20	7.51 ±0.52	7.44 ±0.09
31	7.30 ±0.63	7.39 ±0.20
45	7.24 ±0.67	7.36 ±0.05
60	7.16 ±0.54	7.31 ±0.11
75	7.00 ±0.39	7.27 ±0.26

3 讨论

3.1 与田间残留动态的差异

本课题组之前的研究结果显示在田间，高效氯氟氰菊酯在金银花上的残留动态符合一级动力学降解模型，2015、2016年实验结果显示半衰期在山东、河南两地为1.8~2.9d之间。将本实验结果按一级动力学降解模型进行拟合，得到敞开存放组金银花中高效氯氟氰菊酯的半衰期为231d，密封存放组半衰期为693d。由此可见，高效氯氟氰菊酯在室内储存状态时的降解远远慢于田间应用状态。这可能是农药喷施到植物上后，受到了来自光照、降雨、温度、植物生长生物稀释等诸多因素的影响。并且金银花是以干花的形式进行储存，烘干等初加工方式可能灭活基质中酶等活性成分，从而抑制了农药的降解。此外，敞开存放组与密封存放组半衰期的差异，则可能与敞开存放组暴露于空气中，农药受到空气中氧等活性物质的氧化而加速降解有关。

3.2 借鉴

在实际生产中，可能会遇到从田间采收药材的

农药含有量较高的情况。根据本研究结果，此时不宜立即对药材进行包装，可通过敞开存放的方法来加快农药的降解，从而保证农药在药材上残留的安全性。因此，对于农药在中药材上安全使用的研究，不仅仅要考察农药在田间施用后到采收阶段的残留变化，还要进一步考察其在采收后到入药前这一储存阶段的残留变化，从而全面地控制及评价中药材质量，并为中药材上农药最大残留限量的限定提供数据支持。

此外需要指出的是，对于中药材在储存过程中的研究，不仅仅要关注其残留农药的降解动态，其所含有效成分的种类及含量等是否在储存过程中有所改变，也值得加以关注。

参考文献　略

金银花贮藏过程中绿原酸含量的高光谱无损检测模型研究

刘云宏[1,2]　　王庆庆[1]　　石晓微[1]　　高秀薇[1]

1. 河南科技大学食品与生物工程学院, 河南洛阳　471023；2. 河南省食品原料工程技术研究中心, 河南洛阳　471023

[摘要] 绿原酸（ chlorogenic acid, CGA ）是评价金银花品质的重要指标。为了实现金银花贮藏期间 CGA 含量变化的快速有效检测，该文采集了 500 个不同贮藏时间（ 0~20d ）的金银花高光谱图像，构建 CGA 含量的高光谱检测模型。为了提高模型性能，采用 savizky-golay 卷积平滑（ SG ），移动窗口平滑（ moving average ），标准正态变量（ standard normal variable, SNV ），基线校正（ baseline correction, BC ），多元散射校正（ multiplicative scatter correction, MSC ），正交信号校正（ orthogonal signal correction, OSC ）6 种预处理方法并建立偏最小二乘回归（ partial least squares regression, PLSR ）模型，确定 SNV 方法为最佳预处理方法，其预测集的 R^2 为 0.9766，RMSE 为 0.2711%。为了简化校准模型，利用无信息变量消除（ uninformative variable elimination, UVE ），连续投影法（ successive projections algorithm, SPA ），竞争性自适应加权算法（ competitive adaptive reweighted sampling, CARS ）以及 UVE-CARS、UVE-SPA 等方法对 SNV 预处理后的光谱提取特征波长。然后，分别基于全光谱数据和所选特征变量数据，建立线性偏最小二乘回归（ PLSR ）和非线性 BP 神经网络模型。结果表明：UVE-CARS 算法可以有效地减少提取变量个数（ 共提取 26 个，仅占全光谱范围的 3.2% ），PLSR 和 BP 模型的预测集 R^2 分别为 0.9746 和 0.9784，RMSE 分别为 0.2863% 和 0.2503%。非线性 BP 模型预测结果整体优于线性 PLSR 模型，在 BP 模型中，UVE-CARS-BP 预测精度最高，预测集的 R^2 和 RMSE 的值分别为 0.9784、0.2503%。综上，基于高光谱成像技术建立的 SNV-UVE-CARS-BP 模型，可以实现金银花贮藏过程中 CGA 含量变化的快速无损预测。

[关键词] 光谱分析；无损检测；模型；高光谱成像；金银花；绿原酸；特征波长；贮藏

金银花为忍冬科植物忍冬的干燥花蕾，富含酚类、环烯醚萜类、黄酮类、精油等多种活性成分，具有抗菌消炎、清热解毒等功效。绿原酸（ chlorogenic acid, CGA ）是金银花中的主要药用成分之一，具有抗病毒、抗真菌等功效，在抵抗心血管疾病、癌症和糖尿病等慢性疾病方面也有重要作用。化学和药理研究表明，CGA 含量高低是评价金银花药材质量优劣的重要标志。而 CGA 由于活性强、易氧化，容易在金银花贮藏过程中不断降解。因此，实现金银花在贮藏过程中 CGA 含量的准确、可靠、快速、无损检测，对监测和保证金银花的药效品质十分重要。高效液相色谱（ high performance liquid chromatography, HPLC ）、液相色谱–质谱联用和紫外分光光度计等常用的 CGA 含量测定方法，虽然能够实现准确测定，但具有耗时、费力、化学试剂使用量大等缺陷，难以实现 CGA 的快速无损检测。白雁等和郝海群分别利用近红外光谱分析技术 (near infrared spectroscopy, NIRS) 对金银花中 CGA 含量进行检测，表明 NIRS 可

[基金项目] 国家自然科学基金资助项目（ U1404334 ）；河南省自然科学基金项目（ 162300410100 ）；河南省高校创新人才资助项目（ 19HASTIT013 ）；河南省科技攻关项目（ 172102310617；172102210256 ）。

[作者简介] 刘云宏，副教授，博士，主要从事农产品加工及品质检测研究，Email：beckybin@haust.edu.cn。

用于快速测定金银花中CGA的含量。但在上述NIRS检测金银花中CGA的研究中，都对金银花样品进行了粉碎处理，未能保证样品的完整性、无损性。另一方面，利用NIRS采集的金银花样品的光谱数据量较大，维度较高，且未采用数据降维方法，不利于在线检测。因此，采用多种变量筛选及其变量方法之间的融合对光谱数据降维，选取特征光谱变量，可以降低模型的复杂度，对后续建模分析非常重要。

高光谱成像（hyperspectral imaging，HSI）技术将光谱学和计算机视觉相结合，可以同时获得样本的光谱信息和空间信息。从而实现食品和农产品成分及品质的快速、无损检测与鉴定，且无需对检测对象进行前处理。

Liu等采用HSI技术成功实现了紫薯干燥过程中花青素含量的快速预测，为干燥过程中农产品品质检测提供了有效手段。李靖等利用HSI技术结合BP神经网络模型预测燕麦β-葡聚糖含量，预测值与测定值之间的决定系数R^2为0.75，预测均方根误差为0.0098。Shi等利用HSI结合RBF神经网络对不同贮藏温度下罗非鱼片新鲜度指标(总挥发性盐基氮、总需氧量和K值)进行了无损测定。上述文献研究证实了HSI技术可以实现物料品质及成分的快速无损检测，但目前，有关金银花贮藏过程中CGA含量变化的高光谱检测研究未见报道。

本研究以金银花贮藏过程中CGA含量为研究对象，进行HSI检测模型构建方法研究。首先使用6种不同的预处理方法对原始光谱进行降噪并建立偏最小二乘回归（partial least squares regression，PLSR）模型，以期确定最优的预处理方法；接着采用5种变量（波长）筛选方法提取特征波长；最后分别建立线性PLSR和非线性BP神经网络的CGA高光谱检测模型，通过对比模型的预测精度以获得最佳的特征波长筛选方法和预测模型，以期为实现金银花贮藏过程中CGA含量的无损检测提供参考。

1 材料与方法

1.1 样品制备

本试验所用金银花购买于河南省洛阳市同仁堂药房，试验所用金银花中CGA的质量分数为4.8642%。选择无损伤的、完整的金银花作为实验对象进行后续研究与分析。将金银花平铺在15个培养皿中，并置于恒温恒湿箱内进行模拟贮藏，本研究采用温度30℃，相对湿度85%的贮藏条件，以实现在较短时间内获得必要信息来评估金银花的品质指标。每5d取出3个培养皿的金银花进行试验。首先，用HSI系统分别扫描每组样品（100个金银花），然后利用HPLC法测量相应的CGA含量。由于在贮藏20d后，金银花已发生明显霉变，且表面有大量的菌丝，说明此时的金银花已不具备商业价值，因此，本研究只对贮藏前20d金银花的CGA含量变化进行研究。

1.2 HSI系统与图像采集

本研究所用HSI系统的光谱范围为371~1024nm。该系统主要由CCD相机、光谱仪（Inno-Spec IST50-3810，德国），光源，高精度电机控制的传送带，计算机以及暗箱组成，光谱分辨率为2.8nm，光源为4个对称放置的150W的可调节光纤卤素灯（90000420108型，德国ESYLUX公司）。

在采集金银花样品的高光谱图像前，先将仪器开启预热0.5h，使光源和采集系统达到稳定。经过反复调试，设定镜头与平台之间的高度为250mm，传送带移动速度为1.2mm/s，CCD相机的曝光时间为90ms。在图像采集过程中，每次将一个金银花放置在传送平台上，使用SICap-STVR（Inno-SpecGmbHLtd，德国）软件共采集500个金银花高光谱图像。为了减少暗电流噪声和不均匀照明的影响，使用式（1）对所获取的原始高光谱图像进行黑白校正。

$$R = \frac{I - D}{W - D} \qquad （1）$$

式中，R是黑白校正后的图像数据，I是原始高光谱图像数据，D是全黑标定数据，W是全白标定数据。

用HSI系统采集的金银花高光谱图像为三维的立方体数据块，其包括二维的图像信息和一维的波长信息，图像中的每一个像素点包含全波长的光谱信息，提高了光谱数据的可靠性和稳定性。使用ENVI 5.1软件（Research Systems Inc.，Boulder，CO，USA）将金银花样品与背景分离，并根据样品和背景之间的光谱差异（样品与背景光谱值差异最大的波长位置分割图像）确定感兴趣区域（region of interest，ROI）。金银花的形状和品质分布具有不规则性和不均匀性。若感兴趣区域选择局部，提取的光谱信息不能表征整个金银花样本。虽选择整个金银花作为ROI，因其形体尺寸不大，所以对整个样品ROI提取数据后，经过对光谱数据去除噪声比较大的信息，以及对全波长提取特征波长，用于建模分析是可行的。因此，该研究选择整个金银花样品作为ROI，提取的光谱信息更为全面，将ROI内所有光谱信息的平均值作为对应反射光谱值。在Matlab 2014a中计算分割出的每张图像内 ROI 的平均光谱值，并绘制所有样品对应 ROI 内平均值的光谱曲线图。

1.3 CGA 含量测定

在采集完不同贮藏时间的金银花的高光谱图像后，利用 HPLC 法测量金银花中 CGA 含量。首先，将金银花样品用研钵粉碎后精确称量 0.1g 到锥形瓶中，并向锥形瓶中加入 10 mL 50% 甲醇，随后将锥形瓶放在 50W 的超声清洗仪中，在 20℃ 下水浴 30 min 提取 CGA。然后，在 10 000 r/min 速度下离心 20 min，并用 0.22 μmMillipore 膜过滤上清液。最后，将过滤得到的溶液密封并储存在深色玻璃瓶中，用 HPLCAgilentTechnologies1260Infinity 系统做进一步分析。采用 C_{18} 色谱柱（250mm × 4.6mm，5 μm）进行 CGA 分离，柱温 25℃，流动相由乙腈 –0.4% 磷酸溶液以 15 ∶ 85 的比例混合而成，进样量为 10 μL，流速为 1.0 mL/min，检测波长为 327 nm。每组试验重复 3 次。

1.4 数据预处理方法

高光谱图像采集时，由于样品表面不均匀、仪器的基线漂移、随机噪声、光散射等原因使得原始光谱中包含无用的信息。为了提高模型预测精度和建模的效率，本研究采用了 6 种光谱预处理方法来增强原始光谱数据信息，包括 savizky-golay 卷积平滑（SG）、移动窗口平滑（moving average）、标准正态变量（standard normal ariable，SNV）、基线校正（baseline correction，BC）、多元散射校正（multiplicative scatter correction，MSC）、正交信号校正（orthogonal signal correction，OSC）。

1.5 特征波长选择方法

本试验中采集的每个高光谱图像的大小是 1032 × 270 像素，每个像素光谱包含 1288 个变量，数据维度较高。为了解决高光谱原始数据量庞大、冗余信息多、预测精度降低的问题，需要对全波段数据进行降维。因此，使用无信息变量消除（uninformative variable elimination，UVE）、连续投影算法（successive projections algorithm，SPA）、竞争性自适应加权算法（competitive adaptive reweighted sampling，CARS）来筛选原始光谱数据中与检测样品相关性较高的特征波长，并通过对比模型的精度确定最佳变量筛选方法。

UVE 是一种基于偏最小二乘回归（partial least squares regression，PLSR）算法中回归系数稳定性来消除无信息变量的算法，可以有效筛选有用的波长变量。

UVE 算法就是把与光谱矩阵同维数的随机变量

矩阵（人工添加随机噪声信息）加入到光谱矩阵中，通过交叉验证逐一剔除法建立 PLSR 模型，得到相应的回归系数向量 b，分析回归系数向量 b 的平均值和标准偏差的商 C 的稳定性，去除光谱矩阵 X 对应的 $C_i < C_{max}$ 变量（i 表示光谱矩阵中第 i 列向量），其中 C_i 表示回归系数向量 b_i 的平均值和标准偏差的商，C_{max} 为随机噪声的稳定性 C 的最大值。把 $C_i > C_{max}$ 对应的列向量作为新矩阵 X_{new} 用于建立 PLSR 模型，X_{new} 即为 UVE 算法提取的特征变量矩阵。

SPA 是一种前向变量选择算法，可以减少变量之间的共线性，使冗余度最低，以选择矢量空间共线性最小的变量集合。

CARS 算法是根据自适应重加权采样技术和指数衰减函数选择 PLSR 中回归系数绝对值较大的变量，去掉权重较小的波长点，寻出最佳变量组合。

1.6 模型建立与性能评估

PLSR 模型是一种线性多变量数据分析方法，集中了主成分分析和典型相关分析的特点，通过从自变量和因变量数据中提取包含原数据变异信息的主成分来建立回归模型，被广泛应用于食品和农产品内部含量的预测。

为了得到适合 CGA 含量的预测模型，本试验除了建立 PLSR 模型外，又建立了 CGA 含量的 BP 神经网络模型。BP 神经网络是一种基于误差逆传播算法的多层前馈网络，是目前应用较广泛的神经网络模型，它可以处理复杂的非线性问题。本试验采用 3 层结构的 BP 神经网络：输入层、隐含层、输出层。每一层之间通过神经元连接，同层之间无连接，用 tansig 函数作为隐层神经元传递函数、trainlm 函数为训练函数、pureline 函数为输出层神经元传递函数，输入层为光谱变量个数（本试验中全光谱数据的输入变量数为 824，特征波长输入变量分别与对应的特征波长数一致），输出层为测定的 CGA 值，隐含层节点数设为 6，迭代次数、训练目标误差和学习速率分别设为 1000、0.000 1 和 0.01。

以决定系数（R^2）和均方根误差（RMSE）来估计模型性能。R^2 较高且 RMSE 较低时，模型性能较好。若 R^2 的值高于 0.90，则表示该模型有很高的预测能力。本试验所有数据处理与结果分析均在 Matlab 2014a 软件中进行。

2 结果与分析

2.1 CGA 含量分析

通过 HPLC 法测得的金银花贮藏过程中 CGA 含

量变化结果如表1所示。金银花中CGA含量与其品质呈正相关。初始CGA质量分数最高，为4.8642%，表明相应的金银花品质也是最高。随着贮藏时间从第5到20天，平均CGA含量降低至初始含量的6.1%，表明CGA在本贮藏试验中损失严重。这可能是由于金银花中CGA等活性成分在较高湿度的贮藏环境下易发生酶促氧化降解，从而导致金银花质量在短时间内明显下降。此外，由于贮藏20 d后，金银花发生了明显霉变，说明本研究中金银花的贮藏条件适合部分微生物生长，从而消耗了金银花中的CGA等活性成分，这可能是CGA大量损失的另一个主要原因。

表1　金银花贮藏过程中的绿原酸含量值

贮藏时间 /d	CGA 质量分数 /%			
	最小值	最大值	平均值	标准差
0	4.746 8	5.140 7	4.864 2	0.080 1
5	3.641 3	3.988 6	3.862 9	0.069 8
10	2.056 0	2.468 0	2.272 2	0.076 1
15	0.890 1	1.327 7	0.971 2	0.089 2
20	0.208 9	0.338 0	0.298 4	0.037 4

在基于光谱数据和CGA含量值建模之前，先将500个样品按照2∶1的比例随机划分为校正集和预测集。划分结果与对应的CGA含量统计结果见表2。由表可知，在不同的贮藏期（0、5、10、15、20 d），CGA含量之间有较大的差异，而校正集与预测集之间的差异很小，这有利于建立精度更高的金银花CGA含量检测模型。

表2　校正集和预测集的绿原酸含量统计值

样本集	样品数	CGA 质量分数 /%			
		最小值	最大值	平均值	标准差
校正集	334	0	5.140 7	2.455 0	1.718 9
预测集	166	0.228 7	5.140 7	2.451 3	1.716 2
总体样本	500	0.208 9	5.140 7	2.453 8	1.716 3

2.2 金银花样品的光谱特征

金银花光谱图像的采集范围为371~1024 nm，由于371~483 nm和902~1024 nm范围内噪声影响明显，信噪比很低。因此，本研究仅选用483~902 nm（共824个波段）的光谱范围做进一步分析。图1为不同贮藏时间（0、5、10、15、20 d）金银花样本的平均光谱曲线。由图可见，在665~682 nm处有明显的波谷，这可能是由于金银花中C-H伸缩振动而引起的。光谱曲线在682~774 nm范围内急剧上升，这可能是因

为金银花在可见光波段的吸收较少。700~900 nm光谱区主要反映样品内含氢基团（C-H、O-H）振动的倍频与合频的特征信息，而随着贮藏时间的延长，金银花样品中CGA含量逐渐减少，使得光谱反射强度逐渐降低。每条平均光谱曲线呈现出相似的趋势，说明金银花含有的内部成分大致相同。但样本的光谱反射率存在明显差异，这可能与金银花内部化学成分含量不同有关，而这些差异为建立不同贮藏期金银花CGA含量预测模型提供了理论依据。

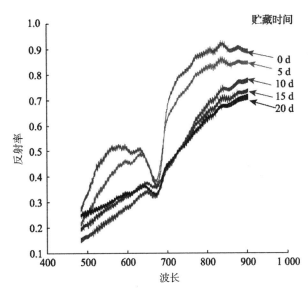

图1　不同贮藏时间金银花样品的原始平均光谱图

2.3 光谱预处理

基于原始数据和预处理后的数据建立PLSR模型，以比较不同预处理方法的效果，结果如表3所示。原始光谱的PLSR模型校正集 R^2 为0.966 9，RMSE为0.315 4%，预测集 R^2 为0.941 6，RMSE为0.384 9%。与原始光谱相比，所有预处理后的PLSR模型的校正集 R^2 的值都高于0.98，预测集 R^2 值在0.97以上，RMSE均小于0.3%，表明PLSR模型的预测性能有所提升。其中，经SNV预处理后所建的PLSR模型有最佳的预测效果，预测集的R2为0.976 6，RMSE为0.271 1%，表明SNV方法能有效地消除由固体颗粒大小、表面散射和光程变化引起的光谱误差，显著提高模型的精度。因此，本试验选择SNV为最佳的预处理方法，并进行后续的建模分析。

2.4 特征波长提取

2.4.1 UVE方法提取特征波长

UVE方法用于剔除原始824个波段中的无信息变量，金银花贮藏过程中CGA含量的UVE变量的稳

表3 基于不同预处理方法的 PLSR 的模型结果

预处理方法	潜变量数	校正集		预测集	
		R^2	RMSE/%	R^2	RMSE/%
原始光谱	25	0.966 9	0.315 4	0.941 6	0.384 9
MSC	21	0.981 7	0.230 6	0.976 4	0.273 0
SNV	22	0.981 9	0.229 7	0.976 6	0.271 1
BC	24	0.984 3	0.214 1	0.974 7	0.290 1
SG	25	0.980 7	0.237 3	0.975 9	0.286 8
Moving average	25	0.980 5	0.234 8	0.976 1	0.286 0
OSC	23	0.981 7	0.236 7	0.974 8	0.291 3

定性分布结果如图2所示。2条平行线表示变量稳定性的上、下限，两条阈值分界线内的波长变量全部剔除，分界线以外的变量保留用于进一步分析。经UVE方法筛选后，共得到192个波长变量，占全波长的23.3%。

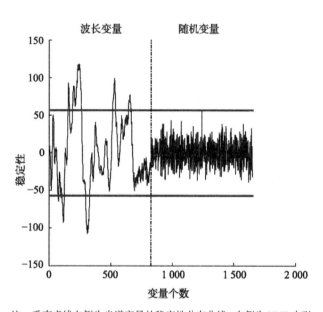

注：垂直虚线左侧为光谱变量的稳定性分布曲线，右侧为UVE中引入的824个随机噪声变量的稳定性分布结果。
图2 UVE 筛选结果

2.4.2 CARS 方法提取特征波长

运行CARS算法时，迭代次数和蒙特卡罗采样运行次数分别设置为800和55。基于CARS筛选金银花CGA含量高光谱特征波长的过程如图3所示。图3a，3b 和3c 分别表示随着采样次数的增加，采样变量的个数，RMSECV值和每个波长的回归系数路径的变化趋势。

从图3a可以看出，第一阶段变量数减少较快，随后逐渐减慢，这是由于指数衰减函数的作用，体现了使用CARS算法筛选特征波长中有"粗选"和"精选"2个阶段。图3b反映了随着采样次数增加

RMSECV 的变化趋势。采样次数从1到26，RMSECV值差距不大。随后RMSECV值升高，可能是因为在剔除无信息变量时丢失了一些重要信息变量。结合图3c分析可知，当采样次数为26时（"*"列所对应的位置），获得最佳变量子集且RMSECV值最小（0.3477 %）。最终，CARS算法从824个波段中选择了51个最佳波长，占整个波长的6.2%。

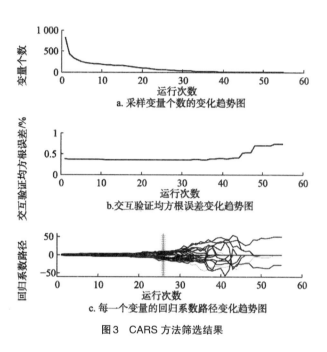

图3 CARS 方法筛选结果

2.4.3 SPA 方法提取特征波长

SPA算法的最大有效波长设置为30，对应的RMSE分布如图4a所示，其中方块对应所选变量数。由图可知，随着变量数的增加，RMSE值呈下降趋势，当波长数增加到17后，RMSE值基本不变。通过SPA算法从824个波长中选择了17个最佳波长，分布如图4b所示，其中正方形对应所选择的波长所对应的具体波段（共17个），全光谱变量被极大压缩，占全波长的2.1%。

2.5 模型建立与比较

由于高光谱图像在采集过程中存在非线性因素在内的多种因素的影响，如背景干扰，散光和CCD噪声等，不利于对光谱数据的分析。而BP神经网络是一种常用的非线性的建模方法，它可以有效地处理非线性问题。因此，本试验分别以UVE，CARS，SPA这3种算法提取的特征波长变量作为输入变量，金银花CGA含量值作为因变量建立线性PLSR和非线性BP神经网络模型。为了评估提取的特征波长对预测

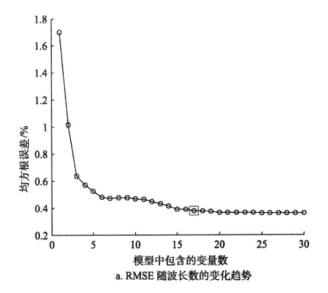

a. RMSE 随波长数的变化趋势

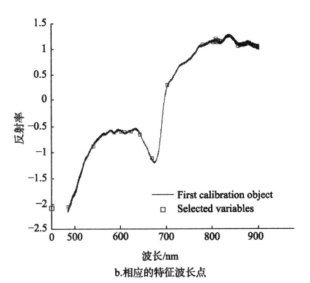

b.相应的特征波长点

注：a 图中方块表示最终筛选的变量个数；b 图中方块表示筛选变量具体对应的波长。

图4　SPA 方法筛选结果

金银花不同贮藏时间的 CGA 含量的有效性，将其与全光谱数据的模型相比较，结果如表4所示。

对比线性的 PLSR 模型的结果可知，全光谱–PLSR 模型校正集的 R^2 为 0.981 9，RMSE 为 0.229 7%，预测集的 R^2 为 0.976 6，RMSE 为 0.271 1%，代表模型效果较好。从特征波长选择的角度可知，不同波长筛选方法对相应模型的建立会发生不同程度的变化。UVE-PLSR，CARSPLSR 和 SPA-PLSR 模型的预测结果较全光谱–PLSR 模型均有不同程度的降低，但校正集和预测集的 R^2 均高于 0.9，说明基于特征波长建立的 PLSR 模型还是可行的，具有良好的预测性能，其中 UVE-PLSR 模型的预测效果优于 CARS-PLSR 和 SPA-PLSR，预测集的 R^2 为 0.970 4，RMSE 为 0.298 6%，且结果与全光谱–PLSR 接近。表明 UVE 方法可以有效地剔除无用的信息变量，保留与金银花品质相关性强的信息，而 SPA 算法可能在剔除冗余变量的同时将有用的信息也剔除。但是，与 CARS、SPA 算法相比，UVE 算法提取的特征波长数量较多（192个）占全波长的23.3%，导致模型运算时间相对较长。因此，为了提高 UVE-PLSR 模型的运算时间，将 UVE 分别与 CARS 和 SPA 算法相结合提取特征波长变量，UVE-CARS 选取特征变量26个，占 UVE 的13.5%，UVE-SPA 选取9个特征变量，占 UVE 的4.7%，并建立相应的模型，模型的预测结果见表4。

由表4可知，UVE-CARS-PLSR 模型的预测集 R^2 为 0.974 6，RMSE 为 0.286 3%，UVE-SPA-PLSR 模型的预测集 R^2 为 0.941 4，RMSE 为 0.413 1%。与 UVE-PLSR 对比可知，UVE-CARS-PLSR 不仅减少了模型的输入变量，还提高了模型的预测精度，而 UVE-SPA 虽提取的特征波长数较少，减少了模型的运行时

表4　金银花 CGA 含量的 PLSR 和 BP 模型的预测结果

模型	筛选方法	变量数	建模集		预测集	
			R^2	RMSE /%	R^2	RMSE /%
PLSR	全光谱	824	0.981 9	0.229 7	0.976 6	0.271 1
	UVE	192	0.977 5	0.269 4	0.970 4	0.298 6
	CARS	51	0.967 1	0.335 1	0.958 9	0.342 0
	SPA	17	0.951 6	0.401 2	0.948 5	0.387 5
	UVE-CARS	26	0.979 6	0.268 3	0.974 6	0.286 3
	UVE-SPA	9	0.961 3	0.364 6	0.941 4	0.413 1
BP	全光谱	824	0.989 8	0.172 5	0.977 1	0.258 1
	UVE	192	0.984 7	0.211 3	0.971 5	0.287 1
	CARS	51	0.983 2	0.218 9	0.971 2	0.287 8
	SPA	17	0.982 9	0.225 1	0.974 3	0.290 5
	UVE-CARS	26	0.989 8	0.172 4	0.978 4	0.250 3
	UVE-SPA	9	0.980 4	0.237 6	0.964 9	0.316 4

间，但其预测精度降低。综合考虑PLSR模型的复杂度，选择UVE-CARS-PLSR为CGA最优的PLSR预测模型。得到的UVE-CARS-PLSR模型如式（2）：

$$Y=2.901\ 6-32.085\ 1X_{523.59nm}+38.202\ 3X_{532.82nm}+$$
$$25.462\ 8X_{537.94nm}-21.055\ 6X_{540.51nm}-49.843\ 2X_{543.07nm}$$
$$+39.462\ 5X_{563.57nm}+30.562\ 8X_{580.98nm}-47.307\ 3X_{590.72nm}$$
$$-20.071\ 5X_{593.28nm}+0.537\ 6X_{604.03nm}+15.104\ 3X_{609.15nm}+$$
$$34.4707X_{610.17nm}-48.476\ 7X_{616.83nm}-29.888\ 7X_{643.43nm}+$$
$$34.287\ 3X_{648.03nm}+23.689\ 8X_{650.59nm}-36.834\ 2X_{653.14nm}-45.$$
$$829\ 2X_{746.98nm}+42.650\ 0X_{751.05nm}+47.525\ 5X_{812.93nm}-33.30$$
$$4\ 9X_{813.94nm}-37.450\ 9X_{814.95nm}+31.003\ 6X_{817.98nm}+33.288\ 1$$
$$X_{818.49nm}-36.648\ 1X_{819.5nm}-16.285\ 7X_{821.02nm}\qquad（2）$$

式中，Y为预测的CGA的值，X为UVE-CARS筛选得到的特征波长对应的光谱反射率。

比较BP神经网络模型效果可知，全光谱-BP模型校正集R^2为0.9898，RMSE为0.1725%，预测集R^2为0.9771，RMSE为0.2581%，模型精度较好。分析UVE-BP、CARS-BP、SPA-BP、UVE-CARS-BP和UVE-SPA-BP模型可知，UVE-CARS-BP模型的预测效果最好，其预测集R^2为0.9784，RMSE为0.2503%，且仅有UVE-CARS-BP模型的预测精度优于全光谱-BP模型。因此，选定UVE-CARS-BP模型为最优BP模型。

图5为5种变量筛选方法提取的特征波长的分布图，分析最佳变量筛选方法UVE-CARS筛选的波长主要集中在520~660 nm，这可能与C-H键的伸缩振动有关，且选取的750 nm和810 nm附近与CGA物质的C-H、O-H键以及H_2O分子的倍频吸收有关。与UVE-CARS算法相比，基于UVE算法提取的特征波长变量建立的预测模型性能与其接近，但选取的波长变量数较多。SPA与UVE-SPA2种算法，可能选取的波长数较少，不足以提取与CGA物质相关性较强的波长。虽然CARS算法提取的波长基本包含了所有的UVE-CARS提取的波长，但建立的CARS-模型的精度低于UVE-CARS模型的精度，这可能是由于CARS算法选择的特征波长除包含与CGA物质相关的有用信息外，同时也包含噪声信息。

综上可知，UVE-CARS方法是最佳的特征变量筛选方法，由UVE-CARS方法筛选的26个特征波长变量可以代替全光谱变量，非线性的BP神经网络模型更适应于金银花贮藏过程中CGA含量的预测，且UVE-CARS-BP模型为最优金银花CGA含量预测模型。基于SNV预处理后的光谱数据建立的UVE-CARS-BP模型的CGA含量的预测值和测量值

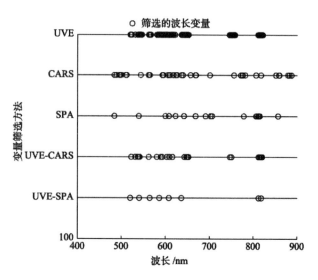

图5　不同变量筛选方法选取的特征波长变量

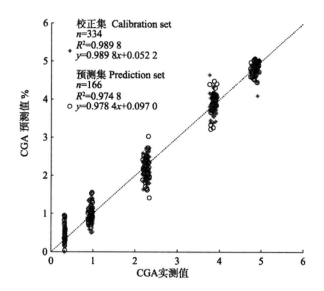

图6　基于SNV预处理后的UVE-CARS-BP模型的CGA含量的预测值与测量值

的结果如图6所示，其预测集R^2为0.9784，RMSE为0.2503%，回归方程为y=0.9784x+ 0.0970，拟合效果最佳。

3 结论

本研究采用HSI技术对金银花贮藏过程中CGA的含量进行定量检测，基于不同预处理方法和多种变量筛选方法，尝试建立预测能力较高的高光谱模型，为利用HSI技术对金银花贮藏过程中CGA含量测定和品质控制提供参考。主要结论如下：

为了降低仪器噪声、基线漂移等对原始光谱的影响，分析了SG、Moving average、SNV、BC、MSC、OSC这6种不同的光谱降噪方法，通过建立PLSR

模型对比得出，经SNV预处理后的光谱数据建立的PLSR的模型精度最高，预测集R^2为0.977 6，RMSE为0.271 1%，表明SNV方法的降噪效果最好，可以显著提高模型的精度，其被确定为最佳的预处理方法用于后续的建模分析。

探讨了基于UVE、CARS、SPA、UVE-CARS和UVE-SPA这5种变量筛选方法对模型的性能的影响，发现UVE-CARS为最佳的变量筛选方法，基于UVE-CARS筛选的特征波长变量建立的PLSR和BP模型的预测集R^2分别为0.974 6和0.978 4，RMSE分别为0.286 3%和0.250 3%。

对比线性PLSR模型与BP神经网络模型的精度

发现，BP神经网络模型的性能整体优于PLSR模型，其中SNV-UVE-CARS-BP模型精度最好，预测集R^2为0.978 4，RMSE为0.250 3%。

在今后的工作中将扩大试验样本的多样化，收集不同地区，不同批次的金银花原料，解决同一地区相同批次样品之间较小差异导致提高模型泛化能力的问题。此外，本研究中未涉及金银花的图像信息，而图谱融合能够提供更多的有用信息，因此，在未来的工作中，将基于光谱信息与图像信息的有效融合来进一步研究金银花中CGA含量的快速无损检测方法。

参考文献　略

金银花贮藏过程中的美拉德反应

王玲娜[1]　　　孙希芳[2]　　　张　芳[1]　　　张永清[1]

1. 山东中医药大学药学院, 山东济南　250355；2. 山东医药技师学院, 山东泰安　271016

[摘要] 为了探索金银花贮藏过程中的变色机理，为合理贮藏提供理论依据，在45、55、65、75℃条件下进行加速货架测试试验，用色差仪测定金银花贮藏过程中的颜色参数，紫外可见分光光度计测定游离氨基酸、还原糖等成分含量，HPLC法测定5-羟甲基糠醛 (5-HMF) 含量，并对所得数据进行统计分析。结果表明，随贮藏时间延长和温度升高，金银花暗度值和色差值增加，褐变指数增大，提示金银花在贮藏过程中发生褐变生成了有色物质；金银花提取液A420nm值稳定上升，说明褐变生成的有色物质为类黑素；氨基酸和还原糖含量随贮藏时间延长逐渐降低，且水提液pH值在贮藏过程中显著下降，说明氨基酸和还原糖可能为褐变的初始反应物；5-HMF不断积累，且温度每升高10℃，褐变反应加快3~5倍，说明5-HMF可能为褐变反应的中间产物，5-HMF生成量和褐变速度密切相关。金银花贮藏过程中颜色参数、氨基酸、还原糖、pH值、A420nm值及5-HMF的动态变化，说明发生了美拉德反应，这是发生褐变的机理之一。

[关键词] 金银花；贮藏；褐变；美拉德反应

金银花为忍冬科植物忍冬的干燥花蕾或初开的花，具有清热解毒、疏散风热的功效，为常用大宗

[基金项目] 国家科技支撑计划项目"金银花规范化种植基地优化升级及系列产品综合开发研究" (2011BAI06B01)；山东省自主创新专项"金银花资源高值产品开发与质量控制技术研究" (2013CXC20401)；山东省重点研发计划项目 (2016GGB14409)；国家中医药标准化项目"金银花标准化建设" (2YB2H-Y-SD-32)。

[作者简介] 王玲娜 (1990-)，女，陕西延安人，在读博士研究生，研究方向为中药资源及其质量控制。E-mail：wanglingna88@163.com。

[通讯作者] 张永清 (1962-)，男，山东平邑人，博士，教授，博士生导师，从事中药资源及其质量控制研究。E-mail：zyq622003@126.com。

中药材之一。其商品质量共分四级标准，其中外观色泽是判断金银花商品等级的主要指标之一。在干燥加工及贮藏过程中，因受各种不良因素影响，金银花往往发生褐变，导致药材品质下降。引起褐变的因素很多，包括酶促褐变、非酶褐变等。目前，人们关注较多的是酶促褐变，而对金银花的非酶褐变知之甚少。非酶褐变是指由各种非酶原因引起的化学反应而造成的褐变，根据反应机制分为抗坏血酸反应、焦糖化反应和美拉德反应。干燥金银花抗坏血酸含量很低，焦糖化褐变温度要达100℃以上，因此推断金银花贮存过程中的非酶褐变可能源自美拉德反应，但尚未得到验证。

美拉德反应是奶粉、脱水蔬菜、果脯变质的重要

原因，广泛发生在食品、药品贮藏过程中，其经典反应途径是还原糖与胺反应，该反应可引起初始反应物pH值变化，生成的5-羟甲基糠醛（5-HMF）经进一步缩合、聚合形成复杂高分子色素而发生褐变。生成的色素主要为类黑素类物质，该类物质在420 nm波长下有紫外吸收，可通过测定A420 nm值判断所生成的有色物质是否为类黑素。同时，美拉德反应的中间生成物5-HMF的积累与褐变速度密切相关，因此可将金银花贮藏过程中5-HMF的含量变化作为预测褐变速度的重要指标之一。KrohM认为褐变在大于55℃的条件下反应速度较快。因此，本试验在45、55、65、75℃条件下进行货架加速试验，测定金银花在贮藏过程中的颜色参数、pH值、A_{420nm}、氨基酸、还原糖、-HMF等的变化情况，旨在探索金银花贮藏过程中是否有美拉德反应发生，为合理贮藏提供理论依据。

1 材料与方法

1.1 材料

金银花药材购自河北省巨鹿县，样品经山东中医药大学张永清教授鉴定，确认为忍冬科植物忍冬 Lonicerae japonica Thunb. 的干燥花蕾。

试剂：葡萄糖、3，5-二硝基水杨酸、NaOH、酒石酸钾钠、苯酚、亚硫酸钠、亮氨酸、茚三酮、正丁醇、正丙醇、乙二醇、无水乙酸钠、抗坏血酸等。

仪器：Agilent126 0HPLC系统（包括G1311C四元泵、G1329B自动进样器、G1315D二极管阵列检测器、G1316A柱温箱和AgilentChemStation工作站，美国安捷伦公司），WF30色差仪（深圳iWAVE公司），PL203电子天平（梅特勒-托利多仪器上海有限公司），KQ-500DE型超声仪（昆山市超声仪器有限公司），UV-5800型紫外可见分光光度计（上海元析有限公司），FE20型pH计（梅特勒-托利多上海仪器有限公司）等。

1.2 方法

1.2.1 样品处理

将同一批次金银花样品随机分成4份，每份约500g，分别于45、55、65、75℃（±1.5℃）恒温干燥箱中放置，且于放置0、48、96.168、40、12h时取样，放凉后以小型粉碎机粉碎，过2mm孔径筛，置干燥器中备用。

1.2.2 pH值及颜色参数测定

精密称取样品粉末0.5g，置于50 mL具塞锥形瓶中，加入蒸馏水25 mL，密塞，称定重量，超声

处理（功率100W，频率100Hz）30 min，放冷，再称定重量，用蒸馏水补足减失的重量，摇匀，离心（4000 r/min）10 min，取上清液测其pH值及420 nm下的吸光度A。

将金银花样品装在色差仪配套的小黑盒内，铺满盒底，用色差计测量颜色参数a^*、b^*、L^*。测定光源选用内置D65标准光源，窗口直径8mm，观测角度10°。重复测量10次。用暗度值（$100-L^*$）、与基准值对比的绝对变化值ΔE^*和褐变指数BI分析。计算公式如下：

$$\Delta E^* = (L^*2 + \Delta a^{*2} + \Delta b^{*2})^{1/2};$$
$$BI = 100(x-0.31)/0.17;$$
$$x = (a^* + 1.75L^*)/(5.645L^* + a^* - 3.012b^*).$$

1.2.3 游离氨基酸含量测定

①溶液配制

茚三酮溶液：称取茚三酮试剂0.6g，精密加入正丙醇15mL，搅拌溶解后加入正丁醇30 mL、乙二醇60 mL，最后加入pH值为5.4的乙酸-乙酸钠缓冲液9 mL，混匀即得。

乙酸-乙酸钠缓冲液(pH值5.4)：称取乙酸钠54.4g置100 mL无氨蒸馏水中，加热至沸腾，使体积蒸发至60 mL左右。冷却后加冰醋酸调节pH值至5.4即得。

无氨蒸馏水：每1000 mL普通蒸馏水中加入5%氢氧化钠溶液25 mL，加热煮沸1 h即得。

抗坏血酸溶液：称取50 mg抗坏血酸，用无氨蒸馏水定容至50 mL即得。

氨基酸标准液：称取干燥的亮氨酸对照品0.047g，用10%异丙醇定容至100 mL，取此溶液5 mL，无氨蒸馏水定容至50 mL，即得5 μg/mL氨基氮标准溶液。

②标准曲线绘制

精密量取对照品溶液0.2、0.4、0.6、0.8、1.0 mL，用无氨蒸馏水补足至2 mL，加入3 mL茚三酮溶液，0.1 mL抗坏血酸溶液，沸水浴加热15 min，冷却振摇，加60%乙醇定容至20 mL，混匀后，在570 nm下测定吸光度，以氨基酸浓度C为横坐标，吸光度A为纵坐标，经线性回归处理，得回归方程：$A=232.57C-0.3406$，$R^2=0.9970$。

③样品游离氨基酸含量测定

样品溶液制备：精密称取样品粉末0.1g，置于50 mL具塞锥形瓶中，精密加入10%乙酸5 mL，超声5 min，再加入25 mL无氨蒸馏水，80℃水浴20 min，

过滤即得。

游离氨基酸含量测定：取样品溶液1mL，准确加入1mL无氨蒸馏水、3mL茚三酮溶液、0.1mL抗坏血酸溶液，100℃水浴加热15min，取出冷却，振摇，用60%乙醇定容至20mL，于570nm处测定吸光度。

1.2.4 还原糖含量测定

①溶液配制

二硝基水杨酸溶液：精密称取3,5-二硝基水杨酸6.3g，溶于蒸馏水中，加热，依次加入酒石酸钾钠182g，氢氧化钠21g，苯酚5g，亚硫酸钠5g，搅拌至完全溶解，冷却后用蒸馏水定容至1000mL，贮于棕色瓶中备用。

葡萄糖标准溶液：将葡萄糖烘干至恒重，精确称量100mg，用蒸馏水溶解，并定容至100mL，配制成1mg/mL葡萄糖标准溶液。

②标准曲线绘制

精确吸取葡萄糖标准液0、0.2、0.4、0.6、0.8、1.0、1.2mL，分别置于25mL具塞试管中，用蒸馏水补至2mL，加入二硝基水杨酸溶液1.5mL，混匀后，沸水浴5min，取出后立即冷却，再以蒸馏水定容至25mL，混合均匀。空白调零，在540nm处测定吸光度。以葡萄糖含量C为横坐标，吸光度A为纵坐标，得回归方程：$C=0.4687A-0.0049$，$R^2=0.9994$。

③样品还原糖含量测定

样品溶液制备：精确称取0.1g样品粉末，置于50mL具塞锥形瓶中，准确加入25mL蒸馏水，超声提取30min，过滤，即得。

还原糖含量测定：准确吸取2mL样品溶液，加入1.5mL二硝基水杨酸溶液，沸水浴5min，取出后立即冷却，用蒸馏水定容至25mL，540nm处测定吸光度。

1.2.5 5-HMF含量测定

①溶液配制

5-HMF对照品溶液：精密称定5-HMF对照品适量，用甲醇溶解，配制成浓度为6.96μg/mL的储备液。

供试品溶液：取样品粉末约0.5g，精密称定，置具塞锥形瓶中，加50%甲醇25mL，超声提取30min，取出放冷，补足减失的重量，摇匀，离心，上清液经0.45μm微孔滤膜滤过，取续滤液作为供试品溶液。

②色谱条件

Agilent ZorBax SB-C18色谱柱(4.6mm×250mm，5μm)；流动相1%甲酸溶液(A)–乙腈(B)，梯度洗脱(0~5 min，5%B；5~15 min，5%~10%B；15~25 min，10%B；25~40 min，10%~25%B；40~44 min，25%~35%B；44~45 min，35%~50%B；45~50 min，50%~55%B；50~55 min，55%~100%B；55~60 min，100%B)；流速1.0mL/min；柱温30C；进样量20μL；检测波长284nm。在此条件下，对照品溶液和供试品溶液色谱图见图1。

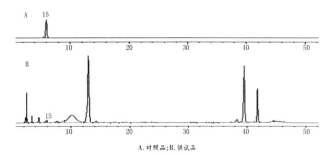

A. 对照品；B. 供试品

图1 对照品和供试品284nm下HPLC色谱图

③方法学考察

对照品溶液和供试品溶液的标准曲线建立：吸取上述对照品溶液2、5、10、20、40μL，按上述色谱条件进样，测定峰面积，以对照品进样量(μg)为横坐标，其峰面积为纵坐标，绘制标准曲线，得标准曲线回归方程：$Y=8235.3X-2.0489$，$R^2=0.9999$，线性范围为1.392~27.840μg。

精密度试验：精密吸取对照品溶液10μL，按上述色谱条件重复进样6次，测定峰面积的积分值，结果其RSD<3%，表明该方法具有较好的精密度。

稳定性试验：精密吸取供试品溶液，分别在0、2、4、8、12、24h进样20μL，测定峰面积的积分值，结果RSD<3%，表明供试品溶液中上述几种成分在24h内具有较好的稳定性。

重复性试验：精密称取同一样品6份，每份0.5g，按1.2.5项下供试品溶液配制方法进行提取处理后，各精密进样20μL，测定含量，结果RSD<3%，表明本方法重复性良好。

加样回收试验：精密称取已知含量的样品5份，每份0.25g，精密加入对照品适量，按供试品溶液的制备方法制备并分析，计算回收率为100.68%。

④样品含量测定

分别精密吸取对照品溶液和供试品溶液各

20μL，按上述色谱条件进行测定，计算其中5-HMF含量。

2 结果与分析

2.1 不同温度贮藏过程中金银花pH值的变化

金银花贮藏过程中溶液pH值的变化情况如图2所示。随着贮藏时间的延长，温度的升高，整个金银花溶液pH值呈下降趋势。下降速率与温度呈正相关，即温度越高，下降速率越大（75℃>65℃>55℃>45℃）。

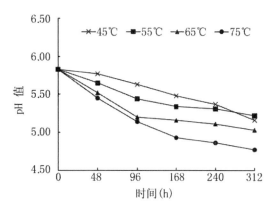

图2 金银花贮藏过程中pH值的变化情况

2.2 不同温度贮藏过程中金银花的颜色变化及A420nm值

金银花贮藏过程中的暗度值、色差值、褐变指数、A420 nm值变化情况如图3~图6所示。随着贮藏时间的延长和温度的升高，金银花暗度值100-L*、褐变指数BI呈上升趋势，与贮藏前的色差值也逐渐增大，说明金银花在贮藏过程中发生了褐变反应。用分光光度法测定金银花提取液在420 nm下的吸光度作为褐变值，确定褐变程度的差异，结果表明，在金

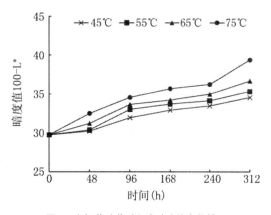

图3 金银花贮藏过程中暗度值变化情况

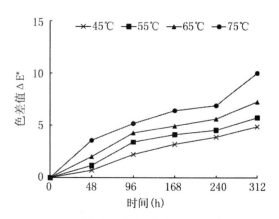

图4 金银花贮藏过程中色差值变化情况

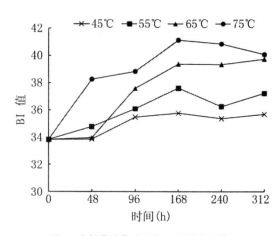

图5 金银花贮藏过程中BI值的变化情况

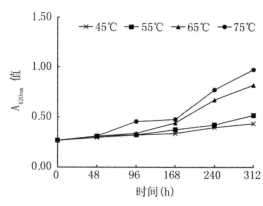

图6 金银花贮藏过程中A420nm值的变化情况

银花贮藏过程中A420 nm值上升，褐变程度加深，温度越高，变化越显著。

2.3 不同温度贮藏过程中金银花氨基酸含量的变化

金银花贮藏过程中的氨基酸含量变化情况如图7所示。随贮藏时间的延长和温度的增高，氨基酸含量整体呈下降趋势，且下降速率随贮藏温度的升高而升高，同时贮藏312h时，75℃处理的氨基酸含量

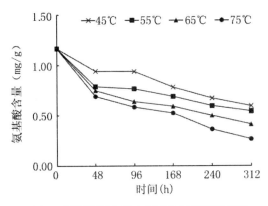

图7 金银花贮藏过程中氨基酸含量的变化情况

不足45℃处理的一半。

2.4 不同温度贮藏过程中金银花还原糖含量的变化

金银花贮藏过程中还原糖含量变化情况如图8所示。随贮藏时间的延长和温度的升高，还原糖含量整体呈下降趋势，且下降速率随贮藏温度的升高而升高。

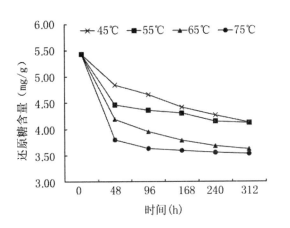

图8 金银花贮藏过程中还原糖含量的变化情况

2.5 5-HMF含量变化

由图9可知，金银花在45℃下5-HMF含量缓慢升高，312h后增加了1.27倍，5℃312h后增加了7.6倍，65℃312h后增加了22.5倍，75℃312h后增加了112.1倍。贮藏温度每升高10℃，反应速度加快3~5倍，312h后，75℃贮藏下的5-HMF含量是45℃下的

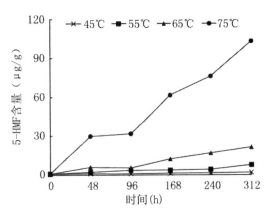

图9 金银花贮藏过程中5-HMF含量的变化情况

49.81倍。

3 讨论与结论

金银花在贮藏过程中，随着贮藏时间的延长和温度的升高，药材颜色加深，暗度和褐变指数增大，表明在贮藏过程中发生了褐变反应，且有有色成分生成。同时，随着金银花褐变程度加重，金银花提取液的A420 nm值稳定增加，说明金银花在贮藏过程中，生成的有色成分为类黑素。

在金银花贮藏过程中，随着金银花褐变程度加深，氨基酸和还原糖含量显著减少，说明二者可能为褐变过程中的初始反应物。同时，金银花水提液pH值在贮藏过程中逐渐减小，其原因可能是由于氨基酸生成甲酸、乙酸所致。

在金银花贮藏过程中，随着金银花褐变程度加深，中间产物5-HMF逐渐积累，且温度每升高10℃，褐变反应加快3~5倍，说明5-HMF可能为褐变反应的中间生成物，且5-HMF生成量和褐变速度密切相关。

综上所述，在金银花贮藏过程中，随着时间延长，温度升高，金银花发生了褐变反应，生成了有色物质类黑素和中间产物5-HMF，且初始反应物为氨基酸和还原糖，从而证实金银花褐变过程中发生了美拉德反应。

参考文献 略

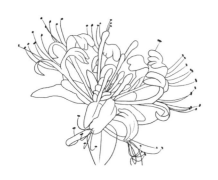 病虫害防治

金银花病虫害发生规律与防治技术

翟爱勇[1]   周凌云[2]

1.封丘县农牧局,河南封丘   453300 ; 2.中国科学院封丘农业生态实验站,河南封丘   453300

1 金银花主要病虫害的发生规律及防治技术

1.1 蚜虫类

为害金银花的蚜虫主要是中华忍冬圆尾蚜 *mphiceCdus sinilonicericola* Zhang 禾口胡萝卜微管蚜 Semiaphis heraclei (Takahashi)。

1.1.1 为害症状

以成虫、幼虫群集于叶背,刺吸叶片汁液,造成叶片畸形卷缩,金银花花蕾被害,花蕾畸形。同时蚜虫还分泌蜜露,导致烟霉病发生,影响光合作用,严重影响金银花的产量及品质。

1.1.2 发生规律

以卵在金银花枝条上越冬,早春越冬卵孵化出幼虫开始为害,4–7月为危害盛期。10月有翅性母和雄蚜由伞形花科植物向金银花上迁飞。10–11月雌雄蚜交配,产卵越冬。

1.1.3 防治方法

每667 m²用10%吡虫啉可湿性粉剂10 g,或3%烟碱苦参碱1000倍液,或1.8%阿维菌素2000倍液叶部喷雾进行防治。

1.2 忍冬细蛾

1.2.1 为害症状

幼虫孵化后即从卵壳下潜入叶下表皮为害,取食叶肉组织,初期与叶上表皮紧连的叶绿素组织未被破坏,叶片正面观正常,但翻转叶片背面观,可见许多大小不等的白色囊状椭圆形虫斑,随着虫龄期的增加,叶正面的叶绿素组织部分被破坏,下表皮失水皱缩,使叶片向背面弯折,内有黑色虫粪,叶正面被虫为害部分则形成黑色斑,影响光合作用。发生严重时,造成叶片大量脱落,影响树势,使金银花产量及品质下降。

1.2.2 发生规律

该虫在封丘县每年发生4代,以幼虫在枯叶、老叶内越冬。4月上中旬,越冬幼虫开始活动,4月中下旬化蛹,4月下旬5月上旬羽化为成虫。5月上中旬、6月下旬7月上旬、8月中下旬、9月下旬10月上旬分别为第1代、第2代、第3代、第4代幼虫盛期,即危害高峰期。10月中下旬陆续进入越冬期。

1.2.3 防治方法

一是人工防治。秋冬季结合金银花的修剪,清除落叶,并将剪下的枝条带出田外彻底销毁,以压低越冬虫源基数。二是药剂防治。忍冬细蛾有随着代数的增加危害明显加重的特点,所以应注意前期防治。在越冬代、第1代成虫盛期,可用25%灭幼脲3号胶悬剂3000倍液喷雾或各代卵孵盛期用1.8%阿维菌素2000~2500倍液喷雾。金银花为丛生藤本灌木,枝叶茂密,在喷雾时应尽可能将药液喷匀、喷透,特别是基部老叶也应喷到。

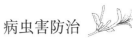

1.3 金银花尺蛾

1.3.1 为害症状

该虫是金银花主要的食叶害虫,幼虫常将叶片咬成缺刻或孔洞,严重时整片叶子仅剩叶脉。

1.3.2 发生规律

在封丘县每年发生4代,以蛹在土表枯叶下越冬。越冬蛹在翌年4月上旬开始羽化,4月中旬为羽化盛期。5月下旬至6月上旬、7月上中旬、9月上中旬分别为第1代、第2代、第3代成虫羽化盛期。成虫多在傍晚羽化,当夜即可交配产卵,卵期7~10d卵散产或块产于叶片背面或嫩茎上,初孵幼虫爬行迅速,或吐丝下垂,借风扩散。幼虫稍受惊吓纷纷吐丝下垂,很快又沿丝爬回到枝叶上,幼虫老熟后在花丛内、枯叶下或土表1cm处结茧化蛹。该虫具有暴食性,防治应在3龄之前。

1.3.3 防治方法

在各代幼虫盛期或卵孵盛期,用BT可湿性粉剂(800IU/mg)1000倍液或其他BT制剂进行防治。

1.4 棉铃虫

1.4.1 为害症状

该虫为取食金银花蕾的主要害虫,每头棉铃虫幼虫一生可咬食几十个甚至上百个花蕾,花蕾被棉铃虫幼虫咬食后,形成空洞,不仅品质下降,而且容易脱落,直接造成产量损失。

1.4.2 发生规律

该虫每年4代,以蛹在5~15cm深的土壤内越冬。次年4月下旬至5月中旬,越冬代成虫羽化,第1代幼虫盛发期在5月下旬至6月上旬,此时正是第1茬花期。6月下旬至7月中旬为第2代幼虫危害期,8月上中旬、9月上中旬分别为第3代、第4代棉铃虫幼虫危害期,9月下旬开始陆续进入越冬。

1.4.3 防治方法

在幼虫盛发期用BT可湿性粉剂(800IU/mg)1000倍液或棉铃虫核型多角体病毒可湿性粉剂(10亿/g)1200倍液或0.1%阿维·100亿活芽孢/克苏可湿性粉剂1000倍液进行喷雾防治。

1.5 人纹污灯蛾

1.5.1 为害症状

该虫为食叶害虫,常将叶片咬成缺刻或孔洞。

1.5.2 发生规律

每年发生2代,老熟幼虫在地表落叶下或浅土中吐丝做茧,以蛹越冬。越冬蛹在翌年5月开始羽化,第1代幼虫出现在6月下旬至7月下旬,成虫于7月下旬至8月上旬羽化。第2代幼虫期为8月中旬至9月上中

旬,9月下旬即陆续寻找适宜场所结茧化蛹越冬。

1.5.3 防治方法

同金银花尺蛾防治。

1.6 稀点雪灯蛾

1.6.1 为害症状

该虫为食叶害虫,幼虫常将叶片咬成缺刻或孔洞。

1.6.2 发生规律

该虫每年3代,以蛹在土内越冬。4月中旬至5月上旬越冬代成虫羽化;第1代幼虫于5月上旬至6月中旬为害,成虫盛期6月中下旬;第2代幼虫期6下旬至7月下旬,成虫盛期在8月上中旬;第3代幼虫期为8月中旬至9月中旬,此后陆续进入越冬期。该虫初孵幼虫只啃食叶肉,3龄后把叶片吃成缺刻或孔洞,4~6龄进入暴食阶段。

1.6.3 防治方法

同金银花尺蛾防治。

1.7 铜绿异丽金龟

1.7.1 为害症状

该虫幼虫称为蛴螬,主要咬食金银花根系,造成营养不良,植株衰退,严重时将须根全部吃光,使植株枯萎而死;成虫则以花、叶为食。

1.7.2 发生规律

该虫1年1代,以幼虫在土壤内越冬。春季10cm土温高于69时,越冬幼虫开始活动,3—5月是一个危害小高峰,5月下旬至6月下旬化蛹,6月上旬为蛹盛期,成虫出现始期为6月上旬,盛期为6月中下旬至7月上旬,7月中下旬为卵孵化盛期,幼虫为害至10月中下旬,当10cm土温低于109时,开始下潜越冬。

1.7.3 防治方法

每667m²用2%蛴螬专用型白僵菌杀虫剂粉剂2kg,于7月中下旬挖沟施入金银花根际周围,有条件的最好浇水,然后覆土。

1.8 金银花(忍冬)白粉病

1.8.1 为害症状

该病主要为害叶片,有时也为害茎和花。叶上病斑初为白色小点,后扩展为白色粉状霉层,后期呈灰褐色坏死,严重时叶片发黄变形卷曲、落叶;茎上病斑褐色,不规则形,上生有白粉;花受害,扭曲变形,严重时脱落。

1.8.2 病原

Microsphaera lonicerae,称忍冬叉丝壳,属子囊菌亚门,真菌。

1.8.3 传播途径和条件

病菌以子囊在病残体上越冬,翌年子囊壳释

放子囊孢子随风雨传播，进行侵染，发病后病部又产生分生孢子进行再侵染。温暖湿润或株间荫蔽易发病，施用氮肥过多易发病。

1.8.4 农业防治

选用抗病品种，合理密植，整形修枝，通风透光，不使植株过于荫蔽；施肥时应注意配方施肥，氮肥施用量不要过多，以免植株生长茂密，造成发病较重。

1.8.5 化学防治

用50%多菌灵可湿性粉剂500倍液，或15%粉锈宁可湿性粉剂1200倍液，或50%胶体硫100 g/667m² 对水20 kg，或用500倍液的2%农抗120，每隔7~10 d喷1次，共喷2~3次。

1.9 叶斑病

1.9.1 症状

此病为真菌引起，主要危害叶片。发病初期叶片上出现水渍状，边缘紫褐色，中间黄褐色小斑，后期数个小斑融合在一起，病斑圆形或椭圆形，潮湿时叶片背面病斑中生有灰色霉状物。干燥时病斑中间部分容易破裂。病害严重时，叶片早期枯黄脱落。

1.9.2 发病规律

病菌在病叶上越冬，次年初夏产生分生孢子，分生孢子借风雨传播，自叶背面侵入，一般先由下部叶片开始发病，逐渐向上发展，病菌在高温的环境下繁殖迅速。一般7—8月发病较重，植株被害严重时，易在秋季早期大量落叶。病菌喜高湿环境，在多雨、潮湿年份发病较重。

1.9.3 防治方法

一是农业防治。加强田间管理，每年春秋两季进行中耕。每年春季、5月下旬、7月初各施1次氮肥、磷肥，秋季施1次土杂肥。秋季彻底剪除病枝，扫清落叶，集中带出田外烧毁。二是化学防治。50%多菌灵800~1000倍液，80%甲基托布津1000~1500倍液，或1∶2∶200波尔多液或5%菌毒清水剂1000倍液，在发病期进行交替喷雾防治，每隔10d喷1次，共喷2~3次。

1.10 枯萎病

1.10.1 症状

田间多表现为整株发病，一般随种植年限的增加呈加重趋势。轻病株全株叶片叶色变浅发黄，茎基部表皮呈浅褐色，维管束基本不变色，随着病情加重，整株颜色变黄愈加明显，中上部叶片受害更重，有的叶缘变褐枯死，茎基部表皮呈黑褐色，内部维管束轻微变色，典型病株花蕾少而小；重病株主干及老枝条上叶片大部分变黄脱落，新抽出的嫩枝条变细、节间缩短，叶片小且皱缩，甚至全株枯死，或某一枝秆或

半边萎蔫干枯，剖开病杆，可见导管变成深褐色。

1.10.2 病原

初步鉴定病原为Fasrumsp，镰刀菌。

1.10.3 防治方法

对重病株应将其挖出带出田外，同时在树坑内撒入生石灰进行消毒。发病初期病株，用100倍液的4%农抗120进行灌根处理。

2 金银花全年系统防治配套技术措施

2.1 秋冬季病虫害防治

重点是铲除越冬菌、虫源。结合冬季修剪，除去病枝、病芽，清扫地面落叶集中烧毁或深埋，早春将枝干上的老翘皮剥掉，将老叶除掉，可减少越冬虫卵。冬季开沟增施充分腐熟的农家肥。

2.2 早春病虫害的防治

每年早春萌芽后和第1茬花收完时，按10~12.5g/株的白僵菌粉与腐熟有机肥充分混合均匀，开环沟施入，然后培土。

发芽前全株喷洒石硫合剂防治蚜虫，兼治白粉病。在枯萎病发生严重地块，用100~200倍液的农抗120，每株药液量5kg灌根。

2.3 生长期病虫害防治

每年4—6月是蚜虫发生最为严重的时期，用1.8%阿维菌素2000倍液、10%吡虫啉可湿性粉剂10 g/667 m²1000倍液喷雾，或用1.8%阿维菌素2000倍液喷雾还可兼治红蜘蛛。

对棉铃虫、金银花尺蠖、灯蛾幼虫等鳞翅目害虫可在其成虫发生盛期或低龄幼虫发生盛期喷BT可湿性粉剂、棉铃虫核型多角体病毒可湿性粉剂等进行防治。

在每代忍冬细蛾成虫发生盛期，用25%灭幼脲3号3000倍液进行防治。

采取农业措施防治金龟子成虫及其他有趋性的害虫。利用金龟子的假死性，可敲击枝干后捕杀。利用棉铃虫、灯蛾、尺蠖等一些鳞翅目害虫的趋光性，用黑光灯、马灯、电灯诱杀，灯下放置容器，盛水，加少量洗衣粉。利用一些害虫的趋化性，可用糖醋液诱杀。

在金银花整个生长季节，对病虫害的防治基本上应采用生物农药，所用的化学农药也均为高效低毒农药，一般掌握在每茬花采收前15天停止施用农药。

同时，加强栽培管理，提高抗病能力。金银花生长期增施有机肥料，控制施用氮肥，多施磷钾肥，促进树势生长健壮，提高植株的抗病能力。多雨季节及时进行排水，降低土壤湿度。每茬花后进行适当修剪，改善通风透光条件，控制病害的发生。

参考文献 略

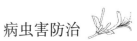

金银花害虫咖啡脊虎天牛对三种寄主的产卵行为研究

陈建民　　刘　赛　　乔海莉　　徐常青　　徐　荣　　郭　昆　　陈　君

中国医学科学院 北京协和医学院 药用植物研究所, 北京　100193

[摘要]目的 明确咖啡脊虎天牛对寄主的选择差异和产卵选择行为, 为防治提供理论依据。方法 研究咖啡脊虎天牛在成虫定向及产卵、幼虫取食和蛹羽化阶段对金银花、泡桐和榆树的选择差异。结果 咖啡脊虎天牛成虫交尾前后无明显的寄主选择趋向, 对非寄主的选择数量显著多于寄主的选择数量, 其对金银花、泡桐和榆树三种寄主无显著选择差异; 成虫在金银花上的产卵量显著多于泡桐, 在榆树上不产卵。雌性成虫无产卵刻槽行为, 卵产于缝隙内。其卵的孵化、幼虫取食和蛹的羽化在金银花和泡桐之间无显著差异。结论 形成咖啡脊虎天牛寄主选择差异的关键时期是成虫产卵识别阶段, 寄主枝干表面的缝隙结构是雌性成虫确定产卵位置的重要因素。

[关键词]咖啡脊虎天牛; 寄主选择; 产卵; 缝隙; 金银花

　　金银花 Lonicera japonica 为忍冬科植物忍冬的干燥花蕾或初开花。性甘、寒, 归肺、心、胃经, 具有清热解毒、疏散风热的功效。用于治疗痈肿疔疮、喉痹、丹毒、热毒血痢、风热感冒、温病发热等症状。广泛应用于药品、食品、化妆品和保健品等行业。咖啡脊虎天牛 Xylotrechus grayii 属鞘翅目天牛科天牛亚科, 是我国金银花产区的重要害虫。主要分布于中国、日本、韩国, 在中国广泛分布于华北、甘肃、西藏、四川、江苏、福建、广东、台湾。报道的寄主植物有金银花 Lonicera japonica、咖啡 Coffea arabica、柚木 Tectona grandis、榆 Ulmus、泡桐 Paulonia tomentosa、山石榴 Randia spinosa、漆树 Od-ina、刺楸 Kalopanax、赤楠 Syzygium buxifolium、冷杉 Abies、柑橘 Citrus、香榧 Torreya grandis 等。目前有关咖啡脊虎天牛危害寄主以金银花报道最多, 其他寄主少有报道。咖啡脊虎天牛以幼虫蛀食金银花枝干韧皮部和木质部, 导致金银花枝干枯萎甚至整株死亡, 发生严重地区金银花死亡率高达70%~80%, 目前, 此害虫有扩散加重趋势。笔者调查显示, 在山东平邑金银花产区主要有3种寄主植物, 分别是金银花、泡桐和榆树, 而咖啡脊虎天牛仅危害金银花, 周边的泡桐和榆树未见危害。本文以金银花、泡桐和榆树为试验材料, 通过行为学观察等方法, 比较不同发育阶段咖啡脊虎天牛对3种寄主的选择差异, 以期探索其寄主选择机制, 为咖啡脊虎天牛防治提供理论依据。

1 材料和方法

1.1 供试材料

　　咖啡脊虎天牛(成虫和幼虫): 分别于2017年2月至7月采集自山东省临沂市平邑县金银花产区, 带回北京室内8℃冷藏备用。

　　未交尾成虫, 将野外采集的未交尾成虫自冷藏室中取出进行性别鉴定, 然后分别放置于加入湿棉球的培养皿中, 在室温下恢复24h后备用。

　　交尾成虫, 将野外采集的未交尾成虫在室温下交尾, 选择首次交尾后一天的健壮雌雄成虫进行测定。

　　金银花、泡桐和榆树: 采集自药用植物研究所药用植物园。

1.2 试验方法

1.2.1 成虫交尾前后对不同寄主的选择

　　剪取30 cm长的新鲜金银花、泡桐和榆树枝条, 分别插入装水的锥形瓶中, 并用锡箔纸将枝条和瓶口包裹固定。设置一个100 cm×100 cm×150 cm的纱网观察笼, 在底部选择一个最大的等边三角形区域, 将以上3种枝条分别放置在这个区域的3个角。将待测成虫自等边三角形区域的中心释放, 每次释放1只成虫, 观察30 min, 首次到达某一枝条记为选择。每测试3只, 顺时针变换一次枝条位置。每个处理至少测定9只, 重复3次。前期研究发现成虫白天活动, 且在9:00—17:00活动旺盛, 故测试选择在这一时段。

1.2.2 交尾雌性成虫对不同寄主的产卵选择

　　剪取长度10 cm、直径相同的新鲜泡桐、榆树、

[基金项目]国家自然科学基金(81470168); 中国医学科学院医学与健康科技创新工程(CIFMS: 2016-I2M-3-017)。

[通讯作者]郭昆, 副研究员, 研究方向: 药用植物虫害绿色防控; E-mail: kunguoimplad@foxmail.com; 陈君, 研究员, 研究方向: 中药材病虫害绿色防控技术研究与示范; E-mail: jchen@implad.ac.cn。

金银花枝条各3段，放入直径20 cm的培养皿中，重复10组。将培养皿放入光周期16：8、温度28℃：25℃、湿度40%的培养箱（宁波江南仪器厂RXZ-380A型培养箱）。每个培养皿中释放一对交尾后的雌雄成虫，释放3天后开始观察，每天观察一次，观察至雌性成虫停止产卵，记录产卵量、产卵位置及位置结构。每天更换一次枝条，并将原枝段分树种放入新的培养皿，在同样条件下观察卵的孵化和一龄幼虫的取食。

1.2.3 幼虫在不同寄主上的取食和羽化

幼虫的取食和羽化实验在培养箱中进行，条件同上。选取同一时间野外采集的大小相同健康状况良好的幼虫20只，采集直径相同的金银花和泡桐枝条，将其剪成6 cm长的枝段，每一树种选取10段，分别放入10 cm的玻璃指形管，并在其中放入一只上述幼虫，每个指形管用脱脂棉做塞，塞棉上滴适量水，以保证管内湿度，重复3次。每3天检查一次，每次检查时更换干枯枝段，前4次观察时，记录每个树种幼虫取食数量，并称量每只幼虫产生的虫屑量。观察至幼虫死亡或蛹羽化，统计羽化率。

1.2.4 交尾雌性成虫在不同金银花枝段的产卵选择

实验在培养箱内进行，条件设置同上。将首次交尾的雌雄成虫和不同处理的金银花枝段放入直径10 cm的培养皿，每个培养皿放置1对成虫和不同处理金银花枝段各3段，重复10次。每天观察，记录产卵量、产卵位置，并更换相应枝段，连续观察至雌虫停止产卵。不同处理金银花枝段如下：光滑金银花枝段，选择表面光滑的金银枝条，将其切成等长的枝段，将两端用石蜡封口；带缝隙金银花枝段，用解剖刀在光滑金银花枝段表面纵向划出3条长20 mm、宽1~2 mm的缝隙。带切面金银花枝段，用解剖刀将光滑金银花枝段表面切出长20 mm、宽2~3 mm的光滑切面。

1.3 分析方法

运用SPSS 20.0（IBM, Chicago, IL）软件进行数据分析。对不同寄主的定向和产卵数据选择单因素方差分析，对纱网和寄主的选择数据及卵的孵化率使用T检验分析。

2 结果与分析

2.1 成虫交尾前后对不同寄主的选择

交尾前后的两性成虫对寄主和纱网有显著的选择差异（交尾雄 $t=3.881$, df=4, $P<0.05$, $n=30$；交尾

雌 $t=3.618$, df=4, $P<0.05$, $n=28$；未交尾雄 $t=6.124$, df=4, $P<0.05$, $n=27$；未交尾雌 $t=16.971$, df=4, $P<0.05$, $n=28$），大量成虫选择在纱网上停留。成虫对不同寄主的选择率如图1。未交尾的雄性成虫不选择榆树，对金银花和泡桐的选择率分别为3.7%和18.5%，77.8%选择观察笼的纱网。未交尾的雌性成虫也不选择榆树，对金银花和泡桐的选择率分别为3.7%和3.3%，93.0%选择观察笼纱网。交尾后的雄性成虫不选择金银花和榆树，对泡桐和观察笼纱网的选择率分别为22.0%和78.0%。交尾后的雌性成虫对金银花、泡桐和榆树的选择率分别为3.3%、18.2%和7.4%，仍有71.1%选择观察笼的纱网。交尾前后的两性成虫对金银花、泡桐和榆树均没有显著的选择差异（未交尾雄 $F=4.200$, df=2, $P>0.05$, $n=27$；未交尾雌 $F=0.500$, df=2, $P>0.05$, $n=28$；交尾雄 $F=3.769$, df=2, $P>0.05$, $n=30$；交尾雌 $F=2.167$, df=2, $P>0.05$, $n=28$）。

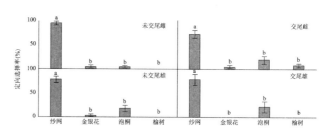

注：不同字母表示单因素方差分析在0.05水平上差异显著

图1 咖啡脊虎天牛成虫对不同寄主的定向选择率

2.2 交尾雌性成虫对不同寄主的产卵选择

交尾雌虫在榆树枝条上未见产卵，在金银花和泡桐上的平均产卵量和孵化率如表1，在金银花上的产卵量显著多于泡桐（ $t=2.710$, df=9, $P<0.05$, $n=10$ ）。雌虫大量卵产于金银花切口缝隙处、表皮裂缝或皮下缝隙，少量产于节间缝隙，少有几粒卵产于金银花枝段表面，未发现刻槽产卵现象。在金银花和泡桐上卵的孵化率无显著差异（ $t=0.360$, df=3.442, $P>0.05$, $n=10$ ）。形态正常的卵，在金银花和泡桐上均能孵化，且一龄幼虫能够取食嫩皮后向内蛀入。

表1 咖啡脊虎天牛在不同寄主上的产卵量和孵化率（$\bar{x} \pm s$, $n=10$）

不同寄主	平均产卵量/粒	平均孵化率（%）
金银花	11.1±2.4 [a]	95.52±2.88
泡桐	2.7±1.5 [b]	92.86±7.14
榆树	0	0

注：不同字母表示同列不同行间在0.05水平上差异显著

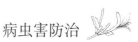

2.3 幼虫在不同寄主上的取食和羽化

幼虫取食枝段横截面或者钻入枝段与管壁形成的缝隙从枝段表面向内蛀食。幼虫对金银花和泡桐的平均选择率分别为53.3%和69.2%（表2）。幼虫在金银花和泡桐上取食3天所产生的平均虫屑量分别为40.9 mg和59.2 mg（表2），在两种寄主之间幼虫选择率和虫屑量均无显著差异（选择率 $t=0.700$，$df=22$，$P>0.05$，$n=12$；虫屑量 $t=1.214$，$df=137$，$P>0.05$，$n=120$）。取食两种寄主的幼虫均能羽化，羽化率无显著差异（$t=2.012$，$df=4$，$P>0.05$，$n=3$）。

表2　咖啡脊虎天牛幼虫在不同寄主上的取食选择率、虫屑量和羽化率

不同寄主	平均取食选择率 （%，$n=12$）	平均虫屑量 （mg，$n=120$）	平均羽化率 （%，$n=3$）
金银花	53.33 ± 5.82	40.89 ±11.61	23.3 ± 8.82
泡桐	69.17 ±3.79	59.24 ± 9.64	60 ±15.28

2.4 交尾雌性成虫在不同金银花枝段的产卵选择

雌性成虫在表面光滑金银花枝段上的平均产卵量是0.5粒，在带切面金银花枝段的平均产卵量是5.5粒，在带缝隙金银花枝段的平均产卵量是24.2粒。雌性成虫在带缝隙枝段的产卵量显著多于在光滑枝段和带切面枝段的产卵量（缝隙与光滑 $t=11.282$，$df=9$，$P<0.05$，$n=10$；缝隙与切面 $t=5.442$，$df=9$，$P<0.05$，$n=10$），而产卵量在光滑枝段和带切面枝段之间无显著差异（$t=2.177$，$df=9$，$P>0.05$，$n=10$）（图2）。

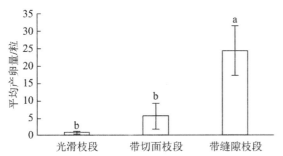

注：不同字母表示单因素方差分析在0.05水平上差异显著
图2　雌性成虫在不同表面结构金银花枝段上的平均产卵量

3 讨论

天牛在寄主选择过程中分为多个阶段，从成虫的定向、产卵到卵的孵化、幼虫的取食和成虫羽化，每个阶段都伴随天牛对寄主的选择。咖啡脊虎天牛成虫对寄主无明显的选择趋向，且不能区分金银花、泡桐和榆树，这与其他天牛有很大差异。野蔷薇和杨树能够显著的吸引杨树云斑天牛，松墨天牛 *Monochamus alternatus* 对寄主有明显的趋性，国槐枝条和叶片对锈色粒肩天牛 *Apriona swainsoni* 的吸引力明显大于香花槐、栾树、黄山栾、黄檀和云实的枝条和叶片。诸多研究发现，许多天牛主要依靠嗅觉和视觉来定位寄主，且能够根据寄主的颜色和气味识别寄主，本研究结果显示咖啡脊虎天牛进行寄主选择和定位可能并非主要依靠嗅觉和视觉。

然而，咖啡脊虎天牛在产卵阶段的寄主选择中，雌性成虫能够明显区分金银花、泡桐和榆树，显著的选择金银花，大量卵产于金银花枝条缝隙内，无刻槽产卵行为。研究发现，榆树和泡桐枝条表面光滑，很少有老皮翘起，无明显缝隙结构，这可能是雌性成虫无法产卵的重要原因。而金银花的生长会造成老皮开裂并逐渐与内层分离形成间隙，这为雌性成虫的产卵提供了有效的缝隙结构。雌性成虫对不同金银花枝段的产卵结果，进一步证实缝隙结构是其确定产卵位置的重要因素。以往研究发现，许多有刻槽产卵的天牛都有补充营养的行为，如桦天牛 *Euterapha sedecimpunctata*、桑天牛 *Apriona germari*、云斑白条天牛 *Batocera lineolata*、橙斑白条天牛 *Batocera davidia*、双斑锦天牛 *Acalolepta sublusca*、梨眼天牛 *Bacchisa Fortunei*、榕八星天牛 *Batocera rubus* 等。而不进行刻槽产卵的天牛多不补充营养或仅取食少量水液，如栎旋木柄天牛 *Aphrodisium sauteri*、圆斑紫天牛 *Purpuricenus sideriger*、花椒虎天牛 *Clytus validus*、桑虎天牛 *Xylotrechus chinensis* 等。这与咖啡脊虎天牛的行为一致，可能也是导致其成虫对寄主没有明显选择趋性的重要原因。

本研究发现，咖啡脊虎天牛成虫对于寄主无明显的定向行为，寄主的颜色和气味不会引起成虫对寄主的定向选择差异。咖啡脊虎天牛雌性成虫通过触觉选择确定产卵场所是造成其寄主选择差异的主要原因，寄主表面的缝隙结构是产卵选择的重要特征。在卵的孵化、幼虫取食和羽化阶段，饱满的卵在金银花和泡桐上均能孵化，无显著差异；幼虫均能取食金银花和泡桐，羽化率亦无显著差异。这些结果显示控制育苗过程中的卵和幼虫携带，去除寄主枝干表面的产卵结构，扰乱成虫的交尾行为都可以有效的控制咖啡脊虎天牛的扩散和危害。

参考文献　略

生物农药对金银花蚜虫的防控效果研究

冯　敏　　李丽莉　　周仙红　　庄乾营　　郭文秀　　于　毅

山东省农业科学院植物保护研究所/山东省植物病毒学重点实验室，山东济南　250100

[摘要]蚜虫是危害金银花生产的重要害虫，筛选有效防控金银花蚜虫的生物农药对金银花绿色生产具有重要意义。本研究以化学药剂吡虫啉为阳性对照，室内测定了印楝素、灭幼脲、除虫脲、鱼藤酮、矿物油、苦参碱、蛇床子素7种生物农药对金银花蚜虫的毒力。结果表明，矿物油(94.34%)对蚜虫的校正死亡率显著高于吡虫啉处理(78.79%)，鱼藤酮、印楝素对蚜虫的校正死亡率(76.92%~85.46%)与吡虫啉处理之间无显著差异，但显著高于其他生物农药(≤51.29%)。进一步对以上4种药剂田间防控金银花蚜虫的效果进行研究，结果表明鱼藤酮在第1、3、7天时的虫口减退率及校正防效均与吡虫啉处理无显著差异，优于矿物油及印楝素。因此，鱼藤酮可作为首选生物农药应用于山东地区金银花蚜虫的绿色防控。

[关键词]金银花；生物农药；蚜虫；防控效果

金银花(*Lonicera japonica* Thunb.)属忍冬科(Caprifoliaceae)忍冬属(*Lonicera*)，又名忍冬，是国务院确定的38种名贵中药材之一。金银花药用历史悠久，其茎、叶、花均可入药，具有清热解毒、疏风散热、抑菌和抗病毒等功效，有"中药中的抗生素"之称。近年来，随着金银花开发力度不断加大，其应用范围也不断拓宽，涉及医药、保健品、食品添加剂、化妆品等领域，已是当今重要的中药材之一。

伴随需求量的增长，金银花的种植面积也逐年增加，但在种植过程中害虫为害日趋严重。蚜虫是影响金银花生产的主要害虫之一，其繁殖能力极强，每年至少发生10代，严重时叶片背面群集多达数百头，以成虫、幼虫于叶片背面刺吸叶片汁液，影响叶片的光合作用，使受害叶片的叶绿素含量低于正常叶片，进而卷缩发黄，影响植株生长；在花蕾期为害会导致花蕾畸形，同时蚜虫还可分泌蜜露，引起烟霉病，对金银花的产量和品质影响极大。

目前，金银花上蚜虫的防控主要以化学药剂为主，包括吡虫啉、啶虫脒等烟碱类化学药剂，造成采收的金银花中有化学农药残留现象，严重制约了金银花产业的健康发展。因此，有必要对金银花上蚜虫的生物防治方法进行系统研究，保证产品质量安全。

[基金项目]现代农业产业技术体系建设专项(CARS-21)。

[作者简介]冯敏(1994-)，女，山东潍坊人，研究方向为农业昆虫与害虫防治。E-mail：2373644565@qq.com。

[通讯作者]于毅(1965-)，男，山东宁津人，博士，研究员，研究方向为作物病虫害发生机理与综合防控。E-mail：robertyuyi@163.com。

作为生物防治的重要组成部分，生物农药是从天然的化学物质或生命体提取的新型农药，一般对靶标有害生物专一性强、使用量低、毒性大，而对高等动物毒性小，在避免环境污染、减少害虫抗药性、害虫科学防治等方面具有独特的优势。本试验通过研究印楝素、灭幼脲、除虫脲、鱼藤酮、蛇床子素、苦参碱、矿物油7种生物农药对金银花蚜虫的防控效果，筛选出有效防控金银花蚜虫的生物农药，以期为金银花的绿色生产提供技术支撑。

1 材料与方法

1.1 供试蚜虫

采集于山东省泰安市，种类为胡萝卜微管蚜(*Semiaphis heraclei* Takahashi)，该种植区未喷施任何化学药剂。剪取蚜虫发生严重的枝条，2h内带回实验室开展室内测定试验。

1.2 供试药剂

试验所需药剂具体信息详见表1。

1.3 室内毒力测定

室内毒力测定参照浸叶法(NY/T1154.14-2008)进行，并在保湿处理上做一些调整。将供试药剂配制成田间推荐使用浓度；选取大小一致(未修剪)未施用过农药的无虫金银花叶片[(2.0±0.5)cm²]，用镊子夹住在供试药液中浸泡10秒，立即取出于实验室内自然晾干后，放置于垫有两层滤纸的一次性培养皿(*d*=9cm)中，1叶1皿；用镊子取有蚜虫的叶片，将其在供试药液中浸泡10秒后取出，用滤纸吸掉蚜虫体上的多余药液，把处理后的蚜虫用毛笔轻轻接入装有对应药剂处理过的叶片的培养皿中，每一培养皿中的蚜虫数量不少于30头，并在培养皿滤纸上滴加1mL无菌水保持培养皿内湿度，用封口膜

表1 供试药剂具体信息

药剂名称	生产厂家	剂型	田间推荐使用浓度(mg/L)
吡虫啉	德国拜耳有限公司	70%水分散性颗粒剂	35
印楝素	成都绿金生物科技有限公司	0.3%乳油	3
矿物油	天津绿颖农药销售有限公司	99%乳油	4950
灭幼脲	潍坊华诺生物科技有限公司	25%悬浮剂	100
除虫脲	河北威远生化农药有限公司	25%可湿性粉剂	50
鱼藤酮	内蒙古清远保生物科技有限公司	7.5%乳油	75
蛇床子素	江苏省苏科农化有限责任公司	1%水剂	25
苦参碱	中国农科院植保所廊坊农药中试厂	0.5%水剂	5

密封。每处理设4个重复，以化学药剂吡虫啉作为阳性对照、无菌水作为阴性对照，所有处理均置于(25±1)℃、相对湿度(50±5)%环境中，48h后统计蚜虫的存活数量、死亡数量，以毛笔轻触蚜虫腹部、四肢无反应视为死亡，试验选取不同批次蚜虫进行重复测定。

1.4 田间防治效果研究

根据室内毒力测定结果，选取对蚜虫致死效果较好(>75%)的生物农药，研究其对蚜虫的田间防控效果。试验设在泰安市满庄镇，试验前未喷施任何化学药剂。试验区除去周边3m距离的金银花，防止"边缘效应"。以5株金银花作为一个试验小区(约20m²)，小区之间间隔1m，各个处理在试验区内随机设置。在每个小区每株金银花的东、西、南、北四个方位随机选取4个枝条，在距离金银花枝条顶端约10cm处系红色标志牌，以标志牌位置向上6片对叶作为蚜虫数量的统计范围。

试验设不同生物农药处理，以吡虫啉作阳性对照，清水作阴性对照，所有处理及对照设置4个重复。每个试验小区分别用2.5L手动式按压喷壶将2L药液或清水在避免交叉污染的前提下均匀喷施于5株金银花叶片正反面上。试验前1d统计每一试验小区内标记枝条上统计范围内的蚜虫数量，施药后第1、3、7天分别统计特定范围内蚜虫的存活数量。

1.5 统计分析

蚜虫死亡率按照Abbott的公式进行校正，计算其校正死亡率，不同批次间校正死亡率经paired sample t-tests检验无显著性差异(P>0.05)后取其中一次数据进行分析。按照下列公式计算虫口减退率、校正防效：

$$虫口减退率(\%)=\frac{药前虫口基数-药后活虫数}{药前虫口基数}$$

$$校正防效(\%)=\frac{处理区虫口减退率-对照区虫口减退率}{1-对照区虫口减退率}\times100$$

百分数值均经反正弦变换后，采用软件SPSS 16.0进行方差分析，多重比较采用Tukey法(P<0.05)。

2 结果与分析

2.1 不同生物农药对金银花蚜虫的室内毒力测定

不同生物农药在田间推荐使用浓度下对金银花蚜虫的致死效果不同(图1)。矿物油处理的蚜虫校正死亡率最高，达94.34%，与鱼藤酮(85.46%)无显著差异，但显著高于其他药剂及吡虫啉处理(F=26.35；df=7，24；P<0.001)。灭幼脲、除虫脲、苦参碱、蛇床子素处理的蚜虫校正死亡率最低(≤51.29%)，且之间无显著差异，但均显著低于吡虫啉、印楝素、鱼藤酮及矿物油处理(≥76.92%)。

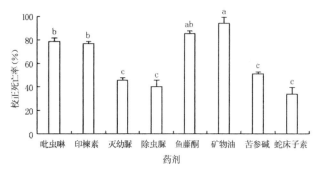

注：不同小写字母表示不同药剂在田间推荐使用浓度下对蚜虫的校正死亡率有显著性差异(Tukey检验，P<0.05)，下同

图1 不同生物农药处理对金银花蚜虫的校正死亡率

2.2 不同生物农药对田间金银花蚜虫虫口减退率的影响

田间调查发现，药剂处理后金银花的株形、叶色、花蕾、生长状况等均与对照基本一致，未发现药害现象，表明试验用生物农药使用剂量不会影响金银花的正常生长。不同生物农药处理对金银花蚜虫虫口减退率的影响见图2。第1天时，吡虫啉、鱼藤酮对蚜虫的虫口减退率(≥49.80%)显著高于印楝素和矿物油(≤29.90%)(F=67.90；df=4，15；P<0.001)。第3天时，各个农药处理的虫口减退率均

呈上升趋势（≥31%），相互之间无显著差异，但均显著高于对照（F=164.39；df=4，15；P<0.001）。第7d时，除矿物油处理的虫口减退率较第3d呈现轻微下降外，其他农药处理的虫口减退率均有所上升，其中鱼藤酮与吡虫啉处理的虫口减退率较高，分别为73.56%、77.02%，所有农药处理间的虫口减退率无显著差异，但显著高于对照（F=34.46；df=4，15；P<0.001）。

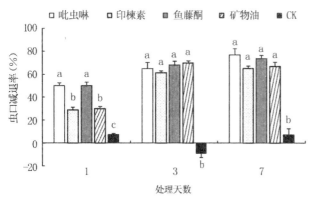

图2 喷施不同生物农药不同时间的虫口减退率

2.3 不同生物农药对田间金银花蚜虫的校正防效

不同生物农药处理对金银花蚜虫的校正防效见图3。第1天时，吡虫啉、鱼藤酮对蚜虫的校正防效较高（≥45.72%），显著高于印楝素和矿物油（≤24.20%）（F=20.72；df=3，12；P<0.001）。

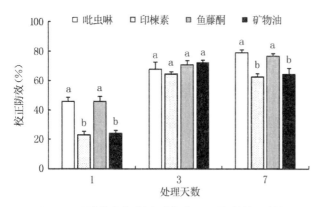

图3 不同生物农药对金银花蚜虫不同时间的校正防效

第3d时，各生物农药对蚜虫的校正防效明显上升，分别为64.25%、70.58%、72.01%，与吡虫啉处理（67.61%）之间无显著差异（F=1.115；df=3，12；P=0.381）。第7d时，鱼藤酮处理的校正防效（76.58%）与吡虫啉处理（78.99%）无显著差异，二者均显著高

于印楝素（62.42%）与矿物油处理（64.20%）（F=9.932；df=3，12；P=0.001）。

3 讨论与结论

本研究以吡虫啉为阳性对照，通过对印楝素、灭幼脲、除虫脲、鱼藤酮、矿物油、苦参碱、蛇床子素7种生物农药对金银花蚜虫的室内毒力效果进行研究，筛选出了与吡虫啉防治效果无差异的三种药剂：鱼藤酮、印楝素及矿物油。进一步进行田间试验发现，印楝素与矿物油应用后第1天表现出的效果并不理想，表明这两种生物农药田间应用时对金银花蚜虫的杀虫速率较吡虫啉、鱼藤酮慢，可能与这两种药剂本身对害虫的作用机理有关。印楝素是从印楝中提取的目前世界上公认的广谱易降解、高效、低毒、无残留的环保型杀虫剂，对害虫的作用方式多种多样，包括拒食、抑制生长发育、忌避、胃毒和绝育等作用，其中以拒食和抑制昆虫生长发育尤为显著。矿物油是人工提取的天然矿物源农药，其致死害虫方式为物理窒息，可在虫体或卵壳表面形成油膜，封闭害虫感觉器官，进入气门和气管使害虫窒息而死。另外，根据室内毒力测定结果，矿物油对蚜虫48h的致死效果非常高，可达94.34%，因此，如何将矿物油有效应用于大田中值得进一步研究。

与印楝素、矿物油不同，鱼藤酮在田间推荐使用浓度下应用对金银花无药害，且对金银花蚜虫的速效性和防治效果与吡虫啉相仿。鱼藤酮是由日本科学家从鱼藤中分离出来的具有杀虫作用的化学物，可经胃毒或触杀消灭害虫，其作用机理为抑制昆虫细胞呼吸代谢并且影响其神经机能使害虫瘫痪，属于植物源农药，可以相应减少环境污染。

化学药剂吡虫啉属高效、低毒的烟碱类杀虫剂，具有良好的内吸性，兼具胃毒和触杀作用，持效期较长，被广泛应用于防治多种作物蚜虫，其效果可达77.83%~98.94%。在本研究中，吡虫啉处理7d时的防治效果为78.99%，防治效果相对较低，这可能与田间试验开展时金银花蚜虫种类、蚜虫已处于盛发期等因素有关。金银花蚜虫的盛发期往往与金银花采花期重叠，因此从防治的有效性和安全性角度考虑，与吡虫啉防治效果相仿的生物农药鱼藤酮可作为化学药剂的替代药剂应用于金银花蚜虫的绿色防控。在应用时，应结合金银花蚜虫发生情况，做到尽早防治，避免花期用药，注意安全间隔期，从而保证金银花的质量安全。

参考文献 略

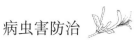

禁限用有机氯及拟除虫菊酯类农药在金银花中残留状况调查

李嘉欣[1]　　　石上梅[2]　　　薛健[1]

1. 中国医学科学院 北京协和医学院 药用植物研究所, 北京　100193；2. 国家药典委员会, 北京　100061

[摘要] **目的** 全面系统调查禁限用有机氯及拟除虫菊酯类农药在金银花中的污染情况, 为其质量安全与风险控制提供科学依据。**方法** 对收集的64个样品中18种禁限用有机氯和拟除虫类菊酯类农药进行残留筛查, 并从最大残留限量理论值的角度进行安全评价。**结果** 样品总体检出率为29.7%；检出农药品种为硫丹、氰戊菊酯、氟虫腈, 检出率分别为1.6%、17.2%、17.2%。硫丹、氰戊菊酯的残留量低于最大残留限量理论值, 氟虫腈的残留量则高于最大残留限量理论值。**结论** 金银花中有部分禁限用有机氯和拟除虫菊酯类农药检出, 可有针对性地对这些农药进行监管。此外氟虫腈残留具有一定的风险, 需重点进行监管。

[关键词] 禁限用农药；有机氯；拟除虫菊酯；金银花；残留调查；最大残留限量理论值

近年来, 关于中药中农药残留超标问题时有报道成为阻碍中药走向现代化和国际化的壁垒。针对农药污染严重的现象, 农业农村部等相关部门从毒性高、持久性强、对人体危害大的农药入手, 制定了优先管理的禁止生产销售、使用和限制使用的农药品种, 并指出这些农药品种同样适用于中药材。目前, 农业农村部制定的禁限用农药多达64种, 涵盖的种类包括有机氯类、有机磷类、拟除虫菊酯类、氨基甲酸酯类、有机砷类等。然而在2015版《中华人民共和国药典》中, 只规定人参、甘草等6个品种中部分有机氯农药的残留限量, 且只含有六六六、滴滴涕、艾氏剂3种禁限用农药, 中药中禁限用农药的监管情况并不明朗。由于禁限用农药种类繁杂、性质各异, 即使是多残留检测常用的气相、液相色谱–质谱联用技术也难以同时全部测定, 所以以残留筛查方法组的建立十分必要。本研究选择操作简便、适用性强的气相色谱–电子捕获检测器法, 对适用的10种禁限用有机氯及拟除虫菊酯类农药进行检测。由于部分农药品种存在异构体, 因此共对18种禁限用有机氯及拟除虫菊酯类农药进行测定。

金银花是我国传统的药食两用中药材之一, 应用历史悠久, 市场需求量庞大。由于金银花自身特性及生长环境的影响, 其在种植过程中病虫害多发, 因此农药滥用现象严重, 部分禁限用有机氯及拟除虫菊酯类农药也有检出报道。然而, 对于农业部制定的禁限用有机氯及拟除虫菊酯类农药, 并无系统性的监测筛查工作。为了了解这两类禁限用农药在金银花中的残留情况, 本研究对山东、河南、河北金银花三大主产区及非主产区收集的代表性样品进行检测, 通过分析金银花中禁限用有机氯及拟除虫菊酯类农药的污染情况, 并从最大残留限量理论值的角度进行安全性评价, 旨在为其质量控制提供参考。

1 材料与方法

1.1 药材、试剂与仪器

药材：以全国金银花的种植面积及产量信息为依据, 收集金银花产区代表性样品, 全国共收集64个批次样品。其中, 山东省、河南省、河北省三大主产区分别收集了24、15、16个；非主产区共收集9个, 分别收集自陕西省1个、江苏省1个、天津市1个、湖北省2个、湖南省3个、四川省1个, 可基本代表全国金银花的产出情况。

试剂：丙酮(色谱纯, 美国Fisher Chemical公司)；乙腈、甲苯(分析纯, 北京化工厂)；石墨化碳/氨基固相萃取柱(Carb/NH$_2$, 500 mg/6mL, 美国Supelco公司)；α–六六六、β–六六六、γ–六六六、δ–六六六、三氯杀螨醇、氟虫腈、p, p'–DDE、p, p'–DDD、o, p'–DDT、p, p'–DDT、α–硫丹、β–硫丹、艾氏剂、狄氏剂、氰戊菊酯1、氰戊菊酯2、八氯二丙醚、除草醚标准品(100μg/mL, 中国农业科学院环境保护科研监测所)。

仪器：6890N气相色谱仪(美国Agilent公司), 配电子捕获检测器(63Ni–ECD检测器)；HP–5石英毛细管色谱柱(30 m×0.32 mm×0.25μm, 美国

[基金项目] 国家食药总局药品标准研究课题(ZG2016–2–03)。

[作者简介] 李嘉欣(1993–), 女, 在读硕士研究生, 专业方向：中药有效成分分析及质量控制、中药有害物质研究。

[通讯作者] 薛健, E-mail：jxue@implad.ac.cn。

Agilent公司)；高纯氮气(纯度≥99.9992%，北京氦普北分气体工业有限公司)；高效多功能粉碎机(RHP-100型，永康市荣浩工贸有限公司)；电子分析天平(PL203型，梅特勒-托利多仪器有限公司)；涡旋混合仪(WH-1型，上海沪西分析仪器厂)；旋转蒸发器(LABOROTA4000/4，德国Heidolph公司)；离心沉淀器(80-2型，江苏金坛医疗仪器厂)。

1.2 方法

1.2.1 气相色谱条件

进样口温度250℃；升温程序：初始温度100℃，以10℃每分钟升到180℃，保持1min，以2℃/min升到200℃，保持2min，以4℃/min升到220℃，保持2min，以8℃/min升到270℃，保持5min；检测器温度300℃；载气为高纯氮气，恒定流速1mL/min；进样量1μL，不分流进样；外标法定量。

1.2.2 供试样品溶液的制备

金银花样品粉碎后过药典三号筛，准确称取样品粉末1.0g于10mL具塞刻度试管中，用5mL乙腈涡旋振荡提取2次，每次提取5min，3500r/min离心15min，合并乙腈提取液，40℃水浴下减压旋转浓缩至约1mL。浓缩液加入用5mL乙腈：甲苯(3：1)溶剂预淋洗好的石墨化碳/氨基固相萃取柱，用约1mL乙腈清洗样品瓶，重复洗涤3次，洗涤液同样加入柱中。用20mL乙腈：甲苯(3：1)溶剂洗脱，收集洗脱液，40℃下减压旋转浓缩至近干。残渣用色谱丙酮溶解并转移至5mL具塞试管中，定容至1mL，即得样品待测液。

1.2.3 对照品溶液的制备

精密量取农药标准品各0.5mL于50mL茶色容量瓶中，用色谱丙酮稀释至刻度，摇匀，即得浓度为1μg/mL的农药混合对照品贮备溶液，置于-20℃冰箱保存，备用。

1.2.4 最大残留限量理论值的计算

根据2015版中国药典四部"中药有害残留物最大限量制定指导原则"的有关规定，在建立农药残留限量标准时，可按照下列公式计算其最大限量的理论值(L)。

L=AW/100M。

式中，A为每日允许摄入量(mg/kg)，参考GB2763-2016中各农药项下规定值；W为人体平均体重(kg)，一般按60kg计；M为金银花每日人均可服用的最大剂量(kg)，参考2015版《中华人民共和国药典》一部中"金银花"项下推荐使用量的最大值0.015kg；100为安全因子，表示每日由中药材及其制品中摄取的农药残留量不大于日总暴露量(包括食物和饮用水)的1%。

2 结果与分析

2.1 色谱行为

取18种有机氯和拟除虫菊酯类禁限用农药混合对照品溶液，按"1.2.1"项下条件进行测定，混合对照品溶液的出峰情况如图1所示。从图中可以看出，在该试验条件下，各化合物色谱峰峰形良好，均能达到基线分离，且各色谱峰之间的分离效果也较好，满足外标法定量要求。在此基础上，通过单一标准品色谱峰比对的方法，确定各农药在混合对照品色谱图中的峰位。

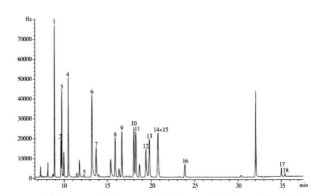

1.α-六六六 2.β-六六六 3.γ-六六六 4.δ-六六六 5.八氯二丙醚 6.艾氏剂 7.三氯杀螨醇 8.氟虫腈 9.α-硫丹 10.狄氏剂 11.p,p'-DDE 12.除草醚 13.β-硫丹 14.p,p'-DDD 15.o,p'-DDT 16.p,p'-DDT 17.氰戊菊酯1 18.氰戊菊酯2

图1 18种禁限用有机氯和拟除虫菊酯类农药混合对照品溶液色谱图

2.2 方法学考察

2.2.1 线性关系

分别精密量取混合对照品贮备溶液适量，配制成1、5、20、50、200、500ng/mL不同浓度系列的混合对照品溶液，进样量1μL，在确定的色谱条件下进行测定。进样后绘制标准曲线，以峰面积为纵坐标(y)，试样质量浓度(ng/mL)为横坐标(x)，进行回归计算。结果显示各农药在1~500ng/mL范围内线性关系良好。各农药的线性方程、相关系数(r)如表1所示。

2.2.2 精密度

取50ng/mL混合对照品溶液，于气相色谱仪中重复进样6次，计算各农药峰面积相对标准偏差(RSD)。结果见表1，RSD值均小于1.5%。

2.2.3 添加回收试验

以空白样品为研究基质，进行添加回收试验。准确称取金银花样品1.0g，分别添加一定量的农药混合对照品溶液，挥干溶剂，制备20、50、200ng/g三个浓度的添加样品，每个浓度水平重复3次，按

表1　18种禁限用有机氯和拟除虫菊酯类农药的保留时间(T)及方法学考察结果

农药名称	保留时间/min	线性方程	r	精密度/%	农药添加回收率/%、RSD/%						仪器检出限(ng/mL)	方法检出限(ng/g)	方法定量限(ng/g)
					20ng/g		100ng/g		200ng/g				
					回收率	RSD	回收率	RSD	回收率	RSD			
a-六六六	9.00	y=451.12x-3243.4	0.9989	0.8	98.8	10.6	89.6	3.8	78.6	4.2	0.1	0.1	0.3
0-六六六	9.76	y=139.96x-580.56	0.9995	1.3	94.0	7.4	71.6	1.8	72.2	6.3	0.1	0.7	2.3
y-六六六	9.86	y=412.92x-1752.9	0.9992	1.0	84.9	3.8	76.7	3.9	108.3	2.9	0.1	0.3	1.0
b-六六六	10.65	y=384.04x-3144.7	0.9985	0.8	72.9	2.2	71.9	2.6	73.9	3.7	0.1	0.2	0.7
八氯二丙醚	12.49	y=329.18x-2192.3	0.9991	0.7	85.7	8.3	78.8	7.0	76.3	2.9	0.1	2.7	9.0
艾氏剂	13.42	y=343.58x-1478.4	0.9996	0.8	71.7	1.3	68.2	4.7	69.8	5.3	0.1	0.2	0.7
三氯杀螨醇	13.83	y=19.166x+252.52	0.9926	0.8	69.2	3.4	76.7	9.7	80.8	6.1	0.8	1.0	3.3
氟虫腈	16.17	y=248.6x-1646.5	0.9988	1.1	72.7	4.0	70.9	3.3	73.4	2.8	0.2	0.4	1.3
a-硫丹	16.94	y=290.95x-1217.4	0.9995	0.8	70.1	7.5	80.5	3.8	70.3	2.2	0.1	0.4	1.3
狄氏剂	18.32	y=319.25x-1414.6	0.9994	0.9	80.3	3.9	78.2	5.8	71.4	4.7	0.1	0.5	1.7
p, p'-DDE	18.55	y=310.01x-1611.7	0.9993	0.9	89.1	8.2	71.8	5.0	76.6	6.3	0.1	0.4	1.3
除草醚	19.76	y=242.57x-2937.8	0.9971	0.6	95.0	6.5	76.9	2.7	84.5	3.4	0.4	0.5	1.7
0-硫丹	20.17	y=298.99x-589.31	0.9998	0.9	81.7	8.7	71.2	4.1	72.1	2.6	0.1	0.6	2.0
p, p'-DDD+o, p'-DDT	21.19	y=403.22x-2661.1	0.9990	0.9	79.9	11.0	71.6	5.6	71.4	6.6	0.2	1.3	4.2
p, p'-DDT	23.50	y=257.78x-2561.1	0.9973	0.9	108.8	6.3	80.7	4.9	72.0	6.3	0.2	2.8	9.3
氰戊菊酯1	35.26	y=54.721x-386.48	0.9982	1.1	117.3	8.4	101.4	6.6	95.4	9.7	0.7	2.0	6.7
氰戊菊酯2	35.69	y=39.677x-383.77	0.9979	1.5	107.1	4.0	85.5	6.4	82.3	4.3	0.6	3.1	10.3

"1.2.2"项下方法进行提取和净化，按"1.2.1"项下条件进行测定。添加回收结果如表1所示。各农药3个添加浓度回收率在68.2%~3%，精密度(以RSD计)在1.3%~11%，符合农药残留测定要求。金银花空白样品溶液、农药混合对照品溶液、农药添加样品溶液的对照色谱图如图2所示。

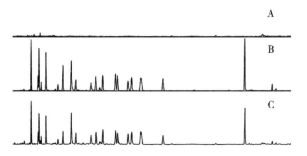

图2　金银花空白样品溶液(A)、农药混合对照品溶液(B)、农药添加样品溶液(C)色谱图表

2.2.4 检出限与定量限

取低浓度混合对照品溶液，进样，根据信噪比调整进样浓度，以信噪比(S/N)为3计算各农药的仪器检出限；依据供试品溶液制备方法，以信噪比(S/N)为3计算方法检测限，以信噪比(S/N)为10计算方法定量限。结果见表1。

2.3 金银花样品测定结果

按"1.2.1""1.2.2"项中的步骤对金银花样品进行测定。结果如表2所示，监测的10种禁限用有机氯和拟除虫菊酯类农药中共检出3种，分别为硫丹(α-硫丹、β-硫丹)、氰戊菊酯(氰戊菊酯1、氰戊菊酯2)、氟虫腈。其中硫丹为禁用农药，氰戊菊酯、氟虫腈为限用农药。农药检出个数为23个，硫丹检出率为1.6%、氰戊菊酯检出率为17.2%、氟虫腈检出率为17.2%。总体来看，农药检出量大多在0.05~0.4 mg/kg的范围内，个别样品中氰戊菊酯检出量较高，超过1.5 mg/kg，检出量总体平均值也以氰戊菊酯较高。仅从检出样品的农药残留水平来看，检出量中位数以硫丹0.18 mg/kg最高，检出量平均值以氰戊菊酯0.27 mg/kg最大。

另一方面，在采集的64个批次样品中，有19个检出禁限用有机氯和拟除虫菊酯类农药，检出率为29.7%。各阳性样品中检出的农药个数以1个居多，少数为2个，无检出3个以上情况。

2.4 金银花中农药残留限量分析

农药最大残留限量(MRL)是评价农产品安全的重要参数，农药残留量高于MRL可能会给使用人群带来健康风险。由于迄今为止金银花中尚无农药残留限量标准，因此将计算得到的农药最大残留限量理论值与残留平均值进行比较，对其安全性进行评价。以残留量不超过最大残留限量理论值为安全，各检出农药的结果如表3所示。结果显示，硫丹、氰戊菊酯的残留量低于其限量理论值，二者在金银花中

表2　金银花样品禁限用有机氯和拟除虫菊酯类农药检出结果

农药名称	检出样品数	检出率/%	检出量(mg/kg)	总体中位数(mg/kg)	总体平均值(mg/kg)	检出中位数(mg/kg)	检出平均值(mg/kg)
六六六	0	0	ND	ND	ND	ND	ND
八氯二丙醚	0	0	ND	ND	ND	ND	ND
艾氏剂	0	0	ND	ND	ND	ND	ND
三氯杀螨醇	0	0	ND	ND	ND	ND	ND
氟虫腈	11	17.2	ND~0.38	ND	0.018	0.049	0.094
硫丹	1	1.6	ND~0.18	ND	0.0028	0.18	0.18
狄氏剂	0	0	ND	ND	ND	ND	ND
滴滴涕	0	0	ND	ND	ND	ND	ND
除草醚	0	0	ND	ND	ND	ND	ND
氰戊菊酯	11	17.2	ND~1.6	ND	0.051	0.14	0.27

处于安全状态；而氟虫腈的残留量则高于限量理论值，其在金银花中存在一定的暴露风险，需采取相应的风险控制措施。

表3　最大残留限量理论值的安全性评价结果

农药名称	残留量(mg/kg)	每日允许摄入量(mg/kg)	最大残留限量理论值(mg/kg)	安全性
硫丹a	0.003	0.006	0.2	∞
氰戊菊酯b	0.05	0.02	0.8	∞
氟虫腈	0.02	0.0002	0.008	X

3 讨论

3.1 前处理条件的选择

在农药多残留测定中，常选择乙腈作为提取溶剂，一方面是由于其对大部分农药都具有良好的溶解性，适合萃取宽极性范围的农药；另一方面是由于其对色素、油脂等杂质的溶解度较小，可减小后续净化过程的难度。采取涡旋振荡的提取方式、离心的分离方式进行提取，可缩短样品前处理时间并减少溶剂的消耗。金银花样品经乙腈提取后，样品溶液由于叶绿素等基质的存在而呈现黄绿色。从图3-2中可以看出，未净化金银花样品溶液中基质干扰严重，部分农药出峰位置处存在干扰，色谱图基线有所抬升，十分不利于农药残留的测定。为去除杂质干扰，减少基质效应，提高分析准确性，需对供试品溶液进行净化。综合考虑检测农药的性质、金银花基质的复杂性，以及操作的简便性、适用性，最终选择了Carb/NH2固相萃取柱进行净化。

3.2 金银花中禁限用有机氯和拟除虫菊酯类农药残留状况

调研结果显示，我国金银花适应性强，资源分布广泛，除黑龙江、吉林、内蒙古、青海、海南等省份和香港、澳门、台湾地区无金银花外，其他省份均有

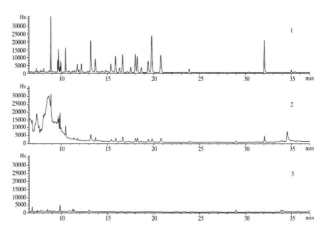

1.农药混合对照品溶液　2.净化前金银花空白样品溶液　3.净化后金银花空白样品溶液

图3　金银花样品净化效果色谱图

种植。根据全国金银花的种植面积及产量信息，对具有代表性的金银花种植地区进行样品收集，可基本表示金银花的整体生产情况。

首先，禁限用有机氯和拟除虫菊酯类农药在我国金银花中有检出，但整体检出率不高。其次，检出的禁限用有机氯和拟除虫菊酯类农药品种硫丹、氰戊菊酯及氟虫腈均为杀虫剂，这与各地金银花种植过程中蚜虫、咖啡虎天牛、尺蠖、红蜘蛛等虫害高发，需施用杀虫剂进行防治有关。第三，在毒性方面，硫丹为高毒性，氰戊菊酯、氟虫腈为中等毒性，这些农药的使用可能是由于其毒性较高，对病虫害的防治效果较好，对于花农而言可降低金银花的种植成本。

3.3 金银花质量控制的建议

现阶段，金银花中尚无农药相关监管标准。因此，可使用最大残留限量作为衡量金银花质量的指标之一。从最大残留限量理论值的安全性评级结果来看，硫丹、氰戊菊酯对人体安全，而氟虫腈则有一

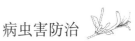

定的风险，提示相关种植户应主动减少该农药的使用，而相关管理部门也应对该农药进行重点监管。需要指出的是，金银花作为药食同源药材品种，使用方式不同使人体摄入的有害残留物的毒副作用不同，导致每日允许的摄入量不同，所以应针对不同使用方式分别制定其最大残留限量标准，进而采取不同的质量控制手段。

另一方面，对于禁限用农药的监控与整治力度，食药监局等相关部门仍有待继续加强。而此次检测结果，也可为今后金银花中禁限用农药的监督管理提供一个思路，即农药监管应具有一定的针对性。也就是说，从提高监测效率、降低监测成本的原则出发，在禁限用农药品种中，可不监测无检出，或检出量不高无风险的农药品种，从而大大提高监管工作开展的成效。

参考文献　略

我国金银花农药残留情况及病虫害防治用药登记进展

叶贵标　　　庄慧千　　　朱光艳　　　周普国

农业农村部农药检定所, 北京　　　100125

[摘要]本文介绍了金银花种植过程中主要病虫害种类、分布和危害特点，梳理了金银花产品中农药残留检测方法和残留状况，总结了目前登记用于金银花病虫害防控的42个农药产品及其使用技术。并针对存在的问题，提出了重视基础研究、开展群组化登记、制定农药残留标准和开展绿色防控等推进金银花用药登记，提高金银花质量安全的对策建议。

[关键词]金银花；农药登记；农药残留

金银花(*Lonicerae Japonicae* Flos)是忍冬科植物忍冬 *Lonicera japonica* Thunb.的干燥花蕾或带初开的花，通常在夏初花开前采收干燥，具有清热解毒、广谱抗菌的功效，是中医临床最常见的中药材之一。金银花因其广泛的药用价值和保健作用而具有较高的经济价值，随着SARS、H7N9和新型冠状病毒的先后爆发和蔓延，其作为中成药例如连花清瘟和双黄连的重要成分也逐渐受到人们的关注。金银花也是饮料和保健食品的主要原材料之一，例如备受人们喜爱的凉茶等饮料中也含有金银花。使用范围的不断扩展和市场需求的迅速增长，使得金银花的种植面积逐年扩大，随之而来的是病虫害发生逐年加剧，危害损失日益增大，种植者不得不使用农药进行病虫害防治。在防治病虫害的过程中，农药的不规范使用造成的金银花农药残留，危害消费者的健康，直接影响了金银花产业的良好发展。

[作者简介]叶贵标，男，研究员，主要从事国际食品法典、农药残留和特色小宗作物用药研究工作。E-mail：yeguibiao@agri.gov.cn。

[通讯作者]周普国，男，农业农村部农药检定所所长，主要从事农药管理与风险评估等。E-mail：zhoupuguo@sohu.com。

1金银花病虫害发生情况及农药残留现状

1.1金银花产业有关情况

我国的金银花资源分布广泛，除黑龙江、吉林、内蒙古、青海、海南、香港、澳门和台湾外，其余省份均有种植。山东、河南和河北是金银花的主产区，种植面积分别为12万亩、7万亩和8万亩。其中，山东省临沂市平邑县、河南省新乡市封丘县和河北省邢台市巨鹿县三大主产区的产量约为1万吨，全国其他省区共产出金银花约1700吨。

1.2金银花上病虫害发生情况

随着金银花种植面积的不断扩大，病虫害的发生也有逐渐加重的趋势，根据近几年金银花主产区山东、河北、河南以及其他省区广西、广东等地的报道，危害金银花的虫害有蚜虫、红蜘蛛、尺蠖共计2纲9目57种。报道的金银花病害种类有7种，主要以白粉病、褐斑病和炭疽病为主，也有根腐病、白绢病、锈病、叶斑病发生。本文结合实地调研和文献查阅情况，将金银花上主要病虫害发生情况进行了汇总(表1)。

1.3用药不规范，农药残留检出率高

由于金银花的花期较长，病虫害多发，施药期同采收期间隔时间较短，且花及果实类作物对农药的吸附能力较强，金银花上的农药残留问题突出。表2

整理了近年来金银花上的农药残留的检测情况，累计检测了来自河南、山东、河北共计约300批次的样品，检测农药涉及100余种，在金银花样品上检测出超过70种农药，其中多菌灵、氯氰菊酯、氟氯氰菊酯的检出率较高。国际环保组织绿色和平发布的《药中药：中药材农药污染调查报告》及《药中药：海外市场中药材农药残留检测报告》更是引发了社会舆论的高度关注。

表1 金银花主要病虫害发生情况

病虫害	分布地区	危害特点
蚜虫	山东、河南、广西	刺吸金银花嫩叶、幼蕾，受害叶片卷曲皱缩，导致花蕾枯焦、叶片脱落，影响金银花质量和产量
红蜘蛛	山东、河南、天津、重庆、广东、广西	多集中于叶片背面吸取枝叶，叶片枯黄脱落，严重时可导致叶片干枯
棉铃虫	山东、河北	以蛹在土壤内越冬，主要取食金银花花蕾，也取食金银花的幼嫩叶片
尺蠖	广东、重庆、河南、山东	在初龄幼虫叶背啃食叶肉，使叶面呈现透明小斑，进入暴食阶段后危害更加严重
白粉病	山东、河南、河北	主要为害叶片，产生白色粉状霉层，最终导致叶片坏死
褐斑病	山东、河南、河北	主要危害叶部，造成植株长势衰落，严重时可导致叶片脱落
炭疽病	山东、湖南、重庆、天津、广东	患病叶片产生圆形褐色斑点，严重时导致金银花的叶片大量掉落

表2 金银花上农药残留检出情况汇总

检测方法简述	样品来源	检出农药品种	参考文献
水浸润后加入1%乙酸乙腈，加无水乙酸钠，加无水硫酸镁，离心后旋蒸浓缩（LOQ为0.01-0.2之间）HPLC-MS/MS	山东、河南、河北共计74份（山东18份，河北34份，河北22份）	共计有69种农药检出，其中多菌灵的检出率100%，多菌灵、灭幼脲、毒死蜱、吡虫啉、啶虫脒、甲维盐、氟虫腈、噻嗪酮、甲氰菊酯、已唑醇、哒螨灵等11种农药的检出率超过50%。氯虫苯甲酰胺、二甲戊乐灵、戊唑醇、吡唑醚菌酯、噻虫胺、甲基硫菌灵、苯醚甲环唑、氟铃脲、虱螨脲、氧乐果、三唑酮、氟虫腈砜、氟甲腈、甲基异柳磷、嘧菌酯、莠去津、氟虫腈亚砜、克百威、三唑醇、虫酰肼、3-羟基克百威、杀铃脲、丙环唑、增效醚、灭多威、三唑磷、乙草胺、腈菌唑、咪鲜胺、甲霜灵、氟硅唑、胺菊酯、多效唑、异丙甲草胺、乐果、特丁硫磷亚砜、胺苯磺隆、二嗪农、甲拌磷亚砜、烯酰吗啉、杀扑磷、吡丙醚、肟菌酯、氟菌唑、杀螟硫磷、腈苯唑、吡蚜酮、霜霉威、恶霜灵、氯霉素、残杀威、抗蚜威、除虫脲、甲拌磷、噻虫啉、粉唑醇、咯菌腈共计69种农药被检出。	王鹏思（2019）
乙腈提取后过固相萃取柱，减压浓缩。GC-FPD检测有机磷类农药 GC-ECD检测有机氯和拟除虫菊酯类	山东、河南等14个省共计60份样品	共计检出41种农药，其中氯氟氰菊酯和氯氰菊酯的检出率最高，还包括了敌敌畏、乙酰甲胺磷、异丙威、禾草敌、氧乐果、克百威、二嗪磷、五氯硝基苯、马拉硫磷、毒死蜱、三唑酮、水胺硫磷、三氯杀螨醇、甲基异柳磷、氟虫腈、三唑醇、杀扑磷、氯丹、硫丹、敌草胺、已唑醇、腈菌唑、氟硅唑、克螨特、联苯菊酯、啶虫脒、溴螨酯、甲氰菊酯、氯氟氰菊酯、苯噻酰草胺、哒螨灵、氯氰菊酯、氰戊菊酯、苯醚甲环唑、溴腈菊酯、烯酰吗啉	顾炎（2016）
乙腈提取，采用固相萃取柱(SPA)净化，利用GC/MS测定	河北、河南、山东共计87批样品	共计检出氯氰菊酯、氰戊菊酯、联苯菊酯、毒死蜱、对硫磷、三唑醇、三氯杀螨醇、氧化乐果、苯醚甲环唑、戊唑醇、异狄氏剂、三唑酮、杀螟硫磷13种农药。其中氯氰菊酯检出率最高，其次为三唑醇和三氯杀螨醇	李辉等（2014）
用丙酮进行提取，采用凝胶渗透色谱(GPC)与固相萃取(SPE)结合净化的分析方法，利用气相色谱质谱联用法进行测定	来自安国、亳州药材市场以及北京、浙江、河南的6批金银花样品	检出的农药包括氯氟氰菊酯、氯氰菊酯、氰戊菊酯、甲氰菊酯、毒死蜱、对硫磷、三唑醇、三氯杀螨醇、三唑酮、哒螨酮、噻嗪酮、乙酰甲胺磷等12种农药，其中氯氰菊酯、对硫磷、氯氟氰菊酯的检出率较高	金红宇等（2012）
	来自山东省的24批次、河南省15批次、河北省16批次和其他非主产区15批次，共计70批次	主要抽检了41种禁限用农药，共检出15种禁限用农药，包括甲胺磷、特丁硫磷、蝇毒磷、氧乐果、水胺硫磷、甲基异柳磷、甲拌磷、毒死蜱、三唑磷、硫丹、氟虫腈、氰戊菊酯、克百威、灭多威、涕灭威	李嘉欣（2018）
乙腈提取，减压浓缩，SPE柱净化，丙酮溶解。	来自同仁堂(北京)、同仁堂(香港)、云南白药、胡庆余堂、宏济堂等5家中药房的中药材	五家中药房的金银花均有农药检出，包括啶虫脒、涕灭威、多菌灵、克百威、毒死蜱、氟虫腈、吡虫啉、甲基硫菌灵、高效氟氯腈菊酯、氯氰菊酯、氰戊菊酯、氧乐果、腈菌唑、联苯菊酯、三唑醇、阿维菌素、烯酰吗啉、苯醚甲环唑、灭多威、氟硅唑、氟铃脲、辛硫磷、哒螨灵、霜霉威、已唑醇、戊唑醇、噻虫嗪、甲氨基阿维菌素、异丙威共计29种农药	绿色和平组织（2013）

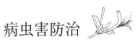

2 金银花上农药登记现状

没有登记用药及配套防治技术是造成金银花种植户不规范使用农药，造成农药残留检出率高的主要原因。截至2019年12月31日，在忍冬（金银花）上共有41种农药产品登记，用于蚜虫、尺蠖、棉铃虫等三种防治对象，6种有效成分。本文将登记在金银花上的农药产品及使用方法按照防治对象进行了归纳整理。

2.1 蚜虫

金银花上防治蚜虫登记产品15个，有效成分为啶虫脒、苦参碱和联苯菊酯，全部为低毒或中等毒性，施用方法主要为喷雾。

2.2 尺蠖

金银花上防治尺蠖产品24个，有效成分为茚虫威、苏云金杆菌、甲维盐，毒性均为低毒或微毒，施用方法主要以喷雾为主。

2.3 棉铃虫

金银花上防治棉铃虫产品13个，有效成分为茚虫威和甲维盐，毒性均为低毒或微毒，施用方法主要以喷雾为主。

2.4 正在进行登记试验的农药产品

近年来，为解决金银花等特色小宗作物上"无药可用"的难题，农业农村部、农业农村部农药检定所及各省农药检定机构多措并举，积极推进金银花上用药登记难题。

农业农村部从农产品质量安全监管专项经费中安排一定资金扶持特色小宗作物用药试验，通过政府购买服务的方式由农药药效、残留试验单位承担。

截至目前，公示的3批政府购买服务项目中，共计有3家试验单位，分别承担了防治金银花蚜虫、金银花白粉病的政府购买服务试验项目，相关试验正在进行。

2019年，农业农村部农药检定所专门组织专家对山东省在金银花上的用药登记联合试验进行了集中技术审查，涉及防治金银花白粉病的4种有效成分，共计60个农药产品，登记工作正在进行。

3 推进金银花安全用药的对策建议

3.1 加快金银花基础研究

同小麦、水稻等大宗农作物相比，对金银花等中药材的研究还不是很深入，由于缺少相关数据的支撑，加上金银花等中药材成分复杂，农药残留检测方法还不成熟，需要加大金银花等中药材基础研究工作。

一是要对加大金银花等中药材的基础研究力度，梳理金银花上的病虫害发生规律，理清害虫及病原菌的生物学特性和危害特点，针对不同病虫害采取不同的防治方法，做到病虫害防治的有的放矢。二是要加快金银花等中药材上农药残留的后期配套检测方法的建立和发展。三是根据相关报道，农药在金银花等中药材上施用，会对金银花等中药材中的活性成分以及药用效果产生影响，因此，应针对农药使用对中药材药效可能产生的影响进行全面的研究，明确农药使用对于中药材不同的影响。四是根据金银花等中药材的药用加工、饮料生产过程，加强对加工过程对中药材农药残留变化规律的研究，明确中药材加工过程对农药残留的影响，进一步完善中药材膳食风险评估。

表3 金银花上防治蚜虫农药产品登记情况汇总

登记证号	登记名称	有效成分	毒性	制剂用药量	施用方法
PD20151875	啶虫脒	啶虫脒70%	中等毒	2.8~5.7g/667m²	喷雾
PD20130790	啶虫脒	啶虫脒40%	低毒	5~10g/667m²	喷雾
PD20100823	啶虫脒	啶虫脒40%	低毒	5~10g/667m²	喷雾
PD20142373	啶虫脒	啶虫脒40%	中等毒	5~10g/667m²	喷雾
PD20132357	啶虫脒	啶虫脒50%	低毒	4~8g/667m²	喷雾
PD20096672	啶虫脒	啶虫脒40%	低毒	5~10g/667m²	喷雾
PD20102101	苦参碱	苦参碱0.3%	低毒	250~375mL/667m²	喷雾
PD20091961	联苯菊酯	联苯菊酯25g/L	低毒	80~160mL/667m²	喷雾
PD20098068	联苯菊酯	联苯菊酯100g/L	中等毒	20~40mL/667m²	喷雾
PD20083218	联苯菊酯	联苯菊酯25g/L	中等毒	80~160mL/667m²	喷雾
PD20082693	联苯菊酯	联苯菊酯25g/L	低毒	80~160mL/667m²	喷雾
PD20096298	联苯菊酯	联苯菊酯25g/L	低毒	80~160mL/667m²	喷雾
PD20090038	联苯菊酯	联苯菊酯100g/L	低毒	20~40mL/667m²	喷雾
PD20092553	联苯菊酯	联苯菊酯25g/L	低毒	80~160mL/667m²	喷雾
PD20084393	联苯菊酯	联苯菊酯100g/L	中等毒	20~40mL/667m²	喷雾

表4　金银花上防治尺蠖农药产品登记情况汇总

登记证号	登记名称	有效成分	毒性	制剂用药量	施用方法
PD20096143	苏云金杆菌	苏云金杆菌8 000IL/mg	低毒	400~600g/667m²	喷雾
PD20096222	苏云金杆菌	苏云金杆菌16 000IL/mg	低毒	200~300g/667m²	喷雾
PD20084052	苏云金杆菌	苏云金杆菌32 000IL/mg	低毒	100~150g/667m²	喷雾
PD20150893	茚虫威	茚虫威150g/L	低毒	15~25mL/667m²	喷雾
PD20132660	茚虫威	茚虫威15%	低毒	15~20mL/667m²	喷雾
PD20140304	茚虫威	茚虫威150g/L	微毒	15~25mL/667m²	喷雾
PD20142502	茚虫威	茚虫威15%	低毒	15~25mL/667m²	喷雾
PD20151866	茚虫威	茚虫威15%	低毒	15~25mL/667m²	喷雾
PD20130213	茚虫威	茚虫威15%	低毒	15~25mL/667m²	喷雾
PD20110896	甲维盐	甲氨基阿维菌素0.5%	低毒	80~120mL/667m²	喷雾
PD20101087	甲维盐	甲氨基阿维菌素0.5%	低毒	80~120mL/667m²	喷雾
PD20131046	甲维盐	甲氨基阿维菌素2%	低毒	20~30mL/667m²	喷雾
PD20110841	甲维盐	甲氨基阿维菌素3%	低毒	13.5~20mL/667m²	喷雾
PD20120747	甲维盐	甲氨基阿维菌素5%	低毒	8~12mL/667m²	喷雾
PD20140559	甲维盐	甲氨基阿维菌素5%	低毒	8~12mL/667m²	喷雾
PD20101935	甲维盐	甲氨基阿维菌素3%	低毒	13.5~20mL/667m²	喷雾
PD20121887	甲维盐	甲氨基阿维菌素5%	低毒	8~12mL/667m²	喷雾
PD20111046	甲维盐	甲氨基阿维菌素3%	低毒	13.5~20mL/667m²	喷雾
PD20098151	甲维盐	甲氨基阿维菌素2%	低毒	20~30mL/667m²	喷雾
PD20096094	甲维盐	甲氨基阿维菌素0.5%	低毒	80~120mL/667m²	喷雾
PD20100847	甲维盐	甲氨基阿维菌素2%	低毒	20~30mL/667m²	喷雾
PD20102122	甲维盐	甲氨基阿维菌素0.5%	低毒	80~120mL/667m²	喷雾
PD20098495	甲维盐	甲氨基阿维菌素2%	低毒	20~30mL/667m²	喷雾
PD20121830	甲维盐	甲氨基阿维菌素5%	低毒	8~12mL/667m²	喷雾

表5　金银花上防治棉铃虫农药产品登记情况汇总

登记证号	登记名称	有效成分	毒性	制剂用药量	施用方法
PD20121830	甲维盐	甲氨基阿维菌素5%	低毒	12~16mL/667m²	喷雾
PD20096094	甲维盐	甲氨基阿维菌素0.5%	低毒	120~160mL/667m²	喷雾
PD20110896	甲维盐	甲氨基阿维菌素0.5%	低毒	120~160mL/667m²	喷雾
PD20101087	甲维盐	甲氨基阿维菌素0.5%	低毒	120~160mL/667m²	喷雾
PD20131046	甲维盐	甲氨基阿维菌素2%	低毒	30~40mL/667m²	喷雾
PD20110922	甲维盐	甲氨基阿维菌素3%	低毒	20~26.6mL/667m²	喷雾
PD20120747	甲维盐	甲氨基阿维菌素5%	低毒	12~16mL/667m²	喷雾
PD20140559	甲维盐	甲氨基阿维菌素5%	低毒	12~16mL/667m²	喷雾
PD20101935	甲维盐	甲氨基阿维菌素3%	低毒	20~26.6mL/667m²	喷雾
PD20151938	茚虫威	茚虫威150g/L	低毒	25~40mL/667m²	喷雾
PD20132660	茚虫威	茚虫威15%	低毒	25~40mL/667m²	喷雾
PD20140304	茚虫威	茚虫威150g/L	微毒	25~40mL/667m²	喷雾
PD20142502	茚虫威	茚虫威15%	低毒	25~40mL/667m²	喷雾
PD20130213	茚虫威	茚虫威15%	低毒	25~40mL/667m²	喷雾

3.2 进一步加快金银花用药登记

一种农药在某一种作物上登记，需要进行大量的试验使其能够满足登记要求，这对于企业来说是巨大的成本，尽管针对金银花等特色小宗作物，农药登记管理部门出台了联合试验、联合评审等相关政策为特色小宗作物用药登记开辟绿色通道。但是考虑到投入和利润问题，农药企业参加联合试验的积极性不高。目前在金银花上仅登记了6种有效成分

的农药，均为杀虫剂，登记的有效成分剂型和含量单一。截至目前，并没有除草剂和杀菌剂在金银花上登记，加快金银花上用药登记，是解决金银花种植户在种植金银花过程中"乱用药"的关键。

一是重点解决金银花的主要病虫害。特别是防治金银花白粉病和褐斑病无药可用的难题。力争每种防治对象上至少有两种不同作用机制的农药产品可以使用，保证每个有效成分有5个以上的农药产

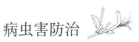

品，协调多家农药企业参与。二是加强登记政策支持，进一步完善《特色小宗作物农药登记药效试验群组名录》和《特色小宗作物农药登记残留试验群组名录》探索金银花等中药材上进行群组化登记的可行性。三是借鉴发达国家经验，充分调动金银花种植户、生产企业、行业协会参与农药登记联合试验的积极性，形成合力，解决农药企业在特色小宗作物农药登记过程中积极性不高的问题。

3.3 加快金银花等中药材上农药残留相关标准制定

在2015版《中国药典》中，只规定人参、甘草等6个品种中有机氯农药的残留限量，对于金银花则没有明确的规定。截至目前，最新发布的GB2763-2019食品安全国家标准食品农药最大残留限量中尚无金银花上农药的最大残留限量。除此之外，金银花等中药材上农药残留的检测方法标准稀缺，无法满足市场监管需要。生产者无标可依，严重影响和制约我国金银花产业的发展。

农药产品在金银花等中药材上进行登记后，同步开展膳食风险评估研究，及时跟进登记农药的残留限量的标准制定，尽快发布农药残留限量标准，实现金银花等中药材的"有标可依"，积极争取将国家标准上升为CAC国际标准，掌握国际贸易主动权。同时加快制定金银花等中药材上农药残留检测方法标准，满足金银花等中药材的市场监管需要。

3.4 加强技术指导，推进绿色防控

金银花等中药材，兼具食品和药品的双重功能，在居民的膳食体系中发挥了重要的作用，金银花等中药材上的农药残留情况一直受到社会各界的广泛关注。但是在生产实践中，大规模发生的病虫害使得生产者不得不使用农药，许多生产中使用的农药都是已经使用30年甚至40年的"老农药"，不仅防治效果差，而且毒性高，残留量高，危害消费者健康。这就需要加强培训指导，推进安全用药，倡导绿色防控，充分发挥农业防治、生物防治在病虫害防治过程中的作用，科学用药，减少农药在金银花种植过程中的使用，从源头上保护金银花等中药材的安全性。同时加强宣传培训，进行技术指导，推荐使用低毒高效的农药产品。对于在金银花等中药材上残留量较高的品种要重点抽检和监管，确保中药材质量安全。

参考文献 略

不同农药种类对金银花蚜虫的防治效果

吴廷娟[1]　　谢小龙[1]　　李景亮[2]　　董诚明[1]

1.河南中医药大学，河南郑州　450046；2.河南太龙药业股份有限公司，河南郑州　450001

[摘要] 为了有效控制金银花蚜虫危害和筛选安全、高效的农药，对4种化学农药和2种生物农药进行了田间药效试验。结果表明，生物农药阿维菌素的防治效果显著低于其他农药。藜芦碱的防治效果与4种化学农药间无显著差异，但低于化学农药。化学农药中，氧乐果的防治效果最快，最高（>90%），且药效持续时间较长，其次是吡虫啉。啶虫脒和联苯菊酯的防治效果在施药后7d达到最高（分别为87.25%和80.37%），随后开始下降。喷施吡虫啉和藜芦碱的金银花绿原酸含量显著低于对照和其他农药种类。从防效和金银花品质的角度综合分析，40%氧乐果可作为防治金银花蚜虫的推荐药剂，但由于其为高毒农药，应结合其他农业措施科学合理施用。

[关键词] 金银花；蚜虫；防治；农药；药效

金银花是河南省道地药材，由于其生长周期长，受多种害虫危害，严重影响其药材产量和质量。蚜

虫属于同翅目（Hemiptera）蚜总科（Aphidoidea），是危害金银花的主要害虫，多发生在春季头茬花之前。蚜虫主要于叶背吸食植物汁液，使叶片卷曲皱缩，植株衰弱枯萎，并传播植物的多种病毒病，严重危害金银花的药材生产。由于金银花蚜虫种类多，繁殖力强，危害重，防治难度大，药农为防治该虫害往往使用高毒、高残留杀虫剂或过量使用农药，造

[基金项目] 河南中医药大学博士基金项目（BSJJ2015-09）；河南省科技攻关项目（172102310691）。

[作者简介] 吴廷娟（1981-），女，河南新乡人，讲师，博士，从事药用植物栽培和病虫害防治研究。

[通讯作者] 董诚明，教授，从事中药材规范化种植研究。

成农药残留过量，这不但会对环境造成污染，而且影响金银花的产量和质量。环境友好型农药或生物农药具有安全、有效、无污染的优点，在防治虫害的同时，还能保护生态环境。因此，金银花病虫害绿色防治亟需研究开发高效、低毒的环境友好型农药或生物农药，减轻高毒、高残留化学农药使用造成的环境污染和农药残留超标。为了筛选安全、高效的农药，笔者对6种药剂进行了田间药效比较试验，以期筛选出高效低毒农药，为科学防治金银花蚜虫提供理论依据。

1 材料与方法

1.1 试验地概况

试验地点位于河南省巩义市河南太龙药业的金银花种植基地。金银花为5年株龄，金银花蚜虫危害较重。试验地肥力中等，常规修剪和水肥管理。

1.2 试验药剂

共选用4种化学农药和2种生物农药，分别为70%吡虫啉（江苏瑞邦农药厂有限公司）、20%啶虫脒（华北制药集团爱诺有限公司）、40%氧乐果（山东临沂联化工有限公司）、10%联苯菊酯（浆治蚜，山东碧奥生物科技有限公司）、5%阿维菌素（山东省联合农药工业有限公司）和0.5%藜芦碱（邯郸市建华植物农药厂）。

1.3 试验设计

设70%吡虫啉散粒剂、20%啶虫脒可湿性粉剂、40%氧乐果乳油、10%联苯菊酯乳油、5%阿维菌素、0.5%藜芦碱及清水作为对照，共7个处理。采取随机区组排列，每处理重复3次，共21个小区。每小区面积为56 m²，小区之间间隔1行作为隔离行。

1.4 试验方法

从金银花开始发芽后，用悬挂黄板诱蚜的方法，定期观察蚜虫的发生动态。选择蚜虫发生初期，使用工农-16背负式喷雾器进行常规喷施农药1次。每种药剂的施用方法和施用量，按药剂的规定剂量对水稀释，于金银花植株表面均匀喷雾。对照喷施等量清水。调查采取对角线5点取样法，每小区选择5株，每株分别选择长势一致的5个新枝，挂牌。分别于施药前1d调查蚜虫的虫口基数和施药后2、4、7、13d的残存活虫头数，每处理共调查75个枝条。按照国家质量技术监督局发布的"农药田间药效试验准则（二）"中的方法计算虫口减退率和校正防效。并采用Dun-can新复极差法进行统计检验，数据统计由SAS8.0软件分析完成。

虫口减退率=[（施药前活虫头数-施药后活虫头数）/施药前活虫头数]×100%。

校正防效=[（处理区虫口减退率-对照区虫口减退）/（1-对照区虫口减退率）]×100%。

于最后一次调查结束后，采摘金银花花蕾，采取蒸汽的方法杀青用于测定金银花绿原酸含量。即将金银花平铺放在蒸笼里，厚度约为3 cm，于沸水锅中，以锅盖上充满汽时计时，蒸5 min。取出于60℃烘箱中烘干。金银花中绿原酸含量的测定采用2015版中国药典中的高效液相色谱法。

2 结果与分析

2.1 不同农药品种对金银花蚜虫的防治效果

结果表明，喷药后2、4、7、13 d，阿维菌素的防治效果显著低于其他农药。藜芦碱、吡虫啉、啶虫脒、联苯菊酯和氧乐果的防治效果在喷药后2、4 d无显著差异，防治效果分别达66.22%和64.93%、76.07%

表1 不同农药品种对金银花蚜虫的防治效果

序号	农药	喷药前虫口基数（头）	药后2d 活虫数（头）	药后2d 校正防效（%）	药后4d 活虫数（头）	药后4d 校正防效（%）	药后7d 活虫数（头）	药后7d 校正防效（%）	药后13d 活虫数（头）	药后13d 校正防效（%）
1	阿维菌素	148.62	309.66	9.42b	419.40	-2.98b	473.26	-3.06c	472.73	-116.55b
2	藜芦碱	153.24	168.79	66.22a	243.93	64.93a	272.80	63.96b	310.43	45.02a
3	吡虫啉	147.82	105.74	76.07a	71.42	85.24a	49.74	89.47ab	28.96	92.30a
4	啶虫脒	85.90	37.02	73.02a	21.32	86.20a	16.41	87.25ab	25.52	63.03a
5	联苯菊酯	173.13	107.30	71.17a	120.65	74.74a	112.33	80.37ab	174.04	60.50a
6	氧乐果	110.28	14.23	93.56a	2.08	99.33a	2.46	99.11a	8.46	98.19a
7	CK	150.42	319.77	—	449.89	—	504.25	—	433.85	—

和 85.24%、73.02% 和 86.20%、71.17% 和 74.74%、93.56% 和 99.33%。药后 7 d，氧乐果的防治效果显著高于藜芦碱和阿维菌素，与吡虫啉、啶虫脒、联苯菊酯之间无显著差异。喷药后 13 d，4 种化学农药的防治效果仍显著高于阿维菌素，但与藜芦碱之间无显著差异，氧乐果和吡虫啉效果最好，分别达 98.19% 和 92.30%（表 1）。

2.2 不同农药品种对金银花绿原酸含量的影响

通过比较喷洒不同农药品种对金银花绿原酸含量的影响，结果表明，喷施藜芦碱和吡虫啉的金银花绿原酸含量显著低于对照。喷施氧乐果、阿维菌素、啶虫脒和联苯菊酯的金银花绿原酸含量与对照无显著差异（图 1）。

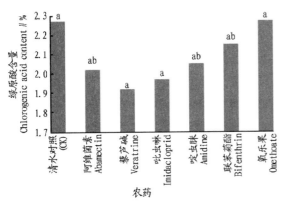

注：不同小写字母表示不同农药间差异显著（$P < 0.05$）

图 1　不同农药品种对金银花绿原酸含量的影响

3 结论与讨论

不同农药种类杀虫机理不同，可能是导致防治效果差异的原因。阿维菌素由灰色链霉菌发酵产生，为广谱杀虫杀螨剂，渗透力强，渗入植物薄壁组织内的活性成分可较长时间存在。研究表明，利用含有阿维菌素的吡虫啉对小麦禾谷缢管蚜有较好的防治效果，但在该试验中，单独喷施阿维菌素防治效果不明

显。藜芦碱为植物源杀虫剂，对昆虫具有触杀和胃毒作用。研究表明，藜芦碱对棉蚜具有较好的防治效果。在该试验中，藜芦碱对金银花蚜虫有一定的防治作用，防治效果在 60% 左右，但防治效果低于化学农药。在 4 种化学农药中，氧乐果对金银花蚜虫的防治效果最好，在喷药后 2 d 防治效果高达 90% 以上，且一直维持到喷药后 13 d，说明其药效最快，且持续时间长。其次是吡虫啉，吡虫啉的防治效果在喷药后随着时间的延长而增加，在喷药后 13 d 达到最高，表明其药效相对而言较慢。啶虫脒和联苯菊酯的防治效果在喷药后 7 d 达到最高，但效果不及吡虫啉和氧乐果随后开始下降，说明这 2 种农药的田间持效期比较短。

绿原酸是金银花的主要活性成分，其含量受多种环境因素的影响。该试验结果表明，对照区的金银花绿原酸含量明显高于国家药典规定的最低含量（1.5%）。喷施藜芦碱和吡虫啉后金银花绿原酸含量显著降低，虽然导致绿原酸含量降低的机理目前尚不清楚，但仅从金银花药材品质而言不宜选择藜芦碱和吡虫啉来防治金银花蚜虫。

化学农药的防治效果与喷洒农药的毒性有关，氧乐果的毒性为中高毒性，吡虫啉和啶虫脒为低毒杀虫剂。氧乐果对蚜虫的防治效果最快最好，且不影响金银花绿原酸的含量由于该试验缺少农药残留的数据，仅从防治效果和金银花绿原酸含量方面考虑，结果表明氧乐果可以作为防治金银花蚜虫的推荐药剂。但由于氧乐果为高毒农药，在施用时尽量延长安全间隔期和降低用药量。此外，生产中应加强对越冬蚜虫的防治和田间老弱病残枝的修剪清理工作，以减少化学农药的防治剂量和次数。

参考文献　略

封丘县人民政府关于印发
《封丘金银花产业发展实施纲要》的通知

封政文〔2018〕57号

各乡（镇）人民政府、县政府各部门：

《封丘金银花产业发展实施纲要》已经县政府研究同意，现印发给你们，请认真遵照执行。

封丘县人民政府

2018年5月23日

封丘金银花产业发展实施纲要

为进一步打造我县地标产品金银花品牌，深化拓展药旅联动战略，以金银花中草药健康食品工业为重点，以旅游、中药养生养老为突破口，融入全市"大健康、大旅游、大文化"三大战略。坚持"长寿封丘，养生从闻花香、饮花茶、吃花膳开始，打好中医药文化牌"，进一步壮大封丘金银花产业集群，规范质量标准，做实"中国金银花之乡"，从而实现封丘金银花产业由小到大、由无序到有序、由单个产品开发到全产业链发展的飞跃，将一棵沉寂1500年的小花发展成为全县新兴产业。

一、构建封丘金银花品牌产业整合机制

1.建立封丘县金银花行业标准

围绕金银花国家级农业标准化示范区建设，以全面标准化，引领产业发展。计划利用2~3年时间，编制发布封丘县金银花相关科学标准如：《封丘县金银花绿色农业标准》《封丘金银花原产地种植标准》《封丘县金银花绿色商品标准》等。建立封丘县金银花"5P"，即GAP（良好农业规范）种植、GMP（药品生产质量管理规范）加工、GSP（药品经营质量管理规范）流通、GLP（优良实验室规范）研发、GCP（临床试验管理规范）临床等五个方面规范化的国家质量标准生产体系。

2.构建封丘县金银花品牌建设平台

围绕"打大品牌，标准化引领，做大市场"的发展路径，逐步实施封丘县金银花品牌保护四项制度：基地登记制度、产品贴标制度、质量追溯制度、诚信企业评选制度。积极申报"封丘金银花"地理标志集体商标，积极推进封丘金银花地理标志品牌防伪标识制度，对涉封金银花等中草药企业实行准入承诺，

开展质量诚信企业评选，逐步建立企业激励机制和失信退出机制。

3.提高农业产业经营一体化水平

利用3~5年时间逐步实现县域内金银花全订单种植、全保护价收购、网点全覆盖，优质优价。通过建立行业协会和产业联盟等组织，全面推动金银花原料产品和深加工相关产品的收购工作。

4.尽快完善产业配套工程

一是建设科研及质检中心。在科技研发上，联系全国知名专家教授，筹建"河南封丘县金银花研究院"，筹划成立"国家中药产业技术创新战略联盟金银花产业化联盟"；以"国家级出口食品产品质量安全示范区"为依托，增加仪器设备，招聘专业技术人才，筹建"河南省金银花制品检测科技中心"，基本实现金银花检验项目全检测。

二是建设中国金银花专业交易市场。依托产业资源优势，建立金银花标准化种植示范基地，深度挖掘中国金银花之乡、封丘金银花地理标志品牌、文化、市场价值和潜力，以"政府搭台、企业承建、市场化运作"的形式，加快谋划500亩金银花专业交易市场，并积极申报"河南省专业服务园区"项目。在实体营销上，与河南商会、封丘商会、全国重点药市等合作运营，建设形成立体化、广覆盖的营销网络体系，并进一步打造中国金银花专业交易市场线上线下平台。

三是建设金银花中药材深加工园区。着力打造金银花中药材生产加工集聚区，尽快谋划2000亩左右的金银花中医药产业园项目。引导封丘在外中草药销售企业，回乡办企业。通过品牌整合、资本运作等经济手段，力促企业向集约化方向发展，形成一批具有品牌辐射强、品牌引领力高、品牌知名度广的产业龙头企业。并进一步探索集团化、集约化经营之路。

5.切实做好产业扩张培育工作

围绕新增的专业市场和深加工园区，实施亿元企业成长培育工程，与10家重点企业签订《亿元企业成长培育计划》责任书，使金银花行业迈向规范化、标准化、规模化。规划利用3~5年时间积极培育产值过20亿元企业1家，过10亿元企业2家，亿元

以上企业5家以上的发展目标，组建世界中医药学会联合会金银花产业化国际联盟，形成统一企业标准、统一产品标识、统一销售平台，促进集群发展；打造金银花加工基地、网点布局渠道扩张基地、全国加盟的金银花养生馆品牌基地，为产业发展提供支撑；建立质量标准、品牌创建、产品研发、文化创意、全产业链分工与合作共赢、金融与资本运营六大体系，为金银花产业发展夯实基础。

二、构建金银花品牌标准控制机制

6.完善质量安全可追溯体系

一是增强金银花产品质量安全保证项目建造。健全农产品品质安全职责部门和承诺体制，增强引导，提升生产主体质量安全理念，完成生产者的职责。逐渐完成金银花产品"产出有登记、去向可以跟踪、质量可以回馈、责任可以认定"。

二是加强追溯体系建设。完善农业资产质量追溯系统，严把农业投入品的市场准入监管，实行农业资产监督管理与服务信息化设立，逐渐完成"信息数据化、交易实名制、监督管理实时化"。

7.构建中国封丘县金银花权威价格体系

为政府科学决策提供依据，为花农、企业提供信息咨询服务，形成价格话语权。中国封丘县金银花价格体系构建分三步走：

第一步是建立封丘县金银花实体市场价格及生产成本调查发布机制。形成中国（封丘）封丘县金银花价格指数及价格数据中心，并即时通过相关网站等进行发布。

第二步是建立封丘县金银花电子交易市场价格透明机制。与多家有实力的电子交易企业合作，实现金银花大宗电子交易，交易标准样、产品质量、交易价格是透明的，交割库、交易支付有第三方保证。

第三步是建立集团化运营机制。探索企业入股形成集团化公司，统一仓储、统一物流、统一质量控制、统一品牌运营，培植有实力的企业，掌握最道地的原料，生产有竞争力的产品，拥有最大市场份额，从而有更多的价格话语权。

三、构建金银花品牌防伪维权机制

具体将通过"创牌、用牌、护牌"三个步骤去实现。

8.编制金银花品牌战略规划

委托国内知名品牌创作团队，根据封丘的生态环境、人文素质、农业基础等优势实际，创建一个具有封丘特色的区域品牌，并通过封丘县金银花品牌核心价值的挖掘，对封丘县金银花品牌的建设做一个长期的战略规划；

9.封丘县金银花品牌的推广

在完成确定品牌标识，建立产品及符号体系，制定龙头企业商标使用规则及管理办法等阶段性任务的同时，筹建成立省级封丘县金银花协会，以协会组织的各项机制、体制来实现政府与市场的良性互动，并通过召开品牌发布会、聘请专业媒体、制定第三方活动策划等方式，借助大流量网络平台和微博、微信等社交平台渠道来打响封丘县金银花品牌的知名度与渗透力。

10.确定封丘县金银花品牌的商标使用规范

河南省封丘县金银花协会要在政府的指导下做好封丘县金银花区域品牌集体商标的授权使用、品牌维护、商标维权等工作，逐步构建封丘县金银花品牌一体化维权保障机制。

四、构建金银花品牌文化传播机制

11.做新金银花文化

倡导"文化就是资源，品牌就是效益"的理念，将封丘县金银花品牌建设与中医药、农耕文化有机融合，开发具有丰富文化内涵的农产品品牌，延伸和扩展农业产业功能。

促进由文化操作向文化创意转型，做强封丘县金银花文化"硬支撑"，创新"八项举措"（每年举办一届中国封丘县金银花中药文化交流节、每年举行1至2次封丘县金银花产业发展论坛、组建封丘县金银花研究院、成立封丘县金银花产业发展专家顾问团、建立封丘县金银花健康养生网站、设立封丘县金银花产业发展微信平台、编制一本封丘县金银花精美宣传册、拍摄一部专题片），不断提升封丘县金银花产业发展的软实力。

五、坚持高位布局

12.紧扣发展战略

必须坚持重点发展，把封丘县金银花产业作为封丘大旅游、大健康、大文化产业发展的引爆点，围

绕申请建设中国中医药健康旅游示范县为目标，高举封丘县金银花品牌，深化拓展药旅联动战略，聚力发展健康产业，以中草药健康食品工业为重点，以旅游养生养老为突破口，建设百亿健康旅游产业。坚持"长寿封丘，养生从闻花香、饮花茶、吃花膳开始，打好中医药文化牌"，壮大金银花产业集群，规范质量标准，做实"中国金银花之乡"。从中医药全产业链入手，大力发展封丘县金银花种植、中医药加工、中医药物流、中医药文化、健康养生养老产业，培育市场主体，延伸产业链条，推进上下游联动，聚合互联网、电商、金融、科技等现代元素，着力提高中医药产业的首位度、集中度、融合度，建设国内外知名中药材封丘县金银花种植基地、加工基地、物流基地和交易中心。

13.做强产业规划

持续5年，坚持打造封丘县金银花"百亿产业"的目标不动摇。加快编制《封丘百亿中医药健康旅游产业发展规划》，要把封丘县金银花作为"百亿产业"来打造，制定产业专项规划，形成封丘县金银花产业发展的"指南针"和"路线图"。

14.盯紧目标任务

把封丘县金银花及养生旅游产业发展作为长寿封丘健康产业目标任务的重中之重，以金银花产业发展带动健康养生、观光旅游、药膳美食、四季养生茶、医疗保健、中草药以及树莓资源的开发利用，打造"长寿封丘，养生从闻花香、饮花茶、吃花膳开始"的新名片。以目标考核为手段，把金银花养生旅游产业作为乡镇特色项目考核的重点，要求每个乡镇要把封丘县金银花（中药材、树莓）及养生旅游产业作为特色项目的发展重点，发动千家万户生态种植封丘县金银花等，打造一个封丘县金银花美丽乡村，建起一个中医药便民服务点，兴建一个药膳美食农家乐，要将这些任务纳入各级领导班子考核的范畴。

六、坚持统筹发展

15.找准封丘县金银花发展结合点

封丘县金银花产业既是医疗保健产业、旅游养生养老产业，也是根植性很强的富民产业，要把集成融合作为推进封丘县金银花产业发展的切入点、结合点。

一是与药旅联动战略相结合。把封丘县金银花基地当作景点来打造，把茶疗、食疗当作文化来传承，把封丘县金银花产品当作产业来发展。

二是与美丽乡村建设相结合。把封丘县金银花作为美丽乡村建设的亮点、特点来打造，选择适宜封丘县金银花发展的重点村，高标准建设一个美丽乡村，形成村有金银花观光园、居民集中区有茶疗食疗培训体验点、村村有封丘县金银花文化墙、户户庭前院后有封丘县金银花景。

三是与精准化扶贫相结合。封丘县金银花易种、易加工，农民在采摘、收购、加工、销售、食药服务的链条中可以实现就业增收。要把封丘县金银花作为精准化扶贫的产业支撑，扬优成势，打造成脱贫产业、富民产业。重点抓好"四个一批"，即市场主体建封丘县金银花示范园，联户帮扶一批；提供封丘县金银花种苗，扶持种植增收一批；提供茶、食加工设备，就近就业带动一批；免费茶、食、工艺品加工培训，掌握技能致富一批。

16.做实封丘县金银花发展统筹面

推进封丘县金银花产业发展，必须树立统筹观念，做到与医疗保健、养老养生融合发展，与文化旅游、商贸服务同步推进，与生态发展、民生改善互动互促。一是统筹区域布局。尊重自然规律，科学合理布局，朝着基地做大、产品做优、品牌做响、市场做广、链头做长、产业做强、效益做好的目标迈进。

二是统筹项目资金。整合涉农资金、培训资金、中药材种植奖补资金和产业基金以及其他财政有关资金，建立封丘县金银花产业发展专项基金，推进封丘县金银花产业做大做强。

三是统筹要素资源。要在土地、投融资、税收、人才等方面向金银花产业重点倾斜。

七、坚持转型升级

17.做实生态种植

把提升封丘县金银花品质作为封丘县金银花产业发展的重点，推动由连片种植向农户为主的生态种植转型，做实封丘县金银花产业"第一车间"，推进封丘县金银花种植"五个转变"：即由连片基地种植为主向"六边"种植为主转变；由传统种植为主向标准化种植转变；由市场流转种植向大户带动千家万户种植转变；由注重种植面积向注重种植效益转变。

18.做强新型工业

围绕封丘县金银花传统加工向新型工业化的转型，做响一批封丘县金银花"大品牌"，重点抓好"三个一批"：一是抓好一批龙头企业，支持思妥美公司、博凯生物等企业做大做强，力争规模企业达到30家，销售收入过1亿元企业达到5家，上柜上市企业达到3家。

二是抓好一批新产品开发，研发金银花茶、金银花酒、金银花食品、金银花口罩、金银花气雾剂、金银花饲料、金银花化妆品等系列产品，变产品同质化、低端化为特色化、个性化，变封丘县金银花制造为封丘县金银花创造，带动封丘县金银花制品企业向产业链的高端迈进，形成知名品牌。

三是抓好一批项目引进，引进先进技术，引进战略合作者，引进专家人才，在更大范围优化资源配置，提升封丘县金银花产业核心竞争力。通过"三个一批"的实施，争创全国金银花产业加工企业示范基地。

做活营销市场。推进由单打独斗式销售向组团式营销转型，做活封丘县金银花营销"大市场"，激活"互联网+封丘县金银花"营销模式，建立"一个超市"，打通"三个管道"。"一个超市"，就是建立封丘县金银花精品超市，与封丘健康产业长寿文化馆或"封丘四乡"文化馆、封丘县金银花小镇共同打造旅游新景观。"三个管道"，就是即依托新华书店、中石化、中国邮政集团等企业资源优势，打通重点行业的营销管道；依托北京河南大厦、亳州、安国中药材市场等合作关系，打通重点部位营销管道；依托在外封丘商会优势，打通重点城市营销管道，从而形成覆盖全国的封丘县金银花产品和茶、食、艺展示体验窗口，逐步占领国际市场。

封丘金银花产业发展实施纲要工作任务

一、重点抓好金银花产业"123"工作目标任务

"1"，就是发展1个核心产业（金银花产业）。重点是10大任务：

1.每年新发展涉金银花企业突破50家（包括种植、加工、销售、研发等）。（责任单位：农牧局、林业局、科工信委、工商局）

2.5年时间新培植产值过亿元金银花骨干企业10家以上，新增金银花加工企业总量突破100家。（责任单位：发改委、科工信委、工商局）

3.每年新引进金银花和中药材重大项目3个以上，引资额达2亿元。（责任单位：财政局、卫计委、药监局、商务局、大项目办）

4.每年新注册金银花产品批准文号3~5个以上。（责任单位：药监局、金银花办）

5.5年内培育上市上柜企业5家。（责任单位：科工信委、金银花办）

6.5年内全县金银花种植新增9万亩，存量面积实现10万亩左右。有关专业乡镇70%以上的村要建有标准化烘干点，引进落地一个以上金银花产地原料基地企业或初加工企业，解决好收储难题，3年左右实现药材种植全订单收购、全保护价收购、收购网点全覆盖。（责任单位：各乡镇政府、县金银花办）

7.2019年建成金银花销售一条街，经营门店达到50家以上。（责任单位：金银花办、城关镇政府）

8.每年举办好金银花文化节暨金银花产业高峰论坛系列活动。（责任单位：金银花办、相关单位）

9.5年内建成金银花健康文化展示博物馆。（责任单位：金银花办、产业集聚区办公室、文旅局）

10.2019年建成金银花健康养生精品超市并投入运营。（责任单位：电商办、电商协会、金银花办）

"2"，就是20个重点项目：

1.中国金银花之乡——封丘金银花、"中国第一花"品牌创建项目。

2.金银花健康文化展示博物馆项目、金银花保健示范项目和金银花康体培训项目。

3.金银花中草药生态种植展示体验项目（农业综合体）。

4.河南中烟金银花香烟合作项目。

5.封丘金银花深加工产业园及招商项目，成立金银花开发公司。

6.金银花市场仓储基地招商项目。

7.小城养生小镇项目。

8.金银花美丽养生村招商项目。

9.长寿之乡金银花中药材养生茶项目。

10.长寿之乡金银花养生药膳及药膳一条街建设项目。

11.封丘金银花及沿黄文化旅游开发项目。

12.金银花医养一体化项目。

13.封丘职高加挂中医药职业技术学校迁建项目。

14.成立封丘金银花研究院项目，举办中国金银花专题研究会，推出研究成果。

15.道地药材和食药两用农产品鲜货交易市场项目。

16.金银花文化（书画、戏曲、影视等）宣传征文评选项目。

17."互联网＋中药材"电商项目。

18.中药饮片加工项目，招商引进市场主体。

19.中国金银花之乡网及微信公众号建设项目。

20.规划培育100个金银花中药材种植专业村项目；打造5个药旅联动和美丽乡村示范村。

21.生态金银花中药材专业合作社联合社项目。

"3"，就是启动筹备好3个会议：

1.每年召开封丘金银花创建中国第一花开发现场会及金银花期货交易会。

2.每年筹办金银花健康文化节暨金银花产业高峰论坛。

3.每年举办国家中药产业技术创新战略联盟金银花产业化联盟年会。

二、着力抓好金银花中药材重点推进项目

1.医药工业（牵头单位：科工信委、商务局）

（1）加快封丘金银花深加工产业园规划及基础设施建设；

（2）编制百亿金银花健康产业发展规划；

（3）编制金银花健康产业发展项目库；

（4）年新增规模以上医药食品工业企业3家；

（5）年新增医药食品工业上柜上市企业1家；

（6）年新增销售收入过亿元医药食品工业企业1家；

（7）新引进过亿元医药工业企业4家，

（8）年医药企业开发新产品1个以上；

（9）为医药企业争取市级以上项目1个以上；

（10）医药企业新药原料药、GMP认证、批准文号申报；

（11）新引进产值过亿元医药企业1家；

（12）培育医药工业企业过亿元拳头产品1个，过5000万重点产品2个；

（13）每年新创建医药企业商标5个以上。

2.药材种植（牵头单位：县农牧局、县乡村旅游办）

（1）编制金银花中药材种植区域规划；

（2）逐步建立金银花中药材主导品种进村到点收购机制；

（3）建立金银花中药材种植人才库；

（4）打造"药旅联动　美丽乡村"示范点；

（5）制定区域内有关中药材适宜种植品种地方标准，制定金银花国家标准；

（6）培训金银花中药材种植实用人才；

（7）组建原生态金银花中药材专业合作社联合社；

（8）建立中药材主导品种技术操作规程（SOP）；

（9）中药材优质种子、种苗基地建设。

3.医药物流（牵头单位：县商务局、食药监局）

（1）加大招商引资力度，规范经营秩序，创新市场管理机制，实现药市规范经营。

（2）启动金银花中药材专业市场建设工程招商。

（3）金银花中药材质量追溯体系子平台建设。

4.医药文化（牵头单位：县委宣传部）

（1）金银花中药材健康文化名品、精品展示及养生技术能手评选；

（2）举办金银花中医药健康文化论坛；

（3）创建封丘金银花国医堂；

（4）金银花健康文化博物馆申报工程；

（5）创作金银花歌曲、戏曲、小品、影视等；

（6）拍摄金银花大健康产业电视专题宣传片；

（7）封丘金银花中药材养生大讲堂讲座；

（8）组建封丘金银花健康养生研究分院；

（9）建设一批城市本草绿化景观带；

（10）命名一批本草文化元素地名、街道、道路和建筑等；

（11）设立封丘金银花中医药大健康长寿文化日；

（12）唱响长寿封丘主题歌；

（13）整理一部中原养生长寿文化精粹；

（14）谋划封丘金银花中药材文艺作品上央视。

5.医药旅游（牵头单位：县文旅局、县乡村旅游办）

（1）每年争取1~2项全国性赛事活动在封丘举行，凸显金银花长寿文化元素；

（2）风景区建设，凸显金银花中药材元素；

（3）仿古一条街改造，凸显金银花中药材元素；

（4）打造旅游精品线路，沿线本草景观；

（5）金银花中医药博物馆，景观、参观设计。

6.金银花及产业开发（牵头单位：工商局）

（1）推广应用金银花地理标志产品；

（2）金银花系列产品深度开发；

（3）创建中国金银花产业化联盟培训中心；

（4）"金银花仙子"全国招募评选活动；

（5）养生文化主题酒店、四季养生茶和药膳展示体验基地、健康养生美食一条街建设招商；

（6）争创金银花国家级农业标准化示范区；

（7）编印金银花健康养生科普读本；

（8）金银花产业孵化基地建设；

（9）拓展金银花高端销售渠道；

（10）封丘金银花品牌连锁加盟、千年富贵养生馆连锁加盟；

（11）申报金银花地理商标、传统历史产品字号等；

（12）建立金银花标准体系（国内外）；

（13）金银花养生药膳、养生茶开发。

7.品牌保护（牵头单位：工商局）

（1）"封丘金银花"等系列品牌保护；

（2）创建驰名、著名商标；

（3）设立中草药健康产业发展基金。

三、推进措施

一是加强组织领导，坚持高位推进。继续坚持一元化领导机制，即由金银花中药材产业发展领导小组办公室统领品牌保护、金银花及养生产业开发、药材种植、医药工业、医药旅游、医药文化、医药物流7个专班，坚持一名领导挂帅、一个部门负责、一个专班推进、一个方案实施，按照职责分工，抓好落实。金银花办要帮助指导各牵头单位、责任单位做好各项工作，安排好工作进度，把任务指标细化到责任领导、责任单位、责任专班、相关责任人，形成一级抓一级、层层抓落实的良好格局。

二是强化检查督办。重点项目要按照项目清单、任务清单、责任清单台账管理模式，确保每一个产品、每一项目抓落实都有具体领导、人员、目标和时间表，力争早落户、早开工、早建成、早运营。加强不定期、常态化单项督办、专项督办和综合督办工作，运用好督办措施和督办成果，对积极性不高、政策措施不到位、推动工作不力的，对牵头单位和责任单位的责任人进行约谈；对工作积极主动、发展成效显著的，给予表彰奖励，优先安排项目，优先保障投入。

封丘县人民政府办公室

2018年5月23日印发

首届"舜帝杯"金银花暨中医药研究成果征集启事

一、活动背景

中药材金银花是忍冬科忍冬属植物忍冬 Lonicera japonica Thunb. 的干燥花蕾，自古以来，就是炎黄子孙最为常用的一味清热解毒、消炎祛瘟的中药，与我国人民的日常生活关系十分密切。金银花以"忍冬"之名，最早见于中医经典《神农本草经》，后世典籍也多有著述。今天，金银花在临床治疗及健康保健方面的应用日益广泛，广大医学、药学工作者有关金银花的科研活动，更是承前启后，历久弥新。

我国道地金银花药材主产地河南省封丘县，已有1500年的金银花栽培历史。美丽的金银花早已与封丘人民的精神生活和物质生活密不可分。在封丘民间，更有诸多关于金银花的动人故事世代相传。比如因上古明君舜帝崩于封丘古鸣条，封丘大地传颂着的娥皇、女英二妃闻帝崩而悲伤过度，悲泪化斑竹、精魂化金银二花于鸣条之野等感天动地的民间故事。明初医学家、周王朱橚在其所著的《救荒本草》中详细记述了金银花在豫北的分布情况。清代农学家吴其濬所著之《植物名实图考》，首次记载了金银花的道地产地："吴中暑月，以花入茶饮之，茶肆以新贩到金银花为贵，皆中州产也。"其"中州"，即指今河南封丘等地。悠久的人文脉络、独特的地理条件和优越的自然环境，孕育了封丘金银花独特的道地性优良品质，因而素有"封丘金银花，质量甲天下"之美誉，清乾隆年间曾被列为"宫廷贡品"。作为中国金银花之乡，20世纪70年代，封丘即被国家药材管理部门确定为全国金银花生产基地。2003年3月，封丘金银花荣获国家质检总局颁发的原产地标记注册证；自此以后，封丘金银花在世贸组织成员国内受到了等同于知识产权级的保护，并先后荣获"河南省十大名牌农产品""国家标准化示范区""河南十大中药材生产基地"和"河南省十大最具影响力地理标识产品"等荣誉称号，由此，封丘成为公认的全国金银花生产第一县。

近年来，为了做大做强金银花产业，封丘县委、县政府更加重视金银花等中药材的医学科研和产业发展工作，不但专门成立了统一引导全县金银花产业发展的金银花产业发展办公室，还制订了金银花产业发展规划和优先发展扶持政策，并积极与大专院校和科研院所、知名企业合作，提高封丘金银花的科技含量，引导并带动"封丘道地金银花"这个有着1500多年栽培历史的古老物种，成为我国金银花产业的风向标。

此前不久，中国中医药信息学会道地药材分会金银花学组在封丘成立，并设立了道地药材封丘工作站。同时，在国家农业农村部、国家药品监督管理局和国家中医药管理局共同下发《全国道地药材生产基地建设规划（2018—2025年）》之后，封丘县被中国中药协会认证为我国首个"金银花道地药材保护与规范化种植示范基地"。如今，封丘人民信心百倍，争取早日将封丘道地金银花真正铸造成为封丘名片、河南品牌、中国亮点。在此背景下，中国中药协会、中国中医药信息学会、中共封丘县委、封丘县人民政府等部门联合发起"首届'舜帝杯'金银花暨中医药研究成果征集活动"，现将有关事宜公告如下。

二、征集规则

1.本次活动征集对象为国内外所有科研院、校、所等机构的医学、药学工作者。

2.本次活动征集的研究项目限于以中药材金银花为主的中医药学自然科学相关科研领域；科研课题的设计和开展应符合医学伦理要求，并遵守国家卫健委、科技部、教育部及国家中医药管理局等部门规定的基本科研程序；科研目的应有利于金银花等中医药产业的健康发展。

3.应征科研项目须以已结题的自然科学研究项目所产生的科研论文参与本次活动，包括一般论文、硕博研究论文和市局级以上或相当的自然科学科研项目所产生的、且已在正规出版物发表过的论文，国家级重点科研项目或重大科研项目将优先予以重视。

4.论文稿件须符合自然科学科研论文撰写的基本格式，具备科研论文的基本要素，且撰写体例齐全、规范，正文字数不低于5000字。属于各类基金资助、科研计划立项的课题产出的论文，须在文中注明基金项目全称，并注明项目编号；外文稿件需附注500字左右的中文内容提要。

5. 应征科研论文必须是原创，其内容不得违反我国《著作权法》等法律法规的有关规定，且相关科学研究内容应不违反国内、国际相关法律，并具备一定的前瞻性、独创性和科学性，具备中医学特色。若应征的论文作品侵犯第三方著作权或其他合法权益，一经发现，主办方有权取消其参评资格，并追回获奖证书和奖金。

6. 应征稿件请在文后附注通讯作者和第一作者的简介，包括：姓名、性别、学历、学位、工作单位及科室、职务、职称、研究方向、专业擅长、科研成果、所获荣誉和奖励等相关内容以及详细联系方式。

7. 应征者自论文稿件发往指定电子信箱之日起，即已授权本次活动主办单位享有对外发布、编辑摘录、结集出版等相关处置权利，如不同意请注明。

三、奖励办法

1. 本次活动将由组委会聘请中医药学研究等相关领域的权威专家学者组成评委会，本着公开、公正、公平的原则，针对科研项目的科学性、权威性、前瞻性、实用性、行业性等价值，并参照项目论文的写作水平对所有应征论文所表达的科研项目给予评审。评审结束后将对重要的优秀科研项目给予奖励。

2. 本次活动的奖项设置及奖励标准：

特殊贡献奖（特等奖）1 名，奖金 20000 元，颁发荣誉证书；

卓越贡献奖（一等奖）1 名，奖金 10000 元，颁发荣誉证书；

行业贡献奖（二等奖）2 名，奖金各 2000 元，颁发荣誉证书；

优秀科研奖（三等奖）6 名，颁发荣誉证书。

3. 评审活动分初评和终评两个程序。初评结果经网上公示无异议后确定为入围项目。入围项目经终评后决出一、二、三等奖和特等奖等获奖项目。

4. 所有奖金均为人民币，并由获奖者承担个人所得税。组委会将邀请所有获奖者出席颁奖大会和与颁奖活动同期举行的中医药高端学术论坛。

四、注意事项

1. 本次活动只接受电子稿，截稿时间为 2020 年 10 月 31 日，请应征者将相关论文以 WORD 文档的附件方式发至电子信箱：fqjyh2008@163.com。

电子邮件为本次活动唯一指定的应征方式，其他渠道来稿如传真、邮局邮寄、快递等恕不接受。

2. 本次活动组委会拥有对本活动所有问题的最终解释权。

五、活动联络

电话：0373-8300369

电子信箱：fqjyh2008@163.com

联系人：张伟

活动组委会

2020 年 7 月 16 日

中国·封丘道地金银花

Genuine Honeysuckle in Fengqiu,China

设计 李建设

"中国·封丘道地金银花"标志释义

李建设

1.标志图形以金银花为主体形象,象征封丘金银花的优良品质与纯正产地。金银花的变形为封丘湿地的珍惜飞禽——丹顶鹤的形象,金银花的花瓣又具有祥云的视觉特征,丹顶鹤的翅膀变形为"金银花"的造型,寓意传承中医药文化精粹,且又代表生命与长寿,又象征作为全国最重要的金银花主产地的封丘大地,同时也代表中医药文化的核心理念——"天人合一、大医精诚、医乃仁术"。

2.金银花又有大河浪花的造型,象征封丘孕育在黄河的怀抱之下,向上腾飞的金银花与丹顶鹤形象寓意封丘金银花种植产业发展的如日中天、快速发展,也代表封丘金银花产业的"五个之最"。

3.金银花展开的两个花瓣象征封丘大地古黄池美丽传说中的"金花"与"银花","金花"与"银花"的合二为一寓意出中医学文化的精深与封丘道地金银花天然药性的密切关联。

幸福金银花儿开

——"中国·封丘道地金银花"主题歌

作词：张　伟

春风绽开了你的笑颜，
夏阳舒展了你的风采；
秋雨洗礼了你的品格，
冬雪砥砺了你的情怀。
等到岁月的沧桑褪去，
金花啊银花啊金银花开；
金花啊银花啊金银花，
金花啊银花啊幸福花开。

汉唐赋予了你的清韵，
黄河滋养了你的雅态；
平原培育了你的柔骨，
古邑呵护了你的芳脉。
等到历史的风烟散尽，
金花啊银花啊金银花开；
金花啊银花啊金银花，
金花啊银花啊幸福花开。

岐黄点化了你的灵性，
本草收纳了你的博爱；
岁月丰满了你的枝叶，
历史开阔了你的胸怀。
等到今天的朝阳升起，
金花啊银花啊金银花开；
金花啊银花啊金银花，
金花啊银花啊幸福花开。

等到今天的朝阳升起，
金花啊银花啊金银花开；
金花啊银花啊金银花，
金花啊银花啊幸福花开。

幸福金银花儿开

（男女声二重唱）

张 伟 词
吴六夕 曲

1=♭E 3/4

♩=128 赞美地

‖: 5 - 5 | 5 3 1 | 2· 3 2 | 1 - - | 1 - 6̣ | 5̣ 3 3 |

春 风 绽 开 了 你 的 笑 脸 夏 阳 舒 展 了
汉 唐 赋 予 了 你 的 清 韵 黄 河 滋 养 了
岐 黄 点 化 了 你 的 灵 性 本 草 收 纳 了

2· 6̣ 3 | 2 - - | 3 - 3 | 2 3 5 | 3· 1 7̣ | 6̣ - - |

你 的 风 采 秋 雨 洗 礼 了 你 的 品 格
你 的 雅 态 平 原 培 育 了 你 的 柔 骨
你 的 博 爱 岁 月 丰 满 了 你 的 枝 叶

5̣ 3 3 | 4 3· 1 | 2 - - | 2 - - | 7̣ - 6̣ | 5̣ 4 3 |

冬 雪 砥 砺 了 你 你 的 情
古 邑 呵 护 了 你 你 的 芳
历 史 开 阔 了 你 你 的 胸

1 - - | 1 - - :‖ 5 - 1̇ | 7 2̇ 1̇ | 7· 6 5 | 6 - - |

怀 等 到 岁 月 的 沧 桑 褪 去
脉 等 到 历 史 的 风 烟 散 尽
怀 等 到 今 天 的 朝 阳 升 起

1̇ 6 1̇ | 7 6· 5 | 2 2 5 6 | 3 - - | 5 5 3 | 5 6 1̇ |

金 花 啊 银 花 啊 金 银 花 开 金 花 啊 银 花 啊

2̇ - 5 | 6 - - | 7 7 6 | 5 6· 1̇ | 2̇· 5 2̇ | 1̇ - - |

金 银 花 金 花 啊 银 花 啊 幸 福 花 开

1̇ - - :‖ 7 - 6 | 5 6 1̇ | 2̇ - - | 2̇ - - | 2̇ - 5 |

D.S.金 花 银 花 啊 幸 福

2̇ - - | 3̇ - - | 1̇ - - | 1̇ - - | 1̇ - - | 1̇ 0 0 ‖

花 开

舜帝二妃与鸣条金银花

文/张 伟

传说，上古明君尧帝伊放勋，生有两个女儿——娥皇和女英。姐妹俩自小心灵手巧、聪明伶俐，而且感情好得跟一个人似的，整天出双入对，形影不离。人们谈起姐妹俩时，往往合称"皇英"，不知道内情的，还以为尧帝只有一位名叫"皇英"的公主呢。

娥皇和女英渐渐长大了，姐妹俩都出落得手如柔荑，肤如凝脂，巧笑倩兮，美目盼兮，又贵为公主，所以，她们的婚姻大事，便成了天下人瞩目的问题。

有一天，尧帝忽然招来娥皇、女英说："姚墟（今河南省濮阳县）有一个小伙子，名叫姚重华，是先帝颛顼的六世后人，现在济水河畔带着一群工匠烧制陶器，听说做得十分精美。窑里搬出来的每一件陶器，都精妙绝伦，前所未有。我派人带你俩去看看？"整日里闷在家里的姐妹俩，正想出去散散心，一听尧帝这么说，就忙不迭地准备出行。

姐妹俩奉父命来到济水岸边的陶滨（今河南省封丘县陶北村）时，果然看见一个浓眉双瞳、龙颜大口，皮肤黝黑、身高六尺多的小伙子，在领着一帮匠人抟泥为坯、垒土为窑，烧制陶器。他们烧制出来的陶罐、陶鬲、陶盆等等，不但结实耐用，而且外形优美，还画有花花草草、鸟兽鱼虫之类的彩纹，漂亮极了，一下子就把姐妹俩迷住了。

原来，在此之前，尧帝感到自己年事已高，为了寻找储君接任人主之位，暗中查访天下贤良之士很久了，终于得知生于姚墟、家在负夏（今河南省濮阳县东南）的姚重华，事亲至孝，品德非凡，就想先把他选来辅佐自己，考察一段时间，再说禅位的事。

娥皇、女英动身去陶滨寻访姚重华之前，尧帝就给姐妹俩讲了他的故事：

姚重华的生母握登，梦见天降巨大彩虹而生下了他，因其天赋异相，目有双瞳，故取名重华。然而，

重华出生后不久，握登就去世了，他父亲瞽叟虽然双目失明，但因家产丰厚，很快便又给重华迎娶了一个后娘。

这个后娘一开始待重华还很好，但在她生下自己的儿子姚象和女儿敤手之后，重华的处境就变得非常糟糕了。重华的后娘为了让亲生儿子姚象将来能够独霸家产，生出了害人之心，想了很多恶毒的招数谋害重华，一心想把他除掉。爹爹瞽叟宠爱后妻，不但对她言听计从，还受她蛊惑，也对亲生儿子重华百般刁难。重华的弟弟姚象，因从小娇生惯养，变得凶残跋扈，也全无手足情分。全家人只有妹妹敤手比较亲近大哥，时常护着重华。

于是，重华小时候不仅常常受到爹爹和后娘的虐待和毒打，还经常被后娘、弟弟下套陷害，好多次都险些丢掉性命。但姚重华虽然受尽磨难，却一直对父亲和后妈孝敬如故，对弟弟疼爱有加。

慢慢地，姚重华"天下第一大孝子"的美名便传颂开了；后来，他孝敬父母的故事还被列入了"二十四孝之首"——孝感动天。

虽然天下人都赞颂姚重华的仁孝品行，但他的后娘仍想方设法要置重华于死地。在家里实在待不下去时，姚重华就到顿丘（今河南浚县）去做生意、到雷泽（今河南范县一带）去当渔民，还在历山（今山东省鄄城县历山庙村）开过荒种过地，以赚来牛羊、粮食供养家小。在这些年的漂泊当中，姚重华不仅领略了天下风情，长了见识、学了技艺，还明白了很多道理，等尧帝派遣差官护卫着娥皇、女英去寻访他时，重华已经又在济水边的陶滨，带着一帮工匠烧制了一年多的陶器了。

娥皇、女英姐妹俩在陶滨巡视了几天之后，便回去见尧帝了。尧帝一面听两个女儿禀报，一面暗地观察她俩的神情，看到姐妹俩在谈到姚重华时，目含娇羞、满脸赞慕，便知她俩已经喜欢上了姚重华；同时，

尧帝也知道被人合称"皇英"的两姐妹，须臾不能分离，索性委派礼官，到姚重华家里许亲，把两个女儿都嫁给了姚重华，不仅赏赐给姚重华一套细葛麻布衣裳和一把木琴、一群牛羊，还派人给他修建了一个大谷仓，仓里堆满了粮食。

一看重华骤然富贵，还一下子迎娶了两位公主，又被尧帝赏赐了这么多财产，瞽叟和后妻虽然表面上看着高高兴兴的，但私下里却十分嫉妒。姚象更是仇视哥哥，他偏执地认为老天对他不公平，而且因妒生恨，居然借整修仓库之机，企图将哥哥烧死在仓内，以图夺取哥哥的家产。

传说，娥皇稳重寡言、知书达礼，有一肚子安邦定国的学问；女英则聪慧机敏、爱笑爱动，而且自小喜欢巫医之术，她跟医官巫咸学会了给人看病疗疾的本事。因此，姚象的诡计根本瞒不过姐妹俩。

娥皇、女英出嫁时，医官巫咸让她们带来一种名叫"子风藤"的神草，说是能够清热解毒、扶正祛邪、医治百病，并吩咐她们移栽到房前屋后，以方便随时取用。有一天，姐妹俩忽然发现粮仓旁边的几丛子风藤被姚象砍掉后摊在太阳下面暴晒，感到很奇怪。因为姚象平时好吃懒做，什么活计都不干，现在怎么忽然勤快起来了？于是就留了个心眼儿。结果，几天之后，姚象看见哥哥进了粮仓，就把晒干的子风藤抱来引火，试图把粮仓燃着，但他用火种引了半天，也没把子风藤点着。姐妹俩躲在暗处，看着姚象气急败坏的样子，笑弯了腰。原来，姚象哪里知道，娥皇、女英早已识破姚象的奸计，每天夜里都往子风藤上洒水，结果，姚象虽然看着子风藤的叶子干了，其实枝杈还是湿漉漉的，根本燃烧不起来；等姚象终于把仓房点着，早已从妹妹鞍手那里得知姚象要加害自己的姚重华，早就撑着娥皇、女英，用子风藤条编制的大罗伞，安全飞降到地面上了。

姚象一看这条毒计没能得逞，就逼着自己的亲娘、重华的后娘去蛊惑瞽叟，让瞽叟命令姚重华去淘井，想在重华淘井时，用石头将他砸死在井里。娥皇、女英再次识破了小叔子的毒计，老早就吩咐丈夫暗中在那口井下开挖了一个偏洞，并在井旁栽下了几棵子风藤。一夜之间，长长的藤蔓就长得枝繁叶茂，藤蔓上的绿叶遮住了井口。姚象和后娘准备用石头砸蹲在井下干活儿的重华时，根本看不见重华在哪里。两人胡乱往井里扔了几块大石头，就慌慌张张地跑掉了；而重华则借着子风藤的掩护，及时藏身偏洞，躲过了一劫。

再次失败了的姚象，又怂恿重华的后娘在饭碗里下毒，企图毒死重华。鞍手无意中又偷听到了二哥和妈妈密谋毒害大哥的谈话，大惊失色，赶紧找到大哥叮嘱他千万不要吃后娘做的饭，重华听了反而劝慰妹妹说："不要乱说，这都是没影的事儿。"到了吃饭时，重华端起饭碗，狼吞虎咽地吃了个底朝天，抹了一把嘴就回自己屋里去了。后娘和姚象想着这次重华肯定在劫难逃，但他们根本没想到，娥皇、女英熬了一碗子风藤水，让丈夫喝下去解了毒。

遭受了这么多暗算，姚重华仍像什么都没发生一样，对爹娘一如既往地孝敬，对弟弟一如既往地疼爱，对家事一如既往地尽心尽责。百善孝为先，娥皇、女英姐妹俩把家里发生的事情禀报给尧帝之后，尧帝更加确信姚重华是一位真正的宽厚仁爱、胸纳大海的贤良之人，就下了决心，让姚重华去辅佐他治理天下。

然而，虽然姚重华事亲至孝，但尧帝认为事不过三，瞽叟和他的后妻以及姚象三番五次地谋害姚重华，实在太过分了，为了免生意外，便对女儿女婿下旨，让他们从老家负夏搬家到鸣条（今河南省封丘县平街村），负责治理那一带的百姓。从此以后，娥皇、女英便相夫教子，辅佐丈夫，一直居住在鸣条。姚重华后来被尧帝立为摄政君（相当于储君），代尧帝治理天下8年后，在位70年的尧帝，便在服泽的北岸（今河南开封北）举行禅让仪式，把帝位禅让给了姚重华（《墨子·尚贤上》载："尧举舜于服泽之阳，授之政，天下平"）。

姚重华继位为舜帝之后，以天子仪仗乘车回家去拜见父亲和继母，并且不念旧恶，把他们接去养老，把弟弟姚象封为蛮荒之地有鼻（今湖南省道县）的诸侯，令他自许封国，白手起家，洗心革面，锤炼操作。直到这时，糊涂的瞽叟和歹劣的后娘，才彻底明白昔日的重华、眼前的舜帝不但是一个孝顺的儿子，还是一个负责任、明事理的好哥哥，于是，他们深为悔愧，从此改过向善。

娥皇、女英随舜帝居于鸣条之后，就号召鸣条一带的百姓大力栽种子风藤，还经常教导他们如何使用子风藤等中草药疗伤治病。从那以后，鸣条一带的老百姓，就奉娥皇、女英为神明，合称他们为"皇英娘娘"，并且因为爱戴舜帝，还把只长绿叶不开花的子风藤称之为"蓣藤"。

舜帝继位以后，封娥皇为后，女英为妃。他不负尧的信任，除大施仁德之政外，还定仪礼、修律法、立官制、友诸部、拓疆土；更为重要的是，他任用大禹治理水患，改堵为疏，促使当时的耕猎技术空前提高，天下百姓生活富足，人口不断增长，华夏部落飞速发展，四海咸服。

舜帝摄政8年，在位为帝39年。在此期间，娥皇、女英辅佐夫君执政，母仪天下，并与舜帝举案齐眉，恩爱如初。但岁月无情，他们一天一天地老了，相守50多年后，已经白发苍苍，步履蹒跚。此时，大禹已治理好四渎（长江、黄河、淮水、济水）水患，获得了天下人的赞颂和爱戴，于是，舜帝便效法尧帝，把帝位禅让给了大禹，又辅佐大禹把治理天下的各项事务都安顿好后，自己带着娥皇、女英，搬到当初尧帝安置他们的鸣条，准备安度晚年。

鸣条当地的百姓得知他们爱戴的天子大舜和"皇英娘娘"返回鸣条"退养"了，欢呼雀跃，奔走相告。因为，在舜帝圣明的治理下，他们不但安居乐业，而且因为"皇英娘娘"教会了他们使用"蓣藤"等草药治病疗疾，又让他们摆脱了多次瘟疫的侵袭。所以，当地百姓欢天喜地地迎接舜帝和娥皇、女英两位娘娘，接着又载歌载舞了三天三夜，以庆祝此事。至今，鸣条故地封丘县东部一带，很多村镇的"娘娘庙会"还有请来大戏、连唱3天的习俗。

然而，舜帝仅仅在鸣条居住了一年，便驾崩了。《竹书纪年》记载：舜纪元四十九年，居于鸣条；五十年，帝陟（陟：帝王驾崩、升天）。原来，舜帝刚在鸣条安顿好不久，就听到奏报：南方三苗反叛，湘水以南发生战乱。心系天下的舜帝不顾鸣条百姓和娥皇、女英两位娘娘再三劝阻，带上仆从就南巡去了。舜帝临上路时，姐妹俩把用子风藤和其他灵药制作的药丹捧到舜帝面前叮嘱他，你已年迈，万一南巡途中遇有病厄，千万别忘了服用子风藤药丹。舜帝把装药丹的小葫芦揣进胸前、贴身藏好之后，十分郑重地点了点头。

舜帝离家很多天后，娥皇忽然做了一个梦，梦见舜帝化作一条苍龙，驾着滂沱大雨从天上降落人间，遍体鳞伤、气息奄奄地对娥皇说，他很思念她们姐妹俩。娥皇哭醒后，赶紧把梦境告诉了女英。姐妹俩意识到舜帝浑身是伤，肯定有难；化龙坠天，也是凶多吉少。天明以后，果然有大禹派出的官差，送来了舜帝已经驾崩的消息。姐妹俩强忍悲痛，准备南下寻夫；然而，她们的车辇刚刚走出鸣条地界，大禹和文武百官就护送着舜帝的灵柩从南方回来了。

娥皇、女英扶柩返回鸣条后，坚信舜帝还在人世。因为，舜帝以前曾经不止一次地给她们说过，3个人要相爱相守，白头偕老。灵柩启封后，她们果然看到舜帝双目微闭，面容依旧，就跟睡着了一样。女英立即到院子里拽了几把子风藤熬成药水，伺候舜帝灌服下去，舜帝轻咳几声，竟然醒过来了。侍立在侧的大禹等文武随护，惊喜不已，赶紧跪下，山呼"我主万福，我主万寿无疆"！

舜帝坐起来，面色渐渐红润。他进了几口膳，身上有了力气，便对大禹说："你要警惕啊！身形不如顺应，情感不如率真。顺应就不会背离，率真就不会劳苦；不背离不劳神，那么也就不需要用纹饰来装扮身形；无须纹饰来矫造身形，当然也就不必有求于外物。"（《庄子·山木》记载：舜之将死，真泠禹曰：汝戒之哉！形莫若缘，情莫若率。缘则不离，率则不劳。不离不劳，则不求文以待形。不求文以待形，固不待物。）后来大禹才知道，这是舜帝留给他的遗嘱。

舜帝确实如他所说"身体顺应，情感率真"。等大禹他们告退之后，一直撑着一口气的舜帝便流着泪告诉娥皇、女英二妃说，他在南方的蛮荒大山里遭受了瘟瘴之疠气的侵袭，已经病入膏肓，幸亏他及时服下了当初离家时二妃进献的药丹，才内守精气，撑到家里，终于有机会和两位爱妃诀别，实现他们死生契阔、与子成说的诺言。

舜帝告白了自己对娥皇、女英最后的爱恋，这才平静地崩故了，依依不舍地在他最初的封地鸣条，离开了娥皇、女英，离开了他的万千子民（《孟子·离娄篇下》记载："舜生于诸冯，迁于负夏，卒于鸣条；东夷之人也"）。

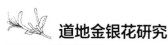

舜帝驾崩后,娥皇、女英姐妹俩顿时悲伤不已,悲泪横飞,哭着哭着,力不能支,眼睛里渗出血来,洒在了院子里的竹竿上,留下了斑斑的泪痕和血迹。《博物志》记载:"舜崩,二妃啼,以涕挥竹,竹尽斑。"

把舜帝的后事料理完后,娥皇、女英姐妹俩依旧终日悲泣不已,声声泣血地述说他们和舜帝一生的往事,没几天就双双气绝,随舜帝而去。二妃薨后,鸣条之野忽然刮起了一阵黄风,风聚黄沙为陵,把舜帝二妃永远留在了鸣条。大禹得知舜帝二妃薨于鸣条,便差官员来为娥皇、女英操办后事。他们来到鸣条之后,发现那场狂风聚起了好多个黄沙聚成的沙丘,误认为其中一个就是二妃陵墓,于是称其为"黄陵",并以帝后之礼祭祀。等发现了真正的黄陵之后,只好将原来祭祀过的沙丘改称为"旧黄陵"。至今,鸣条故址所在的平街村北面,仍有两个村子分别叫"黄陵镇"和"旧黄陵村"。

娥皇、女英二妃追随舜帝而去后,当地百姓称之为"蕣藤"的子风藤的藤蔓上,忽然开出了一簇簇美丽的花儿来。鸣条的百姓十分惊奇,因为此前的子风藤,虽然是可以"起死回生"的神药,但从来都是只生藤、不着花的。他们仔细一看,这些开在"蕣藤"上的鲜花,都是成双成对的,一蒂二花,附生于藤蔓枝叶之间,初生时翠白高洁,一两天后便金黄富贵。于是,他们都说,那凌冬不凋的子风藤是舜帝的英灵变化的;那一蒂二花是娥皇、女英二位"皇英娘娘"的香魂变化的。因为娥皇、女英姐妹俩,你就是我、我就是你,感情好得像一个人,须臾不可分开,所以,虽然追随蕣藤的是一蒂二花,但两朵并蒂花都是先白后黄、先银后金的,谁也分不清哪个是娥皇,哪个是女英。

于是,鸣条一带的百姓便给这子风藤取了好几个美好的名字:花是代表娥皇、女英两位亲密如一的娘娘的"金银花",藤是代表舜帝和两位娘娘不弃不离的"鸳鸯藤";因为二妃关系密切,子风藤浑身是宝,也有人把"金银花"称作"密二花"或"二宝花"的,久而久之,就简略成了"二花"。而且,舜帝和"皇英娘娘"的英魂护佑生民时四季不懈,所以即使到了严冬,鸳鸯藤也枝叶茂盛,碧绿不凋,所以,后来,又有文化人给它取名为"忍冬",蕴含了帝后三人四季常青、凌冬不变的伟大爱情和护佑生民的仁爱精神;而娥皇、女英两位美丽的公主、聪慧的娘娘,也成了金银花的花神。

以前,鸣条一带的乡间,几乎每个村子都有供奉"皇英娘娘"的娘娘庙(也有俗称"奶奶庙"或"老奶庙"的),很多地方还有当初庆祝舜帝归养鸣条的好日子的"三月初三,起会三天"的习俗。现在,鸣条故地所在的千年古县封丘所产的金银花,经药学专家检测,其品质、药效都优于别处所产,有着"封丘金银花,魅力甲天下"的美誉,封丘也因此被誉为"中国道地金银花之乡"。这或许是封丘金银花得舜帝和皇英二妃的精气神加持,庇佑生灵而遗韵千年的缘故吧。

编后记

在中国中药协会、中国中医药信息学会、中国中医科学院以及国内多所中医院校等科研院所专家、学者的指导和支持下，首届"舜帝杯"金银花暨中医药研究成果的征集、整理、评奖，及文集编纂工作圆满结束，现将相关事项附录于下。

2020年年初，中共封丘县委、封丘县人民政府发起本活动，组建组委会并开始筹备工作；6月份，本次活动正式启动，7月份面向国内外医药卫生临床及科研机构发布金银花研究成果征集公告，重点征集自2016年以来，相关科研院、校、所等机构的医学、药学、农业经济学等工作者开展的，以中药材金银花为主的，中医药学、自然科学相关科研领域的课题研究项目。截至活动结束时，共征集到已经结题的项目研究论文969篇，涉及封丘道地金银花临床应用、良种培育、栽培种植、加工储存等方面的研究论文62篇，其内容涵盖基础研究、临床研究、炮制加工、方剂、检测、鉴别、良种繁育、大田栽培、仓储运输、病虫害防治等领域。令人欣慰的是，一大批涉及封丘道地金银花研究的科研项目，立项高端、研究超前，指向广泛、成就斐然，对封丘道地金银花产业的发展，有着十分具体、科学的指导意义。

更为令人难忘的是，在本活动开展的同时，新冠肺炎疫情暴发，我国人民在以习近平同志为核心的党中央坚强领导下，万众一心、众志成城，经过艰苦奋战，付出巨大代价，有效遏制疫魔的肆虐，中国新冠肺炎疫情防控的人民战争取得重大战略成果；更加鼓舞我们的是，新冠疫情暴发以来，中医药学再次在疫情防控中发挥出了巨大的作用，取得了一项又一项显著成就；与此同时，已经有大量的中医药学科研工作者开展了金银花抗击新冠病毒的研究，因而，这项肇始于道地金银花之乡封丘的活动，便具备了更为独特的地域意义和现实意义。

受疫情防控等客观因素的影响，本活动的后续工作及本书的编辑工作遇到了很多无法想象的困难，但组委会在人手紧张、交通受限、经费不足、时间紧迫等情况下，满怀信心，多方求援，攻坚克难，坚持工作。在征集活动进行的过程中，编委会便着手研究成果的梳理、归档、初审等工作，并聘请中国中药协会、中国中医药信息研究会、中国中医科学院以及北京中医药大学、河南中医药大学、河南大学、河南师范大学等单位的专家组成评委会，陆续完成了项目的初审、终审，初评、终评以及编辑整理工作，并由中医古籍出版社出版发行。

需要说明的是，在征集、整理文集稿件的过程中，为了使此次活动更加圆满，除自由参赛的稿件外，编委会还有针对性地通过各种渠道收集了一些稿件，以使本书稿更为充实、丰富和全面。在整理过程中，因图书容量和篇幅的限制，略去了所有稿件的英文摘要和参考文献，并统一了文章体例和版式。此外，因各种原因，部分稿件的作者尚未取得联系，敬请作者见到本书后，及时与编委会联系，以便奉寄样书。同时，由于人力、经费、时间等条件所限，本书谬误，在所难免，期待方家指正；但我们相信，这项活动的开展和这部集著的出版，必将对我国金银花全产业链条的良性发展起到极大的科学引导和保障作用。

在这项活动的开展和本书的编纂过程中，编委会得到了中共封丘县委、封丘县人民政府，中国中药协会专家委员会、北京中医药大学中药学院、河南师范大学生命学院、中国中医科学院中药研究所炮制中心、中国中医药信息学会道地药材分会、中国中医药信息学会中药材与饮片质量分会、中国当代医药杂志社、21世纪公益基金会、河南省金银花产业技术创新战略联盟等单位，以及行业内外科研工作者的鼎力支持，在此一并表示衷心的感谢！

编委会
2021年8月